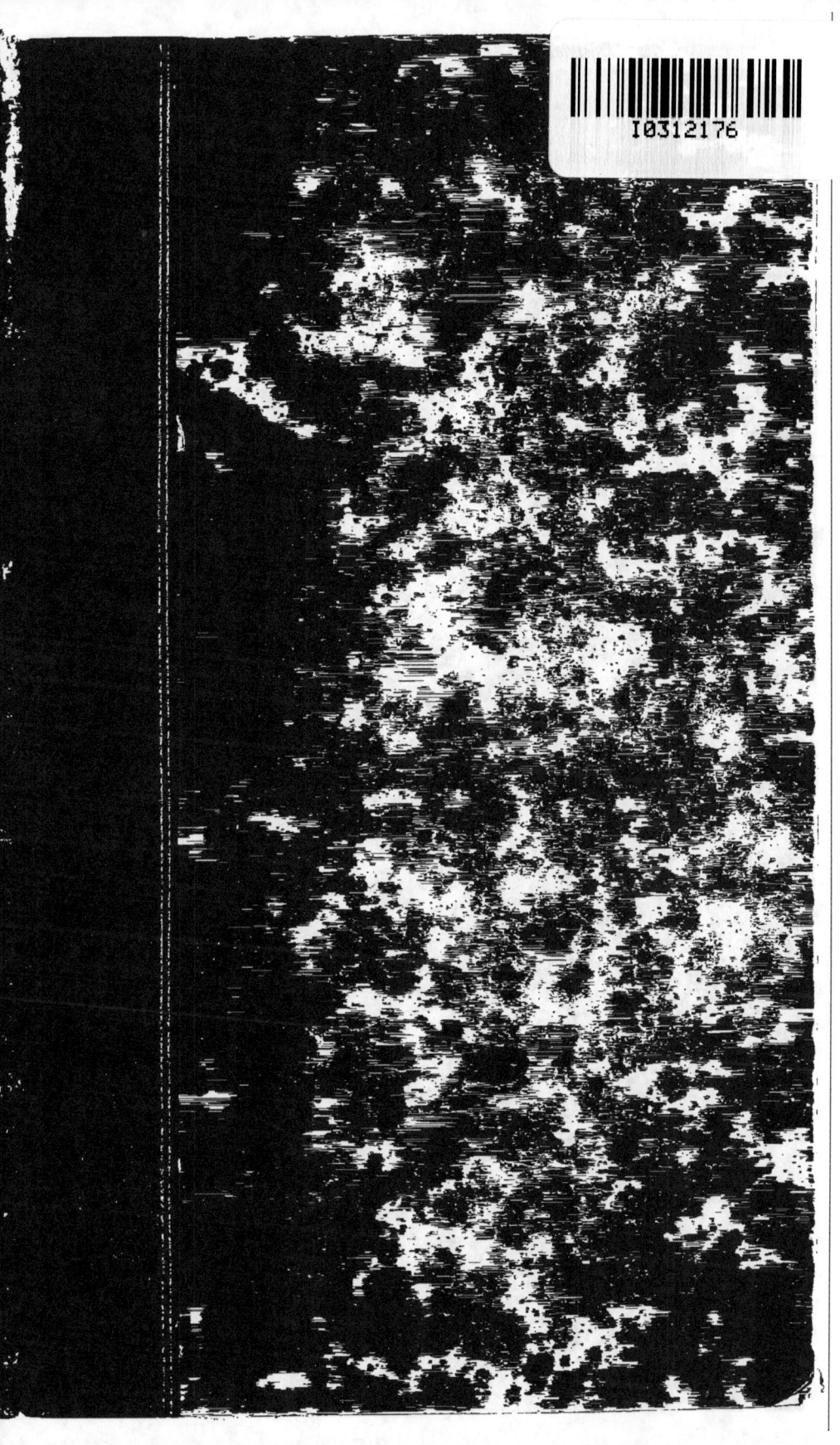

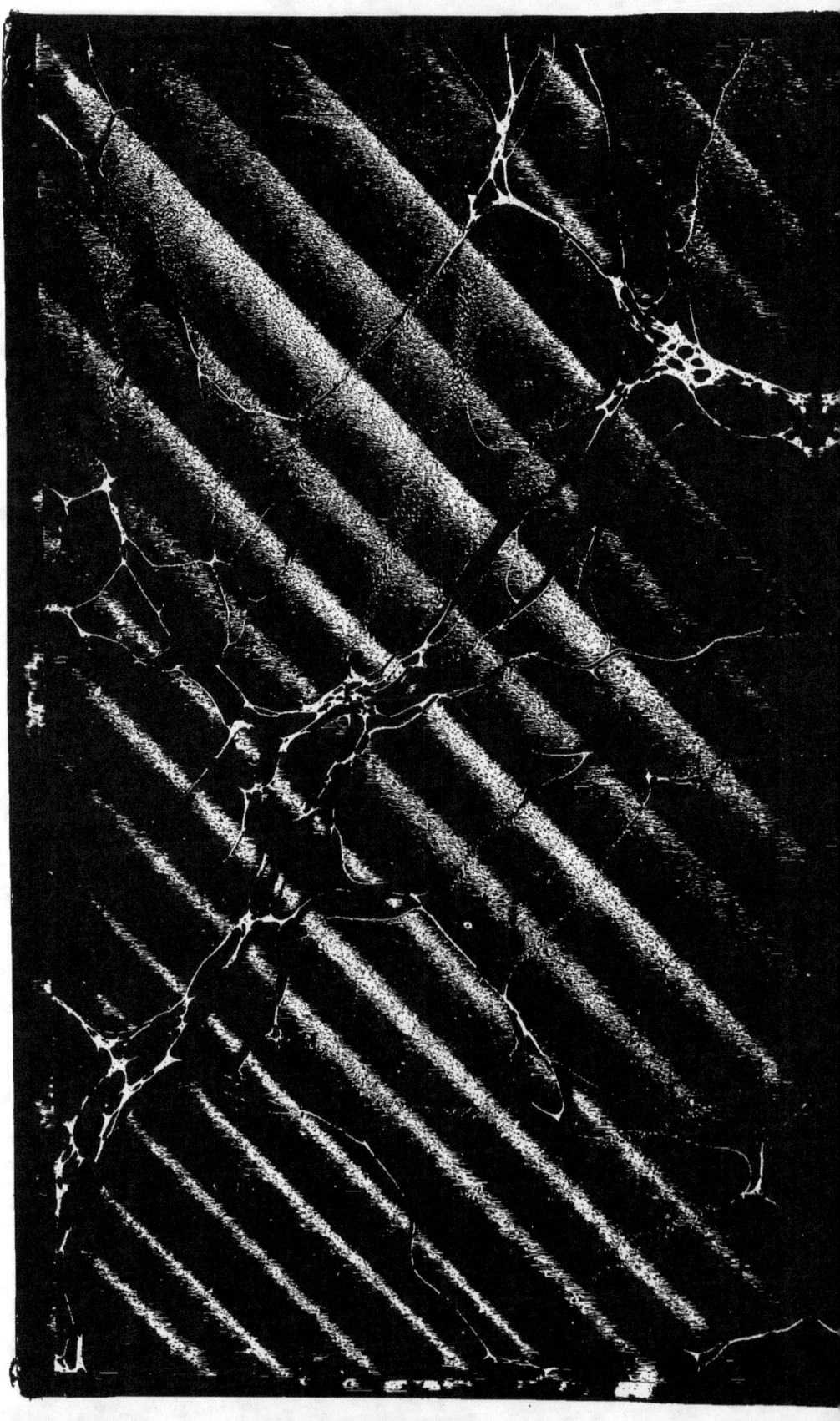

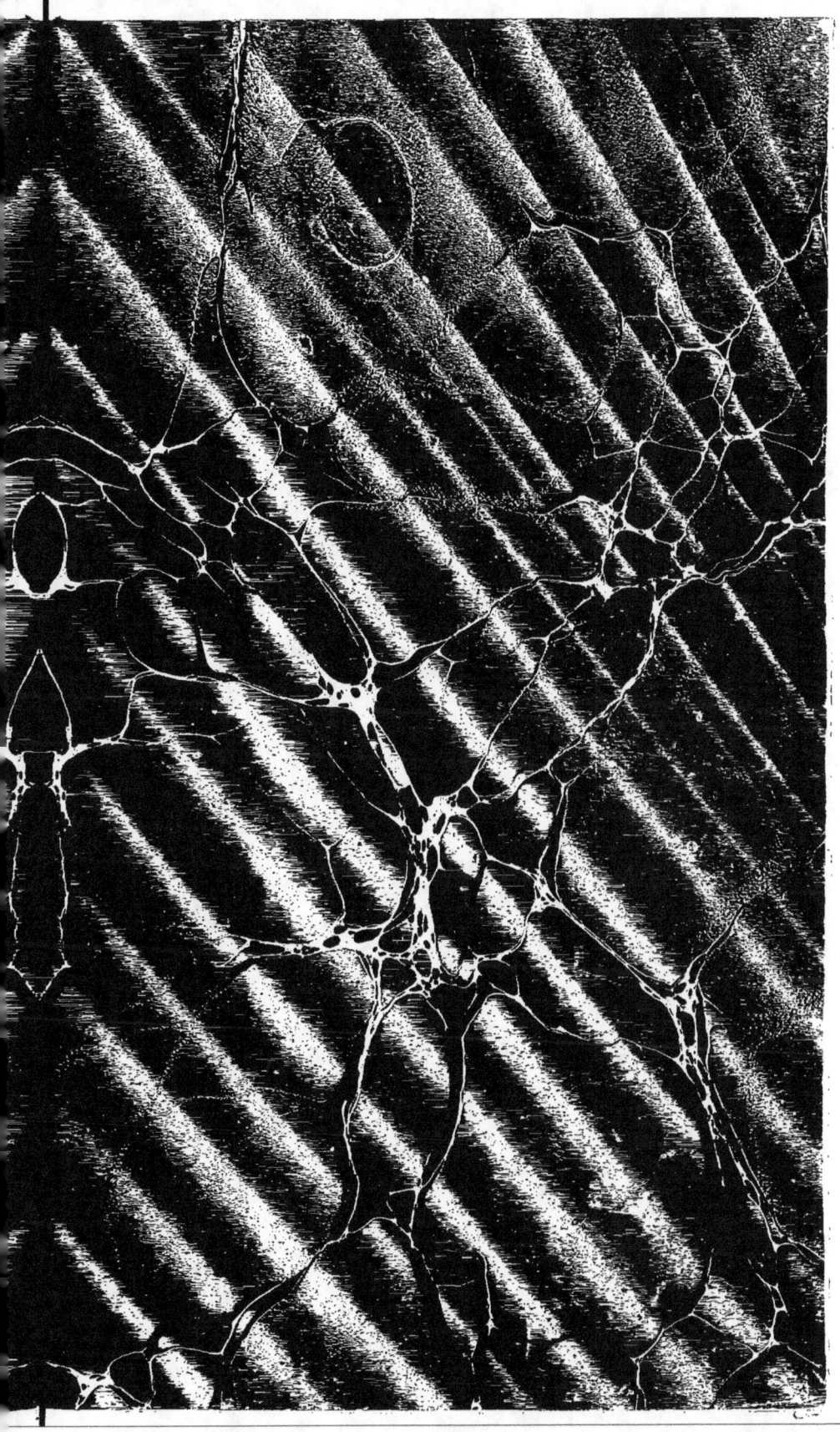

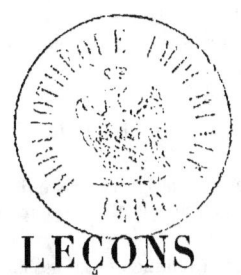

LEÇONS

SUR LA PHYSIOLOGIE COMPARÉE

DE LA

RESPIRATION

PRINCIPAUX TRAVAUX DU MÊME AUTEUR

De la greffe animale. Paris, 1863.

Recherches expérimentales pour servir à l'histoire de la vitalité propre des tissus animaux. Travail auquel l'Institut (Acad. des sciences) a décerné le prix de physiologie pour 1865 (*Ann. des Sc. nat.*; Zool.; V^e sér.; t. V.

Sur la présence des vraies trachées dans les jeunes pousses de Fougères (*Bull. Soc. philomathique*, 1859).

Anatomie du système nerveux de la Patelle (*Bull. Soc. philom.*, 1862).

Reproduction des parties enlevées chez certains animaux (*Bull. de la Soc. philomathique*, 1863).

Catalogue méthodique des animaux vertébrés qui vivent à l'état sauvage dans le département de l'Yonne, avec la clef des genres et la diagnose des espèces. Paris, 1864.

Sur un monstre double de la famille des Monosomiens (*C. R. et Mém. Soc. de biologie*, 1864).

Sur les affinités de la classe des Reptiles vrais avec celle des Oiseaux (*C. R. et Mém. Soc. de Biologie*, 1865).

Contributions à l'étude des venins. Abeille Xylocope, Scorpion (*C. R. et Mém. Soc. de biologie*, 1865).

Recherches sur les mouvements de la Sensitive : 1er Mémoire (*Mém. Soc. des sciences physiques et naturelles de Bordeaux*; t. IV, 1866). 2e Mémoire (*C. R. Soc. de biologie*, août 1869). Sur la température comparée de la tige et du renflement moteur de la sensitive (*C. R. Acad. des Sc.*; octobre 1869).

Sur la locomotion chez plusieurs espèces animales : Mammifères, Oiseaux, Insectes, Poissons (*Mém. soc. des sc. phys. et nat. de Bordeaux*; 1866).

Sur l'action élémentaire des anesthésiques, et sur la prétendue période d'excitation qui accompagne leur administration (*Ibid.*; 1866).

Sur l'*Amphioxus lanceolatus* (*C. R. Acad. des sciences*, 1867).

Mémoire sur la physiologie de la Seiche officinale (*Mém. Soc. des sc. phys. et naturelles de Bordeaux*; 1867).

Mémoire sur l'action physiologique de l'acide phénique : en collaboration avec le Dr Jolyet (*C. R. et Mém. Soc. de biologie*; 1869).

Mémoire sur la question de savoir si tous les animaux voient les mêmes rayons lumineux que nous (*Arch. de physiologie*; 1869).

Nouveau dictionnaire de médecine et de chirurgie pratiques, Articles : ABSORPTION, t. I; p. 140-183; 1864. — ASPHYXIE, t. III; p. 545-575; 1865. — CHALEUR ANIMALE, t. VI, p. 731-771; 1867. — CURARE, t. X, p. 548-565; 1869. — DÉFÉCATION, t. X, p. 747-753; 1869. — DIGESTION, t. XI, p. 480-519; 1869.

Paris. — Imprimerie de E. MARTINET, rue Mignon, 2.

LEÇONS

SUR LA PHYSIOLOGIE COMPARÉE

DE LA

RESPIRATION

PROFESSÉES AU MUSÉUM D'HISTOIRE NATURELLE

PAR

PAUL BERT

Docteur en médecine et docteur ès sciences,
Chargé du Cours de physiologie comparée au Muséum.

Avec 150 Figures intercalées dans le texte.

PARIS
J.-B. BAILLIÈRE ET FILS
LIBRAIRES DE L'ACADÉMIE IMPÉRIALE DE MÉDECINE
Rue Hautefeuille, 19, près du boulevard Saint-Germain.

Londres	**Madrid**
Hippolyte Baillière.	C. Bailly-Baillière.

LEIPZIG, E. JUNG-TREUTTEL, QUERSTRASSE, 10.

1870

Tous droits réservés.

AU PROFESSEUR

CLAUDE BERNARD

PAUL BERT.

AVANT-PROPOS

Ces leçons sur la physiologie comparée de la respiration ont été professées au Muséum d'histoire naturelle, du 6 janvier au 1er avril 1868. Des occupations impérieuses, au premier rang desquelles il convient de placer le cours de physiologie dont j'ai eu l'honneur d'être chargé pendant l'année scolaire 1868-1869, à la Faculté des sciences de Paris, et l'organisation du laboratoire de physiologie de l'École pratique des hautes études que j'ai dirigé pendant la même année, m'ont forcé de retarder cette publication.

Ce retard n'a pas eu les inconvénients que l'on pourrait redouter. Les quelques recherches dont les questions que j'avais traitées dans mon cours ont été l'objet depuis cette époque, n'ont apporté aucun fait nouveau, de nature à modifier quelqu'une des idées que j'avais émises ou des conclusions que j'avais posées. A peine pourrais-je signaler un petit nombre de faits de détail, relatifs à l'histoire des gaz du sang. Aussi n'ai-je pas eu besoin de surcharger mon travail de notes ou de rectifications. La rédaction que je publie aujourd'hui expose et développe des idées, des expériences, des théories pour lesquelles je demande la permission de revendiquer cette date des premiers mois de 1868.

Ce n'est pas à dire, cependant, que cette rédaction reproduise exactement mes leçons, telles qu'elles ont été professées. Je crois devoir, à cet égard, quelques explications aux personnes qui m'ont fait l'honneur d'assister à mon cours du Muséum.

La première des différences qu'elles trouveront entre la présente publication et leurs souvenirs ou leurs notes, a été commandée par des nécessités matérielles. On sait que le laboratoire de physiologie du Muséum et l'amphithéâtre où se font les leçons, sont situés à deux extrémités opposées de ce vaste établissement. Il en résulte qu'il est à peu près impossible de répéter devant les auditeurs du cours aucune expérience demandant le transport soit d'animaux, soit d'instruments de physique ou de chimie. J'avais donc pris le parti de faire deux ordres de leçons : les unes, purement orales, à l'amphithéâtre ; les autres, purement expérimentales, au laboratoire. J'ai dû, on le comprend, faire disparaître, dans la rédaction, toute trace de cette application forcée du principe de la division du travail.

En second lieu, on ne trouvera pas reproduites ici certaines généralités sur la classification et l'histoire des sciences, la nature et le but de la physiologie, auxquelles les habitudes de l'enseignement m'avaient fait consacrer mes premières leçons. Il y a des avantages à ce que, au début d'un cours oral, le professeur insiste un peu sur ces considérations d'un ordre élevé ; il s'attache ainsi son auditoire et prépare les voies à l'exposition de faits plus arides. Mais, dans un livre, ces sortes d'exposés oratoires me semblent perdre toute utilité, à moins qu'ils n'expriment le ésultat des longues méditations d'un maître.

A l'exception de ces deux points, j'espère que mes auditeurs, devenus mes lecteurs, retrouveront dans le texte une expression suffisamment exacte de ce qu'ils ont vu et entendu.

Relativement à ce livre, en lui-même, je ne dirai qu'un mot, et ce mot le voici : le lecteur ne doit pas chercher ici un Traité complet de la respiration; ce sont simplement des leçons, faites sur quelques points spéciaux, dans un établissement où le professeur ne reçoit pas de programme fixé, mais détermine librement le sujet de son cours.

Ce choix, dans la circonstance actuelle, a-t-il été entièrement libre? Je suis bien forcé de dire non, en considérant la pénurie singulière du laboratoire dont je disposais, et où ne se trouvaient, quand j'y entrai, aucun des instruments les plus indispensables. En parlant ainsi, je n'ai pas seulement pour but d'appeler sur mon livre un peu de bienveillante indulgence, je cherche surtout l'occasion de témoigner ma reconnaissance à M. le ministre de l'instruction publique d'alors, à M. Duruy, dont l'intervention généreuse et active m'a permis de me procurer, à peu près en temps utile, les instruments dont j'avais le plus pressant besoin.

Mais enfin, quelles que soient les conditions dans lesquelles je me suis trouvé, j'ai choisi les sujets que j'ai traités; les principaux d'entre eux sont : la respiration des tissus, les gaz du sang, les mécanismes respiratoires envisagés dans la série animale entière et analysés par la méthode graphique, les relations de diverses conditions et de certains nerfs avec le rhythme respiratoire, l'asphyxie dans une atmosphère confinée, l'explication de l'acte du plonger. Quant au choix de ces questions et à la manière dont je les ai envisagées, qu'il me soit permis d'en dire quelques mots.

Élève de deux maîtres, Gratiolet et Cláude Bernard, auxquels je rends un égal hommage d'admiration, d'affection et de respect, j'ai eu cette heureuse fortune d'être habitué par eux successivement à considérer les faits naturels de deux points de vue différents : le point de vue spéculatif, le point de vue expérimental. Le premier de ces maîtres m'a montré en action, à des degrés inégaux de perfection, mais avec une suffisance toujours absolue, les types divers du règne animal; avec le second, j'ai commencé à connaître ce que l'homme, disposant de certaines conditions intérieures ou extérieures à un animal donné, peut, les faisant varier à son gré, apporter de troubles instructifs dans l'expression complexe de cette harmonie vivante. Tous deux enseignant que, sous ses formes infiniment variées, le problème de la vie est un : mais l'un cherchant sa solution dans l'analyse des diversités spécifiques, véritables expériences toutes faites que présente la nature; l'autre, dans la recherche des conséquences que l'expérience faite au laboratoire entraîne dans l'équilibre des fonctions d'un seul et même être. L'un remontant des résultats qu'il constate aux conditions qu'il ne peut diriger, et qu'il cherche seulement à connaître; l'autre introduisant à son gré des conditions diverses, pour déterminer leur influence et suivre leurs résultats. En un mot, l'un naturaliste, l'autre expérimentateur : physiologistes tous deux.

Je serais bien heureux qu'on trouvât dans ces leçons

comme une trace lointaine, comme un souvenir de cette double impulsion : il me semble du moins que j'y obéissais. Le but de la physiologie n'est pas seulement d'apporter un simple secours, si important qu'on le suppose, à la médecine. Il est plus élevé. Ce que la physiologie veut connaître, ce sont les conditions de l'équilibre, pour la matière et pour la force, d'un organisme vivant, quel qu'il soit, à quelque degré de l'échelle qu'il se place. A choisir l'homme comme type, les avantages sont innombrables, sous la condition de ne pas se perdre dans la recherche étroite des applications pratiques. Il est donc nécessaire, j'indique tout ceci à grands traits, d'attaquer le problème unique par toutes ses faces multiples, avec toutes les armes que nous fournissent l'histoire naturelle, l'anatomie comparée, l'expérimentation et enfin la pathologie, qu'il serait impardonnable d'oublier dans cette rapide esquisse.

Dans ces études sur la respiration, j'ai tenté de ne négliger aucun des points de vue du naturaliste, de l'expérimentateur, du médecin. J'ai essayé d'aller un peu plus loin qu'on ne l'avait fait, d'une part, en appliquant l'expérimentation à l'explication des faits d'histoire naturelle, et, d'autre part, en utilisant les faits constatés chez les animaux inférieurs pour l'étude des problèmes physiologiques ou pathologiques que présente l'espèce humaine. Sur beaucoup de points, il est vrai, mes travaux sont restés dans le domaine de la simple constatation, de la curiosité scientifique. Je les publie, cependant, jusque dans leurs minutieux détails. Alors même qu'il est impossible de l'entrevoir encore, je crois à la concordance finale de toutes ces recherches et à l'harmonie que l'avenir établira entre leurs résultats, en apparence si disparates aujourd'hui.

Je n'en dirai pas davantage, ayant voulu seulement indiquer les tendances générales auxquelles j'ai obéi, qui ont dirigé mes travaux.

Il y aurait ingratitude de ma part à terminer cet avant-propos sans remercier vivement M. le professeur Auguste Duméril, chargé de représenter administrativement la chaire vacante dans laquelle je professais, pour la bienveillance qu'il m'a témoignée pendant mon passage au Muséum d'histoire naturelle. Je dois beaucoup encore à M. le docteur J.-M. Philipeaux, aide-naturaliste attaché à la chaire de physiologie comparée, et dont la complaisance égale la modestie désintéressée. L'assistance intelligente et dévouée du préparateur, M. le docteur Jolyet, m'a aussi été fort utile.

Paul BERT.

Paris, le 15 octobre 1869.

TABLE DES FIGURES

Figures. Pages.
1. 41. Appareil pour étudier la respiration des tissus.
2. 42. Appareil pour étudier la respiration des tissus.
3. 76. Absorption de certaines régions du spectre par des dissolutions sanguines.
4. 102. Pompe de Gréhant pour extraire les gaz du sang.
6. 116. Seringue pour extraire le sang et le passer sous le mercure.
7. 126. Chien respirant un mélange gazeux.
8. 161. Flacon pour expériences avec l'air raréfié.
9. 177. Holothurie avec ses tentacules péri-buccaux déployés.
10. 178. Haplodactyla holothuroïdes, ouvert, pour montrer les organes respiratoires internes.
11. 179. Plumatelle.
12. 180. Figure schématique de l'organisation d'une Ascidie.
— — Figure schématique de l'organisation d'un Bryozoaire.
13. 185. Pholade ouverte; figure montrant la direction des courants respiratoires.
14. 187. Seiche placée sur le dos, et dont la paroi antérieure du sac est supposée transparente ; figure montrant la direction des courants respiratoires.
15. 190. Organe respiratoire de l'Amphinoma.
16. 192. Appareil respiratoire d'un Homard ; la partie latérale de la carapace, formant la paroi externe de la cavité branchiale, a été enlevée.
16 bis. 195. Coupe transversale du céphalo-thorax chez plusieurs Décapodes (figure schématique).
17. 196. Branchies de Squille.
18. 201. Appareil enregistreur de Marey.
19. 203. Courbe arbitraire pour l'explication de la méthode graphique.
20. 205. Enregistrement direct des mouvements de l'air respiré.
21. 206. Poche de caoutchouc pour coiffer les animaux de petite taille.
22. 206. Muselière de bois et caoutchouc.
23. 207. Caïman muni de la muselière de bois et caoutchouc.
24. 207. Pneumographe.

TABLE DES FIGURES.

Figures.	Pages.	
25.	209.	Tambour pour recueillir les mouvements du thorax, monté sur un pied.
26.	209.	Tambour de la fig. 25, monté sur un compas.
27.	213.	Principaux organes de l'Amphioxus (Branchiostoma lubricum.)
28.	215.	Appareil respiratoire d'une Myxine.
29.	215.	Partie antérieure du corps du Petromyzon Planeri.
30.	216.	Appareil respiratoire de la Lamproie.
31.	218.	Appareil branchial d'un Brochet.
32.	219.	Section transversale d'un arc branchial, avec une paire de lamelles supportant les lamelles secondaires (Morue).
33.	220.	Schéma de la circulation du sang dans les branchies.
34.	220.	Branchies du Congre (diaphragme branchial).
32.	225.	Ampoule de caoutchouc pour enregistrer les mouvements du battant operculaire.
36.	226.	Ampoule double de caoutchouc pour enregistrer les mouvements du pharynx.
37.	227.	Graphiques de la respiration d'un Poisson (ouïes, pharynx, bouche).
38.	229.	Enregistrement simultané des mouvements des ouïes et de ceux du pharynx, chez un Barbeau.
39.	229.	Graphique de la respiration d'un Poisson ; enregistrement simultané des mouvements des ouïes et de ceux du pharynx.
40.	229.	Graphiques de la respiration d'un Poisson ; enregistrement simultané des mouvements du pharynx et de ceux de la bouche.
41.	230.	Graphiques de la respiration d'un Poisson ; enregistrement simultané des mouvements des ouïes et de ceux de la bouche.
42.	237.	Branchies externes de larves de Grenouilles.
43.	238.	Branchies internes et poumons d'une larve de Grenouille.
44.	239.	Branchies internes d'une larve de Grenouille (très-grossies).
45.	240.	Larve de Triton.
46.	241.	Axolotl muni de branchies et Axolotl les ayant perdues après sa transformation.
47.	242.	Branchies de larves de Tritons (grossies).
48.	264.	Appareil branchial du Gourami (Osphromenes olfax. Comm).
49.	271.	Trachée de Grillon domestique, près d'un stigmate thoracique.
50.	274.	Appareil trachéen de la Mante religieuse.
51.	275.	Poumon de Scorpion.
52.	283.	Graphiques de la respiration chez une Grenouille.
53.	284.	Grenouille. Enregistrement simultané des mouvements de l'air dans le poumon et par les narines.
54.	290.	Graphiques de la respiration d'une Tortue.
55.	292.	Idem.
56.	294.	Idem.

TABLE DES FIGURES.   XV

Figures.	Pages.	
57.	295.	Graphiques de la respiration d'une Tortue.
58.	299.	Graphique de la respiration d'une Couleuvre en hiver (muselière).
59.	300.	Graphiques de la respiration d'une Couleuvre (tube dans la trachée).
60.	300.	Graphiques de la respiration d'une Couleuvre en été.
61.	301.	Graphiques de la respiration d'un Boa, en été.
62.	304.	Graphiques de la respiration d'un Lézard.
63.	304.	Caïman muni de la muselière de bois et caoutchouc.
64.	305.	Graphiques de la respiration d'un Caïman (enregistrement avec la muselière).
65.	306.	Graphiques de la respiration d'un Caïman (enregistrement par les parois du thorax).
66.	308.	Graphiques de la respiration d'un Caïman (enregistrement par les narines et par la trachée).
67.	314.	Sacs extra-pulmonaires d'un Oiseau.
68.	318.	Graphiques de la respiration d'un Canard (muselière).
69.	319.	Graphiques de la respiration de plusieurs Oiseaux.
70.	321.	Graphiques de la respiration d'un Canard (thorax).
71.	323.	Idem (thorax et abdomen).
72.	324.	Idem (trachée et humérus).
73.	334.	Graphiques de la respiration chez divers Mammifères.
74.	335.	Tracé normal des mouvements respiratoires chez l'Homme.
75.	336.	Graphiques de la respiration chez un Chien (procédés divers d'enregistrement).
76.	337.	Mouvements du tic chez un Chien. — Mouvements du cœur enregistrés par la trachée.
77.	339.	Appareil pour enregistrer les changements de la pression intra-abdominale.
78.	341.	Graphiques simultanés des changements dans la pression intra-abdominale et de la respiration (trachée).
79.	341.	Graphiques simultanés des changements dans la pression intra-abdominale et de la respiration (pneumographe).
80.	342.	Graphiques simultanés des changements dans la pression intra-abdominale et de la respiration (pneumographe).
81.	342.	Idem.
82.	343.	Graphiques des changements dans la pression intra-abdominale pendant la respiration.
83.	353.	Graphiques simultanés exprimant l'action du diaphragme sur les côtes inférieures et supérieures.
84.	354.	Graphiques de la respiration chez un Chien chloroformisé (pneumographe).

TABLE DES FIGURES.

Figures.	Pages.	
85.	355.	Graphiques exprimant les mouvements des côtes inférieures par les contractions du diaphragme, les viscères abdominaux enlevés.
86.	359.	Effets de l'ouverture du thorax sur l'air du poumon et sur les côtes.
87.	362.	Graphiques de la respiration d'un Chien (trachée).
88.	364.	Ralentissement de l'expiration pendant le cri prolongé. Chien (pneumographe).
89.	366.	Modifications de l'expiration pendant le chant.
90.	373.	Effets de la contraction combinée de l'œsophage et du poumon, ou de l'œsophage seul.
91.	374.	Effets de la contraction de l'estomac et de la vessie.
92.	375.	Effets de la contraction pulmonaire chez le Chien.
93.	378.	Effets de la contraction pulmonaire chez la Tortue.
94.	379.	Effets de la contraction pulmonaire chez le Lézard.
95.	385.	Modifications de la pression intra-thoracique par la respiration (Chien, Lapin, Canard, Pigeon, Cobaye, Rat, Moineau).
96.	386.	Graphique exprimant l'influence des efforts sur la pression intra-thoracique (Chien). Modifications de cette pression par la respiration (Tortue).
97.	403.	Appareil pour estimer la capacité des poumons.
98.	409.	Obstacles à la circulation de l'air dans les poumons. Obstacle dans les deux sens.
99.	412.	Obstacles à la circulation de l'air dans le poumon. Obstacle à l'inspiration seule ; obstacle à l'expiration.
100.	415.	Graphiques de la respiration de deux Chiens empoisonnés par le curare (1, trachée; 2, pneumographe).
101	416.	Graphiques de la respiration d'un Chat empoisonné par la strychnine (trachée).
102.	417.	Idem.
103.	418.	Idem.
104.	420.	Graphiques de la respiration d'un Chien nouveau-né empoisonné par la strychnine (trachée).
105.	423.	Graphiques de la respiration d'un Chien empoisonné par l'acide phénique (trachée).
106.	425.	Graphiques de la respiration d'un Chien se réveillant du sommeil chloroformique (pneumographe).
107.	425.	Graphiques de la respiration d'un Cochon d'Inde tué lentement par le chloroforme (trachée).
108.	427.	Graphiques de la respiration d'un Chat empoisonné par la digitaline. Chat (trachée).
109.	428.	Graphiques de la respir. pendant l'asphyxie en vases clos. Chien.
110.	429.	Graphiques de la respiration pendant une hémorrhagie non mortelle. Chat (trachée).

TABLE DES FIGURES. XVII

Figures.	Pages.	
111.	430.	Graphiques de la respiration pendant une hémorrhagie mortelle. Chien (trachée).
112.	435.	Graphiques de la respiration après la section des deux nerfs pneumogastriques. Chien (trachée).
113.	437.	Idem. Chien (pneumographe).
114.	439.	Idem. Chien (pneumographe).
115.	440.	Idem. Chien (trachée).
116.	441.	Idem. Chien (trachée).
117.	442.	Idem. Chien (pneumographe et trachée).
118.	443.	Idem. Chien (pneumographe).
119.	444.	Idem. Lapin (trachée).
120.	445.	Graphiques de la respiration après la section d'un seul nerf pneumogastrique. Chien (pneumographe).
121.	447.	Graphiques de la respiration après la section des deux nerfs pneumogastriques. Canard (trachée).
122.	448.	Idem. Canard (trachée).
123.	448.	Idem. Canard (trachée).
124.	449.	Idem. Pigeon (trachée).
125.	450.	Idem. Tortue (trachée).
126.	451.	Graphiques de la respiration après la section des deux nerfs récurrents. Chien (pneumographe).
127.	462.	Graphiques de la respiration pendant l'excitation du nerf pneumogastrique, du nerf laryngé supérieur et du nerf nasal. Chien (trachée).
128.	465.	Idem. Chien (tambour et trachée).
129.	465.	Idem. Chien (muselière).
130.	467.	Idem. Chien (pneumographe).
131.	468.	Idem. Chien (pneumographe).
132.	469.	Idem. Chien (pneumographe).
133.	470.	Idem. Chien (pneumographe).
134.	473.	Idem. Animal chloroformé. Chien (trachée).
135.	474.	Idem. Chien (trachée).
136.	475.	Idem. Chien (trachée).
137.	476.	Idem. Chien (pneumographe).
138.	478.	Idem. Lapin (trachée).
139.	478.	Idem. Chien (pneumographe).
140.	479.	Idem. Chien (pneumographe).
141.	479.	Idem. Chien (trachée).
142.	480.	Idem. Canard (trachée).
143.	481.	Idem. Couleuvre (muselière).
143 bis.	482.	Graphique de la respiration pendant l'excitation du nerf pneumogastrique par un courant électrique d'intensité croissante. Chien (pneumographe).

Figures.	Pages.	
144.	483.	Mort subite par galvanisation du nerf pneumogastrique. Graphiques de la respiration (Chien).
145.	484.	Idem (Chien).
146.	485.	Idem (Canard).
147.	485.	Mort subite par excitation des nerfs laryngés supérieurs (Canard).
148.	486.	Mort subite par galvanisation du nerf pneumogastrique (Canard).
149.	486.	Idem (Poulet).

BIBLIOGRAPHIE

I. Sénèque. Naturæ questiones, lib. III, cap. XIV.
I bis. Aristote. De cœlo, lib. IV.
II. Flourens. Histoire de la découverte de la circulation du sang. Paris, 1854.
III. *Collection académique*, part. franç., 16 vol.; part. étr. 13 vol.
IV. Hales. Statique des animaux, trad. de Sauvages. Paris, 1780.
V. Haller. Elementa physiologiæ corporis humani, t. III. Lausannæ, 1761.
VI. Goodwyn. La connexion de la vie avec la respiration. Trad. de Hallé. Paris, 1798.
VII. Bichat. Recherches physiologiques sur la vie et la mort. 3º éd. Paris, 1805.
VIII. Aristote. Histoire des animaux, trad. de Camus; 2 vol. Paris, 1783.
IX. Descartes. Œuvres morales et philosophiques, éd. Didot. Paris, 1855.
X. Burdach. Traité de physiologie, trad. de Jourdan; t. IX. Paris, 1841.
XI. J. Mayow. Tractatus quinque medico-physici : quorum primus agit de sal-nitro et spiritu nitro-aereo, secundus de respiratione, tertius de respiratione fœtus in utero et ovo; quartus, de motu musculari et spiritibus animalibus; ultimus, de rhachitide. Oxonii, 1674.
XII. Priestley. Expériences et observations sur différentes espèces d'air; trad. de Gibelin, 5 vol. Paris, 1777.
XIII. Lavoisier. Expériences sur la respiration des animaux, et sur les changements qui arrivent à l'air en passant par leur poumon (*Mém. Acad. des sc.*, 1777). Œuvres complètes publiées par M. Dumas, t. II, Paris, 1862. C'est à cette édition que se rapportent les renvois en pages pour XIII, XIV, et XV.

XIV. Lavoisier et Séguin. Premier mémoire sur la respiration des animaux; (*Mém. de l'Acad. des sc.*; 1789.)

XV. Lavoisier et Séguin. Premier mémoire sur la transpiration des animaux (*Mém. de l'Acad. des sciences*, 1790).

XVI. Brachet. Physiologie élémentaire de l'homme; 2ᵒ éd.; 2 vol., Paris, 1855.

XVII. Hassenfratz. Mémoire sur la combinaison de l'oxygène avec le carbone et l'hydrogène du sang, sur la dissolution de l'oxygène dans le sang, etc. Dans ce mémoire se trouve rapportées les idées de Lagrange. (*Ann. de chimie*, t. IX, p. 275; 1791.)

XVIII. Spallanzani. Mémoires sur la respiration, trad. de Senebier. Genève, 1803.

XIX. Senebier. Rapports de l'air avec les êtres organisés. Genève, 3 vol. 1807.

XX. Edwards (William). De l'influence des agents physiques sur la vie. Paris, 1824.

XXI. Bérard (Ph.) Cours de physiologie. 3ᵉ vol. Paris, 1853.

XXII. Bernard (Claude). Recherches expérimentales sur la température animale (*C. R. Acad. des sc.*, t. XLIII, p. 319 et 561; 1856.)

XXIII. Davy (John). An Account of some Experiments on Animal. Heat (*Philos. Transact.*, t. CIV, p. 590, 1814).

XXIV. Becquerel (E.) et Breschet. Recherches expérimentales physico-physiologiques sur la température des tissus et des liquides animaux (*Ann. sc. nat.*; Zool.; 2ᵉ série, t. VII, p. 94; 1837.

XXV. Robin et Verdeil. Traité de chimie anatomique et physiologique. Paris, 3 vol. 1853.

XXVI. Collard de Martigny. Recherches expérimentales et critiques sur l'absorption et l'exhalation respiratoires. (*Journ. de Magendie*, t. X, p. 111; 1830.)

XXVII. Brunner und Valentin. Ueber das Verhaltniss der bei dem Athmen der Menschen ausgeschiedenen Kohlensäure zu dem durch ljenen Process aufgenommenen Sauerstoff. (*Arch. f. Physiol. Heilkunde*, t. II, p. 373; 1843.)

XXVIII. Regnault et Reiset. Recherches chimiques sur la respiration des animaux. (*Ann. chim. et phys.*; 3ᵉ série; t. XXVI, p. 299; 1849.)

XXIX. Valentin. Grundriss der Physiologie des Menschen, Braunschweigg, 3ᵉ éd.; 1850.

XXX. Vierordt. Physiologie des Athmens. Karlsruhe, 1845.

XXXI. Bernard (Claude). Expériences sur les manifestations chimiques diverses des substances introduites dans l'organisme. (*Arch. gén. de méd.*, 4ᵉ série, t. XVI, p. 62, 219; 1848).

XXXII. Mitscherlich, Gmelin und Tiedemann. Versuche über das Blut. (*Zeitsch. f. Physiol.*; Bd. V, 1833.) Ext. in *Ann. des sc. nat.*; Zool.; 2ᵉ série, t. IX, p. 373; 1838.

XXXIII. Verdeil. D'un acide particulier sécrété dans le parenchyme pulmonaire. (*C. R. Acad. Sc.*; t. XXXIII, p. 604, 1851.)

XXXIV. Cloetta. Vorkommen von Inosit, Harnsaure, Taurin und Leucin im Lungengewebe (*Journ. f. praktische Chemie*; t. LXIV; p. 211, 1855.

XXXV. Cloez et Gratiolet. Recherches expérimentales sur la végétation des plantes submergées. (*Ann. de physique et de chimie*, 3ᵉ série, t. XXXII, p. 41; 1851.) Je cite la pagination du tirage à part.

XXXVI. Liebig (Georg). Ueber die Respiration der Muskeln. (*Müller's Arch.*, t. XVII, p. 393; 1850.)

XXXVII. Matteucci. Phénomènes physiques et chimiques de la contraction musculaire. (*C. R. Acad. sc.*; t. XLII, p. 648, 1856).

XXXVII *bis*. Matteucci. Cours d'électro-physiologie; Paris, 1858, p. 159.

XXXVIII. Valentin. Ueber die Wechselwirkung der Muskeln und der sie umgebenden Atmosphäre. (*Arch. f. physiol. Heilkunde*, t. XIV, p. 431; 1855.)

XXXIX. Valentin. Die Wirkung der zusammengezogenen Muskeln auf die sie umgebende Luftmassen. (*Ibid*; nouv. série, t. I, p. 285; 1857.)

XL. Hermann. Untersuchungen über den Stoffwechsel der Muskeln, ausgehend vom Gasewechsel derselben. Berlin, 1867. — Je cite l'extrait fait par Kühne (*Centralblatt fur die medic. Wissenschaften*, 1867, p. 262 et 278).

XLI. Bernard (Claude). Leçons sur les propriétés physiologiques et les altérations pathologiques des liquides de l'organisme. Paris, 2 vol., 1859.

XLII. Pasteur. Animalcules infusoires vivant sans gaz oxygène libre et déterminant des fermentations. (*C. R. Acad. Sc.*; t. LII, p. 344, 1861).

XLII *bis*. Pasteur. Nouvel exemple de fermentation déterminée par des animalcules infusoires vivant sans oxygène libre et en dehors de tout contact avec l'air de l'atmosphère. (*C. R. Acad. Sc.;* t. LVI, p. 416, 1863).

XLIII. Rouget. Note sur l'existence de globules colorés chez plusieurs espèces d'animaux. (*Journal de la physiologie de l'homme et des animaux*, publié par Brown-Séquard ; t II , p. 660 , 1859.)

XLIV. Kuehne. Lehrbuch der physiologischen Chemie. 1er et 2e livr. Leipzig, 1866.

XLV. Nasse. Ueber das Athmen. (*Meckel's Archiv.* t. II, p. 195, 435, 1816.)

XLVI. Vogel. Ueber die Existenz der Kohlensaüre im Urin und im Blute. (*Sweigger's Journal*, t. XI, p. 399, 1814.)

XLVII. Davy (J.) Is there any free Carbonic acid in the Blood ? *Edinb. med. Journal*, t. XXIX, p. 253 ; 1828.)

XLVIII. Enschut. Dissertatio physiologico-medica de respirationis chymismo. Utrecht, 1836.

XLIX. Bischoff. Commentatio de novis quibusdam experimentis chimico-physiologicis, ad illustrandam doctrinam de respiratione institutis. Heidelberg, 1837.

L. Magnus. Ueber die im Blute enthaltenen Gaze : Sauerstoff, Stickstoff und Kohlensaüre. (*Poggendorff's Annalen*, 1837. Trad. in *Ann. des sc. nat.*; Zool., 2e série. t. VIII, p. 79, 1837.)

LI. Bernard (Claude). Leçons sur les effets des substances toxiques et médicamenteuses. Paris, 1857.

LII. Fernet. Du rôle des principaux éléments du sang dans l'absorption ou le dégagement des gaz de la respiration. (*Ann. des sc. nat.* Zool., 4e série, t. VIII, p. 125, 1857.)

LIII. Pfluger. Gasometrie des Blutes (*Centralb f. d. medic. Wissensch.* 1866, p. 307.)

LIV. Preyer. Ueber die Kohlensaüre und den Sauerstoff im Blute. (*Centralb f. die medic. Wissenschaften*, 1866, p. 321.)

LV. Dybkowski. Einige Bestimmungen über die Quantität des mit dem Hämoglolin lose gebundenen Sauerstoff (*Hoppe Seyler's med. chem. Untersuch.*, t. I. Ext. *in Centralb. f. die med. Wiss.* ; 1866, p. 452.)

LVI. Schmidt (Alex). Hämatologische Studien. Dorpat, 1855.

LVII. Pokrowsky. Zur Frage über Ozon im Blute und über das Schicksal des Kohlenoxyds bei CO^2 Vergiftungen. (*Virchow's Arch.* XXXVI. Ext. *Centralb. f. d. med. Wiss.*, 1866, p. 786.)

LVIII. Schoeffer. Ueber die Kohlensaüre des Blutes und ihre Aus-

scheidung mittelst der Lunge (*Sitz. des K. Akad. d. Wiss. zu Wien*, Bd. XLI, p. 519; 1860).
- LVIII *bis*. SCHŒFFER. Die Kohlensaüre im Blute. (*Centralb. f. d. med. Wissench.* 1866, p. 657. *Bericht von Meissner* pour 1866, p. 316).
- LIX. PREYER. Ueber die Bildung und Auscheidung der Blutkohlensaüre bei der Lungen und Gewebeathmung, (*Sitzungsbericht des Wiener Akad.* Bd. XLIX, p. 27; 1864.)
- LX. PFLEUGER. Ueber die Kohlensaüre des Blutes. Bonn, 1864.
- LXI. PREYER. Beiträge zur Kenntniss des Blutfarbstoffs. (*Centralb. f. die. med. Wissensch.*, 1866, p. 273).
- LXII. MEYER (Lothar). Die Gase des Blutes. (*Zeitsch. f. rat. Med.*, t. VIII. p. 256, 1857).
- LXIII. SETSCHENOW Beiträge zur Pneumatologie des Blutes. (*Zeitsch. für rationnelle Medicin*, t. X, p. 101 et 285; 1860).
- LXIV. PFLUEGER. Die normalen Gasmengen des arteriellen Blutes nach verbesserten Methoden. (*Centralb. f. d. med. Wiss.*; 1867, p. 722).
- LXV. NAWROCKI. De Claudii Bernardi methodo oxygenii copiam in sanguine determinandi; Diss. inaug. Breslau, 1863.
- LXVI. ESTOR et SAINT-PIERRE. Du siége des combustions respiratoires : recherches expérimentales (*Journal de l'anatomie et de la physiologie*, publié par Robin, t. II, p. 302. 1865).
- LXVII. HIRSCHMANN und SCZELKOW. Ein Beitrag zur Frage über den Ort der Kohlensaürebildung im Organismus (*Arch. von Reichert u. Dubois-Reymond*, t. VIII, p. 502, 1866).
- LXVIII. LONGET. Traité de physiologie, 2ᵉ édit., 2 vol. Paris, 1860-1861.
- LXIX. JOURDANET. Le Mexique et l'Amérique tropicale : climats, hygiène et maladies. Paris, 1864.
- LXX. BERNARD (Claude). Leçons sur les propriétés des tissus vivants. Paris, 1866.
- LXXI. ESTOR et SAINT-PIERRE. Recherches expérimentales sur les causes de la coloration rouge des tissus enflammés, (*Journal de d'anatomie et de la physiologie*, publié par Robin, t. I, p. 403; 1864).
- LXXII. CHAMBERT. Effets physiologiques et thérapeutiques des éthers. Paris, 1848.
- LXXIII. BERT (Paul). Sur l'action élémentaire des anesthésiques (chloroforme, éther) et sur la période d'excitation qui accom-

pagne leur administration (*Mém. de la Soc. des sciences physiques et naturelles de Bordeaux*, t. IV, 1ᵉʳ cahier [suite], p. 50 ; 1866).

LXXIV. Holmgren. Ueber den Mechanismus des Gasaustausches bei der Respiration (*Wiener Sitzungsbericht*, XLVIII, p. 614; 1862. Ext. *in Bericht von Meissner* pour 1863, p. 290.)

LXXV. Milne Edwards (Alphonse). Observations sur l'existence de divers mollusques et zoophytes à de très-grandes profondeurs dans la mer Méditerranée (*Ann. des sciences naturelles* Zool. ; IVᵉ série, t. XV, p. 149 ; 1861).

LXXVI. Delbos. Les organismes microscopiques inférieurs : leur importance géologique (*Revue des cours scientifiques*, t. V, p. 333, 1867-68,).

LXXVII. Graham. On the absorption and Dialytic separation of gases by Colloid Septa (*Philosoph. trans.*, t. CLVI, p. 399 ; 1866).

LXXVII bis. Odling. La diffusion des gaz. Récentes découvertes de Graham (*Revue des cours scientifiques*, t. IV, p. 460 ; 1866-67).

LXXVIII. Cuvier. Leçons d'anatomie comparée ; 2ᵉ édit., t. VII, rédigé par Duvernoy. Paris, 1840.

LXXIX. Meckel. Traité général d'anatomie comparée. Trad. de J. Schuster, t. X, 1838.

LXXX. Owen (Richard). On the anatomy of vertebrates (en cours de publication), t. I, 1866.

LXXXI. Geoffroy Saint-Hilaire (Etienne). Philosophie anatomique. — Des organes respiratoires. Paris, 1818.

LXXXII. Milne Edwards (H.) Leçons sur la physiologie et l'anatomie comparée de l'homme et des animaux (en cours de publication). Paris, t. I et t. II, 1857.

LXXXIII. Williams (Th.) On the mechanic of aquatic respiration and on the structure of the organs of breathing in invertebrate animals (*Ann. of nat. hist.* ; 2ᵉ série, vol. XII, p. 243, 333, 393 ; 1853, et vol. XIV, p. 34, 241, 1854).

LXXXIV. Jourdain. Recherches sur l'appareil circulatoire de l'étoile de mer commune (*Asteracanthion rubens*) (*C. R. Acad. des sciences*, t. LXV, p. 1002 ; 1867).

LXXXV. Selenka. Beiträge zur Anatomie und Systematik der Holothurien (*Zeitsch. f. wissensch. Zoologie*, t. XVII, p. 296) ; 1867.

LXXXVI. Van Beneden. Recherches sur l'embryogénie, l'anatomie et la physiologie des Ascidies simples (*Mém. de l'Académie de Bruxelles*, t. XX, p. 1 ; 1847).

LXXXVII. Coste. Recherches sur l'appareil respiratoire des Ascidiens (*C. R. Acad. des sc.*, t. XIV, p. 220; 1842).

LXXXVIII. Murray (Andrew). On the structur and Functions of the Branchial sac of the simple Ascidiæ (*Proceed. of the Roy. Society of Edinburgh*, t. IV, p. 148, 1858-59).

LXXXIX. Lister, cité par Murray.

XC. Milne Edwards (H.). Observations sur les Ascidies composées des côtes de la Manche (*Mém. de l'Acad. des sciences*, t. XVIII, p. 217 ; 1842).

XCI. Huxley, cité par Murray (LXXXVIII).

XCII. Huxley. Observations on the Anatomy of Salpa and Pyrosoma (*Philos. Transac.*, t. CXLI, p. 567 ; 1851).

XCIII. Gratiolet. Études anatomiques sur la Lingule anatine (*Journal de la Conchyologie*, 2e série, t. IV, p. 49 ; 1860).

XCIV. Gratiolet. Études anatomiques sur la Térébratule australe (*Journ. de la Conchyologie*, 2e série, t. II, p. 209 ; 1857).

XCV. Milne Edwards (H.). Note sur la classification naturelle des Mollusques gastéropodes (*Ann. sc. nat.*; Zool., 3e série, t. IX, p. 102 ; 1848).

XCVI. Souleyet. Voyage de la Bonite; Zoologie, t. II, p. 115, pl. 9, fig. 3, Paris, 1852.

XCVII. Alder et Hancock. A monography of the British Nudibranchiate mollusca. London, 1845-51.

XCVIII. Lacaze-Duthiers. Histoire de l'organisation et du développement du Dentale (*Annales des sciences naturelles*; Zoologie, 4e série, t. VI, p. 225, 319 ; t. VII, p. 5, 171 ; t. VIII, p. 18 ; 1856-1857.

XCIX. Cuvier. Règne animal, 2e édition, 5 vol. Paris, 1829-1830.

C. Alder et Hancock. On the Branchial currents in Pholas and Mya (*Annals of Nat. History*, 2e série, vol. VIII, p. 370, 1851).

CI. Gratiolet. Recherches sur l'organisation du système vasculaire de la Sangsue médicinale et de l'Aulastome vorace. Thèses de la Faculté des sciences, Paris, 1862. (*Ann. des sc. nat.*; Zoologie, 4e série, t. XVII, p. 174 ; 1862.)

CII. Quatrefages (De). Mémoire sur le Branchellion de d'Orbigny (*Ann. des sc. nat.*; Zoologie, 3e série, t. XVIII, p. 279 ; 1852).

CIII. Williams. Reports on the British Annelida (*Report of the*

25th meeting of the British Association for the advancement of Sciences, Held in 1851, p. 159; London, 1852).

CIV. MILNE EDWARDS (H.). Histoire naturelle des Crustacés; 3 vol. Paris, 1834-1840.

CIV bis. MILNE EDWARDS (H.). Mécanisme de la respiration chez les Articulés (Ann. des sc. nat.; Zoologie, 2ᵉ série, t. XI, p. 129; 1839.)

CV. MILNE EDWARDS. (H.). Introduction à la Zoologie générale. Paris, 1853.

CVI. DUTROCHET. Du Mécanisme de la respiration des insectes. Mémoires pour servir à l'histoire anatomique et physiologique des végétaux et des animaux, t. II. Paris, 1837.

CVII. DUFOUR (Léon). Études et observations anatomiques et physiologiques sur les larves des Libellules (Ann. des sc. nat.; Zool., 3ᵉ série, t. XVII, p. 65; 1852).

CVIII. DUJARDIN. Premier mémoire sur les Acariens et en particulier sur l'appareil respiratoire (Ann. des sc. nat.; Zool., 3ᵉ série, t. III, p. 5; 1845).

CIX. BERT (Paul). Recherches anatomiques et physiologiques sur l'Amphioxus (C. R. Acad. des sciences, t. LXV, p. 364; 1867).

CX. MUELLER (Johannes). Ueber den Bau und die Lebenserscheinungen der Branchiostoma lubricum (Costa), Amphioxus lanceolatus (Yarrell). Berlin, 1844.

CXI. MUELLER (Johannes). Vergleichende Anatomie der Myxinoïden; mit Schluss. Berlin, 1835-1845.

CXII. LEREBOULLET. Anatomie comparée de l'appareil respiratoire dans les animaux vertébrés. Strasbourg, 1838.

CXIII. RONDELET. La première partie de l'histoire entière des Poissons, avec leur pourtraicts au naïf (Trad. franc., Lyon, 1558).

CXIV. DUMÉRIL (Constant). Mémoire sur le mécanisme de la respiration des Poissons (Magasin encyclop., t. VI. p. 35; Paris, 1807).

CXV. LACÉPÈDE (DE). Histoire naturelle des Poissons. Je cite l'édition Rapet, des Suites aux œuvres de Buffon. Paris, 1819.

CXVI. DUMÉRIL (Constant). Dissertation sur la famille des Cyclostomes, suivie d'un mémoire sur l'anatomie des Lamproies. Thèses de concours de la Faculté des sciences de Paris. Paris, 1812.

CXVII. DUVERNOY. Du mécanisme de la respiration des Poissons (Ann. des sc. nat.; Zool., 2ᵉ série, t. XII, p. 65; 1839).

CXVIII. HOLLARD. Recherches sur la signification homologique de quelques pièces faciales des Poissons osseux (*Ann. des sc. nat.*; Zool., 5ᵉ série, t. I. p. 5 ; 1864).

CXIX. REMAK. Bermerkungen über die ausseren Athemmuskeln der Fische (*Muller's Archiv*, t. X, p. 190 ; 1843).

CXX. VALENCIENNES. Art. POISSONS du Dictionnaire classique d'histoire naturelle. Paris, t. X ; 1849.

CXXI. FLOURENS. Mémoires d'anatomie et de physiologie comparée, 3ᵉ mém. : Expériences sur le mécanisme de la respiration des Poissons. Paris, 1844.

CXXII. DAVY (John). Observations on Torpedo (*Philos. Trans.*, t. CXXIV, p. 531 ; 1834.)

CXXIII. DUMÉRIL (Auguste). Histoire naturelle des Poissons ou Ichthyologie générale, t. I ; Paris, 1865.

CXXIV. MUELLER (Johannes). Sur les Ganoïdes (Extrait *in Ann. des sc. nat.*; Zool., 3ᵉ série, t. IV, p. 5 ; 1845).

CXXV. LAMBOTTE. Mémoire sur les modifications que subissent les appareils sanguin et respiratoire dans les métamorphoses des Batraciens anoures (*Bull. Acad. sc. Bruxelles*, t. V, p. 180, 1838 ; et *Journal l'Institut*, t. V, p. 291 ; 1837).

CXXVI. DUMÉRIL (Auguste). Métamorphoses des Axolotls (*Ann. des sc. nat.*; Zool., 5ᵉ série, t. VII, p. 229 ; 1867).

CXXVII. WILLIAMS (Thomas). Art. RESPIRATION (Organs of), *in* Todd's Cyclopædia ; vol. V, p. 258 ; 1859.

CXXVIII. CUVIER. Recherches anatomiques sur les Reptiles regardés encore comme douteux par les naturalistes. Paris, 1807.

CXXIX. GRATIOLET. Système veineux des Reptiles (*Journal l'Institut*, t. XXI, p. 60 ; 1853).

CXXX. DUMÉRIL (Auguste). Expériences faites sur les Axolotls, démontrant que la vie aquatique se continue sans trouble apparent après l'ablation des houppes branchiales (*C. R. Acad. sc.* t. LXV, p. 242 ; 1867).

CXXXI. MAREY. Du mouvement dans les fonctions de la vie. Paris, 1868.

CXXXII. VALENTIN. Ueber die Temperatur einiger wirbelloser Seethiere (*Repertorium f. Anat. u. Physiol.*, t. IV, p. 359 ; 1839).

CXXXIII. AUDOIN et MILNE EDWARDS (H.). De la respiration aérienne des Crustacés, et des modifications que l'appareil branchial présente dans les Crabes terrestres (Rapport de Cuvier et C. Dauméril). (*Ann. des sc. nat.*; 1ʳᵉ série, t. XV, p. 85 ; 1828).

CXXXIV. Duvernoy et Lereboullet. Essai d'une Monographie des organes de la respiration de l'ordre des Crustacés Isopodes (*Ann. des sc. nat.;* Zool., 2° série, t. XV, p. 177 ; 1841).

CXXXV. Wagner (Nicolsa). Recherches sur le système circulatoire et les organes de la respiration chez le Porcellion élargi (*Ann. des sc. nat.;* Zool., 5° série, t. IV, p. 317 ; 1865).

CXXXVI. Geoffroy Saint-Hilaire (Etienne). Sur les branchies du *Silurus anguillaris* (*Bull. Soc. philom.*, t. III, p. 105 ; 1804).

CXXXVII. Taylor. On the respiratory Organs and air Bladder of certain Fisches of the Ganges (*Brewster's Edinb. journ. of sciences*; vol. V, p. 33 ; 1831).

CXXXVIII. Hyrtl. Ueber die accessorischen Kiemenorgane der Clupeaceen, nebst Bemerkungen über den Darmkanal derselben. (*Denkschriften der Akad. des Wiss.* Wien, t. X, p. 47; 1855).

CXXXIX. Sylvestre. Mémoire sur la respiration des Poissons (*Bull. Soc. philom.*, t. I, p. 17 ; 1791).

CXL. Ermann. Untersuchungen über das Gas in der Schwimmblase der Fische, und über die Mitwirkung des Darmkanals zum Respirationsgeschäfte bei der Fischart *Cobitis fossilis*. (*Gilbert's Annalen der Physik*, t. XXX, p. 113 ; 1808.)

CXLI. Baumert. Chemische Untersuchungen über die Respiration der Schlammpeizgers. (*Cobitis fossilis*). (*Liebig's Annalen,* t. LXXXVIII, p. 1.) — Breslau, 1853.

CXLII. Bischoff. Untersuchung der Luft, welche die *Cobitis fossilis* von sich giebt (*Schweigger's Journ. f. Chemie u. Physik*, t. XXII, p. 78 ; 1818).

CXLIII. Moreau (Armand). Sur l'air de la vessie natatoire des Poissons. (*C. R. Acad. des sciences*, t. LVII, p. 37 et p. 816; 1863).

CXLIV. Leconte et Demarquay. Action physiologique et pathologique des gaz injectés dans les tissus des animaux vivants (*Arch. gén. de méd.*, 5° série, t. XIV, p. 424 et 545; 1859).

CXLV. Biot. Mémoire sur la nature de l'air contenu dans la vessie natatoire des Poissons (*Mém. de la Soc. d'Arcueil*, t. I, p. 252; 1807).

CXLVI. Configliachi. Sull' analisi dell' aria contenuta nella vesica natatoria dei Pesci. Pavia ; 1809.

CXLVII. Delaroche. Observations sur la vessie aérienne des Poissons (*Ann. du Muséum*, t. XIV, p. 184 et 245 ; 1809).

CXLVIII. Peters. Ueber einen dem *Lepidosiren annectens* verwandten Fisch von Quellimane (*Müller's Archiv.*, t. XII, p. 1; 1845).

CXLIX. Dugès. Physiologie comparée; 3 vol. Paris-Montpellier, 1838-1839.

CL. Siebold (De) et Stannius. Manuel d'anatomie comparée, t. I. Invertébrés, par de Siebold; t. II, Vertébrés, par Stannius. Traduction de Spring et Lacordaire. 2 vol. Paris, 1849-1850.

CLI. Duméril (Constant) et Bibron. Hist. natur. des Reptiles. Paris, 1835-1853, 9 tomes *en* 10 *vol.*

CLII. Albini. Sulla respirazione nelle rane. (*Acad. Sc. Naples*, 1866, Ext. *in Centralb. f. die med. Wissenschaften*, 1868, p. 287).

CLIII. Vaillant (Léon). Mémoire pour servir à l'histoire anatomique de la Sirène lacertine (*Ann. des sc. nat.*; Zool.; 4ᵉ série, t. XIX; p. 295, 1863.)

CLIV. Malpighi. De Pulmonibus epistola II, *in* Opera omnia, t. II, p. 327; Lugd. Bat.; 1687.

CLV. Brémond (de). Expériences sur la respiration. (*Mém. de l'Acad. des sc.*, 1739, p. 333.)

CLVI. Herhold T. et Rafn. Rapport de G. Cuvier sur leur mémoire relatif au mécanisme de la respiration des Grenouilles. (*Bull. de la Soc. philom.*, t. II, p. 42; Fructidor an VII.)

CLVII. Haro. Mémoire sur la respiration des Grenouilles, des Salamandres et des Tortues. (*Ann. des sc. nat.*; Zool.; 2ᵉ série, t. XVIII, p. 36; 1842.)

CLVIII. Pannizza. Observations zootomico-physiologiques sur la respiration chez les Grenouilles, les Salamandres et les Tortues. (*Ann. des sc. nat.*; Zool.; 3ᵉ série, t. III, p. 230; 1845.)

CLIX. Townson. Observationes physiologiæ de Amphibiis, pars prima: de respiratione. Gottingue, 1794.

CLX. Weir Mitchell and Morehouse (G.). Researches upon the anatomy and physiology of respiration in the Chelonia. *Smithsonian Contribution to Knowledge*. March, 1864; (accepted for publication, March 1863.)— Extrait in *Journal de l'anatomie et de la physiologie* publié par Robin; t. II, p. 109; 1865; et *Ann. des sc. nat.*; Zool., 5ᵉ série, t. III, p. 211; 1865.

CLXI. Tauvry. Cité dans le Mémoire de Duverney : Sur le cœur de la Tortue. (*Hist. acad. sc.*; année 1699, p. 34 Paris, 1702.)

CLXII. Duvernoy. Note sur la manière dont les Tortues respirent. (*Bull. Soc. philom.*; t. III, p. 279; an XIII.)

CLXIII. Schlegel. Essai sur la physionomie des Serpents. Amsterdam, 1837, 2 vol. in-8°.

CLXIV. Owen (Richard). On the Anatomy of the Southern Apteryx (*Apteryx australis*, Shaw). (*Trans. Zool. Soc.*, vol. II, p. 257; 1841.)

CLXV. Colas. Essai sur l'organisation du poumon des Oiseaux. (*Journ. complém. du Diction. des sc. médic.*, t. XXIII, p. 95 et 289; 1825.)

CLXVI. Guillot (Natalis). Mémoire sur l'appareil respiratoire des Oiseaux. (*Ann. des Sc. natur.*; Zool.; 3° série, t. V. p. 25; 1846.)

CLXVII. Sappey. Recherches sur l'appareil respiratoire des Oiseaux. Paris, 1847.

CLXVIII. Méry. Observations sur la peau du Pélican. (*Mém. de l'Acad. des sc.*, de 1666 à 1699; t. X, p. 433; Paris, 1730.)

CLXIX. Hunter (John). Œuvres complètes, trad. de Richelot; 4 vol.; Paris, 1843.

CLXX. Owen (Richard). Art. Aves *in* Todd's Cyclopædia, t. I, p. 652; 1835.

CLXXI. Serre (P. Marcel de). Observations sur les usages du vaisseau dorsal, dans les animaux articulés. (*Mém. du mus. d'Hist. nat.*, t. IV, p. 149, p. 313, 1818; t. V, p. 59, 1819.)

CLXXII. Milne Edwards (Alphonse). Observations sur l'appareil respiratoire de quelques Oiseaux. (*Ann. des sc. nat.*; Zool., 5° série; t. III, p. 137. 1865.)

CLXXII. *bis*. Milne Edwards (Alphonse.) Note additionnelle au mémoire précédent. (*Ann. des sc. nat.*; Zool., 5° série; t. VII, p. 12; 1867.

CLXXIII. Bert (Paul). Sur quelques points de l'anatomie du Fou de Bassan (*Sula Bassana*, Briss). (*Bull. de la Soc. philomathique*, t. II, p. 143; 1865.

CLXXIV. Jacquemin. Lettres sur la pneumaticité du squelette des Oiseaux. (*Nova Acta Acad. nat. curios.*, t. XIX. *Ann. sc. nat.*; Zool., 2° série, t. V. p. 223 et 231; 1836).

CLXXV. Nitzsch. Ueber die Pneumaticitat und einige andere Merkwürdigkeiten des Skeletts der Kalaos. (*Merckel's Arch.*; t. I, p. 618, 1826, ext. *Bull. de Fér.*; t. XIII, p. 356, 1828).

CLXXVI. Owen (Richard). Anatomy of the Concave Hornbill. (*Trans. of the Zool. Soc.*, t. I, p. 117, 1835.)

CLXXVII. Perrault (Claude). Mémoires pour servir à l'histoire naturelle des animaux. (*Mém. de l'Acad. des sc.*, de 1666 à 1699, t. III.)
CLXXVIII. Bartholin (Gaspard). De Diaphragmatis structura novâ; Paris, 1676, p. 30, tab. III.
CLXXIX. Sibson (Francis). On the mechanism of respiration. (*Philos. Transact.*; t. CXXXVI p. 501, 1846.)
CLXXX. Méry. Sur la respiration. *Hist. de l'Acad. des sc.*; t. II, p. 63, 1689.
CLXXXI. Albers. Versuche über das Athemhohlen der Vögel. (Dans ses *Beiträge zur Anat. u. Physiol. der Thiere*, Bremen, 1802).
CLXXXII. Rainey. On the minute Anatomy of the Lung of the Bird (*Trans. of the Med. and Chir. Soc. of London*, vol. XXXII, p. 47; 1849.)
CLXXXIII. Jobard (de Bruxelles). Hypothèse sur l'explication du vol des Oiseaux. Congrès scientifique de France : Session XVII; t. I, p. 399; Nancy, 1851.
CLXXXIV. Foley. Du travail dans l'air comprimé. Paris, 1863.
CLXXXV. Vierordt und Ludwig. Beitrage zur Lehre von den Athembewegungen. (*Arch. für Physiologische Heilkunde*, t. XIV, p. 253; 1855.)
CLXXXVI. Marey. Pneumographie; études graphiques des mouvements respiratoires et des influences qui les modifient. (*Journ. de l'anat. et de la physiologie*, publié par Robin; t. II, p. 425, 1865.
CLXXXVII. Rouget. Le diaphragme chez les Mammifères, les Oiseaux et les Reptiles. (*Mémoire de la Société de biologie*; t. III, p. 165, 1861.)
CLXXXVIII. Duchenne (de Boulogne). Recherches électro-physiologiques, pathologiques et thérapeutiques sur le diaphragme. (*Bull. de l'Acad. de médecine*; t. XVIII, p. 470 et 903, 1853; et *Union médicale*, 1853, n° 101 et suiv.)
CLXXXIX. Duchenne (de Boulogne). Physiologie des mouvements; Paris, 1867.
CXC. Magendie. Précis élémentaire de physiologie. 1816-1817.
CXCI. Beau et Maissiat. Recherches sur le mécanisme des mouvements respiratoires. (*Archiv. gén. de Médecine*; 5ᵉ série, I, p. 265; II, p. 257; III, p. 249; 1843.) Je cite la pagination du tirage à part.
CXCII. Colin. Traité de physiologie comparée, 2 vol. Paris, 1856.

CXCIII. Béclard. Traité élémentaire de physiologie humaine, 5ᵉ édit. Paris, 1866.
CXCIV. Bazin. Sur l'enveloppe propre du poumon. (*Annales françaises et étrangères d'anatomie et de physiologie*; t. I, p. 317; 1837.)
CXCV. Carson. On the Elasticity of the Lungs (*Philos. Trans*; t. CX, p. 29, 1820.)
CXCVI. Reissenssen. Ueber den Bau der Lungen. *De fabricá pulmonum* : textes allemand et latin. Berlin, 1822.
CXCVII. Burdach. Traité de physiologie considérée comme science d'observation. Trad. de Jourdan ; Paris, 1837-1841, 9 vol.
CXCVIII. Budd. Remarks on Emphysema of the Lungs. (*Trans. of the Med. and Chir. Soc. of London*, t. XXIII, p. 37; 1841.)
CXCIX. Wintrich. Krankheiten de Respirationsorgane. Erlangen, 1855-1857 ; *in Handb. der Path.* von Virchow, t. V.
CC. Longet. Recherches expérimentales sur la nature des mouvements propres du poumon, et sur une nouvelle cause d'emphysème pulmonaire. (*C. R. Acad. des sciences*; t. XV, p. 500; 1842.)
CCI. Williams (Charles). Report of expériments on the Physiology of the Lungs and Air-tubes. Report of the tenth meeting of the Association for the advancement of science, held at Glascow in August 1840, p 411-420. London, 1841.
CCII. Rugenberg. Ueber den angeblichen Einfluss der nervi vagi auf die glatten Muskelfasern der Lungs. (*Heidenhain's studien*, t. II. p. 47 ; Breslau, 1862.)
CCIII. Hermann. Grundriss der Physiologie des Menschen. 2ᵉ édit. Berlin, 1867.
CCIV. Cloquet (Jules). De l'influence des efforts sur les organes renfermés dans la cavité thoracique ; Paris, 1820.
CCV. Breschet et Milne Edwards. (H.) Recherches expérimentales sur l'exhalation pulmonaire (*Ann. sc. nat.*; 1ʳᵉ série, t. IX, p. 5, 1826.)
CCVI. Gréhant. Recherches physiques sur la respiration de l'homme (*Journal de l'anat. et de la physiologie* publié par Robin, t. I, p. 523. 1864.)
CCVII. Legallois. Œuvres, avec notes de Pariset. 2 vol. Paris, 1830.
CCVIII. Longet. Anatomie et physiologie du système nerveux de l'homme et des animaux vertébrés. 2 vol. Paris, 1842.
CCIX. Bernard (Claude). Leçons sur la physiologie et la pathologie du système nerveux, professées en 1856-1857. 2 vol. Paris, 1858.

CCX. Rosenthal. Die Athembewegungen und ihre Beziehungen zum nervus vagus. Berlin, 1862. — Ueber den Einfluss des Vagus auf die Athembewegungen. (*Arch. für Anat. und Physiologie*; 1862; p. 226). Longue analyse in *Bericht von Meissner*, pour 1861, p. 435. — De l'influence du nerf pneumogastrique et du nerf laryngé supérieur sur les mouvements du diaphragme (*C. R. Acad. des sciences*, t. LII, p. 754 ; 1861).

CCCXI. Eckhard. Grundzüge der Physiologie des Nervenssystems. Giessen, 1854.

CCXII. Budge. Mémoire sur la cessation des mouvements inspiratoires provoquée par l'irritation du nerf pneumogastrique. (*C. R. Acad. sciences*, t. XXXIX, p. 749 ; 1854.)

CCXIII. Budge. Ueber den Einfluss der Reizung des Nervus vagus auf das Athemholen (*Arch. für pathol. Anat. und Physiologie*, t. XVI, p. 433 ; 1859.)

CCXIV. Snellen. Einfluss des Vagus auf die Athembewegungen. (*Ned. Lancet*, 1854-55. Ext. *in Canstatt's Jahresb. f.* 1865 ; I, p. 129.)

CCXV. Helmolt (von). Ueber die reflectorischen Beziehungen des Nervus vagus zu den motorischen Nerven der Athemmuskeln; Dissertatio; Giessen, 1856.

CCXVI. Aubert und Von Tschischwits. Versuche über den Stillstand des Zwerchfells durch Reizung des vagus in Contraction und in Erschlaffung. (*Moleschott's Untersuchungen*, t. III, 272 ; 1857.)

CCXVII. Lœwinsohn. Experimenta de nervi vagi in respirationem vi et effectu. Dissertat. inaug., Dorpati Livon. 1858.

CCXVIII. Owsjannikow. Ueber den Stillstand des Athmungsprocesses während der Expirationsphase bei Reizung der centralen Ende des nervus vagus. (*Arch. für pathol. Anat. und Physiologie*, t. XVIII, p. 572 ; 1860.)

CCXIX. Czermak. Ueber mechanische Vagusreizung beim Menschen. (*Jenaïsche Zeitsch. f. Medicin*, t. II, p. 384 ; 1866. Ext. *in Centralb. f. die med. Wissenschaften*, 1866, p. 39.)

CCXX. Schiff (Moritz). Expériences relatives à cette question : Le nerf laryngé est-il un nerf suspensif. (*C. R. Acad. des sciences*, t. LIII, p. 286 et p. 330 ; 1861.)

CCXX. bis. Schiff (M.). Kritische und Polemische zur Physiologie des Nervenssystems. (*Moleschott's Untersuchungen*, t. X, p. 75 ; 1865.)

CCXXI. Bidder. Beiträge sur Kenntniss der Wirkungen des Nervus laryngeus superior. (*Arch. f. Anat. u. Physiol.*, 1865, p. 492.

Longue analyse in *Bericht. von Meissner* pour 1865, p. 493 et suiv.)

CCXXII. Mac-Gillavry. De invloed van den Nervus vagus op de ademhalingsbewegingen (*Nederl. Arch. voor Genees en Natuurk.* II et III. Ext. par Rosenthal *in Centralb. f. die medic. Wissenschaft.*; 1867, p. 727.)

CCXXIII. Vulpian. Leçons sur la physiologie du système nerveux. Paris, 1866.

CCXXIV. Mantegazza. Dell azione del dolore sulla respiratione (Ricerche sperimentali). (*Gazzetta medica italiana di Lombardia*, ser. V, t. VI ; 1867.)

CCXXV. Blanchard (Émile). Les poissons des eaux douces de la France. Paris, 1866.

CCXXVI. Boddaert. Recherches expérimentales sur les lésions pulmonaires consécutives à la section des nerfs pneumogastriques. (*Journal de la physiologie de l'homme et des animaux*, publié par Brown-Séquard, Tome V; p. 442 et 527, 1862.)

CCXXVII. Sharpey (W.). Article *Cilia*, in *Todd's Cyclopædia*, vol. I, p. 606; 1835-1836.

CCXXVIII. Sczelkow. Zur Lehre vom Gasumtausch in verschiedenen Organen (*Zeitch. für rationnelle Medicin*, t. XVII, p. 105 ; 1862. — Longue analyse *in Bericht von Meissner*, pour 1862 ; p. 347.)

CCXXIX. Collard de Martigny. Action du gaz acide carbonique sur l'économie animale. (*Archives générales de médecine*; III° série t. XIV, p. 203 ; 1827.)

CCXXX. Snow. On the pathological Effects of atmosphère vitiated by carbonic acid gaz and by a Diminution of Oxygen. (*Edinburgh medical and surgical Journal*, t. LXV, p. 49 ; 1846.)

CCXXXI. Brown-Séquard. Recherches expérimentales sur la physiologie de la moelle allongée. (*Journal de la physiologie de l'homme et des animaux*, publié par Brown-Séquard, t. III, p. 151 ; 1860.)

CCXXXII. Kussmaul et Tenner. Recherches sur l'origine et les conditions d'existence des convulsions épileptiques consécutives à une hémorrhagie, et sur l'épilepsie en général. (*Moleschott's Untersuchungen zur Naturlehre*. B. III, p. 1; 1857. Je cite l'extrait fait par Brown-Séquard dans son *Journal de la physiologie de l'homme et des animaux*, t. I, p. 201 ; 1858.)

CCXXXIV. Letellier. Influence des températures extrêmes de l'atmosphère sur la production de l'acide carbonique dans la respiration des animaux à sang chaud (*Ann. de physique et de chimie*, 3e série, t. XIII, p. 478 ; 1845).

CCXXXV. Muller (Wilhem). Beiträge zur Theorie der Respiration. (*Annalen der Chemie und Pharmacie*, t. CVIII, p. 257 ; 1858. Longue analyse in *Bericht von Meissner* pour 1858 ; p. 309.)

CCXXXVI. Valentin. Ueber Athmen im abgeschlossenen Raume (*Zeitschrift für rationnelle Medicin*, t. X, p. 33 ; 1861.)

CCXXXVII. Bert (Paul). Asphyxie de jeunes Mammifères dans l'acide carbonique ou dans l'azote (*Bull. Société philomathique de Paris*, p. 10, année 1864.)

CCXXXVIII. Beau. Recherches sur la mort par submersion (*Arch. gén. de médecine*, 5e série, t. XVI, p. 64 ; 1860) ; et Considérations sur l'asphyxie. (*Ibid.*, 6e série, t. III, p. 1 ; 1864.)

CCXXXIX. Gratiolet. Recherches sur l'anatomie de l'Hippopotame ; publié par Alix ; Paris, 1867. La partie relative au système vasculaire et à la théorie du plonger est comprise de la page 350 à la page 365 ; elle a aussi été publiée en abrégé (*Comptes rendus Acad. des Sciences*, t. LI, p. 524 ; 1860).

CCXL. Burrow. Ueber das Gefasssystem der Robben. (*Müller's Archiv*, t. V, p. 230 ; 1838.)

CCXLI. Bert (Paul). Sur une disposition remarquable de certaines fibres du diaphragme chez le Phoque. (*Journal l'Institut*, t. XXX, p. 117, 1862.)

CCXLII. Kay. Expériences physiologiques et observations sur la cessation de la contractilité du cœur et des muscles dans les cas d'asphyxie, chez les animaux à sang chaud. (Traduit in *Journal des Progrès*, t. X, p. 67, et t. XI, p. 18 ; 1828.)

CCXLIII. Bernard (Claude). Introduction à l'étude de la médecine expérimentale. Paris, 1865.

LEÇONS
SUR LA
RESPIRATION

PREMIÈRE LEÇON

REVUE HISTORIQUE

Nécessité de la présence et du renouvellement de l'air pour la vie des animaux (Robert Boyle). — Théories mécaniques de la respiration. — Théories physiques. — Théories dynamiques. — Théories chimiques (J. Mayow, J. Black, Priestley, Lavoisier).

Messieurs,

Les phénomènes respiratoires, dont l'étude nous occupera cette année, n'ont pu recevoir leur explication — explication encore incomplète — qu'à une époque toute récente; et, par un contraste remarquable, ils sont peut-être, de tous les actes physiologiques, ceux qui ont les premiers appelé l'attention des hommes. Les mouvements alternatifs et réguliers de la poitrine; le souffle, parfois puissant, qui s'échappe des narines et de la bouche; l'angoisse et la mort qui surviennent bientôt si quelque obstacle victorieux trouble, puis interrompt ce rhythme nécessaire; le premier cri de l'enfant qui vient de naître; le dernier soupir du mourant, auquel succèdent l'immobilité, le froid, la décomposition; tous ces faits ont laissé dans les langues, dans les systèmes philosophiques ou religieux, des preuves nombreuses de leur antique observation. On a même connu, de très-bonne heure, l'organe immédiat de la respiration; et, de fait, la position du poumon, l'air qu'il contient toujours, sa communication avec la bouche, la facilité de l'insuffler après la mort, établissent avec la respiration des relations trop évidentes pour qu'elles aient pu longtemps rester ignorées.

Mais si la connaissance de ces notions remonte aux premiers âges de l'humanité, leur explication, celle de leur utilité dans l'équilibre de la vie, n'ont pu être données même par les philosophes des civilisations antiques. Et comment en aurait-il pu être autrement? Ils ignoraient, d'abord, la véritable structure du poumon, ses rapports avec le sang et l'appareil de la circulation. Quant à l'air, cet autre facteur du conflit respiratoire, si les anciens connaissaient son existence, s'ils l'adoraient et, au témoignage de Sénèque (1), lui attribuaient deux sexes différents (suivant qu'il était sec ou humide), s'ils personnifiaient les vents, ils n'avaient sur sa constitution même aucune idée exacte; il faut en arriver à Aristote (2) pour trouver, se dégageant des assertions bizarres des philosophes, cette importante notion expérimentale qu'une vessie pleine d'air est plus lourde qu'une vessie vide. Relativement aux altérations de l'air par la respiration, ils savaient qu'elles existent (fuliginosités); mais, hormis pour l'édification de théories médicales, ils s'en étaient peu occupés. Quant à la mort des animaux enfermés dans des vases clos, ils l'attribuaient généralement, avec Aristote, à l'échauffement de l'air confiné.

Pour porter la lumière dans la question complexe de la respiration, il était nécessaire d'abord que les anatomistes déterminassent plus exactement la structure des parties;

(1) I.
(2) I *bis.*

que Galien montrât, contrairement à l'opinion d'Érasistrate, les artères pleines de sang et non d'air; que Vésale redressât l'erreur singulière de Galien sur la perforation de la cloison des ventricules du cœur ; que Michel Servet découvrît la circulation pulmonaire, et les modifications que l'air y apporte dans le sang : « *A pulmonibus præparatur; flavus efficitur, et a vena arteriosa in arteriam venosam transfunditur* »; que Césalpin, retrouvant cette circulation pulmonaire, entrevît la circulation générale, et qu'enfin Harvey, selon l'excellente expression de Flourens (1), vînt établir ce qui avait été seulement indiqué ou soupçonné.

Dans un autre ordre de faits, après Galilée et Robert Boyle, le baromètre et la machine pneumatique permirent d'étudier les effets de la soustraction de l'air, en dehors de ses altérations chimiques, sur la respiration et la vie des êtres animés. Enfin, les vues et les découvertes partielles de Van Helmont, de Robert Boyle, de J. Mayow, de J. Black, de Priestley, étendues, fécondées par le génie de Lavoisier, amenèrent la plus soudaine et la plus grande des révolutions qu'ait enregistrées l'histoire des sciences. Tout à la fois, cet homme véritablement grand découvrit la composition de l'air, et établit les bases réelles de la théorie de la respiration.

Nous pourrions donc faire partir de Lavoisier l'histoire même de la respiration ; mais les travaux antérieurs à son époque mémorable présentent encore aujourd'hui un véritable intérêt ; il y aurait injustice, d'autre part, à ne pas signaler les faits par lesquels des hommes éminents ont préparé le terrain sur lequel Lavoisier édifia, et la part de vérité qu'ils ont chacun possédée.

Dans cette revue, que je désire rendre aussi rapide que

(1) II, p. 28.

possible, des principales théories de la respiration, je passerai cependant sous silence les idées, je n'ose dire les rêveries, des philosophes grecs, et je ne vous parlerai ni des doctrines d'Érasistrate, selon qui nous ne respirons que pour remplir d'air nos vaisseaux artériels, ni de la théorie des deux paniers du *Timée* de Platon, conception abstruse que, pour ma part, malgré des efforts réitérés et nonobstant les commentateurs, je suis obligé de déclarer absolument incompréhensible.

Le premier point sur lequel j'appellerai votre attention, c'est l'établissement de ce fait capital, que tous les êtres vivants, et spécialement que tous les animaux, ont besoin d'air pour vivre.

La démonstration de cette vérité est due aux physiciens de l'Académie del Cimento, à Robert Boyle, à Huyghens, Stairs, Derham, à Jean Bernouilli, etc.

Les physiciens de Florence faisaient le vide d'un coup, à l'aide d'une espèce de baromètre à vaste chambre, fermée par une vessie; Robert Boyle et les physiciens anglais employaient le vide graduel de la machine pneumatique.

Tous reconnurent qu'aucun animal ne peut vivre dans le vide; seulement, tandis que les oiseaux y périssent rapidement, les reptiles luttent plus longtemps, les grenouilles, les poissons, les écrevisses (même en présence de l'eau) plus encore, et les insectes peuvent résister pendant plusieurs jours (1). Jean Bernouilli vit, de son côté, que les poissons ne peuvent vivre dans de l'eau d'où l'on a chassé l'air par l'ébullition.

Il se trouva ainsi établi que tous les animaux ont besoin

---

(1) III, part. étr., tome I, p. 46-64, avec notes importantes de van Muschenbrock, et *ibid*, t. VI, p. 23-57 et 146.

d'air, et que ceux qui vivent dans l'eau en trouvent, dans ce liquide, une quantité suffisante à l'état de dissolution.

Je répète devant vous une de ces expériences célèbres, en agissant à la fois sur un mammifère (rat), sur un oiseau (moineau franc) et sur une grenouille. Les animaux étant placés sous la cloche, on commence à faire le vide, rapidement. Après un premier mouvement d'inquiétude, les deux animaux à sang chaud ne paraissent plus s'occuper de la raréfaction de l'air. Cependant, quand celle-ci est arrivée vers 30 centimètres de mercure, le moineau paraît un peu inquiet, et commence à hérisser ses plumes; le rat est tranquille; la grenouille s'est gonflée, et demeure immobile. A 25 centimètres, le rat s'agite et ses poils se rebroussent. A 20 centimètres, l'oiseau tombe sur le flanc; le rat marche sous la cloche, en trébuchant un peu; à 12 centimètres, il tombe à son tour; à 10 centimètres, l'oiseau est mort, le rat respire, la grenouille est encore immobile et gonflée. Je fais rentrer de l'air; aussitôt la grenouille se dégonfle et bondit; le rat se relève, marche et revient assez vite à lui. Ainsi l'oiseau, contrairement à ce que supposait Muschenbroek, supporte moins bien que le mammifère les diminutions considérables de pression; cependant c'est, dans la nature, le type oiseau qui s'y expose le plus souvent et le plus rapidement.

Dans d'autres expériences, j'ai vu des chats, nés de la veille, séjourner pendant huit minutes sous la cloche où la pression n'était plus que de 3 centimètres de mercure, y perdre tout mouvement spontané, et revenir à eux quand on les retirait.

Il faut bien remarquer que, dans ces expériences, les troubles de la circulation sont pour beaucoup dans la mort. Mais il n'en est pas moins vrai qu'elles ont servi à prouver la nécessité de la présence de l'air pour la vie des animaux.

Une autre vérité non moins importante, qui ne fut nettement établie que par Robert Boyle, c'est la nécessité que cet air soit constamment renouvelé. Aristote le savait déjà, et attribuait, comme nous l'avons dit, la mort des animaux renfermés dans des vases clos à l'échauffement de l'air confiné. Mais Robert Boyle démontra d'abord qu'on ne peut prolonger la vie, des animaux, même en refroidissant convenablement l'air (1), tandis qu'ils peuvent vivre fort longtemps si on leur fournit de temps en temps de l'air nouveau. Ceci fut corroboré par les expériences de Hook, qui inventa la respiration artificielle, et put, en la pratiquant, entretenir pendant plusieurs heures la vie d'un chien, par le simple jeu d'un soufflet.

Ainsi se trouvaient démontrées non-seulement la nécessité de la présence de l'air, mais celle de son renouvellement, conditions qui étaient ainsi à la fois nécessaires et suffisantes pour l'entretien de la vie des êtres animés.

Voyons maintenant quelles théories principales ont été imaginées, avant ou après la découverte de ces principes importants, pour expliquer en quoi sont nécessaires les actes respiratoires.

Les théories de la respiration peuvent être, pour la commodité de l'exposition, classées sous les quatre chefs suivants : théories mécaniques, physiques, dynamiques ou vitales, et chimiques, que je place en dernier rang, parce que la victoire leur est restée.

1° Théories mécaniques. — Ces théories, il faut le dire d'abord, ne pouvaient s'appliquer qu'aux animaux munis de poumons. Elles supposaient, en effet, que l'introduction

---

(1) III, part. étr., t. VI, p. 50.

de l'air dans ces organes est nécessaire pour déplisser les poumons, pour permettre à la circulation de s'accomplir, et que c'est là le but unique de la respiration.

Mais comment le gaz sylvestre, découvert par van Helmont dans la première moitié du xviie siècle, ne suffisait-il pas à entretenir la vie des animaux? Ne pouvait-il pas déplisser le poumon? Et comment se fait-il qu'un animal dont on maintient la poitrine remplie d'air, n'en périsse pas moins avec ses poumons gonflés et par conséquent déplissés, expérience remarquable qu'avait faite J. Mayow dès 1674 (1)?

L'école des iatro-mécaniciens modifia un peu cette théorie. Selon Hales (2), les mouvements alternatifs d'inspiration et d'expiration ont pour effet de brasser le sang dans les poumons, et les globules, par l'effet de cette attrition, deviennent rouges comme ils le sont à la suite de l'agitation dans un vase. C'était déjà l'opinion de Boerhaave. Et cependant une autre expérience (3) de J. Mayow avait réduit, par avance, à néant, ces idées qui eurent une telle fortune. Il avait, en effet, montré qu'un chien peut vivre longtemps lorsque, après avoir percé à travers le thorax ses deux poumons, on y fait passer un courant d'air continu : il n'y a pas là de mouvements alternatifs, et par conséquent pas d'attrition. Hales n'avait donc pas tort de déclarer « qu'il y a » encore des ténèbres sur l'usage de l'air ». Quant aux modifications que subit l'air pendant la respiration, les iatro-mécaniciens n'y voyaient guère qu'une diminution de son élasticité.

Mais si la théorie de l'attrition et même celle du déplisse-

---

(1) XI, p. 300.
(2) IV, p. 106 et suiv.
(3) XI, p. 299.

ment pulmonaire furent bientôt reconnues insuffisantes en elles-mêmes, cette dernière ne disparut pas pour cela de la science ; elle resta annexée aux autres théories physico-chimiques, dont nous allons avoir à nous occuper. Haller (1) partageait ces idées, et Goodwin (2) dut les combattre ; Bichat (3) les trouva encore admises « par tous les physiolo- » gistes » : ses expériences demeurées classiques les ruinèrent définitivement.

Et cependant, nous rencontrerons encore leurs traces, quand nous arriverons à l'étude de la résistance remarquable que présentent à l'asphyxie les animaux nouveau-nés ; nous verrons tous les auteurs, reproduisant la vieille explication de Méry (1693), l'attribuer à la perméabilité des voies fœtales qui permet à la circulation de s'effectuer, nonobstant l'interruption de la respiration : explication erronée, comme nous vous le montrerons, mais qui est évidemment un reste des théories mécaniques de la respiration.

2° Théories physiques. — Celles-ci sont plus anciennes et furent, s'il se peut, plus tenaces encore.

Dès avant Aristote, Platon et d'autres philosophes admettaient que la respiration a pour but de rafraîchir, par l'introduction de l'air extérieur, le corps de l'animal, que la chaleur produite dans le cœur menacerait de dessécher ou de corrompre. Aristote adopta ces vues (4), et après lui toute l'antiquité, et même les physiologistes modernes jusqu'à l'époque de Lavoisier ; il suffit de citer entre autres Descartes, Swammerdam, Hamberger, Boerhaave ; celui-ci considérant la chaleur propre du sang, si voisine de son

(1) V, p. 313 et suiv.
(2) VI.
(3) VII, p. 191 et suiv.
(4) VIII, t. II, p. 728.

point de coagulation, déclara qu'il était indispensable qu'il fût rafraîchi, et reconnut à l'air cette propriété.

Il est bien certain, Haller (1) en faisait déjà la remarque, et nous reviendrons sur ce point dans la prochaine leçon, que le sang, au contact de l'air, doit, dans les circonstances ordinaires, perdre de la chaleur. Mais cette réfrigération ne peut être le but unique ni même principal de la respiration; car, sans cela, le gaz sylvestre de van Helmont devrait entretenir la vie, les animaux ne devraient pas mourir dans des vases clos convenablement refroidis, et enfin la mort devrait survenir lorsque la température de l'air respiré s'élève au-dessus de la température du sang : autant d'assertions que les expériences démentent, et de la plupart desquelles Robert Boyle avait depuis longtemps reconnu la fausseté. Il n'est donc pas possible de s'arrêter à cette théorie.

Je ne fais que vous signaler en passant la théorie singulière d'Helvetius (2), renouvelée, du reste, de Descartes (3), proclamant que l'air a pour effet de condenser le sang veineux, et de remédier à l'excessive dilatation qu'il prendrait par le mouvement continuel de fermentation où il est, et qui lui ferait briser ses vaisseaux. Combien la question devait présenter de difficultés, pour que de tels esprits engendrassent de telles idées !

3° THÉORIES DYNAMIQUES OU VITALES. — C'est cette réflexion qui me fait vous parler de ces théories étranges dont vous trouverez l'indication dans Haller (4) et dans Burdach (5); vous pourrez juger par elles du désordre des esprits et des obs-

(1) V, p. 345.
(2) III, part. franç., t. IV, p. 489.
(3) IX, p. 70.
(4) V, p. 332.
(5) X, p. 522.

curités que le génie de Lavoisier est venu dissiper. Ce sont, pour les uns, des particules éthérées qui s'introduisent dans le sang ; pour d'autres, c'est un élément impondérable, qui existe dans l'air et se détruit en nous, après nous avoir réconfortés. Cet élément disparaît dans les vases clos, par le seul fait du confinement ; c'est le *pabulum vitæ*, contre l'existence fantastique duquel Spallanzani se débattait encore en 1776.

C'est encore dans cette catégorie qu'il faut placer les idées singulières de certains physiologistes vitalistes et, notamment, de Brachet (1), idées qui ne mériteraient plus d'être développées et discutées aujourd'hui.

Mais le plus étrange nous vient d'Allemagne ; que dire, en effet, de Walther et de Brandis, déclarant que l'air et le sang échangent leurs polarités, ou de Wilbrand annonçant que la respiration consiste en ce que la nature lumineuse des éléments est communiquée à l'organisme !

4° Théories chimiques. — Si nous laissons de côté ce qu'ont dit les anciens sur le principe subtil contenu dans l'air inspiré et les fuliginosités qu'emporte l'air expiré, il faut arriver jusqu'en 1674 pour trouver une explication de la respiration basée sur des phénomènes d'ordre chimique. On le comprend, la théorie chimique de la respiration devait suivre la connaissance de la composition de l'air et de celle des gaz expirés.

Aussi la découverte qu'annonça J. Mayow (2) d'un principe existant dans l'air, principe capable d'entretenir la vie et la combustion, principe qui se combine avec métaux pendant la rouille ou la calcination en augmentant leur poids, aurait

---

(1) XVI, t. II, p. 209.
(2) XI, p. 21 et suiv.

dû, ce semble, fixer définitivement les esprits, et amener rapidement à la découverte de la véritable théorie de la respiration. D'autant plus que J. Mayow avait suivi la plupart des applications de sa découverte. Son principe *igno-aérien* (1), il avait vu que l'air le cède en partie au sang ; c'est grâce à lui, il le savait, que le sang tiré des vaisseaux rougit à la surface (2), comme l'avait déjà montré Fracassati, et que le sang de l'artère pulmonaire devient, ainsi que l'avait vu R. Lower, rouge en traversant les poumons. Par une induction hardie, il avait été jusqu'à regarder le placenta comme un poumon où les artères placentaires apportent l'esprit igno-aérien (3). On voit que la première partie des actes respiratoires avait parfaitement été comprise par cet homme de génie ; nul doute que si la mort ne l'eût enlevé à l'âge de trente-trois ans (1679), il n'eût poussé plus loin ses découvertes et surtout forcé les physiologistes à attacher, aux faits qu'il avait trouvés, une attention qu'allaient absorber complétement les stériles efforts de l'école iatro-mécanicienne.

Il fallut un siècle pour que ces idées fécondes reparussent dans la science.

Pour vous donner une idée exacte de l'incertitude profonde où se trouvaient les physiologistes, même après Robert Boyle et J. Mayow, sur la nature et l'utilité de la respiration, je veux vous citer un passage d'un mémoire de Veratti (4).

Pistorini, dont Veratti combat le sentiment, croyait que les animaux renfermés en vase clos ne mouraient « ni par

(1) XI, p. 135.
(2) XI, p. 151.
(3) XI, p. 314.
(4) III, part. étr., t. X, p. 313.

» une vapeur moffétique, ni par le défaut d'un principe vital
» contenu dans l'air, ni par la diminution du ressort de ce
» fluide », mais il ne disait pas pourquoi. Veratti constata, ce
que J. Mayow avait déjà fait, qu'après la mort dans un espace
clos il y a toujours diminution du ressort ou du volume de
l'air. Et il ajoute : « La cause qui tue les animaux est-elle
» la diminution du ressort de l'air, ou une exhalaison veni-
» meuse qui, sortant du corps de l'animal et reçue avec l'air
» par la respiration, porte dans son sein un principe malfai-
» sant? Ou bien penserons-nous avec Paracelse et Drebel,
» que l'air contient un principe vital, propre à réparer les
» pertes des esprits animaux, lesquels se consumant sans cesse
» et n'étant plus reformés par l'air, la mort de l'animal s'en-
» suit nécessairement? C'est ce que je laisse à décider à
» d'autres : nous n'avons pas encore un assez grand fonds
» d'expériences. »

Voilà où l'on en était en 1750; heureusement, dans les ténèbres dont se plaignait Hales, la lumière allait bientôt se faire.

En 1757, Joseph Black reconnut qu'en soufflant dans de l'eau de chaux on y détermine un précipité. Ce précipité est identique avec celui que fournit en pareil cas l'air fixe, comme l'appelait Black, qui venait de le découvrir et d'en étudier les propriétés. Black en conclut, avec raison, que le changement produit par la respiration dans l'air qui sort des poumons consiste principalement dans la conversion de cet air en air fixe. Or cet air fixe qu'engendraient également, selon Black, et la fermentation du vin, et la combustion du charbon, et la respiration des animaux, n'est autre chose que le gaz sylvestre de van Helmont, que notre acide carbonique. Bientôt même la présence de ce gaz en faible quantité dans l'air fut reconnue par Bergmann.

Les travaux de J. Mayow étaient à peu près oubliés ; cependant physiologistes et chimistes marchaient dans la voie qu'il avait ouverte. L'esprit igno-aérien dont il avait démontré l'existence, mais qu'il n'avait pu séparer du reste de l'air, fut découvert à nouveau, isolé, préparé et étudié dans ses propriétés principales, presque simultanément, de 1775 à 1777 par Priestley, Scheele et Lavoisier. Je ne veux pas entrer dans la discussion tant de fois soulevée de la part exacte qui revient à chacun de ces hommes célèbres dans les découvertes capitales qui amenèrent alors la création de la chimie scientifique. En France, en Angleterre, en Suède, les mêmes travaux sont exécutés, les mêmes faits révélés ; cette espèce d'éclosion soudaine et simultanée prouve non-seulement le génie des hommes, mais la maturité des temps. Aussi, ce qui caractérise Lavoisier, ce qui le place, sans conteste, au premier rang, c'est moins la découverte de l'oxygène, faite peut-être un an avant par Priestley, c'est moins la découverte de la composition de l'eau, dans laquelle il avait été précédé à son insu, de quelques mois, par Cavendish, que la mise en œuvre de ces découvertes. Tout en lui, comme chez la déesse du poëte, tout en lui révélait le génie : la sûreté du jugement dans la constatation des faits ; la simplicité lumineuse dans l'exposition ; la largeur des vues dans l'interprétation ; l'éclat qu'il sut donner à la vérité, éclat tel que le fantôme du phlogistique qui hantait encore les plus puissants esprits s'évanouit, sans combats comme sans retour, et surtout la grandeur incomparable avec laquelle il a, de tous ces faits isolés, de ces matériaux bruts, établi et cimenté les fondements inébranlables de la chimie moderne.

Relativement à la respiration, il faut dire que nous lui devons tout. Qu'était la respiration pour Priestley, en définitive? Une absorption et une excrétion de phlogistique par le sang. Et cependant Priestley avait découvert l'oxygène, l'air déphlogistiqué; il avait vu que le sang, en présence de ce gaz, *fleurit*, pour noircir ensuite dans l'air phlogistiqué (azote), dans l'air fixe (acide carbonique), ou dans le vide de la machine pneumatique; que ces changements de couleur ont lieu à travers les parois d'une vessie mouillée, et par conséquent peuvent s'opérer dans les vaisseaux sanguins pulmonaires; que le sang exposé à l'air déphlogistiqué empêche celui-ci d'être réduit par l'*air nitreux* (mélange des divers oxydes d'azote); que le sang exposé à l'air inflammable (hydrogène) rend celui-ci presque sain, et réductible par l'air nitreux; enfin, que les animaux vivent plus longtemps dans l'air déphlogistiqué que dans l'air ordinaire, et forment dans les deux cas de l'air fixe, comme le font les bougies. Ce n'est pas tout; par une fortune singulière, Priestley avait été le premier témoin de la régénération par les plantes de l'air vicié par les animaux, donnant ainsi la clef d'une des plus merveilleuses harmonies de la nature. Certes, ces grandes découvertes ont assuré à son nom une gloire méritée; mais combien ses conclusions sont loin des conceptions admirables de Lavoisier. Il ne peut pas sortir de l'erreur de Stahl; pour lui, si le sang rougit dans l'air, c'est qu'il lui donne du phlogistique; s'il noircit dans l'air inflammable, c'est qu'il lui enlève du phlogistique, et la respiration ne consiste en somme qu'en un rejet au dehors d'air fixe et de phlogistique; elle n'est, pour employer les expressions mêmes de Priestley, qu'un « procédé phlogistique » (1).

Ces idées de Priestley datent de 1776 (et il y persévéra jusqu'à sa mort, arrivée en 1804); nous allons voir maintenant ce que, un an plus tard, écrivait Lavoisier.

(1) XII, t. II, p. 281.

DEUXIÈME LEÇON

REVUE HISTORIQUE (suite).

Lavoisier, Lagrange, Spallanzani, William Edwards. — Extraction des gaz du sang. — Températures comparées du cœur gauche et du cœur droit (Cl. Bernard) : Expérience. — Explications physiques et chimiques des échanges respiratoires (Brünner et Valentin, Vierordt, Robin et Verdeil).

Messieurs,

Nous avons vu comment Priestley, ayant en main, découverts par lui, la plupart des faits nécessaires pour constituer la théorie de la respiration, avait été, cependant, impuissant à l'édifier. Ce rôle revenait à Lavoisier qui, en 1777, présentait à l'Académie des sciences de Paris un travail mémorable où nous lisons ces paroles (1) :

« La respiration n'a d'action que sur la portion d'air pur,
» d'air éminemment respirable, contenue dans l'air de l'at-
» mosphère; le surplus, c'est-à-dire la partie méphitique
» (l'azote), est un milieu purement passif qui entre dans le
» poumon, et en ressort à peu près comme il y était entré;
» c'est-à-dire, sans changement et sans altération.

» Si l'on enferme des animaux dans une quantité donnée
» d'air, ils y périssent lorsqu'ils ont absorbé ou converti en
» acide crayeux aériforme (acide carbonique) la majeure
» partie de la portion respirable de l'air.

(1) XIII, p. 174.

» Pour ramener à l'état d'air commun et respirable l'air
» qui a été vicié par la respiration, il faut opérer deux effets :
» 1° Enlever à cet air, par la chaux ou par un alcali causti-
» que, la portion d'acide crayeux aériforme qu'il contient ;
» 2° lui rendre une quantité d'air éminemment respirable
» égale à celle qu'il a perdue. »

Il n'y a aujourd'hui, après un siècle écoulé, rien à modifier ni à retrancher à ces paroles.

Mais Lavoisier ne s'en tint pas là. Comparant la respiration des animaux en vase clos avec la « combustion des chandelles », il arriva à déclarer que la respiration n'est qu'une combustion lente de carbone et d'hydrogène ; c'est, dit-il, l'air de l'atmosphère qui fournit l'oxygène, et la substance même de l'animal, le sang, qui fournit le combustible (1). Tout le monde connaît les magnifiques conséquences qu'il sut tirer de ce principe, et l'explication donnée de la chaleur animale, et les applications à l'hygiène privée ou publique, et l'indication si grande et si simple « des trois régulateurs
» principaux de la machine humaine : la *respiration* qui, en
» opérant dans le poumon, et peut-être aussi dans d'autres
» endroits du système, une combustion lente d'une partie de
» l'hydrogène et du carbone que contient le sang, produit
» un dégagement de calorique absolument nécessaire à l'en-
» tretien de la chaleur animale. La *transpiration*, qui faci-
» lite le dégagement d'une certaine quantité de calorique,
» et empêche que l'individu ne prenne un degré de tempé-
» rature supérieur à celui qu'a fixé la nature. La *digestion*
» qui, fournissant au sang de l'eau, de l'hydrogène et du car-
» bone, rend habituellement à la machine ce qu'elle perd
» par la transpiration et par la respiration (2). »

(1) XIV, p. 688.
(2) XV, p. 704.

Nous pouvons bien admirer la grandeur et la justesse de ces vues, mais il nous est vraiment très-difficile, à nous, pour qui ces vérités sont devenues presque banales, de mesurer exactement l'étendue de la révolution qu'elles amenaient dans la science et dans les esprits. Mais il existe toujours, faut-il dire heureusement, des retardataires qui, représentants immuables des idées vieillies, des doctrines surannées, permettent à leurs contemporains de juger plus exactement des temps passés. Quatre-vingts ans après ces mémorables découvertes, un physiologiste français déclarait que « rien n'est plus facile à renverser ». En effet, dit-il, « une combustion est impossible dans les liquides » ; et d'ailleurs, « où est l'étincelle qui, à chaque instant, mettrait le
» feu au combustible? car l'hydrogène et le carbone auraient
» beau rester une éternité en contact avec l'oxygène, il ne
» se produirait ni eau ni acide carbonique, si le feu ne ve-
» nait pas en déterminer la combustion » (1). Voilà où l'espèce d'anathème lancé par Bichat contre les sciences physico-chimiques avait pu conduire un savant dont l'œuvre n'est pas sans mérite. N'est-ce pas le cas de rappeler, en la modifiant un peu, la devise de l'école iatro-mécanicienne : « Nemo matheseos, *physicæ et chimiæ* expers ad rationalis
» *physiologiæ* scholam accedat. »

Cependant, il restait dans la théorie de Lavoisier un point douteux. Dès 1777, ce grand homme disait (2) : « Il
» arrive de deux choses l'une, par l'effet de la respiration :
» ou la portion d'air éminemment respirable, contenue dans
» l'air de l'atmosphère, est convertie en acide crayeux aéri-
» forme en passant par le poumon; ou bien il se fait un

(1) XVI, t. II, p. 196.
(2) XIII.

» échange dans ce viscère. D'une part, l'air éminemment
» respirable est absorbé ; et de l'autre, le poumon restitue
» à la place une portion d'acide crayeux aériforme presque
» égale en volume. » Et plus loin il disait : « De fortes analo-
» gies semblent militer pour la seconde opinion » ; mais cependant, « ne s'attachant qu'aux faits », il est « assez porté
» à croire que l'un et l'autre de ces effets ont lieu pendant
» l'acte de la respiration. »

Dans un mémoire postérieur (1789), Lavoisier émit l'opinion qu'une partie de l'acide carbonique exhalé provient de
la digestion qui l'a formé et des veines de l'intestin qui l'ont
absorbé. « Aucune expérience, dit-il encore, ne prouve
» d'une manière décisive que le gaz acide carbonique qui se
» dégage pendant l'expiration se soit formé immédiatement
» dans le poumon, ou dans le cours de la circulation, par la
» combinaison de l'oxygène de l'air avec le carbone du
» sang (1). »

Les incertitudes qui restaient encore à Lavoisier (ce sont
ses propres paroles), sur cet objet, furent diversement inter-
prétées.

En France, on crut comprendre que, pour Lavoisier, la
combustion et, par suite, la calorification qu'il avait montrée
en être la conséquence, s'opérait tout entière dans le poumon.
Cette manière de voir fut justement combattue par Lagrange (2) ; s'il en était ainsi, dit-il avec raison, « il faudrait
» nécessairement que la température des poumons fût telle-
» ment élevée que l'on aurait continuellement à craindre
» leur destruction ». Il supposa alors que l'oxygène se dissout dans le sang qui traverse les poumons, qu'il est ainsi
entraîné et se combine dans le sang lui-même avec le car-

(1) XIV, p. 702.
(2) XVII.

bone et l'hydrogène pour former l'eau et l'acide carbonique qui se dégagent alors dans les poumons.

Mais Spallanzani avait autrement compris Lavoisier. Selon lui, « l'incomparable chimiste français » avait adopté l'opinion que l'acide carbonique de la respiration doit être regardé comme un produit de l'acide carbonique préexistant dans les animaux. Il se rangea à cette manière de voir, et observa, du reste, que des limaçons du Portugal produisent moins d'acide carbonique, pour la même quantité d'oxygène absorbé, quand ils sont à jeun que quand ils ont mangé.

Puis il reconnut que les animaux [limaçons, chenilles, reptiles (1)], renfermés dans une atmosphère d'azote ou d'hydrogène purs, y exhalent de l'acide carbonique en quantité égale, et d'ordinaire même supérieure à celle qu'ils rendent dans l'air. Alors il n'hésita pas à déclarer que » l'acide carbonique n'est pas le résultat de la combinai- » son de l'oxygène de l'air avec le carbone des animaux, » puisqu'il y a des faits qui montrent l'acide carbonique » déjà existant dans les animaux, et qu'il en sort sous sa » forme gazeuse. Il paraît donc que la disparition de l'oxy- » gène n'est point la cause de l'apparition de l'acide carbo- » nique (2). »

Ces expériences importantes ne firent presque aucune impression sur l'esprit des physiologistes jusqu'au moment où William Edwards les répéta, les reconnut exactes, les compléta, et en exposa les conséquences d'une manière claire et avec une grande autorité. Il conclut, en définitive, « que » l'acide carbonique expiré est une exhalation qui provient

(1) XIX, t. II.
(2) XVIII, p. 329.

» en tout ou en partie de l'acide carbonique contenu dans
» la masse du sang (1). »

Un fait capital, autrefois découvert par Humphry Davy, mais que venait de vulgariser Vauquelin, autorisait Will. Edwards à parler de l'acide carbonique contenu dans le sang. On savait, en effet, que la chaleur, le vide ou le contact d'une atmosphère d'hydrogène font sortir du sang de l'acide carbonique.

Ainsi, le sang contient de l'acide carbonique; il contient aussi de l'oxygène qui peut s'échapper en présence de l'hydrogène, comme Priestley l'avait déjà vu. Donc, la combinaison de l'oxygène et du carbone n'a point lieu, exclusivement du moins, à la traversée des poumons, et se continue tandis que le sang circule dans le corps tout entier. Ces conclusions devaient être bientôt corroborées par des travaux importants sur l'analyse des gaz du sang, travaux dont nous aurons à nous occuper spécialement dans une de nos prochaines leçons. Je n'insiste donc pas sur ce point.

L'idée de la combustion intra-pulmonaire, qui avait un instant régné dans l'école et à laquelle n'avait pas encore complétement renoncé P. Bérard en 1853 (2), devait être démontrée fausse par un autre ordre de recherches. Si cette combustion existe en une proportion notable, et si elle est l'origine d'une grande partie de la chaleur animale, la température du cœur gauche devra être plus élevée que celle du cœur droit. Vous savez tous comment Claude Bernard (3) prouva qu'il n'en est rien, et donna les raisons de l'erreur

---

(1) XXIII.
(2) XXI, t. III, p. 398.
(3) XXII.

dans laquelle étaient antérieurement tombés John Davy (1) et d'autres physiologistes.

Je désire répéter devant vous l'expérience de Cl. Bernard; mais au lieu d'employer les thermomètres, je mettrai en usage des aiguilles thermo-électriques. Cette manière d'agir présente un double avantage. D'abord les mouvements de l'aiguille du galvanomètre peuvent être facilement observés par plusieurs personnes; ensuite, la grande sensibilité de l'appareil permet d'expliquer certaines contradictions apparentes auxquelles on a donné, dans ces derniers temps, une beaucoup trop grande importance.

Un chien de haute taille, à jeun, étant fixé sur la table, et bien tranquille, on introduit par la carotide gauche une aiguille thermo-électrique à soudure terminale, qui pénètre jusque dans le ventricule gauche. Puis, aussitôt, une autre aiguille est introduite dans la veine jugulaire droite, traverse rapidement l'oreillette, et entre dans le ventricule droit. Vous voyez que l'aiguille du galvanomètre, après s'être violemment agitée, prend bientôt une situation fixe qui indique un excès de température dans le côté droit du cœur. Ainsi, dans cet état de calme, le sang veineux du ventricule droit est plus chaud que le sang artériel. Mais n'attendons pas longtemps en laissant ainsi l'aiguille en place, car voici que le cœur s'agite tumultueusement, et que l'aiguille galvanométrique change d'orientation. Retirons un moment les aiguilles.

Si maintenant nous replaçons celle de gauche dans le ventricule, mais si nous arrêtons celle de droite dans l'oreillette, nous allons faire changer, pour ainsi dire, à volonté, l'intensité et peut-être même le sens du courant

(1) XX, p. 465.

thermo-électrique. Voyez, le galvanomètre indique une augmentation notable de chaleur; c'est qu'en enfonçant plus loin mon aiguille, j'ai eu la bonne fortune d'entrer non dans le ventricule dont je sentirais les contractions, mais dans la veine cave inférieure, qui rapporte le sang chaud du foie; si notre animal était en digestion, la déviation serait encore plus forte. Mais voici qu'au contraire je retire l'aiguille; l'animal, au reste, s'agite et se plaint; l'aiguille du galvanomètre rétrograde et s'en vient presque jusqu'au zéro. C'est que je me trouve en face du débouché des veines jugulaires apportant le sang des membres antérieurs, sang refroidi (J. Davy, Becquerel et Breschet) (1); c'est qu'en outre l'agitation de l'animal amène le sang des extrémités postérieures ou antérieures en bien plus grande proportion relativement au sang des veines sus-hépatiques. J'ai même vu, dans ces circonstances, l'aiguille passer de l'autre côté du zéro, et indiquer un léger excès de température du cœur gauche sur le cœur droit. Mais ici, pour obtenir cet effet, il nous faut sortir de l'oreillette et placer notre soudure au point où la veine sous-clavière droite se jette dans la jugulaire.

C'est donc un fait démontré que, dans l'état normal de la circulation, le sang artériel du ventricule gauche est moins chaud que le sang veineux du ventricule droit.

Il est certain que cette perte de chaleur est due en grande partie au contact de l'air, généralement froid, qui entre dans le poumon, et à l'évaporation qui se fait dans cet organe. S'il en est ainsi, on doit, en faisant respirer de l'air chaud et humide à un animal, augmenter la température de son sang artériel, et si l'air est saturé et aussi chaud que le

(1) XIV.

sang veineux lui-même, amener entre les deux moitiés du cœur l'égalité de température. Je n'ai pu cependant y parvenir; mes expériences sont peu nombreuses il est vrai; mais dans l'une d'elles j'ai employé de l'air plus chaud que le sang (environ 42 degrés), de l'air qui, renfermé dans une grande cloche renversée sur l'eau chaude, devait être à peu près saturé d'humidité, et cependant mon aiguille n'est pas encore revenue à zéro. Mais il y a tant de difficultés, vous l'avez vu, à constater bien exactement la température du cœur droit, que je suis loin de chercher une explication à ces faits curieux, et me contente d'appeler simplement votre attention sur ces expériences que je ne manquerai pas de reprendre.

Quoi qu'il en soit, il reste acquis définitivement que les phénomènes de la respiration sont de deux ordres bien distincts : les uns, qui se passent dans le poumon même, consistent dans la sortie de l'acide carbonique hors du sang, et dans l'entrée concomitante de l'oxygène de l'air; les autres ont pour théâtre le sang lui-même, dans les vaisseaux qu'il parcourt, ou les tissus dans les profondeurs desquels il se répand. Ceux-ci consistent dans l'épuisement de l'oxygène, dans la formation de l'acide carbonique.

La plupart des auteurs voient dans ces derniers phénomènes une série d'oxydations, à la suite desquelles la molécule de carbone, serrée de plus en plus près par l'oxygène du sang, finit par se convertir en acide carbonique. Mais pour d'autres, et Robin avec Verdeil (1) sont les principaux fauteurs de ces idées, l'acide carbonique serait le produit non point d'oxydations, mais de phénomènes de dédoublement, de contact ou d'autres analogues, phénomènes dont la nature et les

(1) XXV, t. II, p. 51-63.

résultats ne nous sont pas connus. C'est, comme on le voit, le développement des idées de Spallanzani, idées que Collard de Martigny (1) avait à nouveau exprimées. L'oxygène est comme le promoteur de ces actes qui, une fois l'impulsion donnée, peuvent se continuer sans lui.

Je n'insiste pas sur ces données ; nous allons, dans notre prochaine leçon, étudier des faits et exécuter des expériences qui ont un rapport direct avec cette manière de voir.

Quant aux phénomènes intra-pulmonaires, auxquels il faudrait peut-être réserver exclusivement le nom de phénomènes respiratoires, ils consistent, avons-nous dit, en un échange, dans lequel l'oxygène entre et l'acide carbonique sort.

Quelle peut être la raison de cette pénétration et de cette exhalation ?

Valentin et Brünner (2) ont essayé de l'expliquer par les seules lois de la diffusion des gaz. On sait que deux gaz, sous pressions égales, séparés par une membrane poreuse, diffusent jusqu'à ce que leurs volumes échangés soient en raison inverse des carrés de leurs densités. Il résulte immédiatement de cette loi qu'il doit sortir moins d'acide carbonique qu'il n'entre d'oxygène, et que par conséquent le volume de l'air doit diminuer par la respiration. Ceci est d'accord avec une antique observation de J. Mayow, renouvelée depuis par tous les physiologistes.

Malheureusement, cette théorie ne peut se soutenir. D'abord, la loi des diffusions n'a pas été vérifiée avec des membranes animales ; ensuite, dans l'échange pulmonaire, il ne s'agit pas de deux gaz libres, mais d'un gaz libre et d'un

(1) XXVI.
(2) XXVII.

autre dissous, combiné même dans un liquide, liquide qui a de l'affinité chimique pour le gaz extérieur; enfin, l'oxygène ne représente qu'un cinquième de la pression atmosphérique qui pèse sur l'acide carbonique. Ce n'est pas tout : en calculant d'après les densités, on trouve que le rapport $\dfrac{CO^2}{O}$ devrait être constamment de $\dfrac{8.5}{100}$. Or, rien n'est plus variable que ce rapport de l'acide exhalé à l'oxygène absorbé. Nous avons déjà vu ce que Spallanzani en disait pour les animaux à jeun ou en digestion; plus récemment, Regnault et Reiset (1), ont vu qu'il varie de 0,6 à 1 chez le même animal, suivant la nature de l'alimentation, et William Edwards a constaté des variations de deux tiers à l'unité. Il n'y a donc pas lieu de s'arrêter à cette théorie, qu'a du reste à peu près abandonnée un de ses auteurs (2), et je ne l'ai un peu développée que pour vous donner un exemple des difficultés de l'application des lois physiques à la physiologie, et des dangers de la tendance à la simplification forcée de phénomènes extrêmement complexes.

La théorie de Vierordt (3) se rapproche peut-être un peu plus des faits; il est certain que les lois de Dalton sur la dissolution des gaz dans ses rapports avec les pressions qu'ils supportent, doivent intervenir partiellement dans l'échange des gaz pulmonaires. Mais la présence d'une membrane animale, d'une part, et, d'autre part, les combinaisons que contractent dans le sang l'oxygène et l'acide carbonique, modifient incontestablement, et cela dans une proportion inconnue, l'application rigoureuse de la loi physique. Vierordt n'en a pas moins montré, entre autres faits curieux, que la quantité

---

(1) XXVIII.
(2) XXIX.
(3) XXX.

d'acide carbonique qui sort, dans un temps donné, du sang, peut considérablement varier lorsque varie la tension de ce gaz dans l'air que contiennent nos poumons.

Mais n'interviendrait-il pas, dans la séparation de l'acide carbonique du sang pendant la traversée pulmonaire, quelque agent autre que l'absence ou la faiblesse de la pression extérieure de ce gaz? Ou, du moins, la tension intra-sanguine de cet acide aériforme ne peut-elle pas être augmentée en quelque façon au moment où le sang circule dans les capillaires du poumon; en d'autres termes, n'existerait-il pas, dans le poumon, quelque substance, quelque acide, qui rendrait libre une partie de l'acide carbonique, que l'on sait être combiné avec les alcalis du sang?

Des expériences remarquables de Claude Bernard (1) semblent donner à cette hypothèse un appui. Quand on injecte rapidement dans la veine jugulaire d'un lapin une dissolution saturée de bicarbonate de soude, on voit mourir très-vite l'animal, et, à l'autopsie, on trouve dans les vaisseaux pulmonaires une grande quantité de gaz; ce gaz ne peut être que de l'acide carbonique qui, devenant trop rapidement libre, tue par voie mécanique l'animal, en arrêtant la circulation, comme le ferait un simple injection d'air.

Est-il absolument nécessaire d'invoquer pour cette sortie de l'acide carbonique l'intervention d'un acide? Non sans doute, puisque les expériences d'H. Rose ont montré que les bicarbonates alcalins en dissolution se décomposent, se dissocient, comme on doit dire aujourd'hui, dans le vide. Cependant l'idée de l'existence d'un acide était la plus naturelle. Aussi était-elle venue d'abord à Mitscherlich, Gmelin et Tiedemann (2), qui pensèrent qu'au contact de l'oxy-

(1) XXXI, p. 222.
(2) XXXII.

gène du sang il se formait, soit de l'acide lactique, soit de l'acide acétique, qui décomposaient les carbonates. Plus tard, Verdeil annonça que le tissu même du poumon est acide, et peut décomposer les bicarbonates alcalins; et il parvint à en extraire un acide qu'il nomma *acide pneumique* (1).

Malheureusement, cet acide ne fut pas retrouvé par les chimistes; son existence fut même positivement niée par Cloetta (2), qui déclara que cette substance n'est autre chose que de la *taurine*. Ceci mériterait d'être étudié à nouveau d'une manière approfondie; mais je dois dire que je n'ai jamais constaté, sur des poumons frais, la réaction acide.

Nous verrons que la question de l'intervention d'un acide dans le dégagement de l'acide carbonique a été reprise à nouveau, à la suite des recherches sur la combinaison de l'oxygène avec le sang. Ceci fera le sujet d'une étude spéciale de notre part; je n'en parlerai donc pas davantage pour le moment.

Aussi bien, j'arrête ici cette revue historique, que je n'ai nullement eu l'intention de rendre complète. Il doit me suffire de vous avoir montré, à grands traits, les principales idées théoriques qu'aux diverses époques de la science les physiologistes se sont faites sur l'explication des phénomènes respiratoires; et aussi d'avoir indiqué les faits les plus importants qui, surnageant parmi les débris de ces théories naufragées, peuvent être utilisés aujourd'hui pour édifier avec prudence une théorie nouvelle. Au moins celle-ci aura-t-elle une base inébranlable: la grande découverte de Lavoisier. Les idées ont été et doivent être encore modifiées

---

(1) XXXIII, t. II, p. 87.
(2) XXXIV.

dans leurs détails; mais le fond constitue le roc solide sur lequel on peut s'appuyer.

Bien d'autres questions ressortissent à notre sujet. La respiration est sous la dépendance de maintes circonstances extérieures à l'animal, comme la chaleur, la pression barométrique, etc., ou propres à lui, comme la digestion, le sommeil, l'agitation ou le repos. De plus, elle est en rapport avec le système nerveux qui régularise son rhythme, peut l'accélérer, la ralentir ou même la suspendre. Enfin, la viciation des milieux, la suppression même de la respiration, ont des effets d'intensité différente sur les différents animaux.

Ce n'est pas tout : les mécanismes des appareils destinés à la respiration varient suivant le milieu (air ou eau) dans lequel elle s'exécute, suivant l'animal que l'on considère. Il importe de les connaître tous : c'est faute de ces connaissances qu'ont pu naître et vivre certaines théories étroites comme celles qui voyaient dans le déplissement pulmonaire ou la réfrigération du sang le but final de la respiration.

Si j'avais à vous faire une histoire complète de la respiration, il me faudrait traiter de toutes ces questions, dans un ordre logique et déterminé. Mais aussi, notre semestre ne suffirait pas à les approfondir, même en nous en tenant à ce qui est déjà connu. Fort heureusement, au Muséum, l'enseignement n'est soumis à aucun programme, et le choix des sujets appartient entièrement au professeur, qui est à la fois libre et responsable.

Dans le champ par trop vaste qui s'ouvre devant nous, nous choisirons donc quelques régions spéciales, sur lesquelles il nous sera loisible, sans souci du temps, de fixer notre attention. Dans ce choix, les nécessités matérielles nous détermineront au moins autant que l'intérêt scientifique. Nous serions bientôt arrêté par d'invincibles difficultés d'outillages et de budget si nous voulions, poursuivant la solution des problèmes respiratoires, ne nous préoccuper que de l'enchaînement logique des expériences et des idées.

Ceci n'est pas une plainte, mais une constatation, ou si vous aimez mieux, une excuse.

TROISIÈME LEÇON

RESPIRATION DES TISSUS.

Respiration des tissus végétaux : Expériences. — Respiration des tissus animaux. — Spallanzani, Cl. Bernard, Georges Liebig, Matteucci, Valentin, Hermann. — Expériences : Méthode.

Messieurs,

L'être vivant est un agrégat de particules vivantes, comme le corps brut est un agrégat de particules brutes. Or, de même que ce corps ne possède aucune propriété physico-chimique qui ne se retrouve dans toutes ses particules constituantes (s'il est homogène), ou dans un certain nombre d'entre elles (s'il est hétérogène), de même toutes les qualités physico-chimiques ou vitales de l'être vivant, considéré dans son ensemble, doivent avoir leur origine dans une qualité similaire d'un certain nombre de ses particules constituantes. Ce que nous appelons fonctions n'est que la somme, somme algébrique, de ces propriétés élémentaires.

Cette proposition, dont le développement nous entraînerait bien loin de l'histoire de la respiration, et dont l'énoncé général rencontrerait des adversaires irréconciliables dans la personne de ceux qui admettent hypothétiquement, parce que cela leur paraît plus commode pour expliquer l'harmonie fonctionnelle de toutes les parties d'un corps vivant, l'existence d'un principe étranger et supérieur à la matière vivante dont il dirige les actes et règle l'évolution, cette proposition, dis-je, trouvera, je l'espère, grâce devant eux, pour tout ce qui a rapport aux phénomènes purement physico-chimiques qui se passent dans l'organisme vivant. Spécialement, et pour nous restreindre dans les limites de notre sujet, il est évident que si, comme nous le savons depuis Priestley et Lavoisier, les animaux placés dans l'air absorbent de l'oxygène et produisent de l'acide carbonique, tandis que les végétaux, à la faveur des rayons solaires, décomposent l'acide carbonique qui se trouve dans l'atmosphère, ces fonctions des êtres vivants ne sont que le résultat total de l'action des particules qui les composent. Sans nous préoccuper de ce que peut même présenter d'avantageux cette hypothèse d'un principe qui réglerait dans leur intensité les phénomènes respiratoires, et qui les maintiendrait en harmonie avec les besoins de l'organisme, il est manifeste que si le char avance, c'est que les coursiers marchent, et que si l'animal, en somme, absorbe de l'oxygène, c'est que chacune de ses parties en consomme également. Sa respiration n'est donc que la manifestation de la respiration de ses divers tissus, de ses divers éléments; c'est la somme, la somme algébrique de ces respirations élémentaires qui constitue sa respiration.

J'ai dit par deux fois somme, somme algébrique ; je tiens à justifier cette expression qui, si je ne l'expliquais, aurait aisément une apparence prétentieuse.

Toutes les parties d'un être vivant animé, ainsi que nous le verrons tout à l'heure, consomment de l'oxygène et produisent de l'acide carbonique. Sous la réserve de circonstances exceptionnelles ou de cas particuliers très-rares, et dont il sera fait mention en leur lieu, cette formule s'applique à tout le règne animal, et aussi la suivante : aucune partie d'un être vivant animé n'est susceptible de décomposer l'acide carbonique et d'en mettre en liberté l'oxygène constituant.

Dans la respiration de l'animal, qui est la somme de la respiration de toutes ses parties, celles-ci agissent dans le même sens, bien qu'avec des intensités probablement différentes ; la respiration est chez toutes consommatrice d'oxygène, la somme est une simple somme arithmétique.

Il en est tout autrement pour les végétaux, pour tous ceux, au moins, à quelque groupe taxonomique qu'ils appartiennent, dont certaines cellules contiennent de la matière verte, de la chlorophylle.

TISSUS VÉGÉTAUX. — Quand une telle plante est placée sous l'influence directe des rayons lumineux, dans une atmosphère contenant de l'acide carbonique, celui-ci ne tarde pas à disparaître, et l'analyse révèle un dégagement concomitant d'oxygène. Cela est connu, je le répète, depuis Priestley (1). Faudra-t-il conclure de là que chacune des parties de la plante concourt dans le même sens à cet effet général, et que la matière vivante végétale se conduit différemment de la matière vivante animale? En aucune façon.

J'ai placé, dans des cloches pleines d'air, renversées sur le mercure et exposées au soleil, des fragments de bois, de très-jeunes branches de lilas et de sureau parfaitement vivantes, dépouillées de leur écorce depuis quelques instants. Au bout de deux jours, l'analyse de l'air d'une des cloches m'a fourni :

$$\text{Oxygène consommé} \dots \dots \dots \dots \dots 18,8$$
$$\text{Acide carbonique produit} \dots \dots \dots \dots 17,1$$
$$\text{Rapport} = \frac{CO^2}{O} = 0,90$$

(1) XII.

De Saussure avait déjà fait ces expériences, et je ne parlerais pas des miennes, si ce célèbre observateur n'avait avancé que la quantité d'acide carbonique produite dans ce cas est toujours égale à celle de l'oxygène absorbé, égalité qui constituerait, en soi, un fait fort extraordinaire et que je n'ai jamais rencontré.

Maintenant, l'écorce verte de ces jeunes branches de lilas, immergée dans de l'eau chargée d'acide carbonique et exposée en plein soleil, donne lieu au dégagement d'une petite quantité de gaz qui se trouve être de l'oxygène pur.

Une analyse plus détaillée du phénomène montrerait, sans doute, que c'est dans cette écorce la matière verte que contiennent les cellules qui opère cette décomposition. Je dois cependant dire que la preuve directe de ceci n'a pas été donnée. J'ai maintes fois essayé, en broyant dans un mortier des plantes vertes, puis en employant soit la pulpe ainsi obtenue, soit le suc chargé de grains de chlorophylle, d'avoir, en présence de l'acide carbonique, un dégagement d'oxygène. Il semble que la chlorophylle ait besoin, pour agir, de l'intégrité de la cellule où elle est contenue : c'est là un sujet intéressant qui appelle de nouvelles études.

Mais la certitude du rôle de la chlorophylle se conclut par voie indirecte de ce fait, que tous les végétaux où elle fait défaut (les champignons, les orobanches et quelques autres phanérogames parasites), que toutes les parties des végétaux ordinaires dont l'enveloppe n'en contient pas (fleurs, fruits mûrs, bulbes, racines, etc.), se conduisent dans l'air comme le bois.

Je veux vous citer, à titre d'exemple, le fait suivant :

Un oignon de jacinthe, baignant dans un peu d'eau, a été placé sous une cloche renversée elle-même sur l'eau. Il y a été laissé pendant quelques jours, exposé durant la période diurne a la lumière directe. L'oignon a poussé des feuilles un peu étiolées de 4 à 5 centimètres; à ce moment, l'air de la cloche ne possédait plus pour 100 que 1,4 d'oxygène, et contenait, malgré la présence de l'eau, 7,4 d'acide carbonique.

Une plante ordinaire, exposée au soleil, peut donc être, à notre point de vue, considérée comme composée de deux substances différentes : toutes les parties non vertes, qui absorbent l'oxygène et forment l'acide carbonique; toutes les parties vertes, qui décomposent l'acide carbonique et restituent l'oxygène. Pendant l'insolation, ces deux actions simultanées se combattent, et les modifications extérieures de l'atmosphère représentent leur résultante; si l'une est considérée comme positive, l'autre sera négative, et voilà pourquoi j'ai dit que la respiration des plantes est la somme algébrique de la respiration de leurs parties constituantes. Aussi, la valeur et le signe de cette somme changent avec les circonstances. Que le soleil cesse d'envoyer directement ses rayons, la réduction de l'acide carbonique diminue, la plante produit moins d'oxygène, puis n'en produit plus, et enfin, l'obscurité devenant plus complète, elle exhale dans l'air tout l'acide carbonique qu'elle puise dans le sol ou que ses tissus produisent, et absorbe maintenant l'oxygène de l'air. Que, chez une plante considérée dans son ensemble, les parties non colorées en vert soient suffisamment considérables; que, surtout, les actes chimiques dont ces parties sont le siége soient suffisamment actifs, et les mêmes phénomènes apparaîtront. Ainsi, deux jacinthes avec leurs feuilles bien développées, mais sans fleurs, ont été placées sur l'eau, sous deux cloches, et exposées à l'ardeur du soleil pendant quatre heures; l'air des cloches ne contenait plus, pour l'une que 18,8, pour l'autre que 18,6 pour 100 d'oxygène ; les proportions d'acide carbonique étaient de 1,3 et de 0,8. C'est, pour le dire en passant, un fait curieux que de voir des plantes libres et munies de feuilles vertes, comme les jacinthes, se conduire pendant toutes les phases de leur existence qui sont consécutives au développement de l'oignon, se conduire, dis-je, comme un animal, ou comme une plante parasite à feuillage coloré.

Pendant l'obscurité, la matière verte elle-même, la chlorophylle, absorbe-t-elle de l'oxygène, respire-t-elle à la façon des substances végétales non vertes? C'est une question dont je ne sache pas que la solution rigoureuse soit donnée, à cause de la difficulté d'isoler cette matière verte. Tout ce que je puis vous dire, c'est qu'ayant placé à l'obscurité, dans un petit espace d'air, en présence d'un peu d'eau, des feuilles vertes membraneuses et minces, j'ai constamment observé, après quelques jours, les feuilles paraissant bien fraîches, l'absorption d'une petite quantité d'oxygène et la formation d'une petite quantité d'acide carbonique ; mais ce n'était pas là de la chlorophylle isolée.

Je vous rappellerai, avant de quitter ce sujet, que je ne pourrais traiter à fond sans m'écarter un peu de mon but, que l'on sait aujourd'hui quels sont les rayons du spectre les plus favorables à la réduction de l'acide carbonique par les parties vertes. Cloëz et Gratiolet (1), qui expérimentaient avec des verres colorés, les ont rangés comme il suit, dans l'ordre décroissant de l'action réductrice

Verre incolore dépoli ; verre jaune, verre incolore transparent, verre rouge, verre vert, verre bleu.

Tissus animaux. — Chez les animaux, dont nous allons maintenant nous occuper plus longuement, nous ne rencon-

(1) XXXV, p. 12.

trerons la même difficulté que dans un cas particulier, celui d'animalcules colorés en vert, lesquels, comme l'a montré Morren, se conduisent, au total, comme des végétaux. Sauf cette exception, sur laquelle nous reviendrons, sans doute, plus tard, nous trouvons que, chez tous les animaux, toutes les parties du corps, à la lumière comme à l'ombre, absorbent de l'oxygène et exhalent de l'acide carbonique.

C'est à Spallanzani que l'on doit la démonstration complète de cette vérité (1).

Dans les quatre volumes que ce physiologiste a consacrés à l'étude spéciale de la respiration, on trouve, répétées avec une admirable patience, des expériences par centaines, pour lesquelles ont été mis à contribution des êtres appartenant à tous les groupes de la série animale : vers de terre, mollusques, crustacés, insectes, reptiles, oiseaux et jusqu'à l'homme. Non-seulement Spallanzani constate et démontre cet échange de gaz qui constitue le fait principal, mais il en étudie les modifications d'intensité dans des circonstances diverses, telles que les différences de température, de richesse oxygénée du milieu, etc.

On est vraiment étonné de voir la plupart de nos livres de physiologie rapporter à Georges Liebig (2) le mérite d'avoir constaté le premier la respiration des tissus. Et cependant G. Liebig n'a fait d'observations que sur le tissu musculaire, tandis que Spallanzani avait étudié les altérations de l'air par la plupart des tissus constituants, par le sang, par la peau et par tous les appendices si variés qui la revêtent et la protégent chez les divers animaux (poils,

(1) XVIII et XIX.
(2) XXXVI.

plumes, cornes, coquilles, carapaces, etc.). Sous ce rapport spécial, le travail d'ailleurs fort remarquable de G. Liebig, loin d'avoir introduit dans la science quelque fait nouveau, est resté bien en arrière de ce qu'avait depuis si longtemps démontré Spallanzani.

Vers la même époque, Matteucci (1) fit intervenir dans la question un élément nouveau. Comparant l'un à l'autre un muscle au repos et un muscle en action, il constata que, toutes les autres circonstances de l'expérience étant identiques, la contraction augmente beaucoup l'absorption de l'oxygène et le dégagement de l'acide carbonique.

Dans deux mémoires importants, Valentin (2) suivit heure par heure les altérations d'un petit volume d'air où un muscle se trouvait confiné. Fixant son attention sur les différences dans la proportion d'azote, il déclara que celui-ci ne commence à être exhalé qu'après la perte de la contractilité musculaire, et que cette exhalation marque un commencement de désorganisation.

Enfin, tout récemment, Hermann (3) a publié sur ce sujet un travail sur lequel nous reviendrons dans un instant, et où il tend à réduire ces échanges, désignés jusqu'à lui par le nom de respiration musculaire, à de simples phénomènes de décomposition cadavérique.

Comme on le voit, depuis Spallanzani, dont les belles recherches semblaient oubliées, on ne s'est occupé que du tissu musculaire en contact avec l'air atmosphérique. Claude Bernard (4), seul, non-seulement indiqua comme générale cette double altération de l'air par les tissus animaux, mais

(1) XXXVII.
(2) XXXVIII et XXXIX.
(3) XL.
(4) XLI, t. I, p. 403 et suiv.

étudia les modifications qu'y apportent certaines atmosphères de compositions variées.

Le problème de la respiration des tissus comprend trois éléments variables : l'atmosphère, le tissu, l'animal qui fournit celui-ci. Pour envisager ce problème sous toutes ses faces, il faudrait donc étudier successivement et d'une manière comparative les phénomènes que présentent :

1° En présence d'une même atmosphère, les tissus divers d'un même animal ;

2° En présence d'atmosphères de composition, de température, etc. différentes, un certain tissu provenant d'un certain animal.

3° En présence d'une même atmosphère, des tissus de même nature (musculaire, etc.), empruntés à des animaux d'espèces différentes.

C'est cette étude complexe que nous allons tenter d'ébaucher. Son simple énoncé doit vous faire sentir quelle innombrable quantité d'expériences, quels matériaux difficiles à réunir seraient nécessaires pour la mener à fin : nous tâcherons, au moins, d'en indiquer les points principaux.

Mais permettez-moi de placer ici une réflexion sur laquelle nous aurons bien fréquemment occasion de revenir dans la suite de ces entretiens. Dans les expériences physiologiques, il importe, à coup sûr, de tendre à la précision, car elle est un des éléments de la certitude, mais à la précision vraie, de bon aloi, oserais-je dire ; on doit avoir grand soin de se mettre en garde contre une précision illusoire, aux exigences de laquelle on sacrifie trop souvent, et dont la recherche indique une fausse appréciation des véritables besoins de la physiologie. Nous allons chercher, par exemple, si le tissu musculaire, le tissu osseux, etc., au contact de l'air, se comportent de même quant à l'intensité des échanges gazeux. Nous n'irons certes point, à l'aide de quelqu'un de ces appareils compliqués dont la construction préoccupe tant l'imagination des physiologistes de l'autre côté du Rhin, étudier d'abord successivement ce que présente chacun de ces tissus en donnant à nos analyses toute la rigueur qu'exigent les physiciens et les chimistes dans leurs recherches nettement définies, pour comparer ensuite les résultats obtenus par ces opérations diverses. Bien au contraire, considérant que cette prétendue précision nous entraînerait à négliger des circonstances générales bien autrement importantes pour l'établissement solide de nos comparaisons, nous n'attacherons d'intérêt qu'aux nombres tirés d'expériences simultanément conduites, où toutes les conditions dont nous pouvons disposer auront été rigoureusement identiques. Et, comme il est évident que des circonstances dont la domination nous échappe interviennent dans nos expériences, quels que soient nos soins, nous ne demanderons point aux mensurations de volume, aux analyses chimiques, une exactitude qui serait un véritable leurre; car, tandis que, par exemple, nous chercherions à établir ainsi dans nos chiffres la valeur d'une seconde décimale, ces circonstances qui nous échappent introduiraient des causes de différence, vulgairement appelées causes d'erreur, qui pourraient porter sur la première décimale, peut-être même sur l'unité.

Dans un problème physiologique de l'ordre de ceux que nous aborderons fréquemment cette année, la série des phénomènes pourrait être comparée à une courbe dont nous cherchons à démêler les méandres nombreux. Or notre but ne doit pas être de connaître d'une manière absolument rigoureuse la valeur exacte des coordonnées de l'un des points de cette courbe idéale ; nous devons, au contraire, essayer de déterminer les relations de ces coordonnées pour le plus grand nombre de points possibles, afin de saisir leur orientation générale, et de pouvoir connaître sinon la courbe même qu'elles déterminent, au moins une courbe semblable qui monte, descend et s'incline en même temps que cette ligne inaccessible dont la poursuite ne serait autre chose que la recherche de l'absolu. Déterminer le rapport général des phénomènes avec les conditions expérimentales dont nous sommes maîtres, faire varier celles-ci autant qu'il est en nous, mettre en série, en formule, les résultats obtenus, et tâcher de voir, en multipliant les points de vue, quel ordre de modifications notre formule doit subir pour s'appliquer aux conditions complexes sur lesquelles nous n'avons pas de prise, tel est notre véritable rôle à nous physiologistes, telles sont les limites desquelles je m'efforcerai de ne pas sortir. Et si j'ai trop longuement exprimé ici ma pensée, veuillez considérer que ces réflexions, auxquelles je ne ferai plus que de courtes allusions, retrouveront leur place lorsque nous parlerons des gaz du sang, des produits gazeux de la respiration et d'autres questions encore, où la complication des appareils, la rigueur des analyses, la préoccupation des décimales, où, pour tout dire en un mot, la tendance à la précision extra-physiologique se sont montrées parfois nuisibles et, pour le moins, bien souvent inutiles.

Notre procédé opératoire, notre appareil instrumental sont des plus simples.

Nous opérons toujours sur des animaux qui viennent d'être tués, et dont les tissus sont séparés du corps avec la plus grande rapidité possible. Ces animaux sont mis à mort par hémorrhagie. Ce n'est pas que nous redoutions beaucoup l'influence du sang retenu dans les tissus sur l'intensité des échanges gazeux : Spallanzani et, bien plus tard, G. Liebig ont montré qu'elle est de peu de conséquence; mais il importait d'employer toujours le même genre de mort.

Les tissus, une fois séparés du corps, sont coupés en petits morceaux mesurant environ un centimètre cube. On dispose alors ces fragments en plusieurs étages, sur des grilles de cuivre, et dans des éprouvettes renversées sur le mercure (fig. 1). Ces dispositions ont pour but de rendre aussi égales que possible les surfaces avec lesquelles l'air se trouvera en contact, et de le faire circuler facilement autour des fragments de tissu qui, sans les grilles de soutien, s'affaisse-

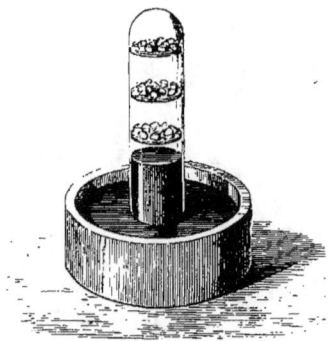

Fig. 1. — Respiration des tissus.

raient irrégulièrement. Il est évident, en effet, que l'absorption d'oxygène et l'exhalation d'acide carbonique doivent s'opérer à la superficie des fragments, et que plus étendue sera celle-ci, plus grande sera l'intensité des phénomènes d'échange. Il n'était pas besoin, comme l'a fait récemment Hermann, de donner la forme trop savante d'un énoncé algébrique à cette vérité qu'indique le simple bon sens, et qu'au reste Spallanzani avait, dès le siècle dernier, surabondamment démontrée (1).

(1) XIX, t. I, p. 241.

Le poids des matières employées et le volume des éprouvettes sont, bien entendu, les mêmes dans toutes les expériences dont les résultats doivent être comparés les uns aux autres, ou tout au moins, varient dans un rapport semblable.

Enfin, toutes les circonstances de température, de durée du séjour, sont rigoureusement identiques. Les changements de volume, lorsqu'il y en a, peuvent être aisément déterminés à la fin de l'expérience, par l'observation des niveaux différents du mercure dans les éprouvettes.

Dans les circonstances où il paraît nécessaire de mesurer ceux-ci avec une plus grande précision, nous nous servons

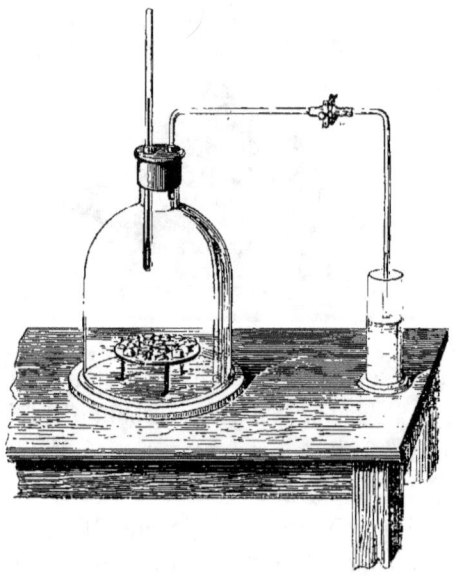

Fig. 2. — Respiration des tissus.

d'un petit appareil fort simple, dont nous ferons un fréquent usage, lorsqu'il s'agira d'étudier les altérations de l'air par la respiration des animaux vivants (fig. 2). C'est une cloche tubulée reposant sur une plaque de verre rodée qui la ferme hermétiquement; les fragments de tissu sont placés sur une grille qui les soutient en l'air ; un thermomètre traverse le bouchon à côté d'un tube coudé qui, par un petit tube de caoutchouc, se relie à un autre tube coudé, lequel trempe dans de l'huile. Le niveau de cette huile et les indications du thermomètre permettent d'apprécier exactement les plus petites différences dans le volume de l'air de l'appareil. Quand l'expérience est terminée, on ferme le caoutchouc avec une pince, et l'on transvase le gaz sous le mercure. L'acide carbonique est absorbé par une dissolution de potasse, et l'oxygène par l'adjonction à la liqueur alcaline d'une solution concentrée d'acide pyrogallique.

QUATRIÈME LEÇON

RESPIRATION DES TISSUS (SUITE).

Altérations de l'air ou du sang en présence des différents tissus d'un même animal : Expériences. — Échanges gazeux de tissus semblables en présence d'atmosphères de composition différente : Expériences. — Altérations de l'air par des tissus de même nature, mais pris sur des animaux d'espèces différentes : Expériences. — Objections aux idées d'Hermann sur la respiration des tissus. — Conséquences des expériences précédentes.

Messieurs,

Après les indications nécessaires sur la méthode et les instruments que nous emploierons dans l'étude de la respiration des tissus, indications que je vous ai données dans la dernière séance, nous arrivons à l'énoncé des résultats expérimentaux :

1° *Action sur l'air des différents tissus d'un même animal.* — Spallanzani est le seul physiologiste qui se soit posé la question de savoir si toutes les parties d'un même animal altèrent également l'air dans lequel on les renferme. Encore ne fit-il à ce sujet qu'une seule expérience incomplète (1).

Il trouva que des poids égaux ($12^{gr},13$) des substances

(1) XIX, t. 2, p. 43.

ci-dessous énumérées, placés pendant 17 heures dans 17^{cc},81 d'air, absorbèrent :

Tissu cellulaire............	Tout l'oxygène.	
Fiel...................	19,5 d'oxygène pour 100 d'air.	
Cerveau.................	18,8	—
Moelle épinière........	14,5	—
Tendons.............. ..	8,5	—
Graisse.................	6,0	—

Ajoutons à cela que, en plusieurs circonstances, Spallanzani montre que le sang, à poids égal, absorbe beaucoup moins d'oxygène que la chair (1). On voit qu'il ne s'était pas occupé de l'acide carbonique produit ; d'autre part, il n'avait pas fait entrer dans son tableau comparatif le plus important, en tant que masse, des tissus, le tissu musculaire ; de plus, il ne paraît pas avoir pris de précautions pour égaliser autant que possible les surfaces de contact, chose impraticable du reste quand on compare à des solides un liquide comme le fiel ; enfin, la capacité des vases était insuffisante, car il importe que les échanges gazeux des tissus et de l'air n'altèrent pas considérablement la composition centésimale de celui-ci, sans quoi les expériences, au bout de quelques heures, cessent d'être dans des conditions comparables.

Passons maintenant à nos expériences personnelles, expériences entreprises avant de connaître ce qu'avait écrit sur ce point Spallanzani. Leur résultat le plus important peut se résumer en un mot : les divers tissus d'un même animal absorbent des quantités inégales d'oxygène et exhalent des quantités inégales d'acide carbonique.

Exemple : Un métis de chacal et de chien est tué par hé-

---

(1) XIX. Voyez, entre autres passages, t. I, p. 263 (couleuvre), et t. II, p. 43 (bœuf).

morrhagie ; immédiatement les tissus dont l'indication suit sont arrachés du corps, coupés en morceaux, et disposés comme il a été dit plus haut dans des éprouvettes dont la capacité est proportionnelle au poids des tissus employés ; le rapport est de 50 grammes pour 180 centimètres cubes. La température est de 10 degrés; dans la nuit, elle a dû s'abaisser près de 0 degré; 24 heures après le début de l'expérience, elle est encore de 10 degrés; on procède à l'analyse des gaz, et il est ainsi constaté que :

	cc.	cc.
100 gr. de muscles ont absorbé..	50,8 d'oxyg. et exhalé	56,8 d'ac. carb.
100 gr. de cerveau	45,8	42,8
100 gr. de reins	37,0	15,6
100 gr. de rate	27,3	15,4
100 gr. de testicule	18,3	27,5
100 gr. d'os brisés, avec leur moelle.	17,2	8,1

La hiérarchie descendante établie par cet exemple, quant à l'intensité de l'absorption d'oxygène par les divers tissus, ne s'est jamais démentie, quelle que fut la durée de l'expérience ; mais la valeur des différences est sujette à de grandes variations.

Autre exemple : Chien. Les tissus n'ont été laissés que deux heures dans l'air ; la température était de 17 degrés.

	cc.	cc.
100 gr. de muscles ont absorbé	53,0 d'oxyg. et exhalé	39,8 d'ac. carb.
100 gr. de reins	21,8	34,2
100 gr. de rate	13,9	26,6
100 gr. d'os brisés, avec leur moelle.	10,6	12,6

Troisième exemple : Chien. Analyses faites après vingt-deux heures de séjour; la température a oscillé autour de 10 degrés.

	cc.	cc.
60 gr. de cœur ont absorbé	21,60 d'oxyg. et produit	24,40 de CO^2
60 gr. de foie	9,4	12,07

Le cœur se comporte à peu près comme les muscles, et donne parfois même une consommation plus grande d'oxygène, ce qu'il ne faudrait pas rapporter au sang qui reste adhérent à ses fragments, car la rate qui en contient certes davantage, n'occupe dans notre liste qu'un rang inférieur.

On peut remarquer encore que la hiérarchie relative à l'exhalation de l'acide carbonique ne correspond pas à celle de l'absorption oxygénée, et qu'il ne paraît y avoir aucun rapport entre ces deux termes de l'échange gazeux, envisagés pour un même tissu : nous reviendrons tout à l'heure sur les conséquences de ce fait qui est très-général. Je crois inutile de multiplier des citations d'expériences qui ne seraient, sauf des différences de détails, qu'une répétition de ce qui vient d'être dit.

Mais la consommation différente d'oxygène par des tissus différents peut être mise en évidence par des expériences d'un autre ordre, faites dans des conditions qui se rapprochent davantage de la respiration normale des tissus.

Du sang artériel de chien est défibriné au contact de l'air, et, par conséquent, fortement chargé d'oxygène. Parties égales de ce sang sont alors transvasées dans des éprouvettes renversées sur la cuve à mercure. Une de ces éprouvettes est laissée intacte, comme témoin ; dans chacune des autres est introduite une même quantité de différents tissus frais, enlevés au même chien qu'on a tué par hémorrhagie, et coupés en petits morceaux. Après un certain temps de contact, le sang est recueilli, et l'oxygène qu'il contient encore en est extrait, puis analysé par la méthode de Cl. Bernard, dont il sera question dans une prochaine leçon, c'est-à-dire par le déplacement à l'aide de l'oxyde de carbone.

Voici les résultats d'une expérience faite dans ces conditions :

La quantité de sang employé était de 60 grammes ; celle des tissus (muscle et rate), de 46 grammes pour chacun. Après 4 heures de contact, le sang dans lequel baigne le muscle est beaucoup plus noir que celui où plongent les morceaux de rate, lequel est moins rouge que le sang resté comme témoin. Une certaine quantité de ces mêmes sangs est extraite, agitée avec de l'oxyde de carbone, et l'on trouve, en définitive, que

	O	CO^2
Les 60 cent. cub. de sang où a séjourné le muscle dégagent	3,6	0,4
— — la rate...	7,3	0,9
— restés comme témoin...	10,7	0,5

Il est donc évident que le muscle, à poids égal, a consommé dans le même temps beaucoup plus d'oxygène que ne l'a fait la rate ; je ne dis rien de l'acide carbonique, la méthode de Claude Bernard ne donnant de résultats certains que pour la proportion de l'oxygène.

2° *Échanges gazeux de tissus semblables en présence d'atmosphères de compositions différentes.*

Spallanzani a démontré par plusieurs exemples que plus le milieu ambiant est riche en oxygène, plus un même tissu absorbe de ce gaz.

Ainsi (1), tandis qu'une même quantité de chair d'écrevisse avait absorbé dans un certain espace d'air 10 d'oxygène, et exhalé 5 d'acide carbonique, la même quantité dans le même volume d'oxygène pur a pris 32 d'oxygène et perdu 9 de CO^2.

J'ai, en maintes occasions, vérifié l'exactitude de ce fait, et

---

(1) XIX, t. I, p. 123. — Voyez, en outre, t. II, p. 26, 49, et plusieurs autres passages.

voici deux exemples entre beaucoup d'autres que je pourrais citer :

Des fragments de muscle de chien tué par hémorrhagie, placés en poids égaux (20 gram.), dans des quantités égales (160 centim. cubes) de gaz ont, en vingt heures (temp., 13 degrés),

Absorbé, dans l'air........ 10,3 d'oxyg. et exhalé 12,4 d'acide carb.
— dans l'oxygène pur. 41,4 9,9

Semblablement, 30 grammes de muscles de lapin ont, en vingt-quatre heures (temp. 12 degrés), dans 160 centimètres cubes de gaz

Absorbé, dans l'air........ 4,8 d'oxyg. et exhalé 7,8 d'acide carb.
— dans l'oxygène pur. 11,3 11,2

On voit que l'augmentation dans la production de l'acide carbonique n'a pas suivi celle de consommation oxygénée ; parfois elle est augmentée, dans d'autres cas diminuée ; en un mot, elle paraît varier d'une manière tout à fait indépendante de la richesse oxygénée du milieu.

Fait remarquable, et qu'avait déjà vu Spallanzani, l'exhalation d'acide carbonique continue à s'opérer dans une atmosphère d'azote ou d'hydrogène ; elle y est seulement moins considérable (1).

Ainsi, j'ai vu dans un cas où un certain poids de muscles placés dans l'air avaient exhalé 30 centimètres cubes de CO^2, le même poids, placé dans l'hydrogène, en fournir dans le même temps 23 centimètres cubes.

Bien plus, elle a encore lieu, quoique affaiblie, lorsqu'on plonge de petits fragments de muscles dans une atmosphère d'azote, immédiatement après les avoir soumis pendant plus

---

(1) XIX, t. I, p. 447 ; t. II, p. 44. 56.

d'un quart d'heure à l'action du vide qui a dû en extraire tout l'acide carbonique simplement dissous, et même une partie de celui qui peut être engagé dans des bicarbonates alcalins.

L'absorption de l'oxygène par la substance animale peut-elle être empêchée par la présence de certains gaz? Nous avons expérimenté, pour des raisons faciles à comprendre, avec l'acide carbonique et l'oxyde de carbone. Or, voici comme exemple les résultats obtenus dans une expérience faite avec des muscles de lapin, expérience identique dans toutes ses conditions, et simultanée avec celle dont il vient d'être question quelques lignes plus haut :

30 gr. dans : O, 44,5 ; CO^2, 47,5 ; Az, 8 p. 100, ont absorbé 7,5 d'oxyg. et 9,9 d'ac. carb.
30 gr. dans : O, 17,6 ; CO, 15,7 ; Az, 66,7 p. 100, ont absorbé 4,1 et exhalé 7,3 —

On voit que l'oxyde de carbone ne paraît avoir en rien modifié l'échange gazeux : il est, en effet, sensiblement le même que l'air ordinaire ; mais la présence de l'acide carbonique en grande proportion a eu une conséquence remarquable, je veux dire l'absorption de l'acide carbonique, dont nous indiquerons plus loin l'importance physiologique ; cette absorption de l'acide carbonique s'est toujours manifestée quand la proportion de ce gaz, en présence d'un excès d'oxygène, a dépassé 35 pour 100. Probablement il se fait simultanément une absorption et une exhalation de ce gaz entre le muscle et le milieu ambiant, et la limite à laquelle s'établit l'équilibre d'entrée et de sortie paraît être aux environs de trente centièmes dans une atmosphère suroxygénée. Lorsque ensuite on place un muscle ainsi chargé d'acide carbonique dans une cloche pleine d'air, il exhale, comme on peut s'y attendre, une beaucoup plus grande quantité de ce gaz que dans l'état normal.

Une circonstance qui a une grande influence sur l'intensité des échanges gazeux est la capacité des vases où se trouvent les matières en expérience. Un vase plus grand agit comme une atmosphère plus riche en oxygène. Ainsi, 40 grammes de muscles de chien ont été placés pendant dix-sept heures sous une cloche contenant 2690 centimètres cubes d'air. Il ont absorbé 64 centimètres cubes d'oxygène et produit $40^{cc},5$ d'acide carbonique. Le même poids de la même substance a, pendant le même temps, sous une cloche de 430 centimètres cubes de capacité, absorbé $24^{cc},6$ d'oxygène, et exhalé $29^{cc},4$ d'acide carbonique.

Quand, avant de placer les tissus dans l'air on les soumet au préalable à l'action du vide, ils absorbent notablement plus d'oxygène, sans exhaler beaucoup plus d'acide carbonique; celui-ci, évidemment, reste dissous ou combiné dans la substance même du tissu.

Je ne me suis pas occupé de l'influence que peuvent avoir, sur les échanges gazeux, les modifications considérables de la pression barométrique. Il y aurait cependant là un sujet d'intéressantes études; probablement l'absorption d'oxygène serait beaucoup moins influencée que l'exhalation de l'acide carbonique. Mais le temps et les instruments m'ont manqué jusqu'ici. Quant à l'action de la température, je ne puis que confirmer ce qu'avait déjà dit Spallanzani (1), à savoir que plus elle est élevée, plus considérable est l'absorption de l'oxygène.

Enfin, il serait intéressant d'examiner ce qu'il adviendrait des muscles d'animaux tués par des moyens différents. J'aurais surtout désiré mettre en expérience les muscles d'un animal sain, comparativement avec ceux d'un animal as-

---

(1) XIX, t. 1, p. 455.

phyxié, et spécialement ceux d'un animal mort dans une atmosphère suroxygénée. Je suis persuadé que, dans ce dernier cas, les muscles exhaleraient une bien plus grande quantité d'acide carbonique que dans l'état normal.

3° *Atmosphères identiques, tissus de même nature, mais pris sur des animaux d'espèces différentes.*

Spallanzani ne s'est pas occupé de cette face de la question. Dans un cas, cependant, il compare l'énergie des échanges gazeux de la chair de grenouille et de la chair d'oiseau (1), et arrive à déclarer que la chair des animaux à sang chaud absorbe moins d'oxygène que celle des animaux à sang froid: résultat singulier, et qui présenterait, comme il le dit lui-même (2), « aux naturalistes un beau » problème à résoudre ».

Mais il suffit de lire avec soin le texte même de Spallanzani pour voir que son expérience unique a été faite dans des conditions telles qu'on n'en pouvait rien conclure.

J'ai, de mon côté, étudié cette question et fait un grand nombre d'expériences. Elles m'ont constamment montré que les muscles des animaux à sang froid, reptiles ou poissons, consomment, à poids égal, moins d'oxygène, et produisent moins d'acide carbonique que ne le font les muscles d'animaux à sang chaud.

Je vous cite d'abord un exemple, établissant la comparaison entre un oiseau, d'un côté, et des grenouilles de l'autre.

30 grammes de muscles d'un jeune coq qui vient d'être tué par hémorrhagie sont introduits dans une éprouvette mesurant 160 centimètres cubes; celle-ci est placée sur la

---

(1) XIX, t. I, p. 461.
(2) XIX, t. II, p. 58.

cuve à mercure, à côté d'une autre éprouvette mesurant 130 centimètres cubes, et contenant 24 grammes de muscles de grenouilles.

La température est de 10 à 11 degrés. Après vingt-deux heures, l'analyse du gaz montre que

$$
\begin{array}{lcc}
& \text{cc.} & \text{cc.} \\
\text{100 gr. de muscles de coq ont absorbé} \ldots \ldots & 62,0 \text{ d'oxyg. et exhalé } & 54,6 \text{ de } CO^2 \\
\text{100 gr. de muscles de grenouilles} \ldots \ldots \ldots & 42,5 \ldots \ldots \ldots & 36,6 \\
\end{array}
$$

Autre exemple relatif aux poissons ; l'expérience a été faite un autre jour, et sa durée a été différente.

$$
\begin{array}{lcc}
& \text{cc.} & \text{cc.} \\
\text{100 gr. de muscles de moineaux ont absorbé} \ldots & 100 \text{ d'oxyg. et exhalé } & 53 \text{ de } CO^2 \\
\text{100 gr. de muscles de } \textit{Cyprinus jeses} \ldots \ldots & 90 \ldots \ldots \ldots & 25 \\
\end{array}
$$

Troisième exemple :

$$
\begin{array}{lcc}
& & \text{cc.} \\
\text{100 gr. de muscles de rat ont absorbé} \ldots \ldots & 24,6 \text{ d'oxyg. et exhalé } & 24 \text{ de } CO^2 \\
\text{100 gr. de muscles de petites carpes} \ldots \ldots & 18 \ldots \ldots \ldots & 13 \\
\text{100 gr. de muscles d'escargots} \ldots \ldots \ldots & 18 \ldots \ldots \ldots & 14 \\
\end{array}
$$

Les différences, pour être notables et s'être toujours présentées dans le même sens dans d'autres expériences dont il serait oiseux d'énumérer les résultats, n'ont pas été aussi grandes qu'on aurait pu s'y attendre. Les muscles des poissons, surtout, paraissent consommer beaucoup d'oxygène. Il faut sans doute tenir compte, dans ces expériences, de ce fait, que les muscles d'animaux à sang froid, ainsi coupés en fragments, se contractent pendant longtemps, ce qui doit activer les échanges gazeux.

Quoi qu'il en soit, j'ai toujours trouvé que les muscles de vertébrés à sang froid respirent d'une manière moins active au contact de l'air que ne le font les muscles de vertébrés à sang chaud.

Mais entre ceux-ci, des différences tout aussi considérables ont pu être reconnues.

Ainsi, 50 grammes de muscles des animaux suivants : chien, cheval, lapin, coq, tués par hémorrhagie, placés pendant vingt-quatre heures dans des conditions identiques, sous des cloches contenant 270 centimètres cubes d'air, ont donné les résultats suivants :

cc. cc.
100 gr. de muscles de chien ont absorbé . . . . . 68,4 d'oxyg. et exhalé 73,6 de CO^2
100 gr. de muscles de cheval. 62,8 67,8
100 gr. de muscles de lapin 45,6 46,8
100 gr. de muscles de coq (pectoraux) 45 33,8

J'ajoute que :

100 gr. de cerveau du chien. 45 49,2

Toujours, entre la chair de couleur foncée du chien (viande noire), et la chair beaucoup plus pâle du lapin (viande blanche), j'ai trouvé des différences analogues à celles qui sont indiquées ci-dessus. Il serait inutile de multiplier les exemples.

Mais voici un fait très-intéressant et qui, si je ne m'abuse, nous sera plus tard d'une certaine utilité, quand nous rechercherons les raisons de la résistance si remarquable que présentent à l'asphyxie certains mammifères nouveau-nés. Les muscles de ces jeunes animaux consomment, à poids égal, une quantité d'oxygène beaucoup moins considérable que ceux des animaux adultes.

Par exemple, en employant 30 grammes de muscles de chien adulte et 30 grammes de muscles d'un chien âgé de trois jours, tués tous deux par hémorrhagie, et en les laissant séjourner pendant le même temps dans 130 centimètres cubes d'air, nous avons trouvé que :

cc. cc.
100 gr. de muscles d'adulte ont absorbé . . 47,3 d'oxyg. et produit 56,3 de CO^2
100 gr. de muscles de nouveau-né 29,3 35,7

J'ajoute que :

100 gr. de reins du chien adulte. 28,7 32

J'ai alors eu l'idée de chercher si des différences analogues existeraient entre les muscles du canard, oiseau qui résiste si longtemps à l'asphyxie, et ceux du poulet, qui se noie si vite, ainsi que nous le verrons dans une de nos leçons; mais j'ai trouvé des chiffres très-voisins les uns des autres.

Voici, par exemple, les résultats de deux expériences.

Dans la première, j'ai vu que :

$$\text{cc.} \qquad \text{cc.}$$

100 gr. de muscles de canard ont absorbé 22,4 d'O et produit 18,8 de CO^2
100 gr. de muscles de poulet.......... 17,1 21,2

Dans la seconde, que :

100 gr. de muscles de canard ont absorbé 39,2 32,4
100 gr. de muscles de poulet.......... 32,8 30,0

On voit même qu'ici la différence est en sens inverse de ce que je supposais, et que les muscles de l'oiseau plongeur consomment un peu plus d'oxygène que ceux de l'autre; la différence est, au reste, peu importante, mais il faut remarquer qu'elle coïncide avec les anciennes observations de Regnault et Reiset; nous reviendrons dans un instant sur ce point.

Et maintenant, quelles conséquences pouvons-nous tirer de l'énoncé de tous ces faits? Avons-nous même le droit d'en tirer une conséquence qui soit du domaine de la physiologie? Si nous en croyions le récent travail d'Hermann, dont je vous ai déjà parlé, il faudrait répondre non. Pour lui, les phénomènes présentés par les muscles (car il ne s'occupe que de ce tissu), lorsqu'ils sont séparés du corps de l'animal et placés au contact de l'air, sont des phénomènes de simple putréfaction. Cette putréfaction a son point de départ dans les surfaces de contact de la substance animale et de l'air, mais il n'y a aucun rapport entre l'absorption d'oxygène que l'on constate et les propriétés vitales du muscle, alors même que ce muscle est encore contractile. La plus grande consommation d'oxygène pendant la contraction, observée par Matteucci, puis par Valentin, dépendrait simplement de ce que le muscle, agité par sa contraction même, se trouve en contact avec des couches toujours renouvelées d'air.

Et sur quoi se fonde cette manière de voir, que je viens de vous exposer comme j'ai cru la comprendre. Principalement sur ceci : que dans des muscles en putréfaction, les échanges gazeux sont plus actifs que dans les muscles frais ; que les muscles roidis par la chaleur consomment presque autant d'oxygène que les muscles encore contractiles. Mais qu'est-ce que cela prouve, sinon ce qu'on savait depuis longtemps, c'est-à-dire que toutes les matières organiques s'oxydent au contact de l'air, putréfiées, cuites, ou fraîches et vivantes encore? D'ailleurs il y a, dans la méthode même d'analyse employée par Hermann, une cause de contradiction singulière : je tiens à vous la signaler, parce qu'elle est très-instructive à propos de ces tendances à la précision que je me suis déjà permis de qualifier d'illusoires.

Hermann se garde bien, comme on l'avait fait jusqu'à lui, d'introduire son muscle dans un volume déterminé d'air, et de faire après un certain temps l'analyse de cet air, en tenant compte de l'augmentation et de la diminution de volume. Mais, il remarque qu'en introduisant des muscles dans une éprouvette sans le mercure, ces muscles entraînent de l'air avec eux, d'où naît une cause d'erreur. Pour l'éviter, il place le muscle dans un volume indéterminé d'air, qu'il ne mesure qu'après l'expérience. Cet air il l'analyse alors : c'est-à-dire qu'il en dose directement l'acide carbonique, concluant *par le calcul* à la quantité d'oxygène disparue ; il en a le droit, dit-il, car des recherches antérieures ont montré qu'il ne s'échappe de quantités appréciables d'azote que pendant la putréfaction. Mais si la raison de l'échange gazeux est elle-même une putréfaction des surfaces, le critérium invoqué n'en est plus un. J'aurais pour ma part, bien préféré négliger les minimes quantités d'air que les fragments musculaires auraient pu introduire sous l'éprouvette, et faire l'analyse complète des gaz, de l'oxygène comme de l'acide carbonique.

Mais n'insistons pas, et allons au fond de la question. Hermann veut-il dire, et c'est en effet ce qui me paraît être l'expression de sa pensée, que les muscles une fois séparés du corps, la putréfaction s'empare aussitôt de leurs surfaces libres, alors même que les fibres profondément situées restent encore contractiles? Cette décomposition des surfaces (*Zersetzung der Oberfläche*), dont il parle, est-elle la vraie putréfaction (*Fäulniss*), ensemble de phénomènes physico-chimiques, par lesquels l'équilibre instable qui constitue la vie est définitivement rompu, par lesquels la matière organisée entre, pourrait-on dire, sans esprit de retour, dans le monde inorganique? Ou bien n'est-elle autre chose qu'une série de modifications analogues, mais non identiques, avec celles que subit incessamment la matière organisée dans le domaine même de la vie?

La première hypothèse, l'idée que le muscle séparé du corps est immédiatement, de proche en proche, de la surface à la profondeur, envahi par la mort et la putréfaction, je la repousse de toutes mes forces. Et comment pourrais-je l'accepter, après avoir vu des parties vivantes complexes, des membres entiers, avec leurs os, leurs cartilages, leurs nerfs, séparés du corps, non point depuis quelques minutes, non point depuis quelques heures, mais depuis quatre, six, huit jours même (température de + 6 à 7 degrés centigrades), continuer, après qu'on leur a rendu par la greffe des conditions normales d'existence, continuer, dis-je, à vivre, à grandir, achever leur évolution, subir des dégénérescences cireuse, graisseuse, atrophique, en un mot se bien porter ou être malade, et la maladie prouve aussi la vie ? Et cependant l'air des tubes dans lesquels je conservais ces parties s'était appauvri en oxygène, et chargé d'acide carbonique. Y avait-il eu là putréfaction ? Alors il faut refuser à ce mot sa valeur universellement acceptée, et déclarer que la putréfaction est un des phénomènes de la vie.

Mais Hermann a-t-il voulu dire simplement qu'il se passe à la surface des muscles ainsi exposés à l'air, des actes physico-chimiques différents de ceux dont ces surfaces sont le siége lorsqu'elles sont à leur place dans l'organisme vivant ? Il a alors beaucoup trop insisté sur une vérité assez apparente par elle-même. Personne n'a jamais dit, et j'espère qu'on ne m'attribuera pas de penser qu'une parcelle de matière vivante, baignant dans l'air, s'y comporte comme elle le ferait au sein des liquides organiques, et incessamment irriguée par le sang. Qu'on ne puisse pas, par les expériences de l'ordre de celles que nous avons faites et plus haut énumérées, se faire une idée exacte, en quantité et qualité, des actes chimiques qui se passent dans les muscles, le cerveau, le rein, etc., au simple point de vue même de l'absorption de l'oxygène et de ses conséquences, certes, j'y souscris bien volontiers. Mais ce que je ne puis accepter, c'est que nos résultats n'aient aucun rapport avec ce qui se passe dans l'organisme, c'est que nous ne soyons en présence que de simples phénomènes de putréfaction d'organes divers. Non, ces organes vivent *in vitro*, de la vie élémentaire ; nous les avons expérimentalement placés dans des conditions fort différentes de celles que leur fournit le corps vivant ; mais ce trouble général est le même pour tous, et les différences que nous constatons dans la manière dont ils se comportent dans ce milieu artificiel sont étroitement liées à celles qu'ils doivent présenter dans leurs milieux normaux. Rappelez-vous, du reste, cette expérience où nous avons placé non plus dans de l'air, mais dans du sang, des muscles et de la rate, et où nous avons vu ces tissus se conduire, au point de vue de l'absorption d'oxygène, comme ils l'eussent fait dans une atmosphère gazeuse : or, nous étions ici dans des conditions beaucoup plus voisines de l'état normal. Dira-t-on encore qu'il y avait putréfaction des surfaces ?

Ayant ainsi assuré notre base de raisonnement, voyons ce qu'il convient de conclure de nos observations.

Faisons d'abord une remarque essentielle.

Dans leur situation normale, la consommation d'oxygène faite par les organes dépend de deux facteurs : d'abord l'affinité de leur substance propre pour cet oxygène, puis la quantité de cet oxygène qui leur est apportée par la circulation sanguine. Dans nos expériences *in vitro*, celle-ci est supprimée, et toutes les différences ne dépendent que du premier facteur. On peut donc penser, *a priori*, que dans l'organisme vivant, la circulation établit certaines compensations, ou même renverse certains rapports.

Le premier fait qui nous frappe semble échapper à cette difficulté. En tête des tissus se place, par son énergie à absorber l'oxygène, le tissu musculaire ; c'est aussi un tissu fort riche en vaisseaux sanguins, et où la circulation est très-active. Si nous rapprochons de cette grande affinité pour l'oxygène cet autre fait, que le tissu musculaire constitue, à lui seul, environ la moitié de la masse du corps (1), nous arrivons à cette conclusion, que la plus grande partie de l'oxygène consommé par les tissus dans l'organisme est consommée par le système musculaire.

Notez que je parle des muscles à l'état de repos, il est hors de doute, bien qu'en ait dit Hermann, que la contraction de ces muscles est une cause d'augmentation pour la consommation d'oxygène faite par leur substance même; l'expérience classique de Matteucci, ingénieusement modifiée par Cl. Bernard et que tous les physiologistes ont tant de fois répétée, me paraît suffisamment décisive. Cette consommation, dans l'état de nature, ne paraît pas avoir pour effet la formation d'une plus grande quantité d'urée, mais d'autres matières solubles sont formées, et aussi, très-probablement, une plus grande quantité d'acide carbonique.

Cette prééminence considérable du tissu musculaire, au point de vue de la consommation d'oxygène faite par le corps tout entier, nous explique d'une manière très-heu-

---

(1) Nous donnons, à titre d'exemple, le résultat de pesées faites sur un chien bien portant, médiocrement gras, tué à jeun, par hémorrhagie :

Poids de l'animal : 11^{kil},700.

Poids des muscles........................	5400
des os frais......................	2700
de l'encéphale et de la moelle épinière..	115
de la peau, avec la couche graisseuse...	950
du cœur...........................	80
du foie............................	420
de la rate.........................	45
des reins.........................	80
du poumon........................	155
de l'appareil digestif...............	930
du sang retiré par la saignée artérielle...	620
	11^{kil},495
divers...........................	205
	11^{kil},700

reuse comment les résultats que nous avons obtenus en comparant les tissus musculaires de divers animaux concordent avec ce qu'avaient dit Regnault et Reiset (1) pour la consommation oxygénée des animaux entiers. Nous avons vu, par exemple, que les muscles du chien consomment plus d'oxygène que ceux du lapin, et les auteurs que je viens de citer ont montré que le kilogramme de chien était sous ce rapport, au kilogramme de lapin, environ comme 1,2 est à 0,9. Les muscles de canard, avons-nous dit, ont avec ceux de poulet une supériorité analogue ; or, les chiffres de Regnault et Reiset sont 1,8 et 1,1. Je ne parle pas des reptiles, à cause de la question de température, qui augmente beaucoup les différences.

Nous trouvons là une raison de plus pour admettre que notre méthode d'expérience se rapproche beaucoup de la vérité des faits, et pour repousser les critiques d'Hermann, qui, si elles étaient fondées, ne tendraient rien moins qu'à une fin de non-recevoir.

Les os, qui occupent l'autre extrémité de la série, sont, en outre, des organes très-peu vasculaires, même en y comprenant leur moelle. Mais leur proportion considérable (environ un quart du poids du corps) fait que leur *prorata*, dans ces consommations de l'oxygène par l'organisme entier, doit être assez considérable.

La quantité d'acide carbonique exhalé a beaucoup varié dans les expériences, tant d'une manière absolue que relativement à la quantité d'oxygène absorbée. Et cela se conçoit ; d'une part, en effet, le tissu qui contient une certaine quantité d'acide carbonique dissous ou à l'état de bicarbonate, en perd une partie dans l'air de la cloche ; puis il en

(1) XXVIII, p. 388 et suiv.

reforme une certaine quantité qui, partiellement, se redissout et se recombine dans son épaisseur. Suivant le moment de l'expérience où se fera l'analyse, l'un ou l'autre de ces phénomènes successifs l'emportera en influence.

Il n'y a donc pas grand'chose à conclure de ces différences ; cependant la remarquable et constante irrégularité dans la valeur du rapport $\frac{CO^2}{O}$, qui est tantôt plus grand, tantôt moindre que l'unité, vient à l'appui de cette idée que l'oxygène consommé pendant la respiration des tissus n'est pas aussitôt employé à les brûler pour en dégager de l'eau et de l'acide carbonique ; que ces produits, au contraire, lorsqu'ils existent, ne sont que la terminaison ultime de phénomènes à périodes probablement très-longues.

Je vous signale notamment les expériences faites comparativement sur les substances placées dans l'air ou dans l'oxygène à peu près pur. Nous y voyons, en effet, que l'absorption d'oxygène a beaucoup augmenté dans le milieu le plus riche, tandis que l'exhalation d'acide carbonique est seulement devenue un peu plus considérable. Semblablement, les muscles, dans l'hydrogène ou l'azote, laissent dégager une quantité d'acide carbonique très-voisine de celle qu'ils fournissent dans l'air.

Mais l'idée que l'acide carbonique est la conséquence dernière d'une série de phénomènes complexes auxquels l'oxygène a donné l'impulsion, mais qui se passent désormais en dehors de lui, ou du moins sans qu'il existe dans le milieu ambiant, acquiert surtout un haut degré de certitude lorsqu'on voit un muscle, épuisé par la machine pneumatique et de son acide carbonique dissous et de celui que contenaient en excès les carbonates, n'en continuer pas moins, dans une atmosphère d'azote ou d'hydrogène, à exhaler ce même gaz; lorsqu'on le voit, conservé pendant un temps sous le mercure, donner une nouvelle quantité d'acide carbonique par un nouvel emploi du vide. Or, rien ne prouve que ces phénomènes appartiennent nécessairement à la classe des oxydations : ils peuvent n'être que des dédoublements.

Quels qu'ils soient, du reste, leur intensité est augmentée par la présence d'une plus grande quantité d'oxygène. On voit donc comment l'énergie des actes respiratoires intimes et de leurs conséquences est en rapport direct avec la quantité d'oxygène que contient leur milieu naturel, le sang : quantité variable elle-même, comme nous le verrons dans une leçon prochaine, avec la richesse oxygénée de l'air et avec maintes circonstances propres à l'être vivant.

Quand, dans l'air qui entoure les tissus, se trouve une proportion suffisante d'acide carbonique, il n'y a plus exhalation, mais absorption de ce gaz, ou plutôt, l'absorption l'emporte sur l'exhalation. Semblablement donc, quand le sang contiendra une forte quantité d'acide carbonique, soit qu'il provienne de l'animal lui-même, soit qu'il vienne de l'air extérieur, on verra ce gaz pénétrer les tissus, qui doivent alors en subir la désastreuse influence.

C'est, ainsi que nous le verrons, ce qui arrive chez les animaux qu'on laisse périr dans une atmosphère d'oxygène pur, sans la renouveler. Ils y meurent en laissant une très-forte proportion d'oxygène (70 à 80 pour 100) quand l'acide carbonique s'y est élevé à 20 ou 30 pour 100. Dans cette circonstance, l'acide carbonique de l'atmosphère s'oppose à la sortie de l'acide carbonique du sang, et celui-ci, d'après ce que nous venons de voir, à la sortie de l'acide carbonique des tissus.

Enfin, l'oxyde de carbone n'a nullement entravé les actes

respiratoires des tissus; il ne se comporte donc pas avec leurs substances composantes comme il le fait avec l'hémato-cristalline du sang.

La comparaison de l'intensité des phénomènes respiratoires dans les tissus de divers animaux, me paraît présenter un certain intérêt.

Il n'est pas inutile de voir d'abord que, à température égale (température basse, 10 à 15°), les muscles d'animaux à sang froid absorbent moins d'oxygène que ceux d'animaux à sang chaud. La différence s'exagère à coup sûr, par la différence seule des températures qui existe dans les organismes complets; mais la constitution chimique des tissus est pour beaucoup dans cette inégalité.

Or, puisque leurs propriétés physico-chimiques manifestent un moindre besoin d'oxygène, on conçoit que leurs propriétés vitales, auxquelles les premières servent, en quelque sorte, de substratum, persistent en présence d'une échange respiratoire très-amoindri. On est donc amené à s'étonner moins de la résistance remarquable que présentent à l'asphyxie ces animaux à sang froid.

Le même raisonnement peut, chose remarquable, s'appliquer aux mammifères nouveau-nés, dont la résistance à l'asphyxie est, comme on sait, tout à fait comparable à celle des reptiles. Mais, fait sur lequel j'attire votre attention, certains animaux, comme les canards, qui résistent longtemps aussi, n'ont rien donné de semblable.

Je ne sais encore exactement quel parti nous pourrons tirer de ces faits, lorsque nous chercherons à nous faire une idée des causes, probablement complexes, de la résistance à l'asphyxie que présentent d'une manière si inégale divers animaux. Mais déjà nous pouvons prévoir que, chez les reptiles et les mammifères nouveau-nés, il faudra chercher une explication qui prenne racine dans l'étude des propriétés des tissus et dans la composition chimique de la matière vivante, tandis que, pour certains animaux, comme les canards, les phoques, etc., nous nous trouverons probablement en présence de simples questions de mécanisme anatomique.

CINQUIÈME LEÇON

DU SANG.

Respiration des tissus dans le sang (Pasteur). — Composition du sang. — Hémato-cristalline. — Absorption par le sang de certains rayons du spectre solaire : Expériences. — Gaz du sang (J. Mayow..... Magnus).

MESSIEURS,

Nous avons parlé jusqu'ici des échanges gazeux qui s'exécutent entre les tissus et le milieu extérieur, lorsque ce milieu est de l'air, ou un mélange gazeux riche en oxygène libre. Mais il est bien évident que les choses, dans l'état de nature, ne se passent pas ainsi. A l'exception de quelques animalcules microscopiques dans la profondeur si minime desquels pénètre directement l'oxygène dissous dans l'eau, à l'exception encore des couches plus superficielles de la surface libre de certains animaux inférieurs, on voit toujours les tissus emprunter leurs matériaux nutritifs, et spécialement l'oxygène, non point à l'air ou à l'eau, mais à un liquide particulier qui les baigne, les pénètre : ce liquide, c'est le sang.

Or, c'est un fait que nous devons signaler dès maintenant que, dans ce sang, l'oxygène n'existe pas à l'état de simple dissolution ; il y est engagé, au contraire, dans une combinaison chimique, de laquelle, d'abord, devra l'extraire le tissu pour se l'approprier. De même, l'acide carbonique formé dans ce tissu, et qui emprunte pour s'échapper la voie du liquide sanguin, ne s'y trouvera que partiellement en dissolution ; l'affinité qui devra l'engager en combinaison tend donc à faciliter sa sortie des tissus.

On voit ainsi qu'il y a, dans l'histoire de la respiration, deux phases bien distinctes. Dans la première, le milieu ambiant, air ou eau aérée, entre en rapport, en conflit, avec le liquide nourricier, lui fournit de l'oxygène, et en reçoit de l'acide carbonique en excès. Ce sont là les actes auxquels on attribue exclusivement d'ordinaire le nom de respiration ; ils ne se passent généralement que dans un lieu déterminé du corps, par le jeu d'appareils spéciaux. Puis viennent les phénomènes intimes, les plus importants, car les premiers n'en sont que les voies et moyens : l'oxygène est dans le sang, et les tissus l'y prennent : c'est la respiration élémentaire.

La première phase, la phase à manifestations extérieures, a été le sujet d'une quantité de travaux innombrables ; aussi est-elle bien connue. La seconde l'est à peine, et c'est pour l'éclairer en quelque façon que nous avons entrepris les expériences relatées dans les deux précédentes leçons. Nous y avons vu que les divers tissus se comportent avec une énergie différente, et les expériences dans lesquelles nous avons mis en présence des tissus et du sang (voy. p. 48) sont venues donner plus de crédit à celles dans lesquelles les tissus respiraient dans l'air.

Des faits récents, dont la découverte est due à Pasteur (1), sont venus jeter un jour singulier et inattendu sur la manière dont se comportent les tissus en présence de la com-

---

(1) XLII.

binaison oxygénée que contient le sang, combinaison qu'ils doivent, à leur profit, détruire. Pasteur a constaté, en effet, que certains animalcules infusoires vivent dans des solutions privées d'oxygène libre et dissous, et se procurent celui qui est nécessaire à leur existence en décomposant certaines substances oxygénées, pour s'emparer du gaz comburant. Tels sont les vibrioniens qui transforment l'acide lactique en acide butyrique, et ceux qui décomposent le tartrate de chaux.

Ces animalcules, véritables éléments anatomiques qui vivent isolés, d'une vie propre et complète, se comportent donc comme les éléments anatomiques du corps des animaux supérieurs; mais si, chez ces éléments, les propriétés sont identiques, leurs manifestations ne peuvent avoir lieu qu'au milieu des conditions multiples d'un mécanisme compliqué. Nous nous ferons donc une idée suffisamment exacte des choses, dans l'état actuel de la science, en nous représentant le corps d'un animal complexe comme composé d'une multitude de petits vibrioniens, tous occupés à puiser l'oxygène dans une combinaison particulière que leur offre le liquide sanguin.

Nous sentons donc ici, pour aller plus loin dans la connaissance de ces phénomènes, la nécessité de savoir quelle est cette combinaison, en quantité et en qualité; de faire, en un mot, à ce point de vue particulier, une étude approfondie du sang. Plusieurs leçons devront être consacrées à cette étude, pour laquelle des travaux récents et encore peu connus en France ont fourni de nombreux et importants matériaux; l'analyse des gaz du sang est un des sujets à l'ordre du jour, en ce moment, en Allemagne, où le grand nombre des travailleurs, l'abondance des moyens matériels, amènent la constatation d'un très-grand nombre de faits de détail.

Avant d'en arriver à ce sujet difficile, exposons rapidement ce qu'on sait sur la composition chimique du sang et sur les caractères généraux que présente ce liquide dans la série animale.

DU SANG.

Le sang est, chez tous les animaux, un liquide à réaction faiblement alcaline, contenant en dissolution des matières organiques, des sels et des gaz, et dans lequel flottent, le plus souvent, des corpuscules de forme et de nature variées.

Ce liquide est très-rarement incolore (échinodermes, amphioxus, etc.); chez une foule d'animaux inférieurs, il est faiblement coloré en bleuâtre (mollusques céphalopodes, gastéropodes; araignées, etc.), en jaunâtre ou en rougeâtre (beaucoup d'insectes, de crustacés, etc.). Ces colorations varient, au reste, non-seulement d'une espèce, mais souvent d'un individu à l'autre. Les annélides ont, pour la plupart, le sang coloré en rouge ou, chez quelques espèces, en vert. Enfin, chez tous les vertébrés, hormis chez l'amphioxus, il présente une coloration rouge, intense et bien connue.

Les corpuscules qui flottent dans le sang, les globules sanguins, sont presque toujours incolores chez les animaux invertébrés. Il y a cependant quelques exceptions à cette formule générale. Divers observateurs, et surtout Rouget (1), ont trouvé des corpuscules colorés en rougeâtre chez plusieurs espèces d'ascidies et chez les siponcles, où je les ai également rencontrés. Mais, dans l'immense majorité des cas, la coloration du sang, lorsqu'elle existe, est due, non aux corpuscules, mais au plasma dans lequel ils nagent.

(1) XLIII.

Il en est tout autrement pour les animaux à vertèbres. Chez eux, le plasma est presque incolore, à peine jaunâtre, et la couleur du sang résulte de celle des corpuscules rouges, ou *hématies*, qu'il contient en grand nombre. En effet, ces hématies (desséchées) constituent en poids, disent les auteurs, chez les batraciens et les poissons, environ un douzième du poids du sang, et chez les oiseaux et les mammifères, environ un septième. On sait, du reste, qu'elles n'existent pas seules, mais qu'à côté d'elles se trouvent d'autres globules, dont la quantité relative varie suivant les groupes zoologiques, et qu'on désigne sous le nom de *corpuscules plasmiques*, ou *globules blancs du sang*. Je n'insiste pas, pour le moment, davantage sur ces faits.

Le sang, après la mort de l'animal, ou lorsqu'on l'extrait des vaisseaux, subit une modification bien connue sous le nom de coagulation. Celle-ci est le résultat de la solidification d'une substance dissoute, à laquelle on a donné le nom de *fibrinogène*, celui de *fibrine* étant depuis longtemps attribué à la matière solidifiée. Cette fibrine englobe les globules et forme ainsi un caillot, dont les dimensions varient surtout avec la quantité des globules sanguins, car la fibrine, elle-même, n'en constitue toujours qu'une très-faible partie. En se rétractant consécutivement à sa coagulation, la fibrine expulse du caillot la plus grande partie du liquide sanguin qui prend alors le nom de *sérum*.

Les choses ne se passent pas tout à fait ainsi chez les animaux inférieurs. En effet, tantôt, comme chez les mollusques acéphales, chez les siponcles, etc., le sang ne se coagule pas; tantôt le caillot formé est très-peu considérable (céphalopodes, 3 ou 4 millièmes du poids du sang, etc.); tantôt, enfin, la fibrine ne se contractant pas, le sang se prend en plus ou moins grande proportion en une masse tremblotante, comme cela a lieu quelquefois chez les crustacés.

Le sérum sanguin contient de l'albumine, ou du moins une matière albuminoïde coagulable par la chaleur, les acides et l'alcool. Elle y existe en proportions très-variables ; tandis qu'elle s'élève aux 70 millièmes du poids du sang total chez l'homme, elle est seulement de 30 millièmes chez les mollusques céphalopodes, de 5 millièmes chez l'anodonte et ne peut plus être décelée par l'ébullition dans le sang des synaptes et des siponcles.

Si nous laissons de côté les principes gras et sucrés dont la connaissance n'est que secondaire pour le sujet que nous traitons, nous trouvons que le sang contient encore divers sels. Les plus intéressants à connaître sont le chlorure de sodium, le chlorure de potassium, le carbonate de soude, et le phosphate bibasique de soude ($PhO^5, 2NaO, HO$). Chez les animaux vertébrés, la plus grande partie du chlorure de potassium est contenue dans les globules sanguins. Le carbonate et le phosphate de soude jouent, comme nous le verrons tout à l'heure, un rôle très-important dans l'acte respiratoire, comme supports de l'acide carbonique.

Mon but n'est point, je le rappelle ici, de donner une analyse détaillée du sang ; j'omets donc volontairement plusieurs autres substances, pour arriver à l'étude d'une matière qui mérite de nous occuper quelques instants, je veux parler de l'hémato-cristalline ou hémoglobine.

On nomme ainsi un corps cristallisable, bien qu'appartenant à la classe des albuminoïdes, que l'on extrait des corpuscules rouges des animaux vertébrés. Ce corps, soluble dans l'eau, insoluble dans l'alcool, cristallise sous des formes très-différentes les unes des autres, et n'est pas très-bien connu quant à sa composition élémentaire, laquelle varie peut-être d'une espèce à une autre, en telle sorte qu'il y a peut-être plusieurs hémato-cristallines. Preyer lui a assigné récemment l'étrange et formidable formule ($C^{1200}H^{966}Az^{184}Fe^2S^6O^{154}$), et le poids atomique 13280 (1); selon Hope-Seyler il contient pour 100 : $C\,54,2$; $H\,7,2$; $Fe\,0,42$; $Az\,16,2$; $O\,21,5$; $S\,0,7$ (2).

On extrait l'hémato-cristalline par des moyens très-variés, qui se résument en ceci : détruire les globules sanguins (froid, éther); précipiter l'hémoglobine (alcool, sels); la reprendre ensuite par l'eau un peu tiède, et faire lentement et à froid l'évaporation. Ces procédés ont permis de l'extraire du sang de tous les vertébrés. On a aussi retiré du sang rouge des annélides une substance qui contient du fer et qui peut être considérée comme un dérivé de l'hémoglobine. Il est probable que des matières de compositions et, du moins, de propriétés analogues seront rencontrées chez les autres animaux invertébrés, même chez ceux dont le sang n'est pas coloré en rouge.

Je n'ai pas à faire l'histoire de l'hémato-cristalline; sa propriété d'absorber l'oxygène sera étudiée plus bas.

L'hémato-cristalline, avons-nous dit, est rouge, et rouge apparaît sa dissolution dans l'eau. Cette coloration a été étudiée avec beaucoup de soin, dans ces derniers temps, avec l'aide du spectroscope.

Une dissolution diluée de cette substance étant interposée sur le trajet de la lumière soumise à la dispersion par le prisme, le spectre apparaît incomplet, certaines de ses parties étant remplacées par des bandes obscures. Ces bandes changent de place lorsqu'on soumet l'hémoglobine à l'influence de certains réactifs.

(1) LIV.
(2) XLIV, p. 199.

Nous répétons devant vous ces expériences. Un petit cristal d'hémato-cristalline étant dissous dans quelques centimètres cubes d'eau distillée et placé au devant de la lumière du gaz dans une petite cuve à faces parallèles, vous apercevez dans le spectre une bande brune, étroite, voisine de la raie D de Fraünhofer, dans le jaune ; en regardant bien, à droite, vous en apercevez une seconde, moins nette et plus large, située sur la limite du jaune et du vert. Un ou deux autres petits cristaux immergés dans le liquide font apparaître beaucoup plus nettement les bandes. Si nous augmentons encore le degré de la dissolution, les deux bandes se rejoignent et couvrent tout l'intervalle situé entre les raies D et E. En même temps, une teinte sombre s'étend sur la région bleue et violette du spectre, teinte qui ne tarde pas, si nous ajoutons encore des cristaux, à substituer entièrement du noir aux couleurs de la région située au delà de F. Il ne reste donc plus de visible que le rouge et l'orangé, d'une part, et le vert de l'autre. Enfin, une solution très-concentrée arrête le vert d'abord, une partie de l'orangé ensuite, et ne laisse guère passer que le rouge.

Cette série croissante d'absorptions colorées, nous pouvons la reproduire et nous la reproduisons devant vous avec du sang artériel convenablement dilué, et agité au contact de l'air.

Mais prenons maintenant du sang qui est resté pendant plusieurs heures dans une éprouvette, au contact d'un morceau de muscle ; ce sang est violacé, noir, comme on dit souvent. Mettons-en un quart de goutte environ dans notre cuve, que nous avons remplie au préalable d'eau distillée bouillie. Vous pouvez voir qu'au lieu de deux bandes nettement distinctes dans le jaune, il n'y a qu'une seule bande beaucoup plus large, et que cette bande est située en plein jaune ; si nous augmentons la concentration de la liqueur, cette bande s'étale, et arrive à recouvrir progressivement tout le spectre, sauf le rouge, et, lorsque la solution n'est pas trop concentrée, une certaine lueur verte, bleue et violette, qui pénètre encore.

Enfin, troisième épreuve, agitons vigoureusement au contact de l'air quelques gouttes de notre sang noir : il rougit aussitôt ; répétons avec lui les mêmes expériences et nous retombons sur les phénomènes présentés par le sang artériel.

Si, sur une dissolution hémato-cristalline dans l'eau aérée, nous avions fait agir de l'oxyde de carbone, la position des bandes n'aurait pas changé ; si, au contraire, nous avions ajouté quelques gouttes d'une matière réduisante comme le sulfhydrate d'ammoniaque, nous serions retombé sur le système de bandes fournies par le sang noirci au contact des matières animales.

De tout ceci nous pouvons conclure : 1° que les propriétés optiques du sang, que nous venons d'indiquer, sont dues à l'hémato-cristalline qu'il contient ; 2° que les différences dans les bandes d'absorption (en dehors des cas analogues à celui de l'oxyde de carbone) sont dues à la présence ou à l'absence d'oxygène combiné avec l'hémato-cristalline.

Ces faits ont été étudiés surtout par Stokes, Rollet, Valentin, Schmidt (de Dorpat), Hope-Seyler, Preyer, etc. Ils ont été, dans ces derniers temps, en Allemagne, le sujet de publications nombreuses. Mais, dans mon opinion, on en a beaucoup exagéré l'importance.

Vous trouverez, en effet, ces faits désignés par la plupart des auteurs allemands sous les noms d'*analyse spectrale*, de *spectroscopie du sang*, etc. C'est établir avec la véritable analyse spectrale une comparaison que rien ne justifie. Les bandes d'absorption n'ont, en effet, aucun rapport avec la composition chimique des corps; elles ne peuvent servir qu'à préciser, mieux que ne le fait la simple inspection à l'œil nu, la véritable couleur des solutions qu'on examine ; ou plutôt, l'inspection à l'œil nu ne nous donne qu'une sensation résultante (orangé par rouge et jaune ; violet par rouge et bleu), tandis que l'emploi du prisme nous permet de déterminer exactement la nature optique des rayons qui traversent le liquide des composantes de notre sensation. Voici un verre jaune; je le place devant le prisme; voyez, les rayons bleus et violets seuls sont absorbés ; le vert, le jaune, l'orangé, le rouge, passent avec des intensités différentes. Mais de ce que dans les vaisseaux sanguins d'un animal, d'un ver de terre, par exemple, circule un liquide qui donne au spectroscope les mêmes bandes que l'hémato-cristalline du cheval, nous n'avons nullement le droit de conclure que ce liquide contient cette hémato-cristalline.

Voulez-vous de ceci une preuve saisissante? Reprenons notre cuve et notre spectroscope, ajoutons à l'eau distillée une goutte d'encre rouge, liquide complexe, qui contient particulièrement du carmin dissous dans l'ammoniaque, nous obtenons exactement les deux bandes d'absorption qu'on considère comme caractéristiques de l'hémato-cristalline oxydée. L'identité de couleur, même appuyée par le mot pompeux de spectroscopie, ne signifie donc rien quant à l'identité de composition chimique. Ne trouvez-vous pas après cela qu'il a fallu une grande hardiesse pour vouloir introduire ce procédé d'analyse dans la pratique de la médecine légale? Quoi qu'il en soit, je mets sous vos yeux un tableau indiquant les régions obscures que présente le spectre quand on interpose à la lumière une dissolution plus ou moins concentrée de sang. Ce tableau résume les indications que j'ai données plus haut.

Ces bandes m'ont paru être les mêmes pour le sang des oiseaux et celui des reptiles. Je n'ai pas examiné le sang des poissons, mais Valentin affirme qu'il donne les mêmes effets.

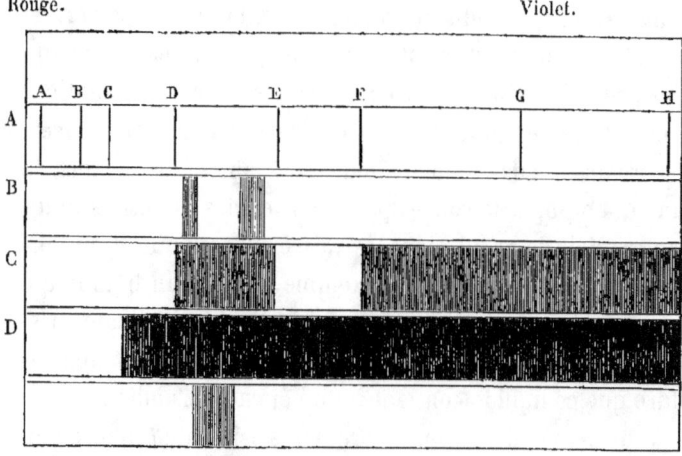

Fig. 3. — Absorption de certaines régions du spectre par des dissolutions sanguines (*).

Il serait curieux d'étudier à ce point de vue le sang des mollusques céphalopodes, qui devient d'un beau bleu, et celui des crabes, qui devient noirâtre au contact de l'air.

Les phénomènes que nous venons d'indiquer pourraient, je pense, recevoir en physiologie des applications auxquelles je ne sache pas que l'on ait songé jusqu'ici. Tout d'abord, ils pourraient permettre de perfectionner la méthode de Welcker, pour l'estimation de la quantité de sang que contient un animal. Supposons que pour obtenir une bande d'absorption d'une certaine largeur, avec une certaine lumière, il faille ajouter à 100 centimètres cubes d'eau 2 cen-

---

(*) A. Raies de Fraünhaufer. — B. Sang artériel oxygéné; dissolution extrêmement étendue. — C. Dissolution plus concentrée. — D. Même sang; dissolution plus concentrée encore. — E. Sang très-noir; dissolution extrêmement étendue.

timètres cubes de sang d'un chien, par exemple. Si nous saignons rapidement ce chien, et que nous lavions avec soin tout son système circulatoire, nous arriverons, en mélangeant le sang et les eaux de lavage, à obtenir, je suppose, 10 litres d'un liquide coloré. Pour retrouver notre bande d'absorption, avec sa largeur exacte, il faudra, par exemple, mélanger à 100 centimètres cubes d'eau 20 centimètres cubes de notre liquide. Donc 20 centimètres cubes du liquide contiennent 2 centimètres cubes de sang ; donc les 10 litres en contiennent 1 litre.

Semblablement, on pourrait assez aisément estimer par cette méthode, la quantité relative de globules sanguins, ou au moins d'hémato-cristalline que contient le sang de diverses personnes dans des conditions différentes, et je ne serais pas étonné qu'on parvînt ainsi à doser, quand on aurait une fois déterminé un point de comparaison, les globules contenus dans le sang des chlorotiques, etc. Ce sont là des essais qui mériteraient d'être tentés.

GAZ DU SANG. — Enfin, le sang contient des gaz ; si on le chauffe ou si on le soumet à l'action du vide, on en extrait les trois gaz de l'atmosphère, l'oxygène, l'azote, l'acide carbonique. Mais sous quelle forme ces substances sont-elles contenues dans le sang ? Y sont-elles simplement dissoutes ou sont-elles combinées, et dans ce cas quelle est la matière dont l'affinité les retient ? Autant de questions capitales pour l'histoire de la respiration, et que nous allons chercher à résoudre.

Mais disons-le tout d'abord, les expériences que nous allons rapporter ont été faites exclusivement sur le sang d'animaux supérieurs, de vertébrés, ou, pour mieux dire, de mammifères ; encore, chez ces derniers, les animaux domestiques presque seuls ont été utilisés. Cependant nous n'hésitons pas à appliquer à tout le groupe des vertébrés les conclusions tirées de ces expériences. Pour ce qui est des animaux invertébrés, et surtout de ceux chez qui la présence de matières analogues à l'hémoglobine n'a pas encore été constatée, la plus grande réserve est nécessairement imposée.

Rappelons d'abord, rapidement, quelles vicissitudes a subies, jusqu'à l'époque moderne, la connaissance de l'existence de gaz dans le sang.

C'est J. Mayow (1) qui, le premier, reconnut que des bulles de gaz « *bullulas pene infinitas* » sortent du sang que l'on soumet à l'action du vide ; il supposa que c'était son esprit igno-aérien.

Depuis, on chercha à retirer les gaz du sang par trois méthodes différentes :

1° *Chaleur*. — Cette méthode permit à Humphry Davy d'affirmer, dès 1799, la présence de l'oxygène et de l'acide carbonique. Il est facile de répéter cette expérience, et l'appareil fonctionne devant vous ; mais, pour éviter une coagulation fort gênante, on a additionné le sang de deux fois son volume d'eau distillée bouillie. Ce mélange a rempli un ballon dont le col livre passage à un tube recourbé qui plonge dans de l'eau de chaux. Bien avant la température de l'ébullition, vous le voyez, des bulles se dégagent, et l'eau de chaux se trouble. En recueillant dans une éprouvette le gaz qui apparaît ensuite, vous voyez que ce gaz colore fortement une dissolution de pyro-gallate de potasse, et est, par elle, en partie absorbé ; il contient donc une certaine quantité d'oxygène. H. Davy trouva ainsi, en volumes, environ 6 d'oxygène et 9 d'acide carbonique pour 100 de sang.

2° *Déplacement par un autre gaz*. — C'est par cette mé-

(1) XI.

thode que Priestley (1) avait reconnu que l'air inflammable, après un contact avec le sang, peut être réduit par l'air nitreux : il contenait donc de l'oxygène. Girtanner (2) en vit autant avec l'azote ; Nasse (3) trouva, de la même façon, en employant l'hydrogène, de l'acide carbonique, et Vauquelin, comme je vous l'ai dit, montrait cette expérience dans ses cours.

Elle marche devant vous, un peu modifiée, pour donner des résultats plus saisissants. Un courant d'azote s'échappe d'une grande cloche tubulée que l'on enfonce dans l'eau. Il barbote dans un flacon plein de sang défibriné au contact de l'air, et s'échappe en traversant des tubes de Liebig pleins d'eau de chaux. Très-rapidement, cette eau se trouble et précipite du carbonate de chaux.

3° *Diminution de pression.* — Vogel (4), en 1814, parvint à extraire ainsi de l'acide carbonique du sang ; ceci fut revu par Collard de Martigny (5) en 1830 ; mais ni J. Davy (6), ni Mitscherlich (7) ne purent rien obtenir, et vous avez vu comment ce dernier chimiste avait cherché à expliquer, par l'intervention de quelque acide, la libération de l'acide carbonique, qu'il ne pouvait extraire par la machine pneumatique. Enfin, les travaux de Enschut (8) et de Bischoff (9) établirent nettement, dans le sang, la présence de ce gaz.

Je puis très-facilement faire sortir devant vous, par l'emploi

(1) XII.
(2) XVII.
(3) XLV.
(4) XLVI.
(5) XXVI.
(6) XLVII.
(7) XXXII.
(8) XLVIII.
(9) XLIX.

du vide, de l'acide carbonique du sang. Voici un tube barométrique, de $1^m,20$ de long, dans la chambre duquel j'ai fait passer du sang défibriné sur une hauteur de 30 centimètres environ. Or, depuis une heure que l'expérience est disposée, on a pu constater un abaissement de la colonne barométrique ; je fais maintenant passer un bâton de potasse avec un peu d'eau : on peut voir, en quelques minutes, la colonne se relever à nouveau. Quant à l'oxygène, on ne l'avait point ainsi obtenu, et Collard de Martigny avait même nié son existence, à l'état libre, dans le sang.

Ces hésitations, ces contradictions tenaient, comme le fit voir Magnus (1), à ce que le vide employé n'était point assez voisin du vide parfait. Ce dernier expérimentateur montra, en effet, que l'acide carbonique, et surtout que l'oxygène, ne s'échappent qu'au moment où la pression est réduite à quelques centimètres de mercure.

De plus, par des expériences bien conduites, par l'emploi d'un appareil ingénieux, il mit hors de doute la présence de l'oxygène et de l'acide carbonique et aussi de l'azote dans le sang, et put même tenter des analyses quantitatives dont nous aurons à parler plus tard.

Ce travail de Magnus entraîna bientôt la conviction de tous les physiologistes et marque, sous ce rapport, une époque dans l'histoire de la science.

(1) L.

SIXIÈME LEÇON

GAZ DU SANG (ANALYSES QUALITATIVES).

L'oxygène et l'acide carbonique sont en partie à l'état de dissolution, en partie à l'état de combinaison (Fernet). — L'oxygène est combiné avec les globules, l'acide carbonique aux sels du plasma (Fernet). — Combinaison de l'oxygène avec l'hémato-cristalline. — Elle parait jouer le rôle d'un acide (Preyer). — Une dissolution d'oxy-hémato-cristalline dans du sérum ne peut ramener à la vie un animal rendu exsangue : Expériences.

Messieurs,

La présence de gaz une fois constatée dans le sang, il reste à savoir s'ils y sont simplement dissous ou s'ils sont combinés chimiquement, soit aux principes du plasma, soit aux globules qu'il tient en suspension.

Pour ce qui est de l'oxygène, des expériences de Cl. Bernard (1) nous prouvent d'abord qu'il est, en grande partie du moins, à l'état de combinaison. En effet, le sang absorbe d'autant moins d'oxygène qu'il est plus froid. Or, chacun sait que si l'absorption de l'oxygène dépendait d'une simple dissolution, c'est le contraire qui devrait avoir lieu.

Mais nous pouvons étudier la question avec plus de précision.

Si ces gaz sont simplement dissous, ils doivent manifestement suivre la loi établie par Dalton, c'est-à-dire que les

(1) LI, p. 114.

quantités de chacun de ces gaz dissoutes par l'unité de volume doivent être proportionnelles à la pression exercée par ce gaz lui-même à la surface du liquide.

Or, cela est-il vrai ?

Le beau travail de Fernet (1) va nous fournir la réponse.

Fernet commence par expulser tout, ou, du moins, la plus grande partie des gaz du sang (sang artériel de chien, défibriné), en le faisant traverser par un courant d'hydrogène, et en le soumettant à l'action du vide.

Il l'introduit alors dans un appareil, dit appareil à absorption, où ce sang se sature du gaz en expérience, sous une pression déterminée et qu'il est facile de faire varier.

Ceci posé, examinons d'abord ce qui va se passer pour l'absorption d'oxygène.

Voici les chiffres d'une série d'expériences :

Sang de l'artère humérale. Quantité de sang introduite 36^{cc},1. — Temp. 16°

Volume initial du gaz ramené à 0° et à 760^{mm}.	Volume absorbé ramené à 0° et 760^{mm}.	Pression finale.
cc.	cc.	mm.
287,554	4,462	732,4
	4,420	701,9
	4,394	681,5
	4,363	658,3
	4,346	647,2

Si la loi de Dalton s'appliquait ici, on aurait, en vertu de la formule $\frac{V}{v} = \frac{H}{h}$, d'où $V = v \frac{H}{h}$, on aurait, par exemple, $\frac{4,462}{4,420} = \frac{732,4}{701,9}$, d'où $4,462 = 4,420 \times \frac{732,4}{701,9}$, ce qui n'est pas, puisque cette dernière expression donne 4,612, nombre plus grand que 4,462. Semblables calculs effectués sur les autres chiffres donneraient semblables résultats ; c'est-à-dire que

(1) LII.

ÉTAT DE L'OXYGÈNE DANS LE SANG.

toujours on trouverait $V < v\frac{H}{h}$. Donc l'oxygène n'est pas simplement dissous dans le liquide sanguin ; il s'y trouve, en tout ou en partie, à l'état de combinaison.

En tout ou en partie ? Comment reconnaître à laquelle de ces deux opinions il faut s'arrêter ? D'une manière bien simple.

Supposons qu'une partie de l'oxygène soit à l'état de simple dissolution. La loi de Dalton s'appliquera à cette partie, et pour chaque augmentation de pression, il y aura une augmentation correspondante dans le volume absorbé. Le reste du gaz étant fixe et chimiquement lié, nous devrons, en nous reportant aux chiffres indiqués par les expériences, trouver un rapport constant entre l'accroissement de volume et l'accroissement de pression. Voyons s'il en est ainsi :

Volume absorbé.	Accroissement de volume.	Pression.	Accroissement de pression.	Rapports.
cc.	cc.	mm.	mm.	
4,346 } 4,363 }	0,017	647,2 } 658,3 }	11,1	$\frac{0,017}{11,1} = 0,00153$
4,363 } 4,394 }	0,031	658,3 } 681,5 }	23,2	$\frac{0,031}{23,2} = 0,00134$
4,394 } 4,420 }	0,026	681,5 } 701,9 }	20,4	$\frac{0,026}{20,4} = 0,00127$
4,420 } 4,462 }	0,042	701,9 } 732,4 }	30,5	$\frac{0,042}{30,5} = 0,00138$

On obtient donc des nombres sensiblement égaux, si l'on tient compte des erreurs d'expériences. Il existe donc une partie de l'oxygène qui est simplement dissoute sous l'empire de la loi de Dalton.

Nous pouvons aller plus loin, et estimer exactement la valeur de cette partie. Remarquons, pour cela, que ce rapport constant (en moyenne 0,001 38) exprime la quantité de gaz absorbée par $36^{cc},1$ de sang, à 16 degrés, pour une pression de 1 millimètre. Donc, en multipliant par 760, et divisant par 36,1, nous aurons le *coefficient de solubilité* de l'oxygène dans le sang, à la pression normale et à la température de 16 degrés ; cette opération donne $\frac{0,00138 \times 760}{36,1} =$ 0,0290, c'est-à-dire un nombre un peu inférieur à celui du coefficient de solubilité dans l'eau pure (0,0295 à 16 degrés, d'après Bunsen).

Ainsi, pour avoir la quantité d'oxygène absorbée par l'unité de volume du sang, à l'état de simple dissolution, dans une quelconque des expériences ci-dessus rapportées, dans la première, par exemple, où la pression était de $732^{mm},4$, il suffit de calculer la valeur $0^{cc},0290 \times \frac{732,4}{760} = 0^{cc},0279$.

Or, l'unité de volume de sang a absorbé, en tout, $\frac{4^{cc},462}{36,1}$, soit $0^{cc},1236$. Donc, elle en contient à l'état de combinaison $0^{cc},1236 - 0^{cc},0279 = 0^{cc},0957$.

Ainsi, selon Fernet, la quantité d'oxygène chimiquement liée au sang saturé serait environ cinq fois plus grande que la quantité qui y est dissoute à la pression atmosphérique.

Passons à l'acide carbonique.

Des expériences conduites de la même manière ont donné les chiffres suivants :

Sang de l'artère fémorale. Quantité, $40^{cc},5$. — Température, $16°,1$.

Volume initial du gaz ramené à 0° et 760^{mm}.	Volume absorbé ramené à 0° et 760^{mm}.	Pression finale.
cc.	cc.	mm.
392,786	61,011	717,2
	60,209	701,6
	58,164	661,8
	56,556	632,4
	54,847	597,2

Les mêmes raisonnements employés ci-dessus pour l'étude

de l'oxygène font voir que l'acide carbonique est à la fois dissous et combiné dans le sang.

Des calculs analogues à ceux qui précèdent donnent 0,965 pour le coefficient de solubilité, à 16°,1, chiffre un peu moindre que pour l'eau pure (0 9753, selon Bunsen). Quant à la partie du gaz indépendante de la loi de Dalton, elle est de 0,595 pour l'unité de volume. Celle-ci, saturée, absorbe donc 1,560 d'acide carbonique, dont les trois cinquièmes environ sont simplement dissous : l'influence de la pression est donc ici beaucoup plus considérable que dans le cas de l'acide carbonique.

Il est à regretter que Fernet n'ait pas répété avec l'azote une série d'expériences semblables. Mais les résultats d'autres expériences permettent de considérer l'azote comme simplement dissous dans le sang, fait en harmonie avec ses propriétés chimiques.

Cependant nous ne pouvons nous arrêter là. Il faut maintenant que nous sachions à laquelle des deux parties facilement isolables du sang, je veux dire au sérum, d'une part, aux globules de l'autre, se trouvent unis chimiquement le gaz acide carbonique et le gaz oxygène.

Ce sont encore les travaux de Fernet qui nous serviront de guide ; car il a répété avec le sérum sanguin les expériences faites sur le sang tout entier, et dont les résultats viennent d'être exposés.

Parlons d'abord de l'acide carbonique. Fernet a montré qu'à 15°,2, le coefficient de solubilité dans le sérum est de 0,989, tandis que la quantité absorbée par l'unité de volume, indépendamment de la pression, est 0,4709 : en tout 1,4599. Ces chiffres sont peu différents de ceux que nous a fourni l'étude du sang muni de ses globules.

Quant à l'oxygène, nous trouvons un résultat tout autre ;

non pas pour le coefficient de solubilité, car il est sensiblement identique (0,0288 à 16°,8) avec celui du sang complet, mais pour la partie combinée, qui n'est représentée, dans l'unité de volume, que par 0,00117, au lieu de 0,0957.

Ainsi, tout ou presque tout l'acide carbonique chimiquement retenu dans le sang est combiné avec le sérum, tandis que tout ou presque tout l'oxygène chimiquement retenu est combiné avec les globules.

Allons encore plus loin, et demandons-nous sous quelle forme, à quel état, sont maintenus ces gaz, avec quelle substance chimique, avec quel principe immédiat ils entrent ainsi en composition.

Pour ce qui est de l'acide carbonique et du sérum, la méthode et les chiffres de Fernet peuvent encore fournir les éléments désirables.

En effet, ce chimiste considère la manière dont se comportent, sous le rapport de l'absorption par simple dissolution ou par combinaison chimique, l'acide carbonique, l'oxygène, l'azote, vis-à-vis de dissolutions convenablement titrées des trois principaux sels du sérum : carbonate de soude, phosphate de soude, chlorure de sodium, et vis-à-vis du sérum lui-même.

Il trouve ainsi, par une série d'expériences identiques avec celles qui ont été plus haut rapportées : 1° que l'addition de ces sels à l'eau distillée, dans la proportion où ils se rencontrent dans le sérum, diminue un peu le coefficient de solubilité pour cette eau; 2° que l'azote est simplement dissous; 3° que le chlorure de sodium ne joue aucun rôle chimique dans l'absorption des gaz; 4° que l'acide carbonique se combine, au contraire, avec le carbonate et le phosphate de soude; 5° que le sérum se conduit, par rapport à l'acide carbonique, comme une double solution de ces deux derniers sels; 6° que les matières organisées du sérum fixent à l'état de combinaison une certaine quantité d'oxygène.

Par l'intervention de l'acide carbonique, le carbonate (CO^2,NaO) de soude serait, selon Fernet, transformé en bicarbonate ($2CO^2,NaO$); et semblablement, le phosphate tribasique de soude ($PhO^5,2NaO,HO$) absorberait deux équivalents d'acide carbonique, pour devenir ($PhO^5 2CO^2$) ($2NaO,HO$) (1). Et Fernet fait remarquer que dans le sang des divers animaux soumis à des alimentations différentes, il existe entre ces deux sels de soude une sorte de balancement qu'explique la similitude de leur rôle physiologique; ainsi, le sang des herbivores contient moins de phosphates, mais plus de carbonates que celui des carnivores.

Nous ne devons pas nous étonner de voir l'acide carbonique chimiquement lié, se dégager sous l'action de la pompe pneumatique, ou par le passage d'un grand excès de gaz étranger. Les travaux d'Henri Rose (1835), ceux de Marchand (1845), ont, en effet, montré que les bicarbonates alcalins dissous passent à l'état de carbonates simples par l'action du vide ou d'un courant gazeux.

Aussi l'extraction par le vide de tout l'acide carbonique contenu dans le sang à l'état de dissolution ou de bicarbonates, est-elle possible lorsqu'on emploie des moyens suffisants. C'est ce que Pflüger (2) est parvenu à faire récemment.

Tout dernièrement, Preyer (3) est arrivé à préparer le *sel de Fernet*, le phosphate où chaque équivalent d'acide

---

(1) Heidenhain et Lothar Meyer ont fait voir, depuis, que si cette proportion n'est pas exacte pour tous les degrés de concentration de la solution, elle l'est pour les dissolutions très-faibles, comparables à celles du sérum.

(2) LIII.

(3) LIV.

phosphorique a fixé deux équivalents d'acide carbonique.

Arrivons maintenant à l'oxygène.

Une très-faible partie de ce gaz peut, avons-nous dit, s'unir chimiquement aux matières solides du sérum ; il s'agit probablement alors de la sérine, de la plasmine et des autres matières d'origine organique.

Jusqu'à présent, nous avons négligé la fibrine ; cependant, des expériences de Harley ont montré que le sang muni de sa fibrine absorbe un peu plus d'oxygène que lorsqu'il en est privé : une faible partie de ce gaz trouve donc encore ici son emploi.

Mais la plus grande partie des gaz est, à coup sûr, combinée avec les globules sanguins. Au contraire de l'acide carbonique, l'oxygène ne peut être complétement chassé du sang que par l'action combinée du vide fait à plusieurs reprises, et de la chaleur poussée jusqu'à la température de l'ébullition. Un courant continu d'azote, d'hydrogène, d'acide carbonique, ne peuvent en chasser qu'une faible partie, ce qui indique une combinaison plus tenace que celles que nous avons signalées en parlant de l'acide carbonique. Mais d'autres gaz ont une action plus énergique. En 1857, Claude Bernard (3) a découvert la propriété remarquable que présente l'oxyde de carbone de déplacer l'oxygène des globules sanguins, et de contracter avec ceux-ci une union tellement intime, que le sang ainsi traité devient incapable d'absorber à nouveau de l'oxygène. Il a ainsi expliqué l'action éminemment toxique de l'oxyde de carbone, et il s'est servi de cette propriété pour extraire et doser l'oxygène contenu dans le sang.

Voyons maintenant avec quelle substance contenue dans

---

(1) LI, 11ᵉ et 12ᵉ leçons.

les globules sanguins peut ainsi s'unir l'oxygène. Ces globules contiennent, vous le savez, un principe cristallisable, ou hémato-cristalline, dont nous avons assez longuement parlé.

Or, l'hémato-cristalline est un corps avide d'oxygène. Si l'on sature d'oxygène de l'eau préalablement bouillie, et qu'on ajoute au liquide une certaine quantité d'hémoglobine desséchée à froid dans le vide, on voit qu'il devient susceptible d'absorber une nouvelle quantité d'oxygène. Elle forme ainsi un nouveau composé auquel on a donné en Allemagne le nom d'*oxy-hémoglobine*. Cette combinaison, remarquons-le, a lieu directement, sans l'intervention d'aucune substance alcaline. Le phénomène n'est donc pas comparable, comme d'éminents chimistes l'ont cru, avec l'absorption de l'oxygène par l'acide pyro-gallique uni à un alcali. Il faut, pour enlever l'oxygène ainsi absorbé, employer l'action de la chaleur et du vide.

Mais l'oxyde de carbone chasse l'oxygène de l'hémoglobine pour contracter avec celle-ci une combinaison très-stable, que Hoppe-Seyler a pu isoler à l'état cristallin, et que ne peut plus détruire l'action de l'oxygène. Ceci explique suffisamment l'effet que nous avons rappelé plus haut touchant l'oxyde de carbone. Je ne puis que signaler, à ce propos, diverses actions réductrices que des corps facilement oxydables, comme le tartrate ou le sulfhydrate d'ammoniaque, le protoxyde de fer, etc., exercent sur l'oxy-hémoglobine, à laquelle ils prennent son oxygène.

Cette combinaison de l'oxygène avec l'hémoglobine explique-t-elle complétement ce qui se passe dans le sang?

Selon Preyer (1), 1 gramme d'hémoglobine dissous dans

---

(1) LIV.

l'eau absorbe entre 0 et 20 degrés, environ $1^{cc},3$ d'oxygène : $1^{cc},1$, selon Dybkowsky (1). D'autre part, Hoppe-Seyler estime à 13,79 pour 100 l'hémoglobine contenue dans le sang du chien : il y aura donc, en vertu de cette seule substance, $13,79 \times 1^{cc},2 = 16^{cc},5$ d'oxygène dans 100 centimètres cubes de sang, ce qui concorde sensiblement, comme nous le verrons, avec les nombres obtenus par les analyses directes les plus récentes (18,2 selon Pflüger, de 16,8 à 19,5 selon Setschenow). Nous pouvons donc admettre, en présence de cette identité presque complète, que tout, ou presque tout l'oxygène contenu dans le sang y est uni à l'hémoglobine des corpuscules rouges.

Ce n'est pas tout : les expériences de A. Schmidt (2) tendent à prouver qu'une partie de l'oxygène uni à l'hémoglobine se trouve à l'état d'ozone (Θ). Si, en effet, on verse sur un papier imprégné de teinture de gaïac quelques gouttes d'une solution d'hémoglobine, la circonférence de ces gouttes rouges se colore en bleu. Le fait est certain, facile à répéter, et je puis vous en rendre témoins. Mais selon Pokrowsky (3), il n'est pas concluant, et la teinture de gaïac peut bleuir avec de simples oxydants. Je ne puis faire ici qu'indiquer cette discussion, dont les Allemands s'occupent beaucoup en ce moment. Il est certain qu'il y a, dans la nature de l'oxygène contenu dans le sang, quelque chose de spécial, car si, à l'imitation de Schönbein et de His (4), nous prenons de vieille essence de térébenthine, qui bleuit fortement l'iodure d'amidon, et que nous la mélangions avec de l'essence fraîche jusqu'à ce que cet effet ne se produise plus, il suffira

(1) LV.
(2) LVI.
(3) LVII.
(4) XLIV, p. 21.

d'ajouter quelques gouttes de sang à la liqueur pour pouvoir obtenir encore cette caractéristique réaction de l'ozone.

Ce ne sont pas là les seules propriétés remarquables de l'hémoglobine au point de vue qui nous occupe; en voici une autre des plus importantes pour l'explication des phénomènes respiratoires.

Schöffer (1) a remarqué que la présence des globules rouges facilite beaucoup l'extraction de l'acide carbonique du sang; le vide sépare une plus grande quantité d'acide carbonique du sang tout entier que du sérum. Preyer et Pflüger sont arrivés à des résultats semblables. Preyer (2) épuise par l'action du vide tout l'acide carbonique d'une certaine quantité de sérum et d'une certaine quantité de sang, puis il mélange ces deux liquides, les soumet de nouveau au vide, et obtient une nouvelle quantité d'acide carbonique, quantité presque aussi considérable que s'il avait, à son sérum, ajouté un acide. Selon Pflüger (3), le vide est même susceptible d'enlever tout l'acide carbonique du sang lorsque celui-ci contient ses globules. Il est donc permis de considérer les globules sanguins comme jouant le rôle d'un acide ; on sait même que cet acide est très-faible, puisqu'il ne peut décomposer le carbonate de soude qu'à 40 degrés, et dans le vide, et qu'il est même alors incapable d'agir sur les carbonates insolubles, comme celui de baryte (Pflüger). Mais cela ne prouve pas encore que ce rôle d'acide soit dévolu à l'hémoglobine ou à quelque autre substance qui se formerait incessamment dans le sang. Quelques auteurs, et entre autres Kühne (4), ont même, à ce propos, pensé à la protagone.

(1) LVIII et LVIII bis.
(2) LIX.
(3) LX.
(4) XLIV, p. 232.

Tout récemment, Preyer (1) a fait quelques nouveaux pas vers la solution de la question. Il a d'abord vu que l'acide carbonique s'extrait plus facilement du sang artériel que du sang veineux ; mais on peut rendre celui-ci égal au sang artériel, sous ce rapport, en l'agitant à l'air. Les globules sanguins doivent donc la propriété qui les fait se comporter comme un acide à la présence de l'oxygène qu'ils ont absorbé. Enfin, Preyer est allé plus loin : il a épuisé par l'action de la pompe à gaz, dont nous parlerons plus loin, une forte solution d'hémato-cristalline, et aussi une dissolution au dixième de carbonate de soude, bien pur. Puis, les deux liquides furent mélangés dans le vide à 0 degré ; alors il se produisit un petit dégagement d'acide carbonique. En gelant ensuite la masse, toujours dans le vide, on obtint une nouvelle quantité d'acide carbonique. La matière restante, redevenue liquide, donna les bandes d'absorption de l'hémato-cristalline oxygénée (voy. la fig. 3, p. 76). Il paraît donc prouvé, par cette dernière expérience, que la combinaison d'hémato-cristalline et d'oxygène peut jouer le rôle d'acide ; mais joue-t-elle en réalité ce rôle dans le sang ? Nous reparlerons plus loin de cette question.

Vous voyez que nous en revenons, par une voie nouvelle, à l'idée de Mitscherlich, de Robin, etc., sur la séparation de l'acide carbonique par l'intervention d'une substance acide. Mais ici, cette substance existerait dans le sang même, elle serait le résultat de l'absorption même de l'oxygène, et les deux grands phénomènes de la respiration, toujours concomitants, joueraient l'un par rapport à l'autre le rôle de cause à effet. Nous aurons à revenir sur ces considérations importantes, quand nous traiterons des échanges gazeux du sang

(1) LXI.

et de l'atmosphère, et aussi de la théorie de la respiration.

Ainsi, en résumé, si l'on sature du sang au moyen de l'un des trois gaz de l'atmosphère, on voit que :

1° L'azote est simplement dissous dans le plasma sanguin : il s'échappe tout entier dans le vide à 0 degré (Pflüger).

2° L'acide carbonique est presque tout entier contenu dans le sérum ; il n'y est pas simplement dissous, mais aussi combiné principalement avec le carbonate et avec le phosphate de soude. Il abandonne ces combinaisons sous l'action du vide.

3° L'oxygène est, pour la plus grande partie, combiné avec les globules sanguins, et plus particulièrement à l'hémoglobine de ces éléments anatomiques. Il serait possible qu'une petite partie s'y trouvât à l'état d'ozone, ou soit facilement transformable en ozone. Le vide seul est impuissant à détruire complétement cette combinaison, et tout l'oxygène ne peut être extrait qu'en joignant à l'action du vide celle d'une température supérieure à 40 degrés. L'oxyde de carbone produit le même effet en chassant l'oxygène et en prenant sa place.

J'ai averti plus haut que ces résultats avaient été obtenus par l'étude seule du sang des animaux mammifères. Mais il est extrêmement probable que le sang des autres vertébrés fournira des résultats analogues à ceux qui viennent d'être rapportés. Quant aux animaux invertébrés, il convient de faire, à l'avance, des restrictions importantes.

Nous verrons, en parlant des changements que le contact de l'air apporte dans la couleur du sang, que le sang des mollusques céphalopodes se colore en bleu, que le sang des crustacés décapodes se colore en noir sous l'influence de l'air. Or, les globules ne prennent aucune part à cette modification, qui concorde, je m'en suis assuré pour les crabes, avec l'absorption d'une certaine quantité d'oxygène. Mais il est très-vraisemblable qu'une matière plus ou moins semblable à l'hémoglobine des vertébrés est ici dissoute dans le plasma sanguin, et que c'est avec elle que se combine l'oxygène absorbé.

Quant à l'acide carbonique, les analyses du sang chez les animaux inférieurs nous faisant presque complétement défaut, il n'est pas permis d'affirmer qu'il y existe les mêmes sels, jouant le même rôle, relativement à son absorption, que chez les animaux vertébrés.

Avant d'aller plus loin dans l'étude des gaz du sang, je veux vous parler d'une expérience faite il y a quelques jours, et la répéter devant vous.

L'oxygène du sang est, avons-nous dit, presque tout entier contenu dans les globules sanguins, et combiné avec l'hémoglobine. Or, on sait, depuis longtemps, que les animaux rendus exsangues peuvent être sauvés par l'injection dans leurs vaisseaux d'une certaine quantité de sang; on sait aussi que c'est à la présence des globules sanguins que ce sang doit ses propriétés vivifiantes; on sait enfin que celles-ci sont d'autant plus énergiques que le sang est plus oxygéné. Tout semble donc indiquer que le sang rappelle à la vie les animaux principalement en apportant à leurs éléments anatomiques l'oxygène dont ils ont besoin.

Il m'a alors paru intéressant de chercher si une dissolution d'hémato-cristalline suffisamment riche et suffisamment oxygénée pourrait, au point de vue du rappel à la vie, jouer le même rôle que le sang lui-même. Or, se procurer de l'hémato-cristalline en quantité considérable n'est pas chose commode; d'autre part, il aurait fallu, pour que l'expérience fût bonne, l'injecter dissoute non dans de l'eau, dont le contact tue les éléments anatomiques, mais dans du sérum sanguin, ou quelque liquide analogue. Le moyen le plus simple m'a paru celui-ci : j'ai fait congeler une quantité de sang de chien supérieure à celle qu'il serait nécessaire d'injecter pour le rappel à la vie d'un animal de cette espèce, au préalable rendu exsangue; par cette congélation, les globules ont été détruits, et le sang, lentement dégelé, n'a bientôt été qu'une sorte de bouillie de cristaux d'hémato-cristalline. A la température de l'appartement, ces cristaux se sont redissous ; j'ai laissé déposer, j'ai décanté, puis filtré, et cela à plusieurs reprises, le liquide obtenu, et j'ai eu alors cette belle solution couleur de laque que donne l'hémato-cristalline. Le microscope n'y montrait plus que de rares globules et un petit nombre de débris. Agitée au contact de l'air, réchauffée à 40 degrés, cette liqueur a pris une belle teinte rouge en absorbant de l'oxygène.

Un chien fut alors saigné, et comme il était près de la mort, j'injectai lentement, dans la jugulaire, ma solution d'oxy-hémoglobine. Il y eut pendant quelques minutes une apparence d'amélioration, puis, très-rapidement, les phénomènes reprirent leur cours, et la mort survint, plus vite même, ce semble, que si aucune injection n'avait été faite.

Nous recommençons l'expérience. Vous voyez notre liquide, préparé ce matin avec du sang de chien ; il est d'un beau rouge pourpre et parfaitement transparent ; sa température actuelle est de 40 degrés.

Le chien, à jeun, est couché sur le dos. Nous le saignons en mettant un tube dans l'artère carotide. Le sang part ; l'animal s'agite ; les respirations, plus rapides d'abord, se ralentissent et deviennent plus profondes ; après deux ou trois minutes, le cœur bat vite et faiblement, la pupille se dilate, l'urine part en jet, le sphincter anal s'ouvre... A quel moment devons-nous nous arrêter, afin de faire notre injection dans des conditions où le résultat soit concluant?

Si vous consultez à ce propos les auteurs nombreux qui ont écrit sur la transfusion du sang, vous serez très-étonnés de voir qu'ils ne se sont point occupés de ce côté de la question. Ils disent vaguement que les animaux qu'ils ont rappelés à la vie étaient *exsangues*, *saignés à blanc*, qu'ils étaient en état de *faiblesse extrême*, *de mort apparente*, que *le cœur ne battait plus*. Pour ce dernier point, je m'inscris en faux ; j'ai fait bien des transfusions, mais je puis vous déclarer que *jamais* je n'ai vu le sang rappeler les battements du cœur arrêté : arrêté comme il s'arrête dans la période ultime, c'est-à-dire après un affaiblissement graduel, car je ne veux rien dire des syncopes survenant en route, ne les ayant jamais observées chez le chien.

On comprend cependant qu'il est indispensable, avant toute chose, de trouver un phénomène qui, d'une part, annonce chez l'animal une mort prochaine et certaine, et, d'autre part, soit en rapport avec un retour certain à la vie, si la transfusion est bien faite, avec du sang de bonne nature. Sans cela, dans notre cas particulier, nous pourrions, que l'animal survive ou meure, ne pas savoir s'il faut attribuer le résultat au liquide injecté ou à l'hémorrhagie.

Pour répondre à cette question, j'ai dû entreprendre un grand nombre d'expériences. Je me suis assuré, d'abord, qu'un chien dont la pupille n'est pas encore dilatée et qui a conservé la sensibilité oculaire peut parfaitement, lors même qu'on lie alors l'artère, être déjà condamné à mort. Réciproquement, la dilatation de la pupille peut avoir lieu avant que l'hémorrhagie ait dépassé les limites mortelles. D'autre part, les déjections involontaires peuvent arriver avant que la vie de l'animal soit compromise. Enfin, les observations touchant le nombre des battements cardiaques, des mouvements respiratoires, la pression sanguine, la température, ne fournissent pas de renseignements certains.

Aucun de ces phénomènes ne peut donc être un signe, un critérium.

Mais à un certain moment de l'hémorrhagie, on voit le chien, couché sur le dos, contracter, par une convulsion énergique et durable, un, deux ou même les quatre membres. S'il s'agit des pattes antérieures, le chien les roidit et les tient un instant presque à la verticale ; pour les pattes postérieures, elles sont également roidies, et parfois ramenées en avant par une convulsion des psoas jusque sur la tête. Pendant la convulsion, le cœur se ralentit beaucoup, et, si l'on a introduit au préalable un manomètre dans une artère, on voit la pression sanguine diminuer.

Or, si on lie le vaisseau artériel immédiatement après la première de ces grandes convulsions, et qu'on laisse l'animal à lui-même, la mort survient nécessairement. Les convulsions se répètent, plus fortes d'abord, plus faibles ensuite, et le chien cesse de respirer de cinq minutes à une demi-heure après l'arrêt de l'hémorrhagie. Que si, au contraire, on lui réinjecte, immédiatement après la première convulsion, du sang préparé à l'avance, on le voit toujours revenir à la vie.

En d'autres termes, l'excitation de la moelle épinière et de la moelle allongée, consécutive à la diminution de la quantité, de la pression et de la qualité du sang à la suite de l'hémorrhagie, est, chez un chien placé sur le dos, un signe certain d'une mort prochaine, mort qui peut être certainement conjurée par une transfusion bien faite.

Nous avons donc un critérium qui nous permet d'aller en avant. Appliquons-le à l'expérience actuelle.

Nous rouvrons l'artère, dont le tube avait été fermé pendant notre digression, et nous détachons l'animal, devenu presque insensible et dans un état de faiblesse extrême. Le sang coule, et, tout à coup, voici que survient une inspiration très-profonde ; les muscles des membres postérieurs se contractent, et les pattes de derrière, ramenées en haut et en avant, surplombent le thorax. Nous fermons le vaisseau artériel : désormais, si le sang que nous allons lui injecter n'est pas bon, notre animal est condamné à mort.

Je fais lentement l'injection par la veine fémorale. Au moment où le liquide arrive au cœur, les battements de celui-ci, presque insensibles à la main, s'accélèrent et deviennent plus amples. Ne nous hâtons pas de nous réjouir ! Une simple injection de sérum en ferait autant.

En effet, voyez, ces battements vont tout de suite en s'affaiblissant, les respirations deviennent à peine perceptibles ; il n'y a même que quelques rares et faibles convulsions : l'animal meurt, et il meurt, ce semble, beaucoup plus vite que si on ne lui avait rien fait.

Ainsi notre solution d'oxy-hémoglobine dans le sérum, non-seulement n'a pas suffi à entretenir même pendant un temps la vie des éléments anatomiques, mais semble, au contraire, avoir hâté leur mort. L'existence de globules sanguins à l'état figuré paraît donc être indispensable pour la conservation des propriétés vitales élémentaires. Permettez-moi d'ajouter que le refroidissement du sang jusqu'à 0 degré, température qui ne détruit pas les globules, n'a pas empêché, dans une expérience, le sang réchauffé de rappeler un animal à la vie : ce n'est donc pas au refroidissement, mais à la destruction des globules qu'il faut attribuer le résultat funeste de notre injection.

SEPTIÈME LEÇON

GAZ DU SANG (ANALYSES QUANTITATIVES)

Magnus. — Lothar Meyer. — Emploi et description de la pompe à gaz : Perfectionnement dû à Gréhant. — Les élèves de Ludwig. — Discussion. — Emploi de l'oxyde de carbone (Claude Bernard ; Nawrocki).

Messieurs,

Ce que nous avons dit jusqu'ici n'a pu servir qu'à déterminer le sens général des phénomènes, mais ne nous a donné en aucune façon leur mesure dans l'état naturel. Les expériences de Fernet, que nous avons rapportées, ont été faites avec du sang privé de gaz par l'ébullition, puis agité jusqu'à saturation avec le gaz dont ce physiologiste voulait étudier l'action ; il est évident que rien de semblable n'existe dans les circonstances normales, et que les nombres ainsi obtenus ne peuvent en aucune façon nous donner la quantité d'oxygène ou d'acide carbonique que contient un certain sang.

C'est là, cependant, un problème de la plus haute importance, et que, depuis Magnus, les physiologistes se sont efforcés de résoudre. Aujourd'hui, sa solution est assez avancée pour que nous puissions donner sur l'état naturel des gaz dans le sang des indications très-précises, et comparer l'influence de circonstances diverses sur les proportions dans lesquelles ils y sont contenus.

Les premières tentatives importantes remontent, comme je viens de le dire, à Magnus (1). Il extrayait les gaz par l'action seule d'un vide imparfait, et il suffit d'examiner d'un peu près son appareil pour voir qu'il ne lui permettait pas d'extraire complétement les gaz, pas plus l'oxygène que l'acide carbonique. Je vous donne, à titre d'exemple, un des résultats qu'il a obtenus.

Sang artériel de cheval.

100 volumes de sang ont donné 12 vol. 54 de gaz, et ces 12 vol. 54 contenaient :

Acide carbonique 8,23
Oxygène 3,16
Azote 1,15

Sang veineux de cheval.

100 volumes de sang ont donné 11 vol. 12 de gaz, et ces 11 vol. 12 contenaient :

Acide carbonique 7,30
Oxygène 1,47
Azote 2,35

Vous verrez bientôt combien ces nombres s'écartent de la vérité.

Vingt ans après, Lothar Meyer (2), mettant en usage une méthode d'extraction des gaz imaginée par Baumert, arriva à des résultats beaucoup plus exacts. Je vous en cite un ; du sang artériel de chien contenait pour 100 volumes de sang :

O 14,29 ; Az 5,04 ; CO^2 libre 6,17 ; CO^2 combiné 28,58 ; en tout 54,08. Il appelait CO^2 libre celui qui se dégageait par le simple effet du vide et d'une chaleur de

(1) L.
(2) LXII.

40 degrés, et CO^2 combiné celui qu'il obtenait ensuite en ajoutant un peu d'acide tartrique au liquide.

Mais Lothar Meyer ne faisait le vide qu'une fois, ce qui est insuffisant, et, d'autre part, les gaz restaient trop longtemps en présence du sang, d'où devait résulter une certaine consommation d'oxygène.

L'emploi réitéré du vide ne put être fait que lorsque Ludwig et ses élèves eurent mis en usage, pour l'extraction des gaz du sang, les pompes à vide barométrique. On a, depuis l'appareil que construisirent Ludwig, Setschenow (1) et Schœffer, beaucoup modifié et perfectionné les pompes destinées à l'extraction des gaz du sang. Les avantages de ces appareils sont : 1° de faire rapidement un vide parfait ; 2° d'isoler les gaz au fur et à mesure de leur extraction ; 3° de permettre l'emploi de la chaleur, des acides, et même, comme l'a fait Pflüger, de faire dessécher complétement le sang, le tout dans le vide.

Je vous présente et fais manœuvrer devant vous un de ces instruments. Il a été construit par Alvergniat (de Paris), sur les indications du docteur Gréhant, préparateur du cours de Claude Bernard au Collége de France. Son principe est le même que celui des instruments allemands ; mais il a sur ceux-ci l'avantage de la simplicité, et présente en outre un perfectionnement sur l'importance duquel j'insisterai tout à l'heure.

Vous voyez d'abord, solidement fixé sur une tablette verticale, un tube de verre renflé à sa partie supérieure, et qui, au-dessous dudit renflement, présente une longueur supérieure à la hauteur de la colonne barométrique, soit environ 90 centimètres. A son extrémité supérieure, ce tube se

(1) LXIII.

bifurque : la branche verticale, effilée, pénètre à travers un bouchon dans une petite cuve qu'on peut remplir de mercure, et elle est recouverte par ce métal; à la branche horizontale se trouve adapté un caoutchouc à parois épaisses et à calibre très-petit, qui communique par un tube intermé-

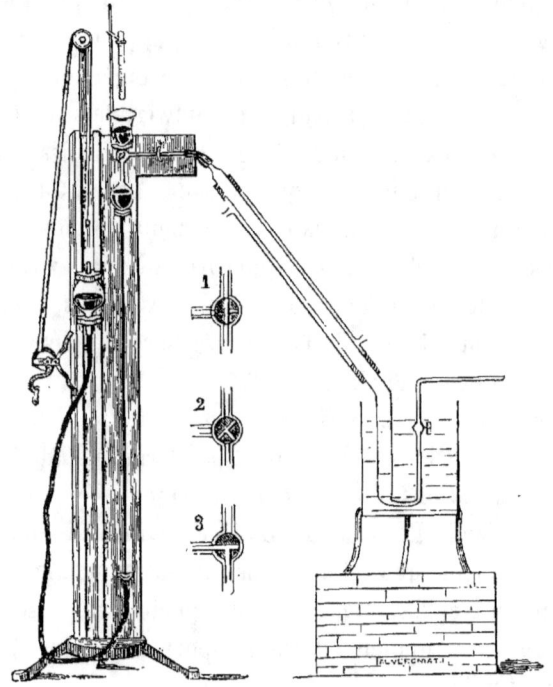

Fig. 4. — Pompe de Gréhant pour extraire le gaz du sang.

diaire, sur l'utilité duquel je reviendrai, avec le liquide dont on veut extraire le gaz. Un robinet à trois voies permet, suivant la manière dont on le tourne, ou bien de fermer parfaitement le tube vertical (fig. 2), ou de le faire communiquer, soit avec la branche verticale et la cuve à mercure (fig. 1), soit avec la branche horizontale et le liquide contenant les gaz (fig. 3). Enfin, un grand réservoir barométrique, relié au tube par un fort tube de caoutchouc, est rempli de mercure, et peut être placé à diverses hauteurs, grâce au jeu d'une manivelle, d'une poulie de renvoi et de coulisses qui dirigent sa marche verticale. Sa capacité est plus grande que celle de tout le reste de l'appareil.

Ce réservoir étant plein de mercure, mettons le robinet dans la position figurée en 1, et élevons le réservoir au sommet de sa course : il est évident qu'alors le mercure remplira l'appareil tout entier et se répandra même dans la petite cuve qui termine le tube. Tournons le robinet dans la position 2, et descendons le réservoir jusqu'au niveau du sol. Aussitôt le mercure s'abaissera dans le tube vertical jusqu'à ce que son niveau surpasse le niveau du réservoir d'une hauteur égale à la hauteur barométrique ; au-dessus est le vide parfait. Nous mettons alors le robinet dans la position 3 ; le liquide sur lequel nous faisons expérience communique avec la chambre barométrique, les gaz s'en échappent et viennent remplir celle-ci.

Aussitôt nous replaçons le robinet dans la position 2, nous relevons le réservoir jusqu'au haut, nous renversons sur la petite cuve à mercure un tube gradué plein lui-même de mercure, et nous ouvrons le robinet comme il est figuré en 4 : alors les gaz s'échappent dans l'éprouvette, l'appareil se remplit à nouveau tout entier de mercure, et l'on peut recommencer la même série d'opérations.

Avec un peu d'habitude, tout cela s'exécute très-rapidement, comme vous en avez la preuve à l'instant.

Pour l'extraction des gaz du sang, il se présente des difficultés particulières et considérables ; d'abord, le liquide doit être, bien entendu, introduit dans l'appareil à l'abri du contact de l'air ; puis, il importe d'éviter la coagulation ; il faut de plus disposer les choses de manière à pouvoir faire agir la température de 40 degrés environ, et, enfin, se mettre à l'abri de la mousse abondante qui accompagne toujours le dégagement des gaz, inconvénient qu'il est à la fois indispensable et très-difficile d'éviter.

Parmi les moyens qui ont été employés pour résoudre ce problème complexe, l'un des plus simples et des plus sûrs est celui qu'a imaginé le docteur Gréhant, et que vous avez sous les yeux. (Voy. fig. 4, p. 102.)

Au tube horizontal s'attache un large tube incliné, d'une longueur d'un mètre environ, qu'entoure un manchon réfrigérant plein d'eau et fixé par des assemblages de caoutchouc. Puis vient un autre tube coudé, large dans sa première branche, étroit dans l'autre et portant un robinet ; ce tube est mis en communication avec l'ajutage qui devra amener le sang de l'animal. On voit par la figure que ce tube coudé plonge dans de l'eau qu'on maintient à 40 degrés.

Le vide étant fait dans l'appareil, on y fait pénétrer, avec des précautions qu'il serait à peu près impossible de réaliser dans un cours public, un certain volume de sang ; celui-ci, grâce au vide et à la température de 40 degrés, entre en ébullition ; une écume épaisse monte dans le long tube incliné et refroidi ; mais là ces bulles crèvent, et c'est le gaz seulement qui pénètre dans la pompe. Quand on a fini d'épuiser les gaz en répétant à plusieurs reprises, et très-rapidement, le vide, on peut faire arriver peu à peu quelques gouttes d'un acide qui décompose les carbonates ; le vide n'extrait plus alors que de l'acide carbonique.

Enfin je dois indiquer que Pflüger (1) a fait adapter à sa

(1) LXIII.

pompe une chambre à acide sulfurique, grâce à laquelle il déssèche complétement le sang.

Avant d'exposer quelques-uns des résultats qui ont été obtenus par ces procédés délicats, je veux vous présenter quelques observations sur l'acide carbonique qu'on extrait du sang.

Vous avez vu que Lothar Meyer extrayait l'acide carbonique du sang, d'abord par la simple action du vide aidé de la chaleur; puis, en ajoutant au liquide un peu d'acide tartrique.

Depuis qu'on connaît, par les travaux de Fernet, la manière dont se comporte l'acide carbonique en présence du sang, on a dû admettre que la première partie était composée de l'acide simplement dissous, qui s'échappait d'abord, puis de l'acide faiblement combiné sous forme de bicarbonates et de phospho-carbonates alcalins. Le reste est l'acide fortement combiné, sous forme de carbonates simples.

Pour l'acide dissous, Preyer (1), remarquant que des liquides alcalins (dissolution de bicarbonate de soude, de phosphate de soude, urines d'herbivores, sérum sanguin) deviennent, quand on y fait dissoudre de l'acide carbonique, neutres d'abord, puis acides, en conclut que dans le sang, dont la réaction est alcaline, il n'y a pas d'acide carbonique dissous, mais que tout y est combiné. Ces faits sont exacts, et je vous présente une solution de bicarbonate de soude dans l'eau distillée (5 pour 100) qui rougit le papier de tournesol après avoir absorbé un tiers de son volume d'acide carbonique. Mais les expériences de Fernet, exécutées avec tant de soin, n'en démontrent pas moins qu'il y a dans le sang une forte proportion (environ les trois cinquièmes) d'acide carbonique

(1) LIV.

simplement dissous ; il faudrait, pour admettre le contraire, supposer que l'acide contenu dans les bicarbonates et les phospho-carbonates obéit à la loi de Dalton, ce qui est, pour le moins, invraisemblable.

Quant à l'acide fortement lié, comme disent les Allemands, c'est-à-dire à celui qu'on ne peut extraire que par l'intervention d'un acide, sa proportion, au fur et à mesure que les moyens de faire le vide se perfectionnent, va toujours en diminuant.

On a vu que Lothar Meyer la croyait considérable (28,58 contre 6,17 d'acide carbonique libre). Les élèves de Ludwig, comme le montrent les tableaux que je vais mettre sous vos yeux, la considèrent comme beaucoup moindre (1,3 contre 28,8 : moyenne de six expériences de Schöffer). Enfin Pflüger est arrivé à la déclarer nulle, et à extraire, par le vide seul aidé de la chaleur, tout l'acide carbonique du sang. Si l'on n'agit que sur du sérum, il reste toujours, dit Pflüger, une certaine quantité de CO^2 qu'un acide seulement peut dégager ; mais avec le sang muni de ses globules, tout s'en va, sans acide. Bien mieux, on peut encore ajouter au sang privé de gaz une certaine quantité de carbonate de soude, ce sang le décompose, et l'acide carbonique s'en va par le vide.

Nous retrouvons ici cette question de l'acide du sang dont nous avons parlé dans notre dernière leçon ; cet acide, avons-nous dit, paraît être dû à la combinaison de l'oxygène avec l'hémoglobine (Preyer). Il faudrait donc, pour que l'acide carbonique soit délivré par elle, que la réduction de l'oxy-hémoglobine ne soit pas encore opérée, à ce moment, sous l'influence du vide ; or, il paraît en être autrement, et l'acide carbonique lié ne s'échappe, dans les analyses par la pompe, que tout à fait à la fin de l'opération, alors que l'oxy-hémoglobine est depuis longtemps réduite.

Kühne (1), qui fait cette juste observation, n'est pas éloigné de penser, comme je vous l'ai déjà dit, qu'il s'agirait d'un acide formé par voie indirecte, sous l'influence de l'oxy-hémoglobine, comme pourrait, par exemple, en produire la protagone du sang, qui se détruit facilement pour former un acide faible (acide gras).

On voit que cette question de l'acide du sang est encore très-obscure. Il paraît bien prouvé qu'il y a là une substance jouant le rôle d'un acide, et qui coexiste avec les globules rouges ; mais cette substance est-elle l'oxy-hémoglobine elle-même, ou bien est-elle simplement formée sous l'influence de cette oxy-hémoglobine ? C'est ce qu'il n'est pas encore permis de décider.

Quoi qu'il en soit, voici des chiffres fournis par Schöffer (2) qui montrent, d'abord, quelle différence existe entre la quantité des gaz qu'on peut extraire par la pompe, soit du sérum, soit du sang. En effet, de 100 centimètres cubes de sang, on a pu retirer $41^{cc},74$ de gaz, tandis que 100 centimètres cubes de sérum n'en ont donné que $17^{cc},93$.

Cette différence est due en partie à l'oxygène des globules, en partie à l'acide carbonique qui s'extrait ainsi que nous l'avons dit, plus facilement du sang que du sérum. Dans l'exemple énoncé ci-dessus, on trouve, en effet :

	CO^2 extrait par le vide.	CO^2 extrait par l'acide.
Sang........	25,78	0,81
Sérum.......	16,06	16,65

Voyons, maintenant, ce qu'ont donné aux principaux expérimentateurs les analyses quantitatives des gaz du sang, soit du sang artériel, soit du sang veineux. Les gaz sont ramenés, suivant la coutume allemande, à 0 degré et à 1 mètre de

(1) XLIV, p. 232.
(2) LVIII.

pression. Les chiffres que nous allons donner se rapportent tous au chien. Ils sont empruntés à un tableau publié par Ludwig (1).

Voici, d'abord, pour le sang artériel :

	O.	CO^2 Extrait par la pompe.	CO^2 Lié.	CO^2 Total.	Az.	Gaz total.
Schöffer....	11,39	30,88	1,90	32,78	4,18	48,35
	17,70	31,65	traces.	31,65	1,25	50,60
	15,24	26,44	traces.	26,44	1,23	42,91
	11,76	28,02	1,26	29,28	1,66	42,70
	16,95	26,80	0,67	27,47	1,80	46,22
Setschenow.	15,05	30,66	2,54	33,20	1,19	49,44
	16,41	28,27	2,32	30,59	1,20	48,20
Sczelkow...	16,29	27,22	1,11	28,33	0,93	45,55
	12,08	25,73	1,38	27,11	0,95	40,14
	17,33	24,20	0,34	24,54	1,64	43,51
Moyenne...	15,03	27,99	1,15	29,14	1,60	45,76

Ajoutons que Pflüger (2), dans des expérience récentes où l'acide carbonique fut enlevé entièrement sans l'emploi d'acides, a trouvé comme moyenne :

O, 16,9 ; Co^2, 26,2 ; Az, 1,4 ; Total, 44,5.

Le maximum d'oxygène extrait par sa pompe à gaz, c'est-à-dire 19,35 pour 100 (rapporté à 1 mètre de pression), ou 25,4 (rapporté à $0^m,76$), est le maximum de ce que, jusqu'ici, on a extrait du sang artériel.

Passons maintenant au sang veineux :

	O.	CO^2 Extrait par la pompe.	CO^2 Lié.	CO^2 Total.	Az.	Gaz total.
Schöffer....	4,15	29,82	5,49	35,31	3,05	42,51
	9,20	33,05	3,05	36,10	1,00	46,30
	12,61	27,83	1,67	29,50	1,17	43,28
	8,85	32,53	3,06	35,59	1,25	45,69
	10,46	30,26	1,57	31,83	1,15	43,44
Sczelkow...	8,22	32,16	2,10	34,26	0,95	43,43
	4,39	32,87	1,53	34,40	1,08	39,87
	7,50	31,04	0,55	31,59	1,36	40,45
Moyenne...	8,17	31,27	2,38	33,65	1,37	43,12

(1) XLIV, p. 227.
(2) LXIV.

Ce qui ressort à première vue de ces chiffres, si nous envisageons d'abord les moyennes, c'est qu'il existe beaucoup plus d'oxygène dans le sang artériel que dans le sang veineux, et qu'en revanche, il y a notablement plus d'acide carbonique dans le sang veineux que dans le sang artériel. Les différences ne sont pas équivalentes. Il manque dans le sang veineux 6,86 d'oxygène, et l'on n'y retrouve en plus que 4,51 d'acide carbonique. Mais il n'est possible de rien conclure de cette dernière observation, d'abord parce que les méthodes d'analyse ne sont pas suffisamment parfaites, ensuite parce que le sang veineux ne provient pas toujours de la même source, du même lieu du corps.

On sait que, lorsque le sang artériel est conservé pendant quelque temps à l'abri du contact de l'air, l'oxygène qu'il contient s'épuise, et qu'il devient plus riche en acide carbonique. Il serait extrêmement important d'étudier de près cette transformation et ses résultats. On trouverait d'abord, probablement, que la quantité de l'acide carbonique produit n'est pas dans un rapport constant avec celle de l'oxygène disparu. Si l'on examinait ensuite ce qu'il advient d'une certaine quantité de sang bien épuisée de ses gaz et abandonnée à elle-même, on y trouverait très-probablement encore, après un temps, une certaine quantité d'acide carbonique. Ces faits, s'ils étaient tels que nous les supposons, fourniraient une preuve de plus à l'appui de l'idée déjà soutenue, que la formation d'acide carbonique n'est pas sous la dépendance immédiate de l'oxygène, mais qu'elle n'est que le résultat ultime de processus chimiques complexes dont l'absorption d'oxygène a marqué nécessairement le début. Il y aurait encore une série curieuse de recherches à entreprendre sur l'influence que pourrait avoir sur la proportion des deux gaz la présence de fragments de tels ou tels tissus.

Ce serait là le complément indispensable de nos premières leçons. Malheureusement, l'état actuel de notre laboratoire ne nous a pas permis et ne nous permettrait pas encore de nous occuper de ces questions dont nous nous promettons bien de reprendre plus tard l'étude.

La méthode d'extraction des gaz dont je vous ai parlé jusqu'ici a l'avantage d'agir simultanément sur tous les gaz du sang; de plus, on peut espérer, avec les perfectionnements successifs dont elle est l'objet, qu'elle permettra un jour de déterminer, d'une manière plus exacte encore, la quantité de chacun de ces gaz que contient un échantillon donné de sang.

Mais alors même qu'elle serait parvenue à ce degré de perfection, elle aurait toujours cet inconvénient de se prêter difficilement à la comparaison. Dans l'état actuel des choses, cet inconvénient est frappant. Si nous voulons savoir quelle différence existe entre le sang de deux animaux, entre le sang veineux pris dans deux vaisseaux différents du même animal, etc., nous sommes exposés, par les inégalités inévitables dans la température extérieure, dans le temps que dure l'extraction, dans la manière dont est fait le vide, etc., à introduire dans notre comparaison de nombreuses causes d'erreur. Si nous voulons faire les expériences simultanément il nous faudra plusieurs appareils coûteux, et ces appareils, peut-être, ne fonctionneront pas également bien. Que sera-ce si nous cherchons à comparer les résultats obtenus par des expérimentateurs divers, et si surtout ils se sont servis d'instruments différents?

Reportez-vous plutôt aux tableaux que je viens de vous montrer. Pour le même expérimentateur, chez des animaux de même espèce, la quantité d'oxygène contenue dans le sang artériel peut varier de 11,39 à 17,70, et dans le sang veineux, de 4,15 à 12,64. Quelle confiance peut-on avoir dans des moyennes tirées de chiffres aussi différents? Est-ce la méthode, est-ce l'instrument, est-ce l'opérateur qu'il faut incriminer? Existerait-il des circonstances extérieures dont il n'aurait pas été tenu compte? Je crois que cette dernière explication est vraie en partie, et je tâcherai de vous le prouver plus tard. Mais, quoi qu'il en soit, l'inconvénient de cette méthode, qui ne permet pas d'agir simultanément sur les sangs de provenances diverses qu'on veut comparer, en égalisant, autant que possible, les inévitables causes d'erreurs, cet inconvénient, dis-je, ressort manifestement.

On paraît peu se préoccuper de ceci en Allemagne. Les efforts des physiologistes tendent surtout à perfectionner la pompe à gaz de manière à permettre, étant donné un certain échantillon de sang, de connaître bien exactement la nature et la quantité des gaz qu'il contient, et l'état dans lequel se trouvent ces gaz ; c'est une tendance vers la vérité absolue, tendance qui a déjà produit, comme nous l'avons vu, d'utiles résultats.

Mais l'absolu est comme l'infaillibilité; il faut y tendre avec effort, a dit Malebranche, mais sans y prétendre. Or, pendant qu'on fait tous ces efforts, ne néglige-t-on pas des questions plus importantes même que cette détermination analytique si exacte des gaz en quotité et qualité? Pour ma part, si j'avais à choisir entre une méthode d'application pénible, nécessitant l'emploi d'instruments délicats et coûteux, exposant à des causes d'erreur extérieures au sujet même de l'expérience, mais pouvant donner, cependant, avec des soins minutieux, un résultat presque absolument exact, et une autre méthode, ne donnant que des résultats approximatifs, mais facile à employer, permettant la marche simultanée d'expériences comparatives nombreuses, annihilant l'influence des causes d'erreur en les faisant agir également sur toutes ces expériences, je préférerais le plus souvent cette dernière.

Elle seule, en effet, me permettrait de résoudre ces trois ordres de questions, que nous retrouvons à propos du gaz du sang comme nous les avons trouvées à propos de la respiration des tissus, questions qui expriment les trois points de vue auxquels peut se placer la comparaison :

1° En quoi diffèrent les sangs d'origine diverse (artériel, veineux des membres, veineux de la tête, veineux des viscères, etc.) pris au même moment, sur un même animal ?

2° En quoi diffèrent les sangs de même nature (artériel, par exemple) pris sur des animaux identiques, mais placés dans des conditions générales tout à fait différentes ?

3° En quoi diffèrent les sangs de même nature pris sur des animaux placés dans des conditions identiques, mais spécifiquement fort différents les uns des autres ?

Or, ces questions me paraissent au moins aussi importantes à résoudre que celles de savoir exactement combien il y a d'acide carbonique dissous, combien de lié aux phosphates, etc. Et ces questions ont été jusqu'à présent presque complétement négligées.

Cependant, depuis longtemps (1857), la physiologie doit à Claude Bernard (1) une méthode d'analyse qui, pour l'oxygène, du moins, donne des résultats parfaitement exacts, et qui présente au plus haut degré toutes les conditions de facilité et de rapidité d'exécution. C'est la méthode du déplacement par l'oxyde de carbone.

Vous connaissez tous l'histoire de cette importante découverte. Vous savez comment Cl. Bernard, étudiant les phéno-

---

(1) LI, p. 179 et suiv.

mènes de la mort par les vapeurs du charbon, montra que l'oxyde de carbone se combine avec les globules sanguins, en chasse l'oxygène, ne permet plus à un oxygène nouveau de pénétrer, et tue ainsi par asphyxie directe l'animal, dont les globules sont de la sorte minéralisés. Introduisant alors une certaine quantité d'oxyde de carbone en présence d'une certaine quantité de sang, agitant le mélange et le laissant pendant quelque temps à la température du corps, il vit que le gaz toxique s'était substitué à l'oxygène du sang, devenu par suite libre et gazeux, et dont la mesure pouvait être aisément exécutée. Une partie, et même une faible partie seulement de l'acide carbonique est en même temps rendue libre. Beaucoup plus tard (1863), Nawrocki (1), comparant les résultats obtenus par cette méthode avec ceux que fournit la pompe à gaz de Setschenow, montra qu'il y avait, pour l'oxygène, identité à peu près absolue.

Il prenait une certaine quantité de sang, la soumettait à l'analyse par l'oxyde de carbone, puis à l'action du vide ; les résultats étaient comparés avec ceux que fournissait la pompe à gaz pour une même quantité d'un même sang directement analysé.

Voici, au reste, les résultats d'une de ses expériences faite sur du sang carotidien de chien :

	Déplacé par Co.	Déplacé ensuite par le vide.	Total.	Déplacé directement par le vide.
O............	14,2	0,35	14,55	15,82
Co^2 dissous....	3,11	26,15	29,27	25,66
Co^2 lié.......	—	4,82	4,82	3,70
Azote........	2,83	1,96	4,79	1,53

Nawrocki avait eu le soin d'intituler sa thèse : *De Claudii Bernardi methodo oxygenii copiam in sanguine determi-*

(1) LXV.

nandi. Il est à regretter que, dans certains livres allemands, les résultats des expériences de Nawrocki aient été rapportés sans que le nom de Claude Bernard soit même prononcé; en telle sorte que les lecteurs pourraient attribuer à Nawrocki la découverte de la méthode.

Nous exposerons dans notre prochaine leçon les principaux faits que la science doit déjà à l'emploi de la méthode de Cl. Bernard. Vous verrez qu'elle nous a fourni à nous-même des résultats qui ne sont pas dénués d'intérêt.

HUITIÈME LEÇON

GAZ DU SANG (ANALYSES QUANTITATIVES; SUITE).

Sang de provenances diverses. — Sang artériel aux différents points de son parcours (Estor et Saint-Pierre).
Influences de conditions diverses sur la quantité absolue et relative des gaz contenus dans le sang. — Température. — Pression barométrique : théorie de Jourdanet. — Richesse oxygénée du milieu : Expériences. — État de digestion et d'abstinence : Expériences.

Messieurs,

Le principal avantage de la méthode de Claude Bernard, avantage sur l'importance duquel nous avons suffisamment insisté, est de permettre d'établir, en nombre presque illimité, des expériences comparatives conduites simultanément. Claude Bernard fit de cette méthode des applications nombreuses et importantes. Citons un exemple (1) :

	Ox.	Acide carb.
Le sang artériel d'un chien lui donna.	18,93	0,00
Le sang veineux du cœur	9,93	2,84
Le sang de la veine sus-hépatique	2,80	6,53

Il est impossible de ne pas être frappé de ces résultats. La circulation ralentie du foie, son sang veineux fourni en grande partie par du sang déjà veineux, c'est-à-dire par le sang de la veine porte chargé lui-même des principes absorbés dans l'intestin (le chien était en digestion), font que le sang qui en

(1) XLI, t. 1, p. 394.

sort contient si peu d'oxygène, que sa présence dans les artères serait une cause d'asphyxie imminente. En outre, ce sang a laissé échapper une quantité d'acide carbonique plus que double de celle qu'a donnée le sang du cœur droit, et, assurément, il y a là un rapport avec la quantité réelle, absolue, de ce gaz que contiennent ces divers sangs. Ainsi se trouvent justifiées les idées de Lavoisier et de Spallanzani, idées dont je vous ai déjà parlé, sur l'origine d'une partie de l'acide carbonique exhalé par la respiration : à coup sûr, une certaine quantité provient du tube digestif où elle a été formée, puis absorbée.

Nous avons préparé, pour vous en montrer aujourd'hui les résultats, une expérience d'analyse comparative de sang carotidien et de sang du cœur droit d'un chien. Ces liquides ont été extraits à l'aide d'une seringue très-simple et très-commode, qu'a construite Guéride sur mes indications. La seringue employée par Claude Bernard possède un pas de vis très-lent, chose commode pour extraire le sang ; mais quand on veut le chasser rapidement de la seringue, il faut déclancher un écrou, ce qui nécessite la présence de pièces compliquées, toutes en fer, par crainte du mercure, et fait que

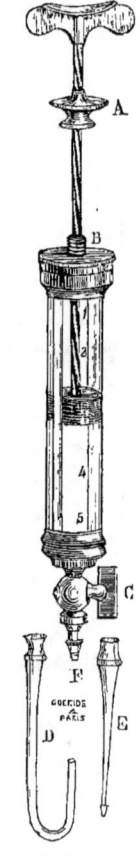

Fig. 6. — Seringue pour extraire le sang et le passer sous le mercure*.

(*) A. Écrou mobile, se brisant en B. Cette pièce, ajoutée récemment par le fabricant, ne me paraît pas utile ; j'aime mieux l'écrou fixe. — C. Robinet (même observation). — E. Ajutage pour tirer le sang du vaisseau. — D. Ajutage en fer pour l'introduire dans un tube gradué, sous le mercure. — F. Douille pour recevoir les ajutages. — 1, 2, 3, 4, 5, divisions en centimètres cubes.

l'instrument est à la fois très-coûteux et d'un maniement difficile. Celui que je vous présente (fig. 6) est simplement en verre et corne ; il n'a de pièce en fer que quatre tiges de solidification A et l'écrou B, dans lequel tourne le pas de vis de la tige de son piston. Ce pas de vis, extrêmement allongé et composé de sept arêtes saillantes, ne fait, pour toute la tige du piston, que deux tours. Il en résulte qu'il a l'avantage de la spirale, je veux dire la régularité des mouvements, et qu'il permet de plus les mouvements les plus rapides.

Revenons à notre expérience :

22 centimètres cubes de chaque sang ont été introduits hier sous le mercure dans un tube gradué, avec 25 centimètres cubes d'oxyde de carbone. Les deux tubes furent vigoureusement agités, puis abandonnés à eux-mêmes à la température ambiante (13 à 14 degrés).

On peut attendre vingt-quatre heures dans ces conditions de température, ou chauffer à 35 degrés et examiner après deux heures ; je préfère le premier procédé, qui permet d'attendre que la mousse du sang soit tombée et que le mercure ait repris son niveau.

L'attente n'a pas d'inconvénients, au point de vue de l'oxygène, car Claude Bernard a prouvé que l'oxyde de carbone, non-seulement déplace tout l'oxygène du sang, mais empêche sa réabsorption consécutive. Quant à l'acide carbonique, la question n'a pas d'importance, puisque notre méthode ne s'applique pas à lui.

Aujourd'hui, il y a deux heures, il n'y avait pas de coagulation ; les deux sangs étaient parfaitement rouges. L'analyse du gaz surnageant a montré que

	cc.	cc.
100 centim. cubes de sang artériel avaient fourni	20,5 d'O	et 3,2 de CO^2
— de sang veineux.........	14,4	3,8

Grâce à cette méthode si simple, si commode, nous allons pouvoir étudier l'influence de quelques conditions particulières sur la richesse oxygénée du sang, et trouver peut-être les raisons de ces différences si extraordinaires présentées par les chiffres des auteurs allemands.

Mais il est auparavant une question récemment soulevée par des physiologistes français et dont la solution par eux donnée a jeté tout le monde, et m'a jeté, moi aussi, dans une grande surprise et une singulière perplexité. Selon Estor et Saint-Pierre (1), l'oxygène diminuerait dans le sang artériel à mesure que celui-ci s'éloigne du cœur, et l'appauvrissement marcherait avec une rapidité extraordinaire, comme le montre, suivant eux, le tableau suivant :

Artère carotide	21,06
— rénale	18,22
— splénique	14,38
— crurale	7,62

Ces chiffres, disent-ils, sont la preuve qu'il s'opère dans le sang une désoxygénation rapide, des combustions intenses, et que ce qui brûle en nous d'une manière continue, ce ne sont pas nos tissus, mais bien nos aliments.

Certes, je suis d'opinion, moi aussi, qu'on a beaucoup exagéré l'importance quantitative de l'usure de nos tissus, et que c'est dans le sang que se passent une grande partie des modifications qui ont pour conséquences ultimes l'acide carbonique, l'urée, etc. J'apporterai tout à l'heure de nouveaux faits à l'appui de cette manière de voir. Mais, je l'avoue, je considérais, avec la plupart des auteurs, comme le siége de ces modifications, ce réseau délicat des capillaires, où le sang circule avec lenteur au contact de parois et de tissus qui

(1) LXVI.

peuvent peut-être jouer le rôle de ferments. *A priori*, il me répugnait d'admettre que de pareilles différences pussent exister entre le sang de l'artère rénale et celui de la crurale, à 20 centimètres de distance, quand ce sang, dans ces vaisseaux, a mis moins d'une seconde pour arriver d'un de ces points au point le plus éloigné. Si l'absorption de l'oxygène se fait dans le sang avec cette rapidité, quelle confiance pouvons-nous avoir dans nos procédés d'analyse, qui nécessitent tous que, pendant plusieurs secondes, le sang demeure dans la seringue qui l'aspire lentement?

Mais si le résultat était en lui-même étonnant, je déclare que les preuves dont il était étayé m'ont paru bien insuffisantes. Le tableau que fournissent Estor et Saint-Pierre ne contient, en effet, que les chiffres fournis par :

1	analyse du sang de l'artère	carotide.
3	—	rénale.
3	—	splénique.
4	—	crurale.

En total, onze analyses pour déterminer la valeur hiérarchique de quatre facteurs; c'est, on en conviendra, bien peu. Mais ce n'est pas tout : sur ces onze analyses, cinq sont empruntées à Claude Bernard, les six autres seulement appartenant aux auteurs, et parmi celles-ci une seule se rapporte à la rénale, aucune à la carotide. Que si, maintenant, nous examinons les choses de plus près, nous voyons que les expériences dont les résultats sont enregistrés dans ces tableaux, avaient été entreprises pour des motifs tout différents de la question soulevée par Estor et Saint-Pierre, et n'avaient jamais été conduites d'une manière comparative en s'entourant de toutes les précautions nécessaires pour égaliser les causes d'erreurs. Les expériences citées de

Claude Bernard, par exemple, ont été exécutées à plusieurs années d'intervalle.

Je déclare, quant à moi, que le chiffre de onze expériences faites comparativement entre les deux sangs qui occupent les deux extrémités de la série, le sang de la carotide et celui de la fémorale suffiraient à peine pour me faire admettre quelque chose d'aussi énorme qu'une différence de 21 à 7 dans la quantité d'oxygène. Mais ces expériences venant de sources diverses, faites sur des animaux placés, sans qu'on en tienne compte, dans des conditions différentes, exécutées sans préoccupation de comparaison exacte, constituent, à mon sens, un ensemble factice qui me paraît dénué de valeur; et il a fallu un grand effort d'esprit pour arriver à en tirer d'aussi graves conclusions. Aussi n'ai-je pas été étonné d'apprendre que Hirschmann et Sczelkow (1), cherchant, en Allemagne, à vérifier les résultats d'Estor et Saint-Pierre, n'aient rien pu obtenir qui concordât avec ce que ces physiologistes avaient avancé.

Passons maintenant à l'étude comparative de l'influence des conditions diverses.

Température. — Cl. Bernard a montré depuis longtemps, — je vous l'ai déjà dit, — que plus le sang est froid, moins il absorbe d'oxygène; ce fut même là l'argument le plus important qu'on eut pendant longtemps pour soutenir que l'oxygène était en combinaison et non en dissolution dans le sang.

Ainsi la richesse oxygénée du sang doit, chez les animaux à sang froid, augmenter avec la température ambiante qui devient bientôt leur température propre. Cet oxygène plus abondant active la nutrition des tissus, sur laquelle agit

(1) LXVII.

d'ailleurs directement la chaleur du milieu. Et de cette nutrition plus active résultent des mouvements et des phénomènes nerveux plus actifs. Sans cette capacité plus grande du sang pour l'oxygène, les transformations chimiques, augmentées dans toutes les profondeurs organiques par la chaleur, seraient bientôt entravées et deviendraient une cause de mort pour l'animal, qui périrait asphyxié. Cette harmonie entre les modifications physico-chimiques et les propriétés vitales des tissus, d'une part, et d'autre part les conditions de l'absorption de l'oxygène dans le sang, est des plus remarquables ; elle domine toutes les manifestations biologiques des vertébrés à sang froid, et probablement aussi, d'une manière générale, de tous les animaux à température variable.

D'autre part, l'acide carbonique, surtout celui qui est simplement dissous, tend à s'échapper d'autant plus facilement qu'augmente la température du liquide où il est contenu. Or, l'acide carbonique est un ennemi redoutable pour la contractilité et les propriétés nerveuses.

Pression barométrique. — L'influence de la pression barométrique sur la quantité d'acide carbonique contenue dans le sang n'a jamais été et ne pourrait être mise en doute. Il est certain, en effet, qu'une notable quantité de cet acide est en simple dissolution dans le sérum, et cette quantité doit nécessairement être en rapport avec la pression extérieure. Je ne cite pas ici la loi de Dalton, et cela parce que le phénomène est évidemment très-complexe. Nous ne savons rien, en effet, de la composition de l'air contenu dans les alvéoles pulmonaires sous différentes pressions, et c'est entre cet air et le sang que s'exécutent les échanges gazeux.

Quant à l'oxygène, la chose est plus délicate. Avant qu'on sût rien de précis sur l'état dans lequel il se trouve dans le

sang, des physiologistes se refusaient à croire qu'il y fût simplement dissous; « car, disait l'un des plus autorisés, on
» arriverait à cette conséquence que le sang des habitants
» des régions où la pression atmosphérique n'est plus guère
» que de $0^m,380$ (hauteurs habitées des Andes ou de l'Hi-
» malaya) renfermerait moitié moins d'oxygène que le sang
» des habitants des bords de la mer où cette pression est de
» $0^m,760$. La loi de Dalton ne trouve pas ici d'application,
» parce qu'il y a intervention de quelque affinité chimique
» (Longet) (1) ». On aurait pu ajouter : quand un oiseau de haut vol, quand un condor parcourt en quelques minutes des différences de niveau de plusieurs kilomètres, est-il vraisemblable que son sang s'appauvrisse ou s'enrichisse aussi rapidement en oxygène ?

Lorsqu'on sut pertinemment que l'oxygène est combiné dans le sang, les conclusions précédentes se trouvèrent singulièrement corroborées. Les expériences de Fernet avaient même pour résultat fondamental cette inamovibilité de la richesse oxygénée du sang soumis à des pressions gazeuses différentes. Aussi la trouverez-vous admise sans conteste dans tous les livres de physiologie, où, pour mieux dire, la question de l'influence des modifications de pression est écartée aussitôt que posée.

Cependant, en y réfléchissant de près, il est facile de voir qu'on ne peut rien conclure des expériences de Fernet, pour ce qui nous occupe. En effet, ces variations de pression auxquelles il a soumis le sang, en vue de savoir s'il avait affaire à une dissolution ou à une combinaison, ne s'étendent guère que de 600 à 700 millimètres. Il y a beaucoup plus de différences entre les pressions que supportent, d'une part, l'ha-

(1) LXVIII, t. I, p. 493.

bitant de la Vera-Cruz, d'autre part celui de Quito (3000 mètres) ou de Calamarca (4000 mètres). Quand on voit, d'un autre côté, les bicarbonates alcalins se décomposer sous l'influence du vide, on est parfaitement en droit de supposer que la combinaison si faible de l'oxygène avec l'hématocristalline, combinaison qui se détruit entièrement dans la chambre barométrique, que cette combinaison, dis-je, peut s'appauvrir en oxygène sous l'influence d'une importante diminution de pression, diminution agissant d'une manière constante.

J'ai été heureux de trouver ces idées développées avec force dans le livre fort original de Jourdanet (1). Autour d'elles il a groupé un grand nombre de faits relatifs au mal des montagnes, et surtout aux manifestations physico-pathologiques et aux conditions de la vie des peuples soumis normalement à d'énormes diminutions de pression (Plateau de l'Anahuac au Mexique, 2000 mètres d'élévation).

Toutes ces considérations peuvent bien constituer des vraisemblances, mais non pas une preuve. Les résultats tirés des modifications introduites dans la valeur des échanges respiratoires par les modifications dans la pression de l'air ne fournissent qu'une source indirecte de renseignements, très-aptes à induire en erreur. Mais un fait important remarqué par les médecins qui ont assisté les ouvriers employés aux travaux faits dans l'air comprimé (mines de Lourches, pont de Kehl, pont d'Argenteuil), vient à l'appui de notre manière de voir; en effet, chez ces ouvriers soumis à une pression de quatre à cinq atmosphères, le sang veineux était rutilant, et la couleur rouge est toujours, nous le verrons, en rapport avec la richesse oxygénée du sang.

(1) LXIX.

Cependant tout cela ne suffit pas ; il faudrait analyser comparativement le sang artériel d'animaux de même espèce, placés dans des conditions d'ailleurs identiques, mais dont les uns seraient soumis à la pression normale, d'autres, au contraire, seraient placés depuis quelques minutes, quelques heures, quelques jours, dans une enceinte où un courant régulier d'air aurait été entretenu, sous une diminution de pression constante et bien déterminée ; ou encore, d'analyser le sang d'un même animal placé alternativement à la pression normale et à diverses pressions diminuées.

La même série d'expériences devrait encore être faite en faisant intervenir les augmentations de pression. Mais j'attacherais moins d'importance à celle-ci, parce que, sauf dans des circonstances tout à fait exceptionnelles, l'homme ne se soumet pas à de fortes augmentations de pression, et dans tous les cas, qu'il n'y vit jamais régulièrement ; tandis qu'il existe des milliers d'hommes, dans l'Asie centrale, dans l'Amérique centrale et méridionale, sur certains points de l'Europe même, qui sont soumis pendant toute leur vie, que dis-je! dont la race tout entière est soumise, depuis des siècles, à l'influence d'énormes diminutions de pression. Cette face de la question intéresse donc non-seulement la physiologie, mais la pathologie, la thérapeutique, l'hygiène des peuples et, jusqu'à un certain point, la politique. C'est, pour le dire en passant, ce qu'a parfaitement compris le docteur Jourdanet.

Mais, pour en arriver à faire ces expériences, il serait nécessaire d'avoir à sa disposition des appareils vastes et coûteux que nous ne pouvons un instant songer à installer avec les ressources de nos laboratoires français. Fallait-il pour cela rester complétement désarmés, et quelque procédé indirect ne permettrait-il pas d'apporter dans cette question capitale l'appoint tant désiré d'expériences physiologiques ? Je ne l'ai point pensé.

Pour augmenter la pression qu'un gaz contenu dans un mélange gazeux exerce sur un liquide, pression de laquelle dépend sa dissolution dans ce liquide, il y a, comme on sait, deux méthodes : ou bien augmenter la pression totale du mélange, ou bien augmenter, dans le mélange, la proportion du gaz considéré. On agirait inversement pour diminuer la pression. Je vous rappelle, en effet, ce principe de physique : lorsqu'une atmosphère composée de plusieurs gaz est en contact avec un liquide, chacun des gaz se dissout dans le liquide comme s'il était seul et qu'il possédât la force élastique qui lui est propre dans l'atmosphère actuelle.

Ne pouvant, faute d'appareils, augmenter ou diminuer la pression totale de l'air, je puis obtenir des effets analogues en augmentant ou diminuant la proportion d'oxygène que contient cet air.

Voici le procédé expérimental que j'emploie : trois cloches tubulées d'égale capacité (environ six litres) sont pleines, l'une d'air ordinaire, l'autre d'oxygène, la troisième d'un mélange (oxygène 10, azote 90), et renversées sur l'eau. Je prends un chien de grande taille sur qui 60 grammes de sang artériel (quantité nécessaire pour trois expériences) peuvent être enlevés sans un trouble dont on doive tenir compte ; ce chien est attaché et son artère fémorale est mise à nu.

Je lui adapte alors une muselière élastique et fermant hermétiquement (1), qui se termine par un large tube qu'un caoutchouc très-court peut mettre en communication avec le tube qui traverse la tubulure d'une de nos cloches. Cela fait, l'animal étant fort calme, je lui fais respirer pendant

(1) C'est une modification de la muselière employée quotidiennement dans le laboratoire de Cl. Bernard pour l'anesthésie des chiens.

cinq minutes l'air ordinaire de la première cloche ; puis, tandis qu'il respire, j'extrais de sa fémorale 25 centimètres cubes de sang, que je mets aussitôt en rapport avec 22 centimètres cubes d'oxyde de carbone. Pendant dix minutes alors, je laisse l'animal respirer à l'air libre ; puis je lui fais respirer l'oxygène de la deuxième cloche ; après dix mi-

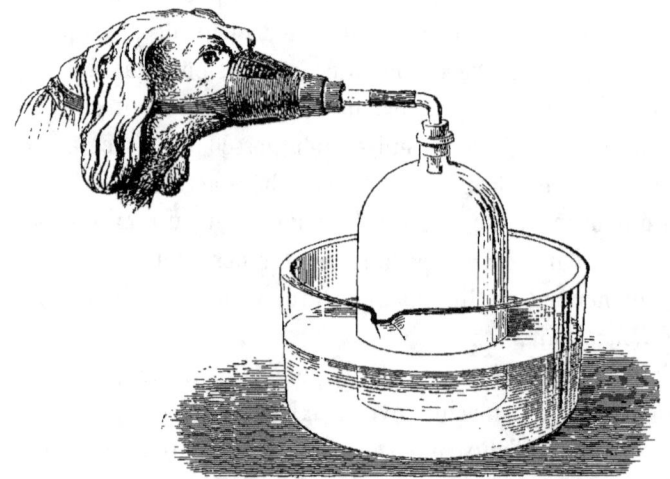

Fig. 7. — Chien respirant un mélange gazeux.

nutes, même soustraction d'un sang qui paraît notablement plus rouge que le premier. A nouveau, dix minutes de repos, puis respiration pendant deux minutes seulement, dans la troisième cloche ; le sang tiré apparaît beaucoup plus foncé que dans la première saignée. Les trois tubes contenant les mélanges, en volumes semblables, d'oxyde de carbone et de sang, sont agités semblablement, et placés à côté l'un de l'autre, dans des conditions générales identiques.

Or, voici le résultat d'une de ces expériences : le sang artériel, après respiration :

Dans l'air, a fourni...................	15,1 d'oxygène.
Dans l'oxygène.......................	19,0
Dans le troisième mélange..............	12,7

J'ai répété trois fois cette triple expérience, et le sens général du résultat a toujours été le même ; il est inutile d'accumuler les chiffres, car je ne tiens nullement à leur valeur absolue, et n'ai même pas fait subir à ceux que je viens de vous donner les corrections nécessaires de température et de pression. Mais toujours, je le répète, le sang a contenu d'autant plus d'oxygène qu'il y en avait plus dans l'atmosphère ; en d'autres termes, la richesse oxygénée du sang a été dans un rapport direct avec la pression de l'oxygène.

Je ne puis songer à répéter devant vous des expériences qui demanderaient un temps trop long ; mais je veux vous montrer au moins la rutilance augmentée du sang sous l'influence de la respiration d'oxygène. Le tube de la muselière étant mis en rapport avec la cloche pleine d'oxygène, l'animal fait quelques respirations ; puis, soudain, ses mouvements respiratoires s'arrêtent, et il reste immobile, le thorax demi-gonflé. C'est là le phénomène curieux de l'*apnée* par suroxygénation du sang, phénomène sur lequel Rosenthal a appelé l'attention.

Cette apnée, j'ai pu facilement l'obtenir chez un animal, chez un lapin par exemple, en plaçant un tube dans sa trachée, et en opérant, avec un soufflet, une ventilation très-rapide. J'ai vu même assez fréquemment des animaux munis d'un tube trachéal, et qui s'étaient mis à respirer avec une rapidité exagérée, s'arrêter ensuite tout à coup pour un certain temps ; j'ai une fois, chez un chien, constaté un semblable arrêt respiratoire qui a duré plus d'une minute : l'animal, parfaitement sensible, mais tout à fait immobile, tenait les yeux fermés comme s'il dormait ; puis, graduellement, lentement, il se remit à respirer. Vous pouvez sur vous-mêmes constater quelque chose d'analogue. Exécutez un grand nombre de mouvements respiratoires rapides, et vous vous trouverez dans un état singulier et désagréable, avec sensation de vide à la tête ; mais, pendant un assez long temps, vous n'éprouverez plus le besoin de respirer.

Mais revenons à notre chien. Au moment où il a cessé de respirer, vous voyez que déjà le sang qui s'écoule du robinet placé dans la carotide est plus rouge qu'auparavant ; les respirations reviennent, et la teinte du sang est de plus en plus vermeille. Vous voyez même, à un certain moment, que le sang qui revient par la veine jugulaire est beaucoup plus rouge qu'il n'était d'abord. Ainsi la proportion d'oxygène a augmenté non-seulement dans le sang artériel, mais dans le sang veineux.

Nous pouvons donc considérer comme certain que, sous l'influence de modifications barométriques considérables, la quantité d'oxygène contenu dans le sang variera, et qu'elle sera d'autant moindre que la pression aura plus diminué. Donc, il est certain que le sang des habitants de Quito est moins riche en oxygène que le sang des habitants des bords de la mer, à moins que la quantité de globules qu'il contient ne vienne faire compensation à la moindre proportion que ces globules, à masse égale, sont susceptibles de retenir. Donc, dans tous les cas, le sang d'un homme qui se transporte subitement en ballon ou en gravissant une montagne à une hauteur considérable, le sang d'un oiseau qui s'élève rapidement du sol à quelques kilomètres de hauteur, s'appauvrit en oxygène ; tandis que le sang d'un plongeur placé sous cloche, d'un mineur placé dans les tubes à pression, en acquiert une certaine quantité.

Mais vous voyez combien ces expériences sont insuffisantes ; elles laissent, en effet, complétement de côté l'acide carbonique. Or c'est un point capital, et dont Jourdanet a, avec grande raison, fait ressortir toute l'importance, que de savoir comment la sortie de l'acide carbonique se comporte par rapport à celle de l'oxygène, à certains degrés de la diminution barométrique. Pour résoudre cette question, il faudrait, je le répète, posséder des appareils que nous sommes loin de pouvoir nous procurer. Mais elle est trop importante pour que nous restions vis-à-vis d'elle dans un silence complet. A défaut d'expériences emportant preuve, je crois devoir vous donner la solution qui me semble la plus probable à raison des faits connus.

Très-vraisemblablement, lorsqu'un homme est soumis à une diminution croissante de pression, il arrive un moment où l'acide carbonique dissous dans son sérum s'échappe avec une abondance croissante, tandis que l'oxygène, fixé sur l'hémoglobine, ne peut encore en être séparé. Puis la pression diminuant encore, cet oxygène, à son tour, sort partiellement de sa combinaison, ou pour parler plus exactement, l'oxygène de l'air n'entre plus qu'en proportion moindre dans la combinaison. Ainsi, deux phases successives : phase de décarboniquation du sang d'abord, phase de désoxygénation du sang ensuite. Il faut peut-être aussi ajouter, comme le fait Jourdanet, avec qui je suis d'accord sur ces points importants : phase bienfaisante d'abord, phase redoutable ensuite.

Mais, je ne saurais trop le répéter, ce sont là raisonnements, vraisemblances, probabilités tout au plus. A quand l'expérience qui entraînera la conviction ? Qui viendra faire, pour l'étude de la respiration sous diminution ou augmentation de pression, ce qu'a fait le roi de Bavière, fournissant à Pettenkofer tous les appareils nécessaires pour l'étude des produits de la respiration normale?

État de digestion ou d'abstinence. — Nous voici arrivés à des conditions dont nous sommes beaucoup plus facilement maîtres. La première qui se présente, la plus importante à coup sûre, est celle qui résulte de l'état de digestion ou de vacuité dans lequel se trouve l'animal.

Il est étonnant que l'importance de cette condition n'ait pas, dès le premier jour, frappé les physiologistes, et qu'ils n'aient pas cherché si elle a de l'influence sur la composition des gaz du sang; il est étonnant surtout qu'en présence de différences aussi grandes fournies par les expériences, ils ne se soient pas demandé s'il ne faudrait pas en chercher là l'explication si simple. Ils ont préféré tirer des moyennes d'un certain nombre d'expériences, procédé excellent quand toutes ces expériences ont été faites dans des conditions identiques, procédé déplorable dans le cas contraire, car il tend à tout confondre sous son apparente précision.

Je n'ai trouvé que dans Claude Bernard (1), un fait qui puisse nous mettre sur la voie de l'importance de la digestion. Un jour, il a fait l'analyse du sang d'un chien à jeun; le lendemain, il l'a faite chez un autre chien en digestion. Mais son but n'était pas d'étudier l'influence de la digestion; il se contentait alors de comparer le sang artériel au sang veineux. Quoi qu'il en soit, voici les chiffres obtenus:

(1) XLI, t. I, p. 393.

	O.	CO^2
Sang artériel à jeun......	21,06	0,0
Sang artériel en digestion..	18,93	0,0
Sang veineux à jeun......	12,66	1,5
Sang veineux en digestion..	9,93	2,8

J'ai donc dû, ne trouvant pas d'autres indications dans les auteurs, chercher par moi-même, en suivant toujours avec un soin rigoureux la méthode comparative.

Voici les résultats d'une des expériences que j'ai faites sur des chiens :

Je pris deux chiens vigoureux, sensiblement égaux de taille ; l'un deux n'avait pas mangé depuis quarante heures ; l'autre, trois heures avant, avait fait un bon repas de viande. A tous deux je retirai la même quantité de sang carotidien, que j'agitai dans un tube avec la même quantité d'oxyde de carbone ; les tubes restèrent à côté l'un de l'autre pendant le même temps.

Alors, l'analyse du gaz surnageant nous montra que 100 centimètres cubes de sang artériel avaient dégagé

	O.	CO^2
Chez l'animal à jeun......	15,5	3,7
Chez l'animal en digestion..	9,2	4,6

D'autres expériences m'ont donné des chiffres avec des différences analogues, et toujours le sang de l'animal à jeun m'a paru plus rouge que celui de l'animal en digestion.

J'ai aussi expérimenté sur des lapins ; mais ici s'est présenté une difficulté qui mérite que nous entrions dans quelques détails.

Un lapin fut retiré de sa cage et laissé à jeun pendant vingt-quatre heures ; un autre, de même taille, resta dans sa cage, où se trouvait une nourriture abondante.

	O.	CO^2
Le sang carotidien du premier me donna..	12,7	1,5
Celui du second...................	13,0	3,7

En laissant de côté l'acide carbonique, dont je ne parle que pour mémoire, vous voyez que mes deux animaux m'ont donné une quantité sensiblement égale d'oxygène.

Résultat contradictoire avec les précédents, dira l'un; résultat qu'il est bon de noyer prudemment dans une moyenne, dira l'autre. Pas du tout : résultat exact, et l'apparente contradiction s'explique aisément; en effet, j'avais eu soin, après avoir tiré du sang, de faire uriner mon lapin prétendu à jeun, et ce lapin avait les urines alcalines et troubles.

Ainsi, après vingt-quatre heures de diète, un lapin ne peut être considéré comme un animal à jeun; son sang est encore chargé de sels à acides végétaux qui se brûlent et donnent naissance aux dépôts de l'urine trouble. Attendons donc plus longtemps.

C'est ce que j'ai fait. En comparant le sang carotidien d'un lapin en digestion avec celui d'un lapin qui n'avait pas mangé depuis trois jours, j'ai trouvé que

100 centim. cubes du premier avaient dégagé 12,32 cc. d'O et 2,6 cc. de CO^2
— du second............ 15,04 3,6

La différence, vous le voyez, est dans le même sens que pour le sang du chien; mais elle est et elle s'est presque toujours trouvée, dans d'autres expériences, moins considérable. C'est que probablement, après trois jours de diète, un lapin commence à souffrir de l'abstinence, et il n'est pas encore prouvé qu'alors la quantité absolue des globules sanguins, ou au moins de l'hémato-cristalline qu'ils contiennent, n'est pas déjà diminuée.

Quoi qu'il en soit, c'est un fait certain que, dans l'état de digestion, le sang artériel contient, à volume égal, une quantité notablement moindre d'oxygène que pendant le jeûne. A quoi peut-on attribuer cette différence?

A la masse du sang d'abord, masse augmentée à la suite des absorptions digestives. En effet, il n'y a pas davantage de globules, et ces globules qui seuls charrient l'oxygène sont répartis dans un plus grand volume de liquide : donc, à volume égal, il doit s'en trouver moins.

Très-vraisemblablement, ensuite, aux oxydations que subissent, dans le sang même, les produits de la digestion, oxydations qui occupent et font disparaître aussitôt une partie de l'oxygène absorbé. On sait, en effet, qu'un animal en digestion absorbe plus d'oxygène qu'un animal à jeun, et comme on en retrouve moins dans le sang, il faut bien qu'il se soit consommé.

A quelque explication qu'on se rattache, on doit considérer que cette moindre richesse oxygénée du sang après la digestion a des conséquences importantes. Elle fournira peut-être la véritable explication de ce sentiment de lourdeur, de ces pesanteurs de tête, de ce besoin de repos, de cette somnolence même, qui suivent les digestions même les mieux opérées. Tous les animaux dorment après avoir mangé, et ce repos est peut-être la conséquence d'une moindre oxygénation du sang, et par suite d'une moindre excitation des éléments musculaires et nerveux.

Il sera très-intéressant de reprendre cette question en employant la pompe à gaz, qui permettra de comparer ainsi les quantités d'acide carbonique contenues dans le sang artériel. Enfin, il faudra expérimenter non-seulement avec le sang artériel, mais avec le sang veineux de diverses provenances et surtout avec le sang veineux qui revient de l'intestin et du foie.

On devra trouver de très-grandes différences dans la richesse en acide carbonique, différences qui doivent être très-atténuées dans le sang artériel, car on sait que les animaux en digestion exhalent par les poumons une très-grande quantité d'acide carbonique, peut-être même tout ce qu'ils ont en excès.

NEUVIÈME LEÇON.

GAZ DU SANG (ANALYSES QUANTITATIVES; SUITE).

Influences de conditions diverses sur la quantité absolue et relative des gaz contenus dans le sang (suite). — Accélérations dans la circulation. — Diminution de la nutrition des tissus. — Richesse oxygénée du sang pendant l'anesthésie due au chloroforme : Expériences. — Mouvements violents de l'animal. — Asphyxie. — Asphyxie dans l'oxygène : Expériences. — Sang rouge dans les veines, après la mort par cessation des phénomènes nutritifs.

Espèces animales différentes ; animaux adultes ou nouveau-nés : Expériences.—Sang des mollusques céphalopodes et sang des crustacés décapodes ; leurs changements de couleurs sous l'influence de l'oxygène : Expériences.

Messieurs,

Si, laissant pour un moment de côté l'action de conditions diverses sur la richesse oxygénée du sang artériel, nous considérons le sang veineux comparé au sang artériel, nous devons nous demander : Que devient l'excès d'oxygène que présente le sang artériel dans le sang veineux ? Et la réponse doit être : Il s'est épuisé au moment où la circulation se ralentit dans les capillaires ; il s'est épuisé dans le sang lui-même, et aussi dans les tissus que ce sang traverse, et qui respirent à ses dépens.

Aussi tout ce qui tend à ralentir la circulation capillaire ou à activer les transformations chimiques des tissus, tend à augmenter la différence qui sépare le sang artériel du sang veineux. Tout ce qui agit inversement rend le sang veineux plus riche en oxygène. Je vous citerai quelques exemples, empruntés surtout aux mémorables expériences de Claude Bernard, auquel on doit tout ce qui a été fait d'important pour ce sujet.

L'état de tonicité du muscle, sa contraction, surtout, usent l'oxygène des capillaires; en effet, tandis que le sang de l'artère du muscle couturier d'un chien donnait, par 100 centimètres cubes, 7^{cc},31 d'oxygène et 0,81 de CO^2, le sang veineux, pendant le repos, donnait :

$$5 \text{ d'oxygène,} \qquad 2,50 \text{ de } CO^2 ;$$

pendant la contraction :

$$4,28 \text{ d'oxygène,} \qquad 4,20 \text{ de } CO^2 ;$$

puis, pendant le relâchement complet consécutif à la section des nerfs du muscle :

$$7,20 \text{ d'oxygène,} \qquad 0,50 \text{ de } CO^2 \text{ (1).}$$

Ces chiffres éloquents se passent de commentaires. Inversement, Claude Bernard (2) a montré que, dans les glandes en action, où la circulation s'accélère, le sang veineux est plus rouge que pendant l'état de repos; cela est vrai pour les glandes salivaires, pour les reins, pour la rate. Estor et Saint-Pierre (3) ont montré qu'il en était ainsi pour les tissus enflammés; mais ce fait me semble trouver une partie de son explication dans ce que je vais dire maintenant.

Pour une raison différente, c'est-à-dire à cause de la

(1) LXX, p. 221.
(2) XLI, p. 264 et p. 299.
(3) LXXI.

moindre usure, on voit le sang veineux être presque rouge chez les animaux hibernants, chez ceux qu'on refroidit artificiellement, chez ceux à qui la moelle épinière est coupée (Claude Bernard) et même, dans l'espèce humaine, pendant l'état de syncope (Hunter). Il est probable que la couleur relativement rouge du sang veineux dans certaines maladies (fièvre typhoïde, etc.), doit être, en partie, attribuée à cette même cause.

Est-ce aussi à la résolution musculaire complète qu'il faut attribuer la rutilance du sang pendant le sommeil chloroformique; je suis très-porté à le croire. Comme j'ai fait là-dessus des recherches personnelles, je vous demande la permission d'entrer dans quelques détails.

Sommeil chloroformique. — Les auteurs si nombreux qui ont écrit sur l'action des anesthésiques ne sont pas d'accord sur l'influence que ces substances exercent sur la couleur du sang. Pour les uns, le sang conserve sa coloration normale, pour les autres, il devient très-noir dans les veines, et sa teinte est même beaucoup plus foncée dans les artères (1). Cette dernière manière de voir a même donné naissance à une idée que je ne crains pas d'appeler bizarre, c'est-à-dire que l'anesthésie chloroformique ne serait qu'une asphyxie.

Or, voici ce que révèle une observation attentive des faits : Quand l'animal est soumis à l'influence de l'éther, on voit arriver d'abord la période dite d'excitation. J'ai prouvé ailleurs que cette excitation est, chez les animaux peu intelligents, comme le lapin, due exclusivement à l'irritation exercée sur les muqueuses faciales et buccales par les vapeurs anesthésiques; chez les chiens quelquefois, chez l'homme presque toujours, il s'y mêle des conceptions déli-

---

(1) Voyez LXXII, p. 76 et suiv.

rantes tenant sans doute à la transmission au cerveau de sensations anormales et troublées (1). Quoi qu'il en soit, il en est pendant cette période comme pendant toutes les agitations violentes : le sang veineux noircit, et si elle dure longtemps, si surtout, comme cela est fréquent, il s'y mêle des troubles respiratoires, la teinte même du sang artériel devient plus foncée.

Survient alors la période dite de calme ou de résolution ; pendant ce temps, le sang artériel redevient rutilant. On peut même remarquer qu'il arrive à être plus rouge que dans l'état normal; la teinte du sang veineux lui-même apparaît manifestement plus claire et plus rosée. Que si, maintenant, on augmente peu à peu la proportion de chloroforme contenu dans l'air, on arrive à tuer progressivement l'animal; dans ce cas, il meurt par asphyxie, non par arrêt du cœur; le sang artériel devient alors, comme dans l'asphyxie ordinaire, complétement noir.

J'ai fait l'analyse du sang retiré de l'artère pendant la période de calme complet dû au chloroforme, et je l'ai faite comparativement avec celle du sang pris avant l'expérience. Or, les chiffres obtenus sont des plus concluants.

En effet, dans un cas, avant l'anesthésie, le sang m'a donné pour 100^{cc}, $7^{cc},3$ d'oxygène, et pendant la période de calme $12^{cc},4$. Dans un autre, les chiffres ont varié de $15^{cc},1$ à 18^{cc}.

Ainsi, pendant que se manifeste, bien pure, bien isolée de toute complication, l'action anesthésique, le sang est plus riche en oxygène qu'il ne l'était auparavant. Ceci ne permettra plus, je pense, de reproduire encore cette assimilation étrange faite de l'anesthésie avec l'asphyxie. Mais à

(1) LXXIII.

quoi faut-il attribuer cette richesse oxygénée? A l'action directe du chloroforme? Cela est peu probable, car les vapeurs de chloroforme sont loin de produire directement cet effet sur le sang. A un arrêt dans les oxydations intra ou extra-sanguines? Cela serait une pure hypothèse.

Je crois plutôt, comme je l'ai déjà dit, qu'il faut l'attribuer à la résolution complète du système musculaire, résolution dont Claude Bernard nous a déjà montré les effets importants.

Mouvements exagérés. — En sens inverse, les mouvements exagérés de l'animal peuvent diminuer la quantité d'oxygène contenu dans son sang artériel, en épuisant, pour ainsi dire, d'oxygène son sang veineux. La teinte plus ou moins rouge du sang vient à elle seule l'indiquer. Très-probablement, la quantité d'acide carbonique suit une proportion inverse, et, existant en plus grande abondance dans le sang veineux, il doit passer en partie dans le sang artériel, l'exhalation pulmonaire ne suffisant pas à en débarrasser l'organisme. Mais l'oxyde de carbone ne donne rien à ce sujet; pour ce qui est de l'oxygène, j'ai, sur un même chien, en tirant du sang tandis que venant d'être attaché il se tordait avec fureur dans ses liens, et ensuite quand il était redevenu tout à fait calme, trouvé successivement les nombres de 12,5 et 15 pour 100. L'expérience n'a été faite qu'une fois, ses résultats ne sont pas très-accentués, et elle mériterait d'être reprise. Mais elle suffit à donner, je crois, l'explication de certaines différences qu'on lit dans les tableaux allemands, différences qu'on a très-malheureusement englobées dans la formation de moyennes illusoires.

Asphyxie. — Quand on asphyxie un animal par un procédé quelconque, l'oxygène diminue et l'acide carbonique augmente dans son sang artériel. Au moment où l'œil est insensible, on n'y trouve plus, suivant Setschenow (1), que des traces d'oxygène ; quant à l'acide carbonique, il peut s'élever alors à 38 pour 100 ; Holmgren (2), renchérissant sur ce chiffre, a trouvé le nombre énorme de 52 pour 100.

J'ai souvent analysé le sang artériel d'animaux asphyxiés, en employant seulement le déplacement par l'oxyde de carbone ; j'y ai trouvé de 1 à 0 d'oxygène, et cette méthode, si imparfaite pour ce qui a rapport à l'acide carbonique, m'a cependant permis d'en extraire jusqu'à 15 pour 100.

Quand l'asphyxie a lieu dans une atmosphère d'oxygène pur, l'animal meurt quelquefois avec le sang artériel rouge, comme l'a dit, il y a longtemps, Cl. Bernard. Mais cela n'est pas constant, et il est des auteurs qui ont préféré nier le fait, plutôt que de chercher à s'expliquer la raison de la différence qu'ils avaient remarquée. Or, la condition pour obtenir le résultat indiqué par Cl. Bernard est que le volume de l'atmosphère d'oxygène soit très-considérable par rapport à celui de l'animal.

Je ne prétends point vous donner de chiffres exacts ; mais je dois vous dire que, toutes les fois que j'ai fait mourir un animal en mettant sa trachée en communication avec un vase plein d'oxygène, il est mort avec le sang artériel noir, par asphyxie simple, parce que, d'une manière inconsciente, on adapte toujours un vase trop petit à un animal trop gros. Que si l'on prend un très-petit animal, un oiseau, un rat, et qu'on le laisse périr sous une vaste cloche pleine d'oxygène, il meurt avec le sang artériel rouge, et par conséquent chargé d'oxygène. Il aurait été extrêmement intéressant de faire l'analyse de ce sang, et de voir, si, résultat paradoxal en

(1) LXIII.
(2) LXXIV.

apparence, et qui peut-être, il faut même dire probablement, eût été rencontré, il contient autant ou plus d'oxygène que le sang d'un animal respirant l'air en nature. Mais j'ai manqué des appareils nécessaires pour pouvoir soumettre à cette singulière asphyxie des animaux de taille suffisante.

La mort, dans ces circonstances, arrive, ainsi que nous le verrons, en présence d'une atmosphère encore très-riche en oxygène, mais aussi très-riche en acide carbonique. C'est très-probablement, ainsi que Cl. Bernard l'a dit, à la pression exercée par ce dernier gaz sur le gaz similaire contenu dans le sang qu'il faut attribuer la mort, qui survient ainsi par un véritable empoisonnement carbonique. On devra donc, en faisant, dans ces conditions, l'analyse des gaz du sang, trouver une quantité énorme d'acide carbonique dissous. Cela n'a rien de bien étonnant, puisqu'il résulte des calculs de Fernet, que 100 centimètres cubes de sang sont susceptibles d'absorber 150 centimètres cubes d'acide carbonique, tandis que, dans l'état de nature, ils en contiennent rarement plus de 40.

Une expérience que j'ai faite dépose dans ce sens. On place un oiseau dans un vaste flacon tubulé plein d'oxygène, et l'on attend que, par l'effet du confinement, il soit près de périr. Vient-on alors à mettre le flacon en communication avec la machine pneumatique, on voit, après quelques coups de piston, l'animal revenir assez notablement à lui. Il est très-facile d'expliquer ce résultat par la diminution de la pression carbonique, qui a permis au gaz de s'échapper en partie du sang.

Veuillez remarquer, en passant, combien cette expérience a de rapport avec la question que nous avons si longuement discutée, de l'influence des altitudes sur la composition des gaz du sang.

Je vous parlais tout à l'heure de circonstances dans lesquelles le sang veineux devient ou plutôt reste rouge pendant la vie ; cela tient toujours à une diminution dans la consommation intrà ou extrà-capillaire (hibernation, fièvres, chloroforme). Mais si, dans ces circonstances, on fait périr l'animal, on trouve, lorsqu'il est mort, son sang devenu noir, et même, le plus souvent, noir dans les artères. Laissez-moi, à ce propos, vous raconter un fait que j'ai eu occasion d'observer, et qui me paraît présenter un véritable intérêt.

J'avais enlevé la rate à un jeune chien ; l'opération, des plus simples, n'entraîna d'abord aucune suite fâcheuse. Mais, quelques jours après, l'animal, considéré comme guéri, ayant été exposé au froid et à l'humidité, fut pris d'une péritonite, à laquelle il succomba au bout de quatre jours. J'assistai à ses dernières respirations, que je recueillis même avec l'appareil enregistreur. Quand il fut mort, j'en fis l'ouverture ; le cœur, arrêté depuis plusieurs minutes, était plein d'un sang rouge, presque aussi rouge à droite qu'à gauche. Les veines contenaient du sang rouge, et c'est encore du sang rouge que contenaient les vaisseaux capillaires, et qui s'écoulait par l'ouverture de la veine d'un membre quand on soulevait ce membre. Une heure après, il en était encore ainsi, et jusque dans les profondeurs capillaires, le sang avait conservé presque la teinte artérielle.

Chez cet animal, la contractilité musculaire que je m'attendais à voir durer longtemps, comme il arrive aux animaux refroidis, *diminués*, avait disparu avant trois quarts d'heure. Le foie contenait des traces de sucre ; ce sucre disparut le lendemain, et, jusqu'à la putréfaction, il ne s'en forma plus à nouveau. Or, il se trouvait dans le foie, en quantité notable, de la matière glycogène.

Voilà donc un animal qui est mort avec du sang fortement oxygéné au contact de ses tissus, et dont les tissus n'ont pu, même une heure après la mort, épuiser cet oxygène. Cependant, il est à supposer que c'est par manque d'oxygène que les éléments anatomiques de ses centres nerveux ont perdu leurs propriétés, et entraîné la mort de l'animal. Ce manque d'oxygène tiendrait donc non pas à son absence dans le milieu sanguin, mais à l'impuissance pour les éléments de dissocier la combinaison oxygénée de l'hémato-cristalline. Ce serait donc là une véritable mort chimique par altération lente de la substance des éléments, altération qui lui enlèverait une partie de son affinité pour l'oxygène.

Je regrette de n'avoir pu, à ce moment, établir d'expériences comparatives sur l'absorption d'oxygène, en vase clos, par une masse égale de muscles ou de cerveau de cet animal et d'un animal sain ; probablement, la consommation aurait été moindre pour lui. Rapprochez de cette singulière indifférence des tissus pour l'oxygène l'absence, dans le foie, de ferment pouvant faire subir à la matière glycogène sa transformation habituelle, et vous arrivez à un ensemble de considérations bien digne, ce me semble, de fixer l'attention des expérimentateurs et aussi des médecins. Il y a, pour le dire en passant, une mine féconde et presque vierge encore à exploiter dans l'étude des phénomènes que présente la dernière heure dans les diverses maladies, et des altérations cadavériques étudiées immédiatement après la mort. On est étonné de voir que si peu de chose ait été fait, soit par voie d'observation médicale ou vétérinaire, soit à la suite d'expériences frappant les animaux de maladies artificiellement provoquées.

Espèces animales différentes. — Il est un ordre de recherches sur lesquelles personne, que je sache, n'a attaché son attention : c'est de savoir s'il existe, entre les espèces animales, entre les divers mammifères et les divers oiseaux, par exemple, des différences importantes au point de vue de la richesse en oxygène du sang.

En cherchant dans les auteurs, on trouve, cependant, que si la plupart d'entre eux ont expérimenté avec le sang du chien, il en est un, Preyer (1), qui a employé les moutons. Or, voici les résultats qu'il a obtenus :

	O.	CO^2 Extrait par la pompe.	CO^2 Lié.	CO^2 Total.	Az	Gaz total.
Sang artériel..	11,31	24,19	4,68	28,87	2,01	42,19
	11,64	23,77	5,25	29,02	2,59	43,25
	9,24	24,26	5,42	29,68	2,00	40,92
	6,82	26,54	6,82	33,36	0,70	40,88
	10,12	10,10	0,77	10,87	1,44	22,43
	10,50	10,78	0,46	11,24	1,06	22,80
Moyenne.....	9,94	19,94	3,90	23,84	1,63	35,41
Sang veineux..	3,78	27,04	8,71	35,75	0,99	40,52
	3,51	30,72	4,94	35,66	1,03	40,20
	6,28	30,11	7,90	38,01	0,00	44,29
	6,28	30,79	6,74	37,53	0,00	43,81
Moyenne.....	4,71	29,66	7,07	36,73	1,01	42,45

Comparons ces chiffres aux moyennes des expériences dont je vous ai parlé dans notre dernière leçon, expériences faites sur des chiens :

	O.	CO^2 Extrait par la pompe.	CO^2 Lié.	CO^2 Total.
Sang artériel.......	15,03	27,99	1,15	29,14
Sang veineux	8,17	31,27	2,38	33,65

Nous trouvons entre les quantités d'oxygène des différences considérables. Ainsi le sang de l'herbivore serait beau-

(1) LIX et XLIV, p. 229.

coup moins riche en oxygène que le sang du carnivore. Quant à l'acide carbonique, je ne vois guère à signaler que la plus grande quantité d'acide lié chez les moutons et chez les chiens.

Mais ici apparaissent toutes les causes d'inégalités qui résultent d'expériences non conduites comparativement, d'animaux non placés dans des conditions identiques, enfin et surtout, d'expérimentateurs divers. Les auteurs dont je parle ne s'étaient point proposé, du reste, de comparer le sang d'animaux divers, mais de chercher à analyser, d'une manière complète, les gaz d'un sang de provenance quelconque, cherchant, en un mot, non le relatif, mais l'absolu.

J'ai fait, par la méthode de Cl. Bernard, un assez bon nombre d'expériences pour étudier cette intéressante question de la richesse oxygénée du sang comparée chez divers animaux. Malheureusement, elles n'ont pu porter que sur des mammifères et des oiseaux; les animaux à sang froid que j'ai pu me procurer, couleuvres et tortues, étaient de trop petite taille pour fournir une quantité suffisante de sang, et les temps ne sont pas arrivés où les animaux de nos ménageries pourront servir directement à l'expérimentation physiologique. Encore, parmi les mammifères, ai-je dû me restreindre au chien (carnivore) et au lapin (herbivore), tandis que pour les oiseaux j'ai choisi, pour des raisons que j'indiquerai plus tard, le canard et le poulet.

L'artère choisie était la fémorale, assez grosse et facile à atteindre chez les oiseaux, en traversant la masse des muscles fessiers.

Or, voici les chiffres que m'a fournis l'expérience comparative la plus complète que j'aie pu faire; il est assez délicat, on le comprend, de mener de front quatre expériences semblables, les accidents (hémorrhagies ou ruptures d'artères) arrivant fréquemment chez les oiseaux ; et l'on ne peut songer sur le même animal (excepté sur un chien) à prendre, sans l'épuiser, deux fois de suite une certaine quantité de sang.

On a tiré à un coq 17 centimètres cubes de sang artériel, qui ont été agités avec 22 centimètres cubes d'oxyde de carbone. A un canard, on en a tiré 24 centimètres cubes, qui ont été agités avec 24 centimètres cubes du même gaz. Le sang du canard a paru notablement plus foncé en couleur que celui du poulet; les deux animaux avaient mangé, leur nourriture était la même, et leur jabot paraissait également plein.

Un lapin, ayant mangé, fournit $15^{cc},6$ de sang, qui fut agité avec $20^{cc},8$ de gaz ; enfin, on prit à un chien, également en digestion, 19 centimètres cubes de sang qui fut agité avec 22 centimètres cubes d'oxyde de carbone. Le sang du lapin était évidemment beaucoup plus foncé que celui du chien.

Le lendemain (vingt-deux heures après), la température ayant été de 13 degrés, on fait l'analyse des gaz surnageant le sang, et l'on trouve

	O.	CO^2
Chien	13,7	2,5
Lapin...........................	8,3	5,8
Poulet..........................	19,05	2,95
Canard	11,6	3,88

On peut constater des différences considérables, et qui ont été en rapport avec ce qu'indiquait, à priori, le degré de rutilance du sang.

Dans une autre expérience, j'ai trouvé entre le chien et le lapin, une différence de 11,3 à 9,2 ; un canard, observé en même temps, m'avait donné 9,8.

Autre : lapin 12,32 ; canard 13,66 (en digestion).

Autre : chien 19,80 ; canard 15,22 (à jeun).

Autre : poulet 10,7 ; canard 8,8 (en digestion).

Ainsi, le sang d'un chien contient plus d'oxygène que celui d'un lapin ; le sang d'un poulet plus que celui d'un canard.

Ce dernier résultat m'a, je l'avoue, beaucoup surpris, et m'embarrasse fort. J'espérais obtenir le contraire et trouver là l'explication tant désirée de la résistance à l'asphyxie que présentent les canards comparés aux autres oiseaux. Il faut évidemment chercher ailleurs ; au reste, nous reviendrons sur ces faits.

Il serait intéressant d'étudier comparativement, au point de vue de la quantité d'oxygène contenue, le sang d'un chien nourri exclusivement de viande avec celui d'un autre chien nourri exclusivement de pain, de légumes, de graisse. Il est probable, en effet, qu'une bonne part dans les différences ci-dessus signalées doit être attribuée aux combustions intra-sanguines dont nous avons déjà appris à connaître la valeur ; mais la différence dans la quantité d'hémato-cristalline qui existe dans des volumes égaux de sang de chien et de sang de lapin, doit, sans doute aussi, entrer en ligne de compte.

Les chiffres que je viens de vous donner montrent que le sang artériel du canard se place à peu près au même niveau que celui du lapin, et notablement au-dessous de celui du chien. J'ai, une fois, cherché à comparer non plus le sang artériel, mais le sang du cœur droit chez un chien et chez un canard à jeun. J'ai pu tirer au canard 16 centimètres cubes de sang, en pénétrant, par la veine jugulaire droite, jusque dans le cœur. Or, les nombres fournis par l'analyse sont très-remarquables. En effet, j'ai extrait du sang

	O.	CO²
Chez le chien................	13,9	1,9
Chez le canard................	4,3	4,3

J'ai été extrêmement frappé par ce résultat qui montre, dans les tissus du canard, ou dans son sang, une utilisation de l'oxygène beaucoup plus grande que chez le chien. Nous devrons, si le temps nous le permet, recommencer cette expérience, et voir quels renseignements elle pourra nous fournir sur la théorie du plonger.

Enfin, j'ai établi comparaison entre le sang carotidien d'un chien adulte et celui de jeunes animaux de la même espèce âgés seulement de quelques jours. J'ai toujours trouvé celui-ci beaucoup plus pauvre en oxygène; la différence, dans un cas, a été de 15 à 8. Ceci peut être attribué, soit à une moindre capacité du sang pour l'oxygène, soit au mélange du sang des deux cœurs qui s'opérerait encore. J'attribue, je dois le dire, peu d'influence à cette dernière cause ; car, en ouvrant le thorax de mammifères nouveau-nés endormis par le chloroforme, j'ai vu les deux oreillettes présenter bien nettement, l'une la coloration veineuse, l'autre la coloration artérielle, et je crois que chez les nouveau-nés comme chez les reptiles, les chambres cardiaques, anatomiquement confondues, se séparent quand elles fonctionnent. Mais il reste le canal artériel.

Quoi qu'il en soit, il est certain que dans les vaisseaux des mammifères nouveau-nés, à cet âge si remarquable par la résistance à l'asphyxie, circule un sang beaucoup moins riche en oxygène que dans les vaisseaux des adultes. Nous reviendrons également plus tard sur les conséquences de ces faits.

Je m'arrête ici, messieurs, dans cette étude, déjà bien longue, des gaz du sang dans leur qualité et dans leur quantité. Si j'y suis demeuré si longtemps, c'est en grande partie à cause de son importance pour le sujet que nous traitons ; c'est ensuite à cause de l'ignorance dans laquelle nous sommes généralement, en France, des travaux allemands sur ce sujet. Nos livres classiques de physiologie en comprennent à peine l'indication succincte ; encore sont-ils en retard de plusieurs années sur cette question en plein développement. En France, il n'y a eu presque rien de fait, en dehors des découvertes de Cl. Bernard. Et quoi d'étonnant à cela ? Depuis dix ans, chaque grand laboratoire allemand (et ils sont nombreux) possède une pompe à gaz de Geissler, de Ludwig, de Pflüger, etc. ; je n'en connais pas une en France, hormis celle que fait fonctionner Gréhant au Collége de France. Là-bas, des élèves nombreux peuvent être occupés, par un maître à qui la liberté des mains donne ainsi toute la liberté de l'esprit, à vérifier les expériences faites par d'autres, à instituer des expériences nouvelles. Quand on considère ces choses, on s'étonne moins, sur ce sujet spécial comme sur les autres, de la quantité de travaux qui nous arrivent d'Allemagne.

SANG DES ANIMAUX INVERTÉBRÉS. — Tout ce que j'ai dit jusqu'à présent a trait au sang des animaux vertébrés. Ce sang, plus ou moins noir dans les veines, devient plus ou moins rouge après avoir subi l'influence de l'air. On n'a pas étudié à ce point de vue le sang des animaux invertébrés. J'ai cependant eu l'occasion de faire quelques observations sur le sang des Mollusques céphalopodes et celui des Crustacés supérieurs.

Le sang qu'on retire des lacunes ou vastes sinus des Seiches est d'un blanc un peu bleuâtre. Si on l'expose à l'air, la couche superficielle bleuit assez rapidement ; on obtient une couleur intense en étalant le sang en couche mince dans une assiette ; dans un tube, il ne bleuit que sur une épaisseur de quelques millimètres. Cette couleur est très-belle, et ressemble à celle de l'outre-mer ; mais elle n'est pas, bien entendu, saturée. Elle est évidemment due à l'absorption de l'oxygène de l'air. Mais les conditions dans lesquelles j'ai pu faire ces expériences ne me permettaient pas de faire des analyses, ni surtout d'essayer d'extraire cet oxygène par quelque moyen.

J'ai pu aller plus loin pour les Crustacés, ou du moins pour les Crabes. Leur sang, tel qu'on l'obtient en coupant les pattes, est de teintes variées ; tantôt presque incolore, tantôt un peu rose jaunâtre, lilas, ou même un peu brun. Mais si on l'expose à l'air, il prend une teinte brune-noirâtre analogue à celle de l'encre diluée. Cette teinte arrive d'autant plus vite que la surface de contact est plus étendue ; elle arrive plus vite dans l'oxygène que dans l'air. Une certaine quantité de sang jaunâtre ayant été placée avec une certaine quantité d'air dans une éprouvette renversée sur le mercure, ce sang a bruni, et l'air ne contenait plus que 14,5 pour 100 d'oxygène.

Maintenu en un vase clos, le sang reste jaunâtre ; un courant d'acide carbonique ne le fait pas changer de couleur, même lorsqu'il a bruni à l'air. Enfin, quand il commence à se putréfier, il redevient jaunâtre.

J'ai essayé d'extraire, du sang bruni à l'air, l'oxygène contenu, en employant l'oxyde de carbone ; je n'ai pas réussi.

Ces faits n'ont été signalés par personne. Mais Alphonse Milne Edwards, à qui j'en parlais, m'a dit avoir vu noircir semblablement le sang d'une Langouste. Ce changement de couleur semble donc général, au moins chez les Décapodes.

Il serait intéressant, je le répète ici, d'examiner avec le spectroscope le sang bleu des Céphalopodes et le sang noir des Crabes. On peut également espérer extraire la substance qui présente ces changements de couleur, et je ne manquerai pas de l'essayer à la première occasion.

Ni chez les mollusques ni chez les crustacés, ce ne sont les globules qui occasionnent cette coloration. En très-petit nombre, du reste, ils se précipitent bientôt au fond du tube où l'on place le sang; à peine voit-on, quelquefois, chez les Crabes, une légère coagulation. La substance dont la combinaison avec l'oxygène produit la couleur est dissoute dans le plasma, dont le rôle est ainsi beaucoup plus important, au point de vue de la respiration, que chez les Vertébrés.

DIXIÈME LEÇON

DES MILIEUX RESPIRABLES

Résumé sur les gaz du sang.
Des milieux où s'opère la respiration. — Eau : Ses gaz ; respiration à de grandes profondeurs. Mort dans l'eau douce des animaux marins : Expériences. — Air : Composition de l'air des alvéoles pulmonaires. — Rupture du thorax d'un chien sous la pression atmosphérique.

Messieurs,

Je commencerai par résumer brièvement tout ce que nous avons dit dans les dernières leçons sur les gaz du sang des animaux vertébrés. J'écris encore une fois ici la moyenne tirée des expériences allemandes ; elle peut servir au moins à fixer les idées.

	O.	CO^2 Extractible par la pompe.	CO^2 Lié.	CO^2 Total.	Az.	Gaz total.
Sang artériel..	15,03	27,99	1,15	29,14	1,60	45,76
Sang veineux..	8,17	31,27	2,38	33,65	1,37	43,12

Au point de vue qualitatif, le sang artériel ou veineux contient :

De l'azote dissous ;

De l'oxygène combiné presque tout entier avec l'hématocristalline ;

De l'acide carbonique en partie dissous, en partie maintenu dans des combinaisons plus ou moins stables avec les phosphates alcalins et les alcalis libres du sang.

Cet acide carbonique peut être en partie libéré de ces combinaisons, et s'échappe, soit dans le vide de la pompe, soit pendant la respiration même, au contact de l'air, par l'intervention de l'oxygène de cet air, lequel très-probablement forme avec l'hémato-cristalline une substance qui joue le rôle d'un acide faible.

Si nous examinons maintenant le sang venant des diverses parties du corps, nous trouvons que le sang des veines sus-hépatiques est plus pauvre en oxygène et plus riche en acide carbonique que le sang veineux général ; que le sang de la veine-porte présente à un degré plus élevé encore les mêmes caractères ; que le sang des muscles en contraction a les mêmes rapports par rapport au sang des muscles en repos ou surtout en paralysie ; qu'inversement, le sang des glandes est plus oxygéné pendant leur activité que dans l'état de repos.

Que si nous opposons le sang veineux du cœur droit au sang artériel du cœur gauche, nous constatons que celui-ci est plus riche en oxygène et plus pauvre en acide carbonique. En examinant les choses de plus près, nous voyons que la différence en oxygène est plus considérable que celle en acide carbonique ; or, ceci est en rapport avec le fait bien connu que, dans l'air, les animaux absorbent plus d'oxygène qu'ils ne rendent d'acide carbonique. Mais si nous voulons aller au-delà, si nous cherchons à préciser la différence, à établir un rapport possible entre les altérations de l'air opérées par un animal et les modifications concomitantes de son sang, les éléments nous font complétement défaut. Et comment en serait-il autrement ? Non-seulement les méthodes d'analyse sont imparfaites, mais les auteurs dont nous sommes obligé de citer les chiffres ne se sont préoccupés d'aucune des causes de modifications si nombreuses qui les entouraient. J'ai indiqué les principales, et j'y reviendrai dans un moment ; mais voyez, on parle de sang veineux, et ce sang est pris tantôt dans une veine, tantôt dans le cœur droit. Et ici, que de causes de différences, suivant que la sonde puisera le sang venu de la jugulaire gauche, ou celui que la veine cave inférieure rapporte à la fois du foie, des reins, des membres ; suivant que l'animal s'agitera ou restera calme, contractera ou non ses muscles, respirera vite ou lentement ! Autant d'éléments qui enlèvent toute valeur aux moyennes, et ne permettent la comparaison qu'entre expériences indiquées avec détails et suivies comparativement avec un égal soin.

Ce n'est pas tout, il est une circonstance générale dont l'influence est énorme ; j'ai essayé d'en indiquer le sens. C'est l'état de digestion comparé à l'état de jeûne ; pendant la digestion, l'oxygène est toujours en moindre proportion dans le sang qu'après un jeûne convenablement prolongé.

Chemin faisant, nous avons aussi constaté que la pression barométrique agit, lorsque ses changements sont considérables, sur la composition quantitative des gaz du sang, et nous avons vu quelles applications on pouvait faire déjà de ces notions, malheureusement incomplètes, à l'étude de la respiration des plongeurs, des mineurs, et, en sens inverse, des oiseaux qui s'élèvent dans l'air et des hommes qui gravissent le flanc des montagnes, ou vivent continuellement à d'énormes hauteurs.

Enfin, nous avons appris que la composition du gaz du sang n'est pas la même chez tous les animaux, qu'elle varie des carnivores aux herbivores, des mammifères aux oiseaux, des animaux nouveau-nés aux animaux adultes.

Les conséquences d'un assez bon nombre de ces faits se représenteront à nous dans la suite de ces études.

MILIEUX RESPIRABLES.

Avant de passer à l'étude des mécanismes respiratoires, étude qui va bientôt nous occuper, il faut que je vous parle des milieux dans lesquels s'exécutent les échanges de la respiration ; avec lesquels, pour employer une expression qui faisait fortune au commencement de ce siècle, s'opère le conflit du sang.

Ces milieux sont l'eau et l'air.

EAU. — L'eau contient en dissolution les gaz de l'air, l'azote et l'oxygène. En outre, on y trouve de l'acide carbonique dans une proportion très-variable ; c'est là une circonstance fort importante pour la respiration, sur laquelle j'ai entendu Milne Edwards appeler l'attention dans ses cours, mais dont on ne paraît pas avoir tenu un très-grand compte. On sait cependant qu'il existe des animaux dans des eaux fort riches en acide carbonique.

Je vous donne comme exemple de la composition d'eaux ordinaires très-propres à la vie des êtres aquatiques, le résultat des analyses d'Henri Deville, pour l'eau de Seine (à Bercy) et l'eau d'Arcueil.

	Az. lit.	O. lit.	CO^2 lit.	
Eau de Seine.....	0,0120	0,0039	0,0162	par litre de liquide.
Eau d'Arcueil.....	0,0127	0,0050	0,0256	—

L'oxygène étant plus soluble que l'azote, la proportion de l'oxygène à l'azote est plus grande dans l'eau que dans l'air. Mais tandis que l'air contient $\frac{1}{5}$ de son volume d'oxygène, on voit que l'eau n'en contient que $\frac{1}{250}$ environ.

Cette pauvreté est en partie contrebalancée par deux circonstances importantes. D'abord, la grande solubilité de l'acide carbonique dans l'eau, laquelle n'en contient d'ordinaire qu'une quantité minime, fait que ce gaz est sollicité à sortir du sang en vertu des lois de l'osmose, et ne peut s'y emmagasiner. En second lieu, les appareils respiratoires, dont nous parlerons tout à l'heure, baignent, flottent dans le liquide, et, par conséquent le sang est véritablement en présence du milieu oxygéné, avec sa composition déterminée plus haut. Nous allons voir qu'il en est autrement pour les animaux aériens.

Quoi qu'il en soit, chez les animaux aquatiques actifs, ce mode de respiration ne paraît pas suffire ; la plupart viennent, de temps en temps, à la surface de l'eau, respirer l'air en nature, et meurent si on les maintient sous une grille, même dans l'eau courante. Cela est vrai surtout des Poissons et des Crustacés ; mais je dois déclarer que les Mollusques céphalopodes, qui sont, surtout les Calmariens, si actifs, respirent exclusivement l'air dissous dans l'eau.

Les animaux à moindre dépense peuvent, à plus forte raison, vivre facilement sous l'eau ; c'est le cas des Mollusques, surtout des Bivalves, des Zoophytes, etc. Parmi eux, il en est qui vivent dans des conditions bien intéressantes, au point de vue de la respiration. On en a trouvé, en effet, à d'énormes profondeurs, et Alph. Milne Edwards (1) a eu entre les mains des Bivalves et même des Gastéropodes pêchés avec les fragments d'un câble sous-marin auquel ils étaient attachés par une profondeur de 2500 mètres environ. Certains animalcules microscopiques vivent à 5000 mètres dans les vases des eaux bleues du Kamschatka (2). Sous cette énorme pression

---

(1) LXXV, p. 153.
(2) LXXVI, p. 336.

qui dépasse 500 atmosphères, l'oxygène doit être dissous dans une proportion considérable, sans qu'il faille croire cependant à une application exacte de la loi de Dalton. La respiration s'exerçant dans ces conditions constitue un fait curieux.

On sait que la plupart des animaux qui vivent dans l'eau de mer périssent quand on les immerge dans l'eau douce, et réciproquement. Je ne connais qu'un bien petit nombre d'animaux (les Mulles, par exemple), qui puissent être impunément plongés dans l'un ou l'autre liquide : ces poissons, du reste, vivent d'ordinaire dans les eaux saumâtres. Même les poissons qui exécutent les voyages si connus ne peuvent, sans périr, supporter un passage immédiat; j'ai tué, par exemple, de jeunes saumons et des anguilles de la montée, en les immergeant dans l'eau de mer. Dans ce cas, les anguilles s'aplatissent, se meuvent difficilement, et leurs branchies noircissent. Donc, pour le dire en passant, les poissons voyageurs doivent séjourner longtemps aux embouchures, s'accoutumant aux transitions.

Lorsque les animaux sont nus (céphalopodes, amphioxus, etc.), l'action du nouveau milieu se porte sur le corps tout entier. Aussi la mort est-elle extrêmement rapide. Les céphalopodes se roidissent, deviennent et restent noirs, par suite de la rigidité cadavérique des muscles dilatateurs de leurs cellules chromatophores.

Les amphioxus se roidissent instantanément, et deviennent opaques; je ne puis m'empêcher, en vous racontant ces faits que j'ai, je crois, observés le premier, d'indiquer certains détails éloignés de mon sujet, mais bien intéressants pour la physiologie. La peau de l'amphioxus, d'abord, devient opaque, par pénétration endosmotique de l'eau douce, puis ses muscles, puis le corps tout entier. Les muscles ainsi opaques et roides ont tout à fait perdu la contractilité ; l'animal ne donne aucun signe de sensibilité, et les courants électriques les plus forts ne peuvent en rien obtenir. Or, quand bien même ces phénomènes durent depuis un quart d'heure déjà, si l'on remet l'amphioxus dans l'eau de mer, on voit revenir graduellement la transparence, la contractilité, la sensibilité, et enfin, les mouvements volontaires. La rigidité musculaire n'est donc pas chez lui définitive ; elle ne l'est pas davantage, comme je m'en suis assuré, chez les grenouilles, malgré les assertions contraires de Preyer.

Quand l'animal en expérience a la peau protégée contre le contact de l'eau (crustacés, poissons), la mort est plus longue à survenir et elle est alors constituée par une véritable asphyxie : les actions osmotiques ne pouvant, chez ces animaux cuirassés, s'exercer que sur les branchies.

J'ai essayé de déterminer les conditions qui influent sur l'énergie de ces actions osmotiques ; la première à laquelle j'ai dû penser a été la densité même du liquide.

Ayant donc pris des petits poissons essentiellement marins, je plaçai les uns dans de l'eau douce, les autres dans l'eau douce additionnée d'une quantité de sucre suffisante pour ramener l'eau à la densité de l'eau de mer. Or, voici les résultats d'une expérience faite sur un certain nombre de poissons de l'espèce nommée *Sparus mendola* :

Eau douce : mort, en moyenne, après 86 minutes.
Eau sucrée : mort, en moyenne, après 153 minutes.

L'influence de la densité du liquide est ainsi mise en évidence. Mais il est facile de montrer que cette densité n'étant qu'un des éléments du pouvoir osmotique, son influence peut être contre-balancée par celle de la composition chimique de l'eau.

Pour le prouver, je pris de jeunes hippocampes, qui, cinq jours avant, étaient sortis au nombre de trois cents de la poche à incubation d'un seul mâle. J'en mis un certain nombre dans l'eau douce ; d'autres dans l'eau de mer qui avait été maintenue à l'ébullition jusqu'à ce que sa densité surpassât sa densité primitive autant que celle-ci surpassait la densité de l'eau douce : cette eau avait ensuite été agitée et laissée pendant vingt-quatre heures au contact de l'air ; d'autres, enfin, dans de l'eau de mer ramenée par l'addition d'eau distillée à la densité de l'eau douce. Or, les premiers sont morts en une heure, les seconds en quatre heures, les troisièmes vivaient encore vingt-huit heures après.

Ainsi la densité a de l'influence, comme le prouve encore le second résultat, où son augmentation exagérée a tué assez vite ; mais la composition chimique de l'eau, quand elle est convenable, l'emporte sur la densité.

Est-ce le chlorure de sodium seul qui joue ce rôle important ? Non, car certains de ces jeunes animaux, placés dans de l'eau distillée aérée, et ramenée par l'addition de sel à la densité de l'eau de mer, n'y ont vécu, en moyenne, que six heures. Il est donc évident que les autres substances, et surtout le sulfate de magnésie, ne sont pas négligeables.

Au reste, il existe sous ce rapport, entre des animaux assez voisins, des différences énormes. Un portune, crabe nageur de haute mer, périt en moins d'une heure dans l'eau douce ; un *Cancer mœnas*, habitant des rivages, peut y vivre plus de vingt-quatre heures. La plupart des animaux qu'on a soumis à des expériences bien conduites ont pu, par voies ménagées de transitions lentes, passer d'un milieu à l'autre. Je poursuis en ce moment des expériences semblables ; j'y emploie à la fois de jeunes axolotls et des daphnies qui leur servent de nourriture. Je chercherai, si j'obtiens un résultat satisfaisant, quelles modifications auront pu subir, particulièrement sous le rapport de l'épaisseur ou de la diaphanéité de l'épithélium, leurs houppes branchiales.

Air. — Il serait oiseux de vous parler de la composition de l'air qui vous entoure; mais ce qu'il faut dire, ce sur quoi il importe d'insister, c'est ce que cet air n'est pas celui que nous respirons en réalité et que respirent les animaux à poumons; c'est que ce n'est pas en présence d'un mélange de 4 d'azote et de 1 d'oxygène que se trouve placé le sang veineux pulmonaire. L'air des alvéoles pulmonaires, avec lequel ce sang exécute ses échanges, est, en effet, pauvre en oxygène et riche en acide carbonique.

On sait que l'air expiré par nous contient environ 4 pour 100 d'acide carbonique, et qu'une quantité un peu plus forte d'oxygène en a disparu; mais celui qui reste alors dans nos poumons s'altère davantage, pendant l'expiration même. Vierordt (1) a montré depuis longtemps que si l'on scinde en deux une expiration profonde, la première partie ne contient guère que 3,5 pour 100 de CO^2, tandis qu'on en trouve 5,5 dans la seconde. Mais, je le répète, l'air des alvéoles est encore plus modifié : on le comprend, on peut, par induction, l'affirmer, mais personne ne s'est encore occupé d'en donner la preuve expérimentale. J'ai tenté de le faire par un procédé que je vais vous décrire, et, bien que le résultat de l'expérience n'ait pas toute la rigueur désirable, elle a présenté un phénomène si curieux que je ne puis le passer sous silence.

J'ai fait faire un flacon de 3 litres et demi environ de capacité, fermé par un cercle de fer que solidifie un collier

---

(1) XXX.

du système inventé par Regnault (fig. 8). Deux tubes munis de robinets communiquent l'un avec un tube barométrique, l'autre A avec la machine pneumatique; on fait le vide, et de la hauteur du mercure dans le tube barométrique on déduit la pression et par suite la quantité de l'air qui reste dans le flacon; cette pression était encore, dans l'expérience dont je

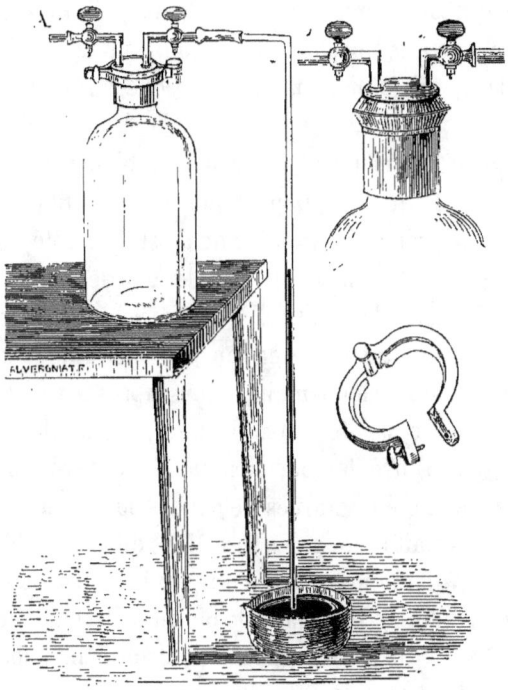

Fig. 8. — Flacon pour expériences avec l'air raréfié.

vais vous parler, de 6 centimètres de mercure. Cela fait, on tourne le robinet A, et l'on adapte au tube qui le porte un tube de caoutchouc court et large, solidifié par une spirale de laiton.

Une chienne, solidement attachée sur le flanc droit,

animal de moyenne taille, adulte et assez robuste, a subi la trachéotomie complète, transversale; et dans le bout central de sa trachée on a solidement fixé un tube de verre. L'animal, après un temps, respire régulièrement; au moment d'une expiration, un assistant, plaçant ses mains de chaque côté du thorax, aide vigoureusement à la sortie de l'air, et, soudain, au même moment, j'ajuste au tube trachéal le caoutchouc à la spirale de laiton, et j'ouvre le robinet A. Tout cela se fait d'une manière presque instantanée. Aussitôt le mercure s'abaisse dans le tube barométrique. Immédiatement, je ferme à nouveau le robinet, et je dégage la trachée de l'animal, qui peut alors respirer librement.

Mais la poitrine de notre chien est, du côté gauche, singulièrement déprimée; il semble que les côtes soient tirées en dedans. L'animal respire à l'aise bien qu'avec bruit et rapidité, et cette déformation subsiste. Elle a subsisté encore jusqu'au surlendemain, temps après lequel l'animal est mort, étouffé par des mucosités accumulées dans sa trachée. Or, j'ai trouvé, fait curieux, que toutes les côtes du côté gauche avaient été fracturées de dehors en dedans; le siége des fractures était le long des insertions du grand-oblique et du scalène. Voici donc ce qui s'est passé : la pression atmosphérique, réduite cependant de 6 centimètres de mercure, s'exerçant sur tout le côté gauche (le droit était appuyé sur la table), quand le vide fut fait par aspiration dans le poumon, a écrasé le thorax; mais les contractions musculaires ont soutenu les côtes, excepté sur une ligne sans défense, où la cage thoracique a été enfoncée. Je ne connais rien qui mette plus en lumière la puissance énorme de la pression atmosphérique sur l'organisme. C'est l'expérience du crève-vessie faite sur le thorax d'un animal.

J'ai dit que le mercure s'était abaissé dans le tube barométrique. Tenons compte de cette dépression et de la température que marque un thermomètre placé dans le flacon; laissons rentrer doucement l'air extérieur jusqu'à ce que l'équilibre de pression soit rétabli; puis, renversons notre flacon, ses deux robinets fermés, sur la cuve à mercure : nous pourrons en extraire une certaine quantité de gaz, et l'analyse de celui-ci nous permettra de calculer la composition du gaz que contenaient les poumons après l'expiration forcée. J'ai trouvé ainsi 8 pour 100 d'acide carbonique, et 12 pour 100 d'oxygène. Je ne donne cependant ces chiffres qu'avec une approximation de 1 pour 100 environ, vu l'importance que les moindres causes d'erreurs peuvent prendre dans un pareil calcul.

L'inspiration apporte une notable quantité d'air frais qui se mélange avec cet air impur. Si nous appliquons à ces données les chiffres fournis par le récent travail de Gréhant (1), nous trouverons les résultats suivants :

Après l'expiration, chez un homme, il reste dans les poumons environ 2 lit. 70 de gaz, qui, suivant les chiffres précédents (12 et 8) contiendraient :

Oxygène..........................	324 centim. cubes.
Acide carbonique..................	216 —
Azote.............................	2160 —

Par l'inspiration, il entre dans les poumons un demi-litre d'air, dont les deux tiers seulement se distribuent uniformément dans les bronches; ces deux tiers de demi-litre $\frac{500^{cc} \times 2}{3} = 333^{cc}33$ contiennent :

Oxygène.......................	69,99 centim. cubes.
Azote.........................	263,34 —

(1) CCVI.

ajoutés aux gaz préexistants, qui donnent :

Oxygène	393,99	centim. cubes.
Acide carbonique	216	—
Azote	2423,34	—
	3033,33	

soit, en composition centésimale,

Oxygène	12,9
Acide carbonique	7,1

Ajoutez ou retranchez, si vous le voulez, 1 ou 2 pour 100 dans la proportion de ces gaz, car il ne faut pas demander à ces chiffres une exactitude qu'ils ne comportent pas, puisqu'ils proviennent d'expériences faites par des méthodes différentes, sur des animaux différents ; vous en arriverez cependant à admettre que le conflit du sang avec l'air s'exécute en présence d'un mélange gazeux, qui contient déjà de 5 à 8 pour 100 d'acide carbonique, et ne possède plus que de 11 à 14 pour 100 d'oxygène. Ce sont là des faits dont la valeur saisissante n'a peut-être pas été mise suffisamment en évidence par les livres de physiologie, et qui dominent toute l'histoire des échanges gazeux chez les animaux mammifères. Il serait à désirer qu'ils fussent étudiés à nouveau, et que les chiffres eussent plus de précision, au moins pour ce qui a rapport à une espèce animale donnée ; mais cela ne pourra se faire que lorsque Gréhant aura appliqué son ingénieuse méthode à l'étude de la mesure des poumons de ces animaux, et de leur coefficient de ventilation pulmonaire.

Après ces remarques sur la composition chimique des milieux auxquels le sang va emporter son oxygène pour leur restituer de l'acide carbonique, nous allons entrer maintenant dans l'étude des appareils respiratoires dans la série animale, et des phénomènes mécaniques de la respiration.

ONZIÈME LEÇON

DES MÉCANISMES RESPIRATOIRES.

Échange gazeux à travers une membrane sans ouverture. — Conditions de perfectionnement d'une membrane respiratoire. — Définition d'un appareil respiratoire. — Respiration aquatique, respiration aérienne.
Respiration aquatique : AMORPHOZOAIRES. — RADIAIRES : Échinodermes — MOLLUSQUES : Molluscoïdes, Brachiopodes, Lamellibranches, Gastéropodes, Céphalopodes, Ptéropodes.

MESSIEURS,

Si l'on fait abstraction des animaux mono-cellulaires, on voit que les échanges gazeux du milieu ambiant et des parties constituantes du corps ne se font point par un contact direct, mais à travers une membrane limitante, parfaitement close et que ne perfore aucun pertuis. A vrai dire, il n'en va pas autrement même chez les êtres mono-cellulaires, et l'oxygène qui arrive, par exemple, au centre de l'organite a dû cheminer de proche en proche à travers sa paroi. Mais chez les autres animaux, le trajet de l'oxygène est bien plus long à faire, et, la membrane anhiste ou cellulaire traversée, il lui faut aller plus avant, passant des éléments superficiels aux éléments plus profonds, à moins que ce fluide, le sang, dont nous avons déjà longuement parlé, ne le recueille sur la face intérieure de la membrane pour l'entraîner dans l'organisme entier, où s'opère alors la respiration interstitielle.

Alors même, et cette remarque a quelque importance, alors même que l'animal est pourvu de sang et d'un appareil circulatoire, la pénétration directe de l'oxygène suffit pour entretenir plus ou moins longtemps la vie des tissus. Il est facile de voir, par exemple, que deux grenouilles étant données, auxquelles on a enlevé le cœur et vidé le système sanguin, celle qu'on laissera dans l'air vivra plus longtemps que celle qu'on plongera sous l'eau : la pénétration directe, le cheminement de proche en proche de l'oxygène gazeux expliquent ce phénomène.

La membrane limitante est continue, avons-nous dit, comme celle d'une bulle de savon, et jamais on n'y a constaté la présence d'orifices, si petits qu'on les suppose. La pénétration d'oxygène dans son épaisseur, la sortie de l'acide carbonique, sont donc des faits pour l'étude desquels il sert peu d'avoir recours à ce que les physiciens ont obtenu, en séparant des gaz et des liquides par des lamelles véritablement poreuses.

Dans ces conditions, la pénétration, la marche envahissante des molécules gazeuses, se fait grâce à la dissolution dans la substance même de la membrane de séparation (1). Cette membrane, par le contact des liquides intérieurs, et souvent même du milieu liquide ambiant, est humide, et c'est probablement là une circonstance favorable à la dissolution.

Quoi qu'il en soit, la grande solubilité de l'oxygène et de l'acide carbonique dans les substances colloïdes animales explique facilement leur passage à travers les *septa* respiratoires, tandis que l'azote, peu soluble, restera, comme toujours, indifférent. Il faut faire remarquer, en outre, que la

(1) Voy. Graham, LXXVII et LXXVII *bis*.

combinaison chimique de l'oxygène dans le sang, d'une part, et, d'autre part, la pauvreté du milieu ambiant en acide carbonique, ou, lorsqu'il est liquide, la solubilité de ce gaz dans l'eau, facilitent singulièrement les échanges gazeux.

Ceux-ci peuvent s'opérer à travers toute espèce de membrane animale qui peut servir, par conséquent, de membrane respiratoire. Injectez de l'oxygène et de l'air dans une anse d'intestin, dans le péritoine, dans le tissu cellulaire sous-cutané, et après un temps plus ou moins rapide, il n'y aura plus d'oxygène dans le gaz introduit, et vous y trouverez une certaine quantité d'acide carbonique ; mettez à nu un vaisseau veineux, exposez-le à l'air, après y avoir maintenu le sang entre deux ligatures, et ce sang va rougir par absorption d'oxygène.

Mais, évidemment, dans l'état de nature, pareil échange ne peut avoir lieu qu'à travers les membranes enveloppantes exposées directement au contact de l'air, ou encore par quelque repli intérieur de ces membranes, déterminant des cavités où le milieu oxygéné est introduit par un mécanisme spécial.

Chez presque tous les animaux, la membrane extérieure, la peau proprement dite, participe avec une plus ou moins grande énergie aux échanges respiratoires; mais chez un très-grand nombre, son action ne suffit pas : soit qu'elle s'épaississe et s'encroûte de matières auxquelles l'oxygène ne peut se combiner que lentement, soit que les besoins généraux de l'organisme aillent au delà de ce qu'elle peut fournir, on voit alors apparaître des organes spéciaux dont l'ensemble constitue les appareils respiratoires.

Ce ne sont autre chose, en définitive, que certaines régions de la peau elle-même où se trouvent réunies à un plus haut degré les conditions favorables à la sortie et à l'entrée des gaz de la respiration. Tantôt elles se présentent sous la forme de saillies plus ou moins ramifiées, et qui, peu rigides d'ordinaire, ne se déploieront complétement qu'au sein d'un liquide ; tantôt sous celle de cavités plus ou moins subdivisées en loges dans lesquelles s'enfonce, en se modifiant, l'enveloppe cutanée, et où l'air, particulièrement, peut avoir un facile accès et une sortie facile.

Or, l'intensité des phénomènes respiratoires sera en rapport direct avec certaines conditions générales de ces appareils, dont nous allons dire quelques mots.

Mais rappelons d'abord que, en dehors de ces conditions, il en est trois qui dominent la situation. En effet, toutes choses égales d'ailleurs, la plus grande richesse en oxygène du milieu respirable déterminera une respiration plus active ; nous ne nous étonnerons donc pas que, d'une manière générale, la respiration dans l'air, où l'oxygène est dans le rapport de 1 pour 5 volumes, soit plus énergique que dans l'eau où le rapport des volumes est au plus de 1 à 120.

De plus, la capacité plus ou moins grande du sang pour l'oxygène rend aussi plus ou moins considérable l'absorption de ce gaz, et, par suite, la richesse oxygénée du milieu intérieur dans lequel les éléments anatomiques puisent l'oxygène qu'ils respirent.

Enfin, la température, en augmentant la capacité du sang pour l'oxygène, en diminuant sa capacité pour l'acide carbonique, agit pour activer la respiration, sans parler de son action indirecte due à la plus grande consommation d'oxygène faite par les éléments anatomiques eux-mêmes.

Mais, revenant aux conditions particulièrement favorables que doit présenter une membrane respiratoire, nous verrons que l'intensité de la respiration dépend :

1° De la qualité propre de la membrane ;

2° De son étendue ;

3° Du renouvellement du sang à sa face intérieure ;

4° Du renouvellement du milieu ambiant à sa face extérieure.

Entrons dans quelques détails très-brefs sur ces points principaux :

1° L'influence d'une qualité physique comme la minceur, se comprend et s'estime aisément ; il suffit de l'indiquer d'un mot.

Mais nous sommes, il faut bien l'avouer, dans l'ignorance la plus complète sur le rapport que certaines différences de composition chimique des membranes peuvent avoir avec l'échange des gaz. Celui-ci dépendant de la solubilité de ces mêmes gaz dans les membranes, il est éminemment probable qu'il ne se ferait pas avec la même rapidité à travers toutes les membranes animales, réduites même à une épaisseur uniforme. C'est une question qu'il serait très-important, bien que très-difficile, d'approfondir ; peut-être y trouverait-on la raison de certains faits étranges, comme la sécrétion d'oxygène dans la veine natatoire des poissons.

Il paraît très-vraisemblable, comme je l'ai déjà dit, que l'humidité de la membrane est une condition favorable ; aussi les appareils respiratoires aériens présentent-ils des dispositions qui évitent un enlèvement trop rapide d'humidité, lequel, tout à la fois, altérerait le sang et la membrane. Nous trouverons ces conditions réalisées au maximum chez les oiseaux, dont la longue trachée et les sacs pulmonaires empêchent l'air de dessécher le tissu même du poumon.

2° L'importance de l'étendue n'a besoin que d'être indiquée ; il est évident que la quantité des actes respiratoires lui est directement proportionnelle. Dans les organes flottants au dehors, la plus grande surface est obtenue par des ramifications plus nombreuses ; et dans les organes creux, par des segmentations et des cloisonnements plus multipliés.

3° L'énergie avec laquelle un gaz se dissout ou se combine dans un liquide est évidemment à son maximum au début même des phénomènes ; donc, si le sang, dans lequel doit s'introduire l'oxygène, se renouvelle avec une rapidité plus grande sur la paroi interne de l'organe respiratoire, les conditions de début seront toujours réalisées, et l'absorption de l'oxygène, comme aussi la sortie de l'acide carbonique, auront sans cesse lieu avec l'intensité maximum.

Aussi la richesse de l'organe respiratoire en vaisseaux sanguins et l'existence d'appareils impulseurs qui activent la circulation du liquide, sont des conditions de perfectionnement physiologique de la plus haute importance.

Sans entrer dans aucun détail, permettez-moi de rappeler en quelques mots à vos souvenirs des faits qui nous intéressent indirectement.

Chez les animaux les plus simples, le liquide qu'on peut comparer au sang se meut, soit dans de vastes sinus, soit dans des canaux plus ou moins bien calibrés, suivant des directions variables ; c'est une simple oscillation. Dans les groupes supérieurs, il s'établit une véritable circulation, dont le sens est bien déterminé. Circulation due, dans quelques cas, à la contraction des vaisseaux eux-mêmes (Annélides, Amphioxus), mais bien plus souvent aux mouvements propres d'un organe impulseur, d'un cœur : d'un cœur tellement allongé, qu'on dirait d'un vaisseau, comme chez les Myriapodes et dans les Insectes, ou, dans la grande majorité des cas, d'un cœur proprement dit, cordiforme, si j'ose ainsi parler.

Il nous importe peu de savoir si les contractions rhythmiques de cet organe poussent le sang dans un système de vaisseaux sur le trajet desquels se trouvent, comme chez les mollusques, d'énormes dilatations, ou qui se divisent régulièrement en tubes cylindro-coniques de plus en plus déliés; mais la situation de ce cœur par rapport à l'appareil respiratoire est plus intéressante pour nous. Or, tantôt ce cœur reçoit le sang qui a respiré pour l'envoyer aux organes, comme il arrive chez les Mollusques et les Crustacés; tantôt il se trouve sur le trajet du sang qui revient des organes et s'en va à l'appareil respiratoire, et c'est le cas des Poissons, par exemple; tantôt enfin il y a deux ou plusieurs cœurs, dont les uns reçoivent le sang qui a respiré, les autres le sang qui va respirer : c'est ce qu'on trouve chez les Mollusques céphalopodes où existent trois cœurs séparés, et chez les Vertébrés aériens où les deux cœurs sont intimement unis ou même en partie fusionnés.

4° Enfin, il y a avantage tout à fait évident à ce que des dispositions existent, qui soient propres à faciliter le renouvellement rapide du milieu oxygéné, sur la face interne de l'appareil respiratoire.

Les procédés doivent naturellement varier suivant qu'il s'agit de l'air libre ou de l'air dissout dans l'eau.

Dans ce dernier cas, le plus simple des procédés de renouvellement est à coup sûr constitué par les cils vibratiles qui hérissent les organes respiratoires de presque tous les animaux aquatiques. Nous les retrouverons même, fait intéressant, annexés à l'appareil respiratoire de beaucoup d'animaux aériens.

En outre de ce mode d'aération locale et limitée, on voit les organes de respiration aquatique tantôt s'agiter au sein du liquide d'un mouvement vague et irrégulier (ex. Annélides), tantôt s'y mouvoir d'une manière rhythmique en présentant des alternatives d'expansion et de contraction (ex. Axolotls). La plus importante des conditions de perfectionnement est réalisée par le jeu d'organes accessoires, dirigeant un courant de sens plus ou moins nettement déterminé sur les parties propres à l'échange respiratoire ; c'est ce qu'on trouve à des degrés divers, dans les groupes des Mollusques acéphales, chez les Céphalopodes, chez les Crustacés décapodes, enfin chez les Poissons.

Cette étude rapide des conditions de perfection qui rendent les organes de plus en plus propres aux échanges respiratoires, m'a paru être de quelque utilité, ne fût-ce que pour nous éviter d'entrer dans des discussions assez oiseuses que vous trouverez soulevées dans beaucoup d'auteurs. La question de savoir à quel organe il convient d'attribuer, chez l'animal sujet du litige, la fonction respiratoire, est souvent débattue avec une insistance pour le moins inutile. Toute membrane animale étant susceptible de dissoudre l'oxygène et, par suite, de se laisser traverser par lui, il est évident que la surface extérieure du corps est, tout entière, une surface respiratoire, et que toute surface intérieure, comme le tube digestif, peut et doit être elle-même, si le milieu oxygéné s'y introduit, une surface respiratoire.

Nous ne nous demanderons donc pas si les tubes ambulacraires des Échinodermes, si le pied des Échinodermes et le manteau des Mollusques, si la peau des Reptiles ou des Poissons servent à la respiration, certain, comme nous le sommes, que, physiquement, cela ne peut pas ne pas être. Mais s'il est quelque lieu particulier du corps où l'amincissement et l'humidification de l'enveloppe, ou la multiplication des surfaces, la richesse de l'irrigation sanguine se trouvent portés à un plus haut point que partout ailleurs; si, de plus, quelque disposition anatomique y permet un renouvellement plus rapide du milieu oxygéné, reconnaissant que là sont réunies à un plus haut degré les conditions d'un énergique échange de gaz, nous attribuerons à ce lieu du corps l'expression spéciale d'appareil respiratoire.

Ce mot aura encore une autre raison d'être appliqué, dans certains cas ; c'est ainsi que nous dirons que la peau est chez les Axolotls un organe respiratoire aquatique, non point parce qu'il s'y fait des échanges gazeux, car cela est manifeste, mais parce que les branchies et les poumons étant enlevés, les échanges cutanés suffisent à eux seuls pour entretenir la vie de l'animal; tandis que, malgré que ces échanges existent, la peau de l'Homme ne sera pas, à nos yeux, un appareil respiratoire, parce qu'elle est incapable de prolonger d'une seconde son existence, si le jeu du véritable appareil se trouve complétement empêché.

Ce que je dis de la peau des Mammifères doit se dire également de leur tube digestif, et, cependant, les échanges gazeux peuvent, sur cette vaste membrane, si riche en vaisseaux sanguins, être rendus artificiellement assez intenses pour prolonger la vie, en l'absence de la respiration pulmonaire. Ainsi, de petits chats âgés de trois jours, dans le tube digestif desquels je faisais passer, de l'estomac à l'anus, un courant d'air, à l'aide des boules insufflatrices de l'appareil Richardson, ont continué, la trachée liée, à exécuter des mouvements respiratoires inutiles, bien entendu, pendant vingt et une minutes en moyenne ; tandis que d'autres animaux de la même portée, mais auquel on avait simplement lié la trachée, n'en ont exécuté que pendant treize minutes en moyenne. La prolongation, par suite de la respiration intestinale, a donc été de huit minutes, ce qui ne fera pas dire que l'intestin soit un organe respiratoire.

Ces quelques remarques et ces définitions, qui peuvent sembler par trop évidentes aux personnes qui n'ont pas suivi de près des discussions fréquentes chez les zoologistes, nous seront en diverses occasions d'un véritable secours.

Nous allons, maintenant, nous occuper du jeu des appareils respiratoires dans la série animale.

Dans cette étude, nous subordonnerons d'abord l'énoncé des faits à la division physiologique des organes respiratoires en organes de respiration aquatique, et organes de respiration aérienne. Puis, dans chacune de ces sous-divisions, nous suivrons la marche zoologique, en partant des degrés inférieurs de la série.

Ce n'est pas qu'il y ait une limite non franchissable entre la respiration aérienne et la respiration aquatique ; au contraire, car les organes qui exécutent d'ordinaire celle-ci peuvent également servir à celle-là, bien que la réciproque ne soit pas vraie. Mais quelle classification n'a ses inconvénients ? Les conditions habituelles de la vie de l'animal, le fait que tel appareil est capable d'entretenir sa vie, soit dans l'air, soit dans l'eau, nous détermineront sur la place à lui attribuer, au risque de quelques redites qu'il ne serait, du reste, guère possible d'éviter.

C'est une remarque générale, que je dois rappeler ici, que la plus grande partie des groupes du règne animal, et surtout des groupes inférieurs, vit de la vie, ou si l'on veut, de la respiration aquatique.

Sont aquatiques, en effet, tous les Infusoires, les Spongiaires, les Rayonnés, les Molluscoïdes et les Mollusques, sauf le petit ordre des Gastéropodes pulmonés, presque toutes les Annélides, presque tous les Crustacés, quelques larves d'Insectes, tous les Poissons et, enfin, tous les Batraciens, la plupart pour leur vie entière, quelques-uns pour leur jeune âge seulement. Et encore, dans ces groupes, les animaux qui respirent l'air en nature vivent dans des lieux très-humides, souvent même dans l'eau, à la surface de laquelle ils viennent seulement respirer l'air en nature.

Il ne reste donc, comme animaux aériens, parmi les Invertébrés, qu'un petit nombre de Gastéropodes, d'Annélides et de Crustacés, puis les Myriapodes, les Arachnides, les Insectes. Parmi les Vertébrés, les Anallantoïdiens fournissent quelques rares Poissons, et certains Batraciens adultes; mais tous les Vertébrés allantoïdiens, sans exception, respirent exclusivement l'air à l'état gazeux.

Dans l'étude que nous allons faire des appareils et des mécanismes respiratoires, vous ne serez pas surpris de me voir passer souvent avec une grande rapidité sur des faits importants touchant la constitution anatomique ou la structure histologique des organes. Nous nous occupons ici de physiologie et, par conséquent, tout ce qui n'a pas un rapport immédiat avec l'explication de quelque phénomène physiologique, doit être maintenu au second plan. Ceci se manifestera surtout quand nous en arriverons à certains groupes zoologiques où les questions de philosophie anatomique que, pour ma part, j'aimerais tant à traiter à fond devant vous, ne devront être que fort superficiellement indiquées. Je vous renvoie, pour ces faits et ces questions, aux livres classiques, et particulièrement au grand ouvrage d'anatomie de Cuvier (1), à celui de Meckel (2), à celui de Richard Owen (3), au traité spécial d'Étienne Geoffroy Saint-

---

(1) LXXX.
(2) LXXVIII.
(3) LXXIX.

Hilaire (1), et surtout au livre de Milne Edwards (2), auquel j'ai emprunté de nombreuses indications.

RESPIRATION AQUATIQUE.

Les observations générales que je viens de vous présenter abrègent singulièrement notre travail pour la plupart des groupes inférieurs. En effet, chez les INFUSOIRES, les SPONGIAIRES, les ACALÈPHES, les CORALLIAIRES et les ZOANTHAIRES, nous dirons seulement que la surface tout entière du corps est apte aux échanges respiratoires qui s'y exécutent avec une intensité à peu près égale en tous lieux; dans les deux derniers groupes, il faut faire exception, bien entendu, pour les points où elle s'incruste de matières cornées ou calcaires. Les cavités viscérales des Polypiers, Actinies, etc., les tubes des Spongiaires jouent également le même rôle.

Il faut en dire autant pour la classe des SYSTOLIDES.

Les ÉCHINODERMES nous arrêteront quelques instants : leur corps, revêtu d'une cuirasse de matière analogue à la chitine (Holothurie), ou de plaques calcaires (Échinides, Stellérides), ne présente que quelques parties membraneuses à travers lesquelles peut se faire la respiration.

Chez les trois derniers groupes, ce sont des tubes de situation, de formes et de noms divers (appendices péribuccaux, cæcums respiratoires, tubes ambulacraires), qui sortent de la carapace et flottent dans l'eau, où ils peuvent successivement s'allonger et se raccourcir. L'eau pourrait, selon Valentin, pénétrer dans l'intérieur des tubes ambula-

(1) LXXXI.
(2) LXXXII.

craires, dont la ventouse terminale présenterait un orifice, nié par beaucoup d'autres anatomistes.

La pénétration et la circulation de l'eau dans la profondeur même du corps, dont toutes les parties respireraient ainsi directement, a été, chez ces animaux, à plusieurs reprises, admise, puis reconnue inexacte. Williams (1), Milne Edwards (2), et, tout récemment Jourdain (3), ont montré que la cavité générale du corps est parfaitement close. Mais ce dernier zoologiste annonce la découverte, chez les Astéries, d'une communication remarquable entre l'eau ambiante et l'intérieur même des tubes ambulacro-respiratoires, par l'intermédiaire de la plaque madréporique, du canal du sable et d'un appareil vasculaire spécial. Il y aurait ainsi lieu à considérer à nouveau une respiration intra-viscérale. Mais je ne saurais insister sur ces faits curieux.

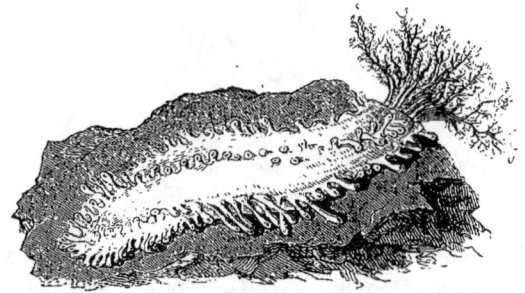

Fig. 9. — Holothurie avec ses tentacules péri-buccaux déployés.

Chez les Holothuries, on trouve d'abord des appendices péri-buccaux où peuvent se faire des échanges respiratoires : Voici une figure (fig. 9), qui vous montre ces orga-

(1) LXXXIII.
(2) LXXXII, t. II, p. 8.
(3) LXXXIV.

nes déployés et sortis du corps de l'animal. L'anatomie révèle en outre l'existence d'organes internes, riches en vaisseaux, où pénètre et d'où sort l'eau, à la faveur des mouvements alternatifs de dilatation et de contraction du corps. Ce sont des tubes, dont les ramifications nombreuses se terminent en cæcum, et qui s'ouvrent dans le cloaque, véritables poumons à eau (Wasserlungen), comme les ont appelés les Allemands (LL', fig. 10).

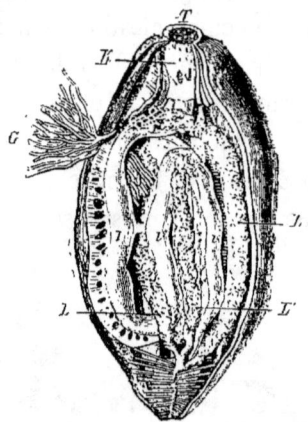

Fig. 10. — Haplodactyla holothuroïdes. Cuv., Ouvert (; d'après Selenka (1).

Dans le sous-embranchement des MOLLUSCOÏDES, les parties qui avoisinent l'orifice antérieur de la cavité digestive, et les premières régions de cette cavité même présentent des dispositions propres à faciliter les actes respiratoires. Le reste du corps est, au demeurant, le plus souvent revêtu de matières calcaires, comme chez les Eschares, ou rendu

(1) LXXXV, pl. VIII, fig. 13.

(*) a. Ampoules tentaculaires rentrées. — LL'L". Tubes foliacés respiratoires. — T. Orifice buccal. — K. Cercle calcaire. — I. Tube intestinal. — G. Appareil reproducteur.

presque imperméable aux gaz par une épaisse enveloppe qui contient une sorte de cellulose, comme chez la plupart des Tuniciers.

Chez tous ces animaux, des cils vibratiles sont adjoints à ces appareils, sur la constitution anatomique desquels nous ne pouvons donner ici de détails. Dans le groupe des Bryozaires, ces cils revêtent des tentacules disposés en couronne autour de la bouche (voy. fig. 11).

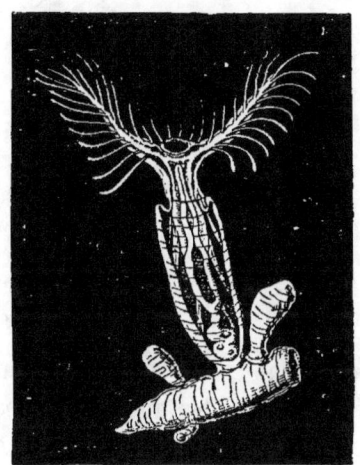

Fig. 11. — Plumatelle.

Le reploiement en dedans des tentacules extérieurs des Bryozoaires, pour constituer le treillage intérieur des Ascidies, a été parfaitement exposé et décrit par Van Beneden (1), dont je ne puis mieux faire que de vous représenter les figures schématiques (voy. fig. 12).

Chez les Ascidies, en effet, les cils vibratiles garnissent les mailles d'une espèce de cage treillagée qui précède l'intestin proprement dit. Les mailles de ce treillage sont-elles

(1) LXXXVI.

180   DES MÉCANISMES RESPIRATOIRES.

perforées, et l'eau filtre-t-elle au travers, ou bien passe-t-elle tout entière dans l'intestin? Coste (1), Murray (2) et quelques autres naturalistes acceptent cette dernière opinion, tandis que Listen (3), Milne Edwards (4), qui ont émis la première, sont appuyés surtout par Huxley (5), Williams (6), etc.

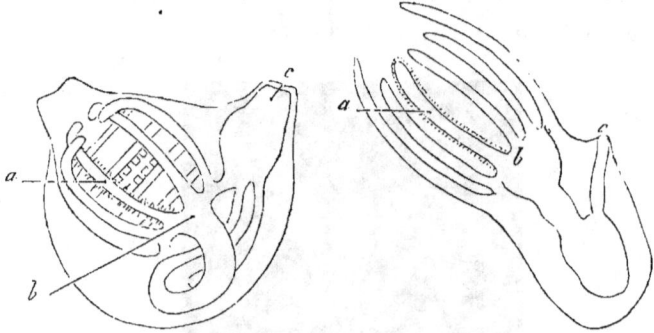

Fig. 12. — Figure schématique de l'organisation d'une Ascidie.   Figure schématique de l'organisation d'un Bryozoaire (*).

Chez les Biphores, enfin, la disposition est autre encore, et l'on ne voit de cils vibratiles que sur une bande qui se trouve à la voûte de ce qu'on pourrait appeler le pharynx, et dans toute l'étendue duquel, comme le dit Huxley (7), se fait la respiration.

Viennent ensuite les MOLLUSQUES BRACHIOPODES, chez les-

(1) LXXXVII.
(2) LXXXVIII.
(3) LXXXIX.
(4) XC.
(5) XCI.
(6) LXXXIII.
(7) XCII.

(*) a. Tigelles garnies de cils vibratiles qui, déployées au dehors, constituent les tentacules des Bryozoaires, et rentrées en dedans, la charpente du treillage branchial des Ascidies. — b. Orifice d'entrée du tube digestif. — c. Orifice de sortie.

quels toutes les parties du corps, et surtout, peut-être (1), les bras ciliés propres à ces animaux étranges semblent, à un égal titre, servir à la fonction dont nous nous occupons. Celles mêmes que revêt la coquille sont parfois mises en communication avec l'eau par des perforations de cette enveloppe, à travers laquelle passent des saillies en papilles ; on peut, dit Gratiolet (2), les considérer comme des houppes branchiales.

Mais, chez tous les autres représentants du grand embranchement des MOLLUSQUES, nous allons trouver, sans que, pour cela, le reste du corps cesse de jouer un rôle, et même un rôle très-actif dans l'absorption de l'oxygène ; nous allons trouver, dis-je, des organes bien déterminés, des branchies, dont le service est souvent assuré et perfectionné par l'action de parties annexes, propres à renouveler l'eau à leur surface.

Ces branchies ont des formes, et semblent occuper des situations extrêmement diverses. Je tiens à vous montrer, en quelques mots, que cette apparente diversité de lieu laisse constater, au contraire, une remarquable fixité dans la position des organes branchiaux.

En effet, la peau des Mollusques présente, comme vous le savez, des replis plus ou moins considérables, plus ou moins libres et flottants, qui, sous le nom de *manteau*, enveloppent tout ou partie du corps de l'animal. Or, c'est toujours dans le sillon que déterminent ces replis cutanés en rejoignant le corps, que se trouvent situés les organes respiratoires. Suivons ceci d'un peu plus près.

Chez les *Lamellibranches*, le corps, privé de tête, n'est

(1) XCIII, p. 91.
(2) XCIV, p. 227.

composé que d'une masse viscérale en avant de laquelle se montre, le plus souvent, un pied ; si nous plaçons l'animal le pied appuyant au sol, nous voyons que de la ligne médio-dorsale descendent les deux lobes du manteau, lobes dont les valves de la coquille sont une dépendance externe, et qui s'unissent plus ou moins entre eux par leur bord inférieur. Or, à la voûte du sillon qui se trouve déterminé par la ligne de rencontre de chacun de ces lobes et du corps proprement dit, nous voyons, suspendues, une ou deux rangées de filaments sur la structure desquels nous dirons un mot tout à l'heure, et qui constituent les branchies.

Si des Lamellibranches nous passons aux *Gastéropodes*, en prenant, comme transition au point de vue qui nous occupe, une Patelle ou un Oscabrion, nous trouvons ici une tête développée, un pied énorme ; mais c'est encore dans le sillon presque circulaire que forme le manteau en rejoignant le corps, que flottent les branchies.

Mais, dans la plupart des Gastéropodes, en raison, le plus souvent de la disposition spirale des viscères et de la coquille, le manteau ne forme pas un sillon circulaire complet ; il ne se détache du corps que dans une région limitée, et, d'ordinaire, au voisinage de l'anus. Or, c'est toujours en ce lieu, sous l'abri de cette voûte incomplète, que se rencontrent les branchies, soit que cette voûte occupe la partie postérieure du corps (Opisthobranches de Milne Edwards), soit qu'elle constitue une sorte de chambre placée sur la nuque de l'animal (Prosobranches). La manière dont cette voûte se constitue, et dont on ne peut concevoir la réalisation des différences qu'elle présente entre les deux divisions du groupe des Gastéropodes, est exposée avec une grande lucidité dans les travaux de Milne Edwards (1).

(1) XCV et LXXXII, t. II, p. 57.

Chez ceux des *Ptéropodes* qui possèdent un appareil branchial bien déterminé, chez les Hyales, par exemple, c'est encore sous un abri semblable que nous le trouverons caché (1).

Enfin, chez les *Céphalopodes* eux-mêmes, les branchies ne quittent pas le sillon dont j'ai parlé ; mais, ici, le pied a disparu, et les replis du manteau, qui contiennent une couche épaisse de fibres musculaires obliquement striées, constituent une sorte de sac ouvert en avant, et dans l'intérieur duquel se cachent les branchies.

Mais, chez tous les Mollusques, la peau, vasculaire et mince, sert immédiatement à l'acte respiratoire partout où elle n'est point recouverte d'une coquille ; celle-ci même peut, comme l'a vu Spallanzani (2), absorber directement l'oxygène nécessaire à sa consommation. Cette respiration simplement cutanée existe même seule chez beaucoup de ces animaux, comme les Clios parmi les Ptéropodes, et, parmi les Gastéropodes, les Actéons et les Éolidiens. Chez ces derniers et dans les genres voisins (3), la région dorsale du corps présente un certain nombre d'appendices flottants contenant des tubes glandulaires où l'action de l'iode indique nettement, comme je l'ai constaté, la présence de la matière glycogène. Ces appendices à propos desquels se sont élevées tant de discussions, et qui ont été le point de départ de la théorie du phlébentérisme, doivent servir à la respiration.

Enfin, je ne dois pas passer sous silence la singulière disposition de l'extrémité terminale de l'intestin du Dentale, où, selon Lacaze-Duthiers (4), se voit une riche vascularisation et s'exécutent des mouvements de contraction et de dilatation.

(1) XCVI.
(2) XVIII.
(3) Voy. XCVII.
(4) XCVIII.

La peau des Mollusques nus dont je viens de parler, les branchies des Lamellibranches et celles des Gastéropodes sont recouvertes de cils vibratiles. Mais il en est autrement, même dans le jeune âge, pour celles des Céphalopodes : en revanche, ceux-ci possèdent, comme nous allons voir, un énergique moyen de renouveler l'eau aérée à la surface de leurs organes respiratoires.

Les branchies des Lamellibranches sont constituées par quatre et très-rarement par deux rangées de filaments verticaux qui se rejoignent par en bas, et sont, le plus souvent (les Pecten et quelques genres voisins font seuls exception), unis transversalement par de courtes barres qui déterminent ainsi des espèces de treillages solidaires les uns des autres. Des vaisseaux sanguins parcourent ces treillages que recouvrent les cils vibratiles. Ceux-ci attirent l'eau ambiante et lui font traverser cette claire-voie où se trouvent ainsi rassemblées toutes les conditions qui favorisent l'activité des échanges respiratoires. Le courant qu'ils déterminent se dirige d'avant en arrière, en suivant un chemin plus ou moins nettement tracé, suivant que l'on considère les différents ordres de cette classe de Mollusques. Cuvier (1) a montré, en effet, que, chez les uns (Huîtres), le manteau ne présente qu'une seule et large ouverture, de chaque côté de laquelle flottent librement ses lobes, tandis que successivement, chez les autres, on voit ces lobes se réunir, de façon à délimiter de plus en plus nettement trois orifices : l'un, antérieur, par où passe le pied ; le second, par lequel s'introduit un courant d'eau, qui ressort par le troisième orifice, lequel est postérieur. On suit toutes les phases de cette réunion en envisageant successivement les genres des Mou-

(1) XCIX, t. III.

les, des Cames, des Bucardes, des Vénus, des Tellines et des Pholades où elle est portée à son plus haut degré. L'existence des deux courants d'entrée et de sortie est,

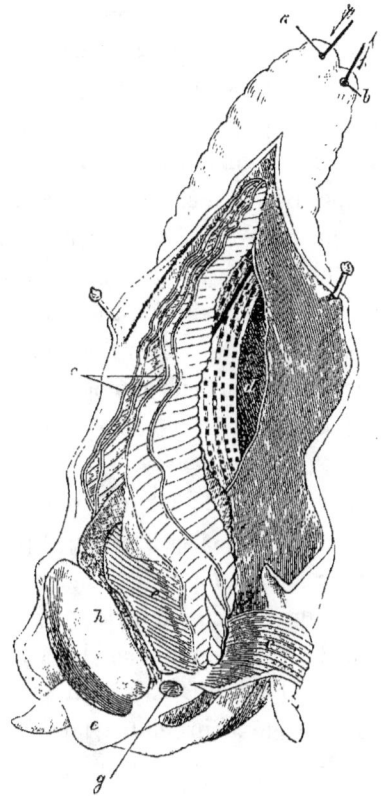

Fig. 13. — Pholade ouverte, d'après Alder et Hancock (1)*.

chez ces derniers Mollusques, des plus faciles à constater, d'autant plus que les orifices par lesquels ils passent sont

(1) C.

(*) *a*. Orifice d'entrée. — *b*. Orifice de sortie. — *c*. Branchies flottantes. — *d*. Arrière-cavité où l'eau entrée en *a* et qui a traversé les branchies arrive pour sortir en *b*. — *e*. Appendices buccaux. — *h*. Pied. — *g*. Bouche.

placés à l'extrémité de longs tubes ou *siphons* que l'animal fait sortir de la coquille lorsqu'il est au repos. L'eau apportant ainsi à la fois les matières alimentaires et l'oxygène entre par l'orifice inférieur (*a*), et ressort par l'orifice supérieur (*b*), emportant avec elle et les résidus digestifs, et l'acide carbonique exhalé. C'est le jeu des cils vibratiles qui détermine cette espèce de circulation, dont la figure 13, demi-schématique, donne une idée fort claire.

La forme, la disposition et même le nombre des branchies varient extrêmement dans les divers groupes des Gastéropodes ; la plupart des Prosobranches n'en possèdent qu'une, formant panache (Pectinibranches de Cuvier). Mais ce serait nous écarter de notre but que d'entrer dans aucun détail touchant la structure ou la morphologie de ces organes dont les zoologistes ont étudié avec soin les nombreuses diversités.

L'eau qui baigne les branchies est renouvelée par le mouvement incessant dû aux cils vibratiles, et par l'agitation de l'organe entier au sein du liquide. Il est à remarquer que le courant déterminé par les cils se dirige toujours de telle sorte qu'après avoir longé les branchies, il baigne et balaie l'orifice terminal du tube digestif. Mais jusqu'ici le renouvellement de l'eau n'a pas été assuré d'une manière efficace et rapide par des appareils spéciaux ; chez les Céphalopodes, il en est autrement, et, successivement, un appel et une expulsion puissante entretiennent autour des organes respiratoires un courant d'eau toujours pure.

Ces organes consistent en une (Poulpes, Seiches, etc.) ou deux (Nautiles...) paires de branchies en forme de pyramide (*b*) composées chacune de deux tiges opposées et parallèles, que relient des tigelles transversales garnies de lamelles plus ou moins repliées. Leur surface ne possède pas de cils vibratiles, et voici par quel mécanisme l'eau se renouvelle. Prenons pour exemple une Seiche :

Lorsque le Céphalopode veut chasser l'eau dont sa cavité palléale est remplie, il contracte brusquement les parois musculaires de celle-ci. Pressée de toutes parts, l'eau ne trouve d'autre issue que l'orifice extérieur de l'entonnoir (*d*), et s'y précipite avec vitesse. Puis, le sac musculeux cesse d'agir, l'élasticité le dilate, et l'eau extérieure tend à y pénétrer ; mais elle ne peut entrer par l'orifice de l'entonnoir, dont une membrane disposée en valvule lui interdit l'accès ; elle passe alors exclusivement de chaque côté de la tête, par deux larges ouvertures. Ces ouvertures elles-mêmes sont garnies de valvules vigoureuses (*c*) qui, lors de la contraction du manteau, s'opposent à la sortie de l'eau par cette voie, en telle sorte que la marche de l'eau se trouve ainsi

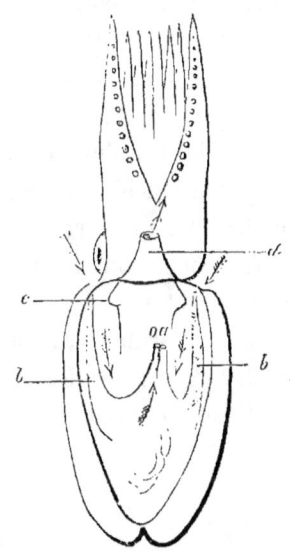

Fig. 14. — La figure représente une seiche, placée sur le dos, et dont la paroi antérieure du sac est supposée transparente (*).

bien nettement déterminée. Ajoutez à cela qu'un muscle long et mince, sur le rôle duquel on ne me paraît pas avoir insisté, prend un point d'appui au fond de la cavité palléale, et va s'insérer sur la base de la branchie qu'il agite et étale au sein de l'eau dont cette cavité est remplie. Notons enfin que chez la Seiche encore, le courant d'eau qui a

---

* *b, b*. Branchies. — *a*. Anus. — *o*. Orifice du sac du noir. — *c*. Valvules. — *d*. Entonnoir ; les flèches indiquent la direction suivie par le courant de l'eau.

baigné les organes respiratoires balaie en s'échappant tous les orifices excréteurs du corps : anus (*a*), orifices urinaires, générateurs et du sac du noir (*o*).

Le mécanisme est le même, sauf quelques modifications de détail, chez les autres Céphalopodes dibranchiaux, et même chez les Nautiles.

Supprimez l'entonnoir expirateur, et supposez que la sortie comme l'entrée de l'eau se fasse par la grande fente cervicale, et vous aurez une idée du mode de respiration des Ptéropodes les plus élevés, des Hyales.

Ainsi, branchies situées dans le sillon de séparation du manteau et du corps ; cils vibratiles (Lamellibranches et Gastéropodes) ou sac musculaire (Hyales, Céphalopodes), déterminant un courant d'eau qui ne s'éloigne qu'après avoir lavé l'orifice terminal du tube digestif : tels sont les faits les plus généraux que nous a présentés le grand embranchement des Mollusques.

DOUZIÈME LEÇON

DES MÉCANISMES RESPIRATOIRES (suite).

Annelés : Vers, Annélides. — Articulés : Crustacés, larves d'Insectes.
Utilité de la méthode graphique. — Description des appareils enregistreurs en général, et des instruments qui seront employés par la suite pour inscrire les mouvements respiratoires des animaux vertébrés.

Messieurs,

Dans les rangs inférieurs de l'embranchement des Annelés, nous retrouvons chez les Turbellariés et chez les Vers intestinaux, une respiration diffuse et immédiate s'exerçant à travers la peau. Il en est encore ainsi pour certaines Annélides comme les Syllidiens, les Lombrinères, et particulièrement pour les Sangsues ; mais chez ces animaux il existe un véritable sang, distribué quelquefois dans des lacis vasculaires d'une admirable richesse (voy. CI, fig. 1 et fig. 3), et qui sert d'intermédiaire entre la peau et le reste de l'organisme.

Chez la plupart des *Annélides*, le corps présente en des points divers des saillies branchiales, dont la forme et la situation ont grandement servi aux zoologistes pour l'établissement des classifications. Tantôt ce sont de longs filaments péri-buccaux (Térébelles, Serpules), tantôt des saillies, des houppes, des panaches de formes très-diverses (fig. 15, *a*), et qui sont ordinairement en rapport avec les organes locomoteurs (*b*) sur une région plus ou moins étendue du tronc.

Il est remarquable que certains de ces appendices seuls reçoivent du sang, tandis que dans les autres pénètre exclusivement le liquide que contient la cavité générale du corps. De là, pour de Quatrefages (1) et Williams (2), qui ont dé-

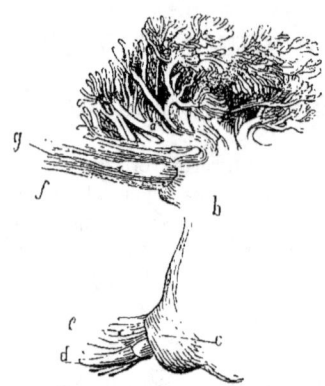

Fig. 15. — Organe respiratoire de l'*Amphinoma*, d'après J. Müller*.

couvert ces faits, l'existence de branchies sanguines et de branchies lymphatiques où peut simultanément se faire une double respiration par deux liquides différents. Il n'est pas prouvé, il est vrai, que ces liquides soient tous les deux aptes à se charger d'une grande quantité d'oxygène et à le céder ensuite aux tissus avec lesquels ils entrent en contact, ce qui est le caractère d'un véritable liquide respiratoire. Mais une expérience élégante de de Quatrefages a du moins montré que le liquide lymphatique peut, dans ses branchies, respirer pour son propre compte ; ayant injecté dans la cavité générale du corps d'un Branchellion une substance avide d'oxygène et qui change de couleur en s'oxydant (pré-

(1) CII.
(2) CIII.

* *a*. Branchies ramifiées. — *b*. Rame dorsale. — *c*. Rame ventrale.

cipité formé par le mélange de cyanoferrure de potassium et d'un proto-sel de fer), ce naturaliste vit les branchies lymphatiques se colorer en bleu intense, ce qui met en évidence la propriété, qu'elles partagent au reste avec toute membrane organisée, de se laisser facilement traverser par l'oxygène de l'eau.

Le renouvellement de l'eau à la surface de ces différents organes n'est effectué que par leur propre agitation au sein du liquide ou par les mouvements généraux du corps. Il faut remarquer, en outre, que les branchies, et presque exclusivement celles dans lesquelles pénètre seulement le liquide cavitaire, sont munies de cils vibratiles; il y a là une sorte d'antagonisme singulier entre le renouvellement du milieu intérieur par la circulation, et celui du milieu extérieur par l'agitation vibratile.

Dans les types inférieurs ARTICULÉS des *Crustacés*, chez les Parasites siphonophores, chez les Cyclopes, chez les Phyllosomes et la plupart des autres larves de cette Classe où les métamorphoses, jadis niées, ont été de nos jours si fréquemment constatées, la respiration doit s'exécuter d'une manière sensiblement égale sur tous les points de la surface du corps. Mais chez la plupart des Crustacés, dont la peau est endurcie par des matières chitineuses et calcaires, certaines régions acquièrent une finesse de téguments, une richesse vasculaire, qui les rendent éminemment aptes aux échanges respiratoires. Or, il est très-remarquable que, dans toute la classe, l'appareil respiratoire « se constitue, d'abord, comme le dit excel-
» lemment Milne Edwards (1), à l'aide d'emprunts faits
» au système locomoteur, et demeure presque toujours

(1) CIV, t. II, p. 94.

192   DES MÉCANISMES RESPIRATOIRES.

» en connexion plus ou moins intime avec cet appareil ».

Prenons, en effet, comme un des exemples du développement le plus parfait que présente dans ce groupe l'appareil respiratoire, prenons, dis-je, une Écrevisse commune. De chaque côté du céphalothorax, nous voyons immédiatement un repli descendant de la carapace former une sorte de chambre fermée en haut et sur les côtés, ouverte seule-

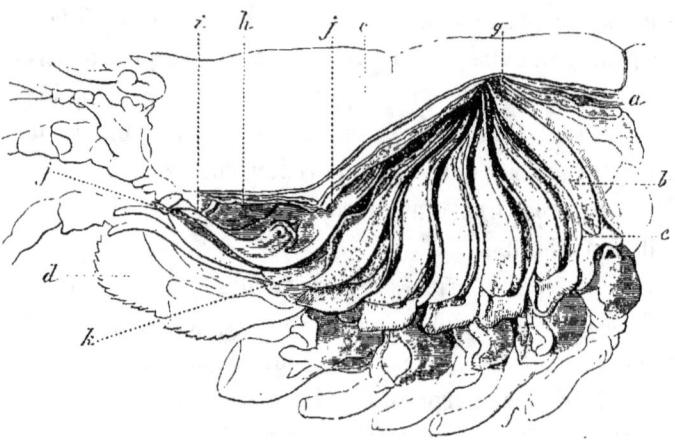

Fig. 16. — Appareil respiratoire d'un Homard; la partie latérale de la carapace, formant la paroi externe de la cavité branchiale, a été enlevée. — D'après Milne Edwards (1)*.

ment au-dessous par une longue fente. Si nous enlevons cette voûte (voyez la figure 16), nous apercevons, rangées verticalement le long du thorax, un certain nombre de pyramides g qui sont les branchies. Ces pyra-

(1) CIV, pl. 10, fig. 1.

* a. Base de l'abdomen. — b. Cavité branchiale. — c. Carapace. — d. Pattes-mâchoires externes. — e. Fouets des pattes. — f. Base des pattes. — g. Branchies. — h. Canal efférent de la respiration. — i. Orifice externe de ce canal. — j, j. Grande valvule motrice appartenant à la mâchoire de la deuxième paire. — k. Appendice flabelliforme de la première patte-mâchoire, constituant le plancher du canal efférent.

mides sont au nombre de trois pour chacun des arceaux du céphalo-thorax : deux prennent insertion par leur base sur les parois mêmes de celui-ci ; une, sur le premier article de la patte correspondante. En outre, cette patte porte un appendice rameux, le *fouet*, comme on l'appelle, *e*, dont les mouvements peuvent agiter les filaments branchiaux au sein du liquide. Chez l'Écrevisse, en effet, chacune des pyramides branchiales est composée d'une lame fondamentale, triangulaire et aplatie ; sur le bord externe monte le vaisseau qui apporte le sang à la branchie, sur le bord interne descend le vaisseau efférent. Et, de chaque côté, par rangées régulières, s'étalent de longs filaments vasculaires, où se fait l'échange respiratoire. A la surface de ces filaments, vous chercheriez en vain la présence de cils vibratiles.

C'est, du reste, un fait général, et fort curieux, que l'absence complète de cils vibratiles chez tous les Articulés.

Plaçons maintenant dans l'eau une Écrevisse intacte, et vous allez voir un courant s'établir au travers de l'appareil respiratoire, courant dirigé d'arrière en avant. L'eau pénètre par cette fente inférieure dont nous avons parlé, et que laisse béante en bas le repli du céphalo-thorax ; elle s'y tamise sur des poils entrecroisés qui arrêtent au passage les corps en suspension, puis elle ressort en avant, au-dessus de la bouche, par un orifice situé au-dessous du tubercule où Scarpa plaçait l'appareil auditif.

Ici, vous voyez s'exécuter des mouvements réguliers, rhythmiques. L'eau qui vient de la chambre respiratoire est déversée au dehors non d'une manière continue, mais à des intervalles égaux et, du reste, fort rapprochés. Pour constater plus aisément ce rhythme, je retire pendant un instant l'Écrevisse de l'eau ; quelques bulles d'air entrent dans la chambre respiratoire, et leur rejet régulier au dehors s'aperçoit aussitôt. Si j'enlève d'un coup de ciseaux la paroi externe de la chambre, vous voyez que ces mouvements de l'eau sont produits par le jeu d'un petit appareil fort élégant, jeu plus facile à constater qu'à décrire. Il y a là comme une sorte de vanne j qui bascule autour d'un axe situé vers son milieu, et qui est susceptible d'amener l'eau d'arrière en avant et de bas en haut. Cette vanne, fixée par le milieu de son bord interne, est libre à ses deux extrémités et sur tout son bord externe ; sa face supérieure est concave ; en s'abaissant, puis se relevant, elle ramasse, comme le ferait une cuiller, une certaine quantité d'eau qu'elle élève et qu'un mouvement de bascule rejette en avant.

Le courant d'eau se trouve déterminé et entretenu par ce mouvement, comme cela se comprend aisément. Milne Edwards (1), à qui l'on doit la première description exacte de ces curieux phénomènes, a montré qu'en sectionnant les muscles qui animent cette vanne mobile, on supprime le renouvellement de l'eau, et qu'on fait ainsi périr l'animal d'asphyxie. L'appareil dont je viens de parler est constitué par l'appendice externe de la deuxième mâchoire, par le fouet, que vous voyez, là encore, spécialement détaché pour le service de la respiration.

Ce que je viens de décrire avec quelques détails dans l'Écrevisse, vous le retrouveriez chez tous les Décapodes, sous la réserve de quelques modifications secondaires. Ainsi, pour citer quelques exemples, les filaments branchiaux de l'Écrevisse sont, chez les Crabes, remplacés par des lamelles secondaires empilées comme les feuillets d'un livre ; les appendices flabelliformes manquent chez les Crevettes, les Pagures, etc. Chez ces derniers encore, la fente

(1) CIV *bis*.

inférieure de la chambre branchiale est large, et laisse voir les branchies, tandis que, chez les Brachyures, elle est, par l'union intime du repli qui constitue la voûte avec la base du céphalothorax, complétement oblitérée. La figure schématique que je vous montre donne une idée de cette dispo-

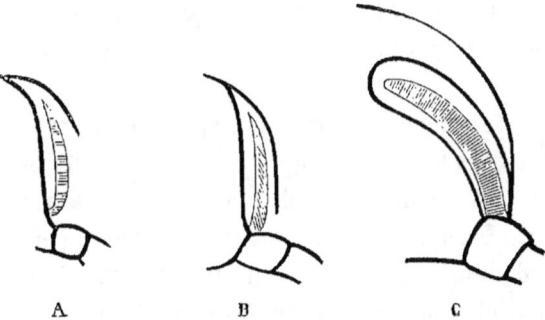

Fig. 17 bis. — Coupe transversale du céphalo-thorax chez plusieurs Décapodes (figure schématique) (*).

sition. Et cette dernière particularité est importante, car l'eau ne peut entrer que par une fente située en avant de la première paire de pattes ambulatoires, fente que découvre et masque alternativement un prolongement de la troisième patte-mâchoire, que l'on voit, chez ces animaux, toujours en mouvement.

Dans les Décapodes, vous le voyez, l'appareil respiratoire est toujours en rapport avec les appendices latéraux de chaque Zoonite; or, ainsi que je vous l'ai dit en commençant, il en est de même dans tous les autres ordres de la Classe. C'est même, d'une manière spéciale, la branche la plus externe parmi les trois qui constituent typiquement ces appendices (tige, palpe, fouet), c'est le fouet qui, d'ordi-

* A. Section transversale de la cavité branchiale d'un Pagure, montrant la large fente. — B. Cavité branchiale de l'Écrevisse, demi-fermée. — C. Celle du Crabe, complétement close: (Voy. ClV, pl. X, fig. 8.)

naire, est détaché pour le service de l'appareil respiratoire, ou qui le forme à lui seul.

Ce dernier fait est présenté, par exemple, par les branchies des Branchiopodes, des Isopodes et des Amphipodes, simples vésicules dans lesquelles se tranforme le fouet de toutes les pattes pour le premier groupe, des pattes abdominales seulement pour le second, des pattes thoraciques pour le dernier.

Mais la disposition générale de l'appareil respiratoire se complique dans les deux groupes remarquables des Stomapodes et des Xiphosures. Chez les premiers, chez une Squille, par exemple, on voit les cinq premières paires de pattes abdominales porter des branchies en forme de peigne qui flottent librement dans l'eau. (Voy. fig. 17.)

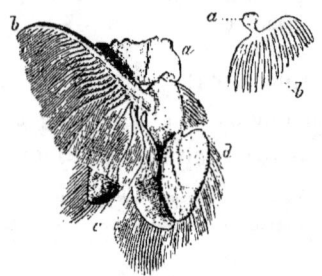

Fig. 17. — Branchies de Squille, d'après Milne Edwards (1) (*).

Au contraire, chez ces Crabes des Moluques, dont les aquariums publics de Paris vous présentent maintenant des spécimens vivants, vous pouvez voir, sous l'abdomen, deux larges valves s'écarter une douzaine de fois par minute;

(1) CIV, pl. x, fig. 4, et fig. 4ª.

(*) 1. Branchie de Squille. — *a*. Base de la fausse patte. — *b*. Branchie. — *c*, *d*. Les deux branches terminales de la fausse patte.
2. L'une des branches de cette branchie rameuse. — *a*. Section transversale de la tige principale de la branchie. — *b*. Appendices lamelleux.

sous ces valves apparaissent alors les branchies constituées chacune par une série de lamelles empilées au nombre de 150 environ.

Je ne saurais entrer dans plus de détails, pour l'étude de ces modifications diverses et du jeu des appareils destinés à renouveler l'eau sur les surfaces respiratoires ; je vous renvoie aux livres d'anatomie, et, d'une manière spéciale, aux travaux de Milne Edwards (1). Non-seulement vous y lirez la description de tous ces petits mécanismes admirablement variés; mais encore, et surtout, vous y trouverez tracée, avec une supériorité de vue qui n'a rien de commun avec les obscurités prétentieuses trop habituelles à la philosophie anatomique, la marche des perfectionnements par emprunt, adaptation spéciale ou apparition de parties nouvelles, que présentent les appareils respiratoires. Considérations anatomiques du plus haut intérêt et dont Milne Edwards a poursuivi l'application pour tous les autres problèmes de l'anatomie comparée.

Dans le reste du groupe des Articulés, la respiration aquatique ne se présente qu'à l'état de rare exception ; encore celle-ci est-elle offerte presque exclusivement par quelques larves d'Insectes, car on ne connaît aucun Myriapode, aucun Insecte adulte respirant aux dépens de l'air dissous dans l'eau.

En laissant de côté la respiration cutanée directe qui, chez les larves d'Insectes, s'exerce à coup sûr en des régions plus ou moins étendues, nous rencontrons ici un fait physiologique du plus haut intérêt. Au sein de l'eau qui entoure l'animal, le sang respire cependant, non de l'oxygène dissous, mais de l'oxygène gazeux.

---

(1) CIV, t. I; CIV bis; CV, p. 64 ; et LXXXII, t. II. p. 116-143.

En effet, le système de trachées dont nous parlerons dans la prochaine leçon, et qui forme l'appareil respiratoire des insectes aériens, n'a pas disparu chez les larves aquatiques ; ses orifices extérieurs sont oblitérés seulement, mais ses ramifications s'épanouissent en filaments ou en réseaux délicats, dans des organes flottants, revêtus d'une peau fine et molle. Ce sont là des branchies, à travers les parois desquelles passent les gaz qui vont de l'eau dans les trachées et des trachées dans l'eau. Dutrochet (1) a tenté fort ingénieusement d'expliquer, par les seules forces de l'osmose gazeuse, la présence constante d'oxygène dans les tubes trachéens des larves aquatiques. Mais je pense qu'il faut plutôt rapprocher ce fait de la sécrétion d'oxygène qui s'opère dans la vessie natatoire des Poissons, sécrétion dont nous parlerons plus tard. Ces tubes, remplis d'air par ce procédé remarquable, se ramifient dans la profondeur du corps et y jouent le même rôle que les trachées ordinaires dont nous nous occuperons bientôt.

Quant à la forme et à la situation de ces branchies trachéales, elles varient considérablement. Il ne faut même pas attribuer toujours aux organes décrits sous ce nom une importance très-prépondérante dans la somme des échanges respiratoires. Chez les larves d'Agrion, par exemple, on peut enlever complétement les branchies ; l'animal ne périt pas, et les branchies repoussent, comme je l'ai indiqué il y a quelques années. Nous ne pouvons nous arrêter sur ces détails, mais nous devons au moins rappeler l'étrange respiration rectale des larves de Libellules. Chez ces animaux, comme l'a vu Réaumur, l'eau entre et sort d'un mouvement alternatif et régulier par l'orifice anal ; elle se met

---

(1) CVI, t. II, p. 424.

ainsi en rapport avec des feuillets branchiaux qui garnissent les parois du rectum, et dont Léon Dufour a donné une description détaillée (1).

Enfin, il existe quelques Arachnides inférieures, munies de trachées, quelques Acariens, qui paraissent respirer l'oxygène dissous, et cela, très-probablement, par le même mécanisme que les larves d'insectes dont nous venons de parler. Ce sont là, au reste, des faits très-peu connus, malgré les recherches de Dujardin (2).

DE LA MÉTHODE GRAPHIQUE.

Nous arrivons maintenant à l'étude des mouvements respiratoires chez les Poissons. Pour en déterminer avec soin les phases, nous ferons, chez ces animaux et aussi plus tard chez les vertébrés aériens, un usage fréquent de la méthode graphique. Au lieu d'observer directement et péniblement des phénomènes souvent très-complexes, nous en obtiendrons ainsi, par voie mécanique, une reproduction très-exacte et très-complète.

Les avantages de cette méthode n'ont plus besoin d'être longuement exposés. Introduite en physiologie par Valentin, Vierordt, etc.; perfectionnée et appliquée aux phénomènes les plus divers par Ludwig, Marey, Donders, etc.; vulgarisée en France par Marey, elle a rendu de tels services dans toutes les branches de la physiologie qu'aujourd'hui un *appareil enregistreur* est, dans un laboratoire, un instrument aussi indispensable qu'une cuve à mercure et qu'un galvanomètre. Grâce à la méthode graphique, en effet, on voit se révéler, dans le rhythme des

---

(1) CVII.
(2) CVIII.

phénomènes, des détails que l'observation directe seule n'aurait jamais pu constater; de plus, et c'est un point capital, en supprimant l'observateur, ou, du moins en restreignant beaucoup son intervention, elle supprime la plupart des causes d'erreur qui viennent des sens et de l'esprit, de l'observation incomplète et de l'idée préconçue. Enfin, le graphique obtenu fait preuve par lui-même; il entraîne la conviction de celui qui l'obtient, et, quand on indique les procédés expérimentaux employés, son témoignage ne peut être récusé par personne. Les faits exceptionnels, les surprises que parfois l'expérience récèle, ne sont plus perdus pour l'expérimentateur, qui, non prévenu, les laisserait trop souvent échapper; ils s'inscrivent eux-mêmes, et l'on peut affirmer et prouver qu'ils se sont produits, alors même qu'on ne les reverrait jamais.

Comme nous aurons, dans le cours de ces leçons, maintes occasions de nous servir de la méthode graphique, il m'a paru utile d'en indiquer d'abord rapidement le principe, de décrire les principaux appareils dont nous ferons usage, et de vous montrer comment devront être interprétés les tracés que nous obtiendrons.

L'appareil enregistreur dont nous nous servirons, et que je vous présente, est celui que Marey a, dans ces derniers temps, adopté.

Un mouvement d'horlogerie muni d'un régulateur Foucault (le tout construit par Sécrétan), met en mouvement trois axes, avec des vitesses différentes. L'un de ces axes tourné sur lui-même quarante-cinq fois par minute; un second, six fois; le troisième, une fois seulement. C'est de celui-ci, exclusivement, que nous nous servirons, à cause de la lenteur relative des mouvements respiratoires. Un cylindre creux, composé d'une mince feuille de cuivre, peut être adapté à l'un ou l'autre de ces axes, et est alors, en-

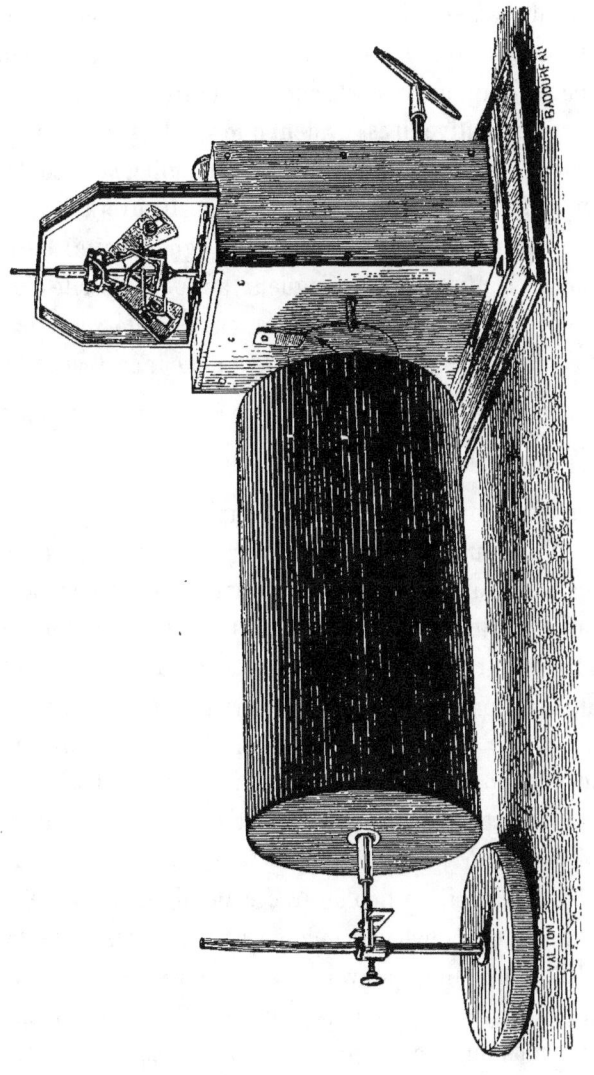

Fig. 18. — Appareil enregistreur de Marey.

traîné par leur mouvement. La circonférence de base de ce cylindre a 42 centimètres de longueur.

Fixons sur ce cylindre placé sur l'axe des petites vitesses, une feuille de papier qui l'enveloppe complétement, et, tandis qu'il tourne, appuyons sur lui la pointe d'un crayon tenu bien immobile. Voici qu'un tour est achevé, et notre crayon revient sur sa trace primitive. Il est évident que si, alors, nous arrêtons le mouvement, et si nous enlevons la feuille, la circonférence qu'a tracée la pointe du crayon se trouvera, sur la feuille de papier, représentée par une ligne droite. Cette droite, de 42 centimètres de longueur, aura été décrite d'un mouvement uniforme en une minute, en soixante secondes. Par conséquent, chaque centimètre de longueur correspond à $\frac{60}{42} = 1,4$ secondes ; et, pendant chaque seconde, le crayon a tracé une longueur de $\frac{42}{60} = 7$ millimètres.

Enroulons à nouveau la feuille de papier sur le cylindre ; mais, pendant que celui-ci tourne, déplaçons notre crayon parallèlement à lui-même, sans que sa pointe quitte le papier ; puis, ramenons-le à son point de départ. Il est évident que, si le cylindre était resté immobile, le crayon aurait simplement tracé une ligne parallèle à une génératrice, perpendiculaire, par conséquent, à la circonférence qu'il décrivait avant que nous ne l'eussions déplacé. Mais le cylindre a tourné, il a fui devant le crayon ; il en résulte que la pointe a toujours été en avance sur le point qu'elle eût occupé dans le cas d'immobilité ; aussi, au lieu de tracer une ligne droite, elle a tracé une ligne courbe ascendante d'abord, descendante ensuite, ligne que nous pouvons étaler sur un plan, en enlevant du cylindre notre feuille de papier. Si le mouvement que nous avons imprimé à notre crayon n'a pas été parfaitement uniforme, il est clair que notre courbe devra présenter des sinuosités qui traduiront aux yeux les accélérations ou les ralentissements du crayon. Telle est, par exemple, la courbe que je vous présente (fig. 19).

Rien de plus simple que la discussion de cette courbe. Si le crayon fût resté immobile, le papier tournant, il eût décrit, pendant le temps considéré, un arc de cercle repré-

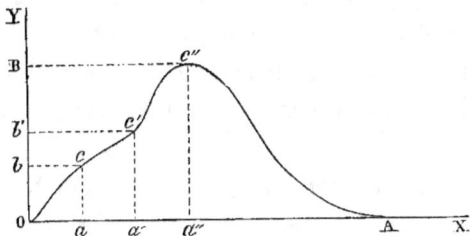

Fig. 19. — Courbe arbitraire pour l'explication de la méthode graphique.

senté sur la ligne O X par la longueur O A. Et sur cette longueur, des espaces égaux O a, a a', et c., correspondraient à des temps égaux. Si, d'autre part, le papier fût resté immobile, le crayon se déplaçant seul aurait décrit sur la ligne O Y la longueur O B ; et alors, au bout d'une seconde il fût arrivé en b, après deux secondes en b', après trois en B, etc.

Mais, grâce au double mouvement, au lieu d'être en b, le crayon s'est trouvé en c, au lieu d'être en b', il s'est trouvé en c', etc. En définitive, la projection sur l'axe des abscisses donne la mesure du temps employé au parcours, et celle sur l'axe des ordonnées la mesure de l'amplitude des déplacements.

Je n'insiste pas davantage sur la discussion des courbes, sur les rectifications qu'il faut, dans certains cas, leur faire subir. Ces questions, qui n'auraient pour nous qu'un intérêt secondaire, sont exposées avec détail, dans les ouvrages de Marey (1).

Les courbes qui s'inscrivent sur notre cylindre y sont tracées non par un crayon, mais par un léger stylet qui frotte sur une couche de noir de fumée dont on a enduit le papier. Les mouvements du stylet sont déterminés par ceux d'une membrane de caoutchouc tendue sur une espèce de tambour de cuivre, qu'un tube fait communiquer avec la source de mouvement. Il faut donc que le mouvement qu'on observe soit, pour être enregistré, transformé en un mouvement aérien.

Ceci, pour les mouvements respiratoires, peut être obtenu de maintes façons. La plus simple de toutes, à coup sûr, consiste à placer un tube dans la trachée de l'animal, et à mettre en rapport, avec un caoutchouc, ce tube avec celui du tambour enregistreur.

Mais comme, d'une part, l'animal serait vite asphyxié, n'ayant pas de réservoir d'air à sa disposition, et que, d'autre part, les mouvements respiratoires, trop amples, déplaceraient par trop le levier, on interpose sur le trajet du tube de caoutchouc un réservoir, flacon, bonbonne, tonneau, remplis d'air, qui permettent à l'animal de vivre, et diminuent l'amplitude des mouvements. Vous avez devant les yeux un animal ainsi préparé pour l'expérience (voy. fig. 20).

Le procédé dont je viens de parler a l'avantage d'assurer, quand la ligature trachéenne est bien établie, une clôture parfaite du système, et c'est là un point important. Vous comprenez fort bien, par exemple, que si, tandis qu'un animal demeure longtemps en inspiration, de manière que la membrane de caoutchouc devienne concave et reste ainsi

---

(1) Voy. CXXXI.

tendue, il y a quelque part, dans le tube de caoutchouc ou ailleurs, un orifice si petit qu'il soit, l'air entrera, attiré par les efforts d'élasticité de la membrane, celle-ci reviendra sur elle-même, et le levier qu'elle porte indiquera un mouvement que l'animal, en somme, n'aura pas exécuté. Aussi est-il im-

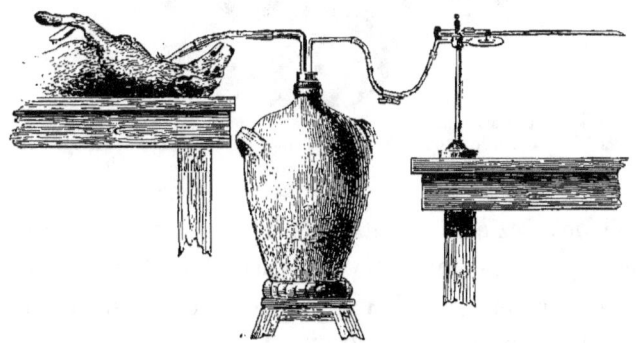

Fig 20. — Enregistrement direct des mouvements de l'air respiré.

portant de s'assurer toujours que les appareils ferment bien, quand il doit y avoir de semblables temps d'arrêt sous tension.

Mais comme l'introduction d'un tube dans la trachée nécessite qu'on sacrifie ensuite les animaux, et que d'ailleurs elle ne peut pas s'appliquer à toutes les expériences, j'ai dû imaginer d'autres moyens d'action.

J'introduis souvent, chez les Chiens particulièrement, par un petit trou fait à la trachée, une canule courbée qui pénètre dans les voies aériennes. Elle est taillée en un biseau aux dépens de sa concavité, et sa cavité communique avec un tube de caoutchouc qui va au levier. Ce petit appareil peut sans inconvénient être appliqué, puis enlevé.

On peut encore chez certains animaux, comme de petits mammifères, des oiseaux, etc., introduire la tête dans une poche de caoutchouc (fig. 21), rétrécie à l'orifice, lequel

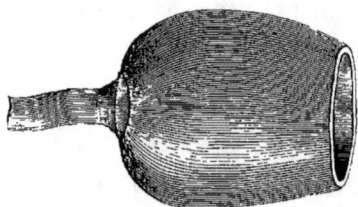

Fig. 21. — Poche de caoutchouc pour coiffer les animaux de petite taille.

s'applique assez exactement sur le crâne ; on rend la clôture à peu près hermétique en y appliquant une solution concentrée de gomme arabique. Un tube de caoutchouc va de la poche à l'appareil enregistreur.

Quand les narines ne sont pas protégées, et que la poche de caoutchouc pourrait les oblitérer pendant l'inspiration, ou quand je crains le mouvement brusque qui s'opère parfois dans les membranes de caoutchouc par suite de leur élasticité, j'emploie une muselière (fig. 22) composée d'une partie solide

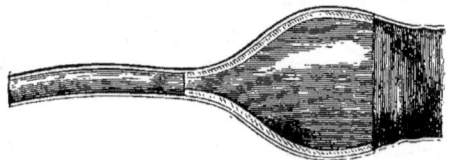

Fig. 22. — Muselière de bois et caoutchouc (ouverte).

de bois ou de verre, et d'un rebord de caoutchouc qui sert à la clôture. Telle est la muselière que je vous présente, de bois et caoutchouc, qui m'a particulièrement servi pour les oiseaux et les reptiles. Son application, comme vous pouvez le voir, est des plus faciles et des plus sûres (voy. fig. 23).

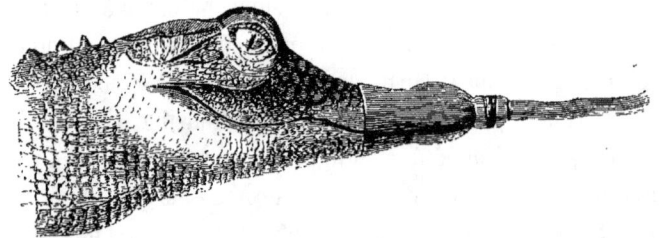

Fig. 23. — Caïman muni de la muselière de bois et caoutchouc.

Un autre ordre, tout à fait différent, de procédés, consiste dans l'emploi d'instruments qui sont mis en jeu par les mouvements du thorax ou de l'abdomen, au lieu de l'être par l'air même qui sort du poumon.

L'un de ces instruments est une modification de celui que Marey a inventé et désigné sous le nom de *pneumographe*. L'instrument de Marey consiste en un cylindre de caoutchouc

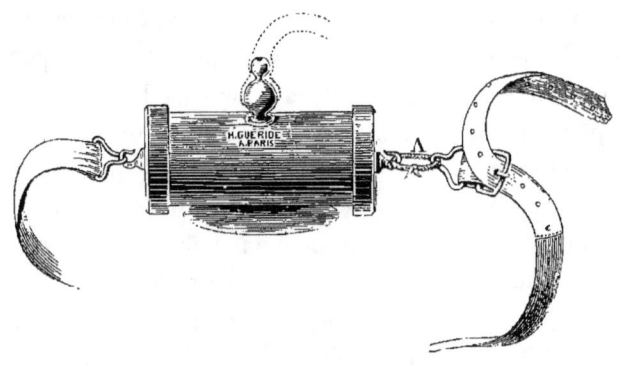

Fig. 24. — Pneumographe.

renfermant une spirale élastique qui prend point d'appui sur les bases du cylindre, lesquelles sont solides, de métal. Ici, c'est tout le contraire : le cylindre creux est métallique, les deux bases sont deux membranes de caoutchouc ; un tube met en communication l'intérieur du cylindre avec le tambour de l'enregistreur. A chaque membrane est fixé un crochet, et à ces crochets on attache une ceinture qui peut embrasser étroitement le corps de l'animal (fig. 24) ; cette disposition rend l'appareil beaucoup plus sensible que celui de Marey, qui avait été inventé pour l'homme, c'est-à-dire pour un être à mouvements respiratoires énergiques.

Il est clair que, si l'animal inspire, il écarte l'une de l'autre les deux membranes, raréfie l'air du cylindre, d'où résulte un mouvement du levier ; quand il expire, au contraire, les membranes élastiques reviennent à leur point de repos, d'où un mouvement contraire.

Un autre instrument, dont nous nous servirons fréquemment, est une sorte de capsule de cuivre (fig. 25), présentant aussi un tube de dégagement C, et fermée également par une membrane élastique A. Sur celle-ci s'élève, avec l'appui d'une légère plaque d'aluminium a', une tige verticale terminée par un petit plateau a. Cette tige passe, sans frottement, à travers un pont de cuivre qui la maintient ; à ce pont s'attache un fil élastique, qui tend à ramener les plateaux a et a' quand ils ont été enfoncés du côté du tambour.

On peut monter cet instrument sur un pied (fig. 25), et alors, on approche doucement le plateau a des parois du thorax ou, plus généralement, du point mobile, en appuyant assez pour qu'il y ait toujours un contact suffisant.

C'est le procédé que j'ai employé, et que nous emploierons pour les grands animaux : Mammifères, Crocodiles, Boas. Pour les petits, pour les Oiseaux, par exemple, je fixe le tambour sur une branche d'une espèce de compas d'épaisseur (fig. 26), l'autre porte un plateau B; entre ces branches on peut serrer médiocrement l'animal, de manière que tous ses mouvements respiratoires agissent sur le plateau qui surmonte la plaque de caoutchouc; un mécanisme très-simple, et qu'explique la vue seule de l'instrument, permet de mo-

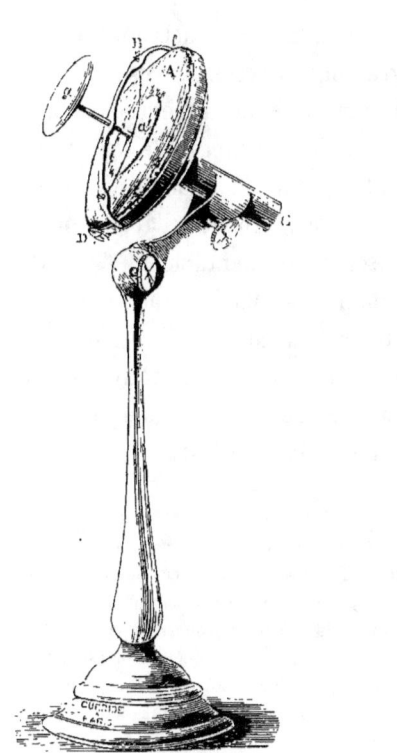

Fig. 25. — Tambour pour recueillir les mouvements du thorax, monté sur un pied fixe.

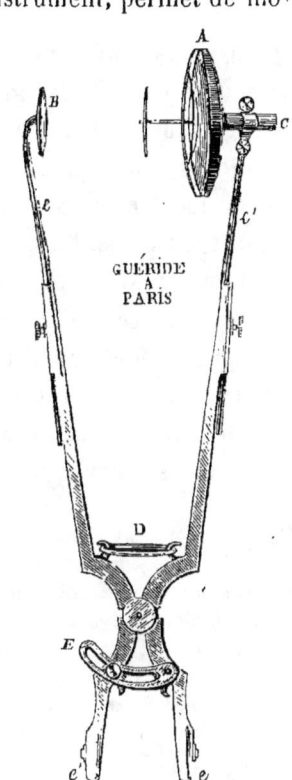

Fig. 26. — Tambour de la fig. 25, monté sur un compas (*).

difier à volonté la longueur des branches et la valeur de l'angle qu'elles font.

Tels sont les principaux instruments que nous emploie-

(*) A. Tambour. — B. Plateau. — C. Tube de communication avec le levier enregistreur. — D. Élastique tendu à volonté pour ramener au contact l'appareil. — E. Vis permettant de fixer l'appareil dans une position déterminée. — c, c. Tiges qu'on peut allonger ou raccourcir à volonté.

rons. Mais il nous faudra en imaginer d'autres pour la solution de certains problèmes spéciaux ; nous les décrirons en leur lieu.

Quels que soient les procédés à l'aide desquels nous soyons parvenus à obtenir des graphiques respiratoires, ceux-ci doivent toujours être lus et interprétés de la même manière.

Toujours, sur le papier déroulé du cylindre, le levier doit être considéré comme ayant marché de gauche à droite. Toujours, en outre, l'inspiration correspond à l'abaissement de la ligne, l'expiration à son relèvement. Je me suis astreint à suivre cette règle établie par Marey, que la courbe doit représenter les oscillations de la colonne libre d'un manomètre en communication avec la source du mouvement : or, cette colonne s'abaisserait évidemment pendant l'inspiration, pour se relever pendant la phase contraire (1).

(1) Il y a, touchant les tracés reproduits ici, d'autres observations à faire. Ils ont été réduits, à cause des exigences typographiques, à des dimensions très-faibles, par voie photographique. Un certain nombre, cependant, est représenté dans les dimensions normales, c'est-à-dire que 1 centimètre correspond à 1,4 seconde ; mais d'autres sont réduits dans la proportion de 21 centimètres à 9 (largeur des bois), et par conséquent 1 centimètre correspond à $3^s,3$; d'autres enfin sont réduits de 42 centimètres à 9, et 1 centimètre correspond alors à $6^s,6$. Les premiers tracés ont comme indication le symbole $\frac{1}{1}$; les seconds, $\frac{21}{9}$; et les troisièmes $\frac{42}{9}$.

TREIZIÈME LEÇON

DES MÉCANISMES RESPIRATOIRES (suite).

Poissons. — Amphioxus. — Poissons Cyclostomes. — Poissons Téléostiens. — Enregistrement des mouvements respiratoires chez un Cyprin (*Cyprinus barbus*, Lin.).

Messieurs,

Nous arrivons maintenant au groupe des Vertébrés anallantoïdiens, aux deux classes des Poissons et des Amphibiens, qui vivent tous, au moins pendant un certain temps, de la vie aquatique. Dans tous ces animaux, mais à un très-haut degré chez les derniers, l'enveloppe cutanée générale joue un rôle important dans les actes respiratoires. Mais, chez les Poissons, ce rôle n'égale pas celui d'organes spéciaux, de branchies, que l'on trouve également chez tous les Amphibiens aquatiques, et de la structure desquels nous allons indiquer les principaux traits.

Pour faciliter notre étude, je vous rappellerai que parmi les Vertébrés anallantoïdiens, les uns, et c'est l'immense majorité, possèdent un os hyoïde développé, tandis que chez les autres, cet os n'existe pas ou est réduit à un simple stylet. Cette différence considérable en apparence n'est, je le sais, que la conséquence d'une mise en œuvre différente de matériaux embryologiques primitivement à peu près identiques, transformations dont il ne serait pas difficile d'exposer les phases successives. Mais, si nous laissons de côté les considérations de philosophie anatomique pour nous borner à ce qui peut faciliter le développement de notre sujet, nous pouvons conserver cette distinction commode, et étudier à part, d'un côté, l'Amphioxus avec les Poissons Cyclostomes, de l'autre le reste des Poissons avec les Amphibiens.

Mais, qu'il s'agisse de l'une ou de l'autre de ces deux catégories d'animaux, l'appareil respiratoire, au milieu de ses innombrables modifications de forme et de structure, présentera un caractère constant. Toujours, en effet, nous le trouverons en rapport avec l'orifice antérieur du tube digestif ; sur les côtés de la première chambre, de la chambre buccale, il constitue une sorte de claire-voie que traverse l'eau qui, sauf de très-rares exceptions (Lamproies, Raies), est entrée par la bouche. Ce rapport est au moins aussi nettement déterminé que celui qui existe entre les branchies et l'anus dans l'embranchement des Mollusques, entre les branchies et les membres dans la classe des Crustacés.

Nous nous trouvons d'abord en présence de l'Amphioxus, de ce Vertébré à propos duquel les zoologistes ont épuisé toutes les épithètes exprimant l'étrangeté, et qui, cependant, se rapproche des Cyclostomes beaucoup plus qu'on ne l'a cru d'abord.

Si vous examinez avec soin cette préparation rendue transparente par la glycérine, et que je mets sous vos yeux, vous voyez qu'à l'extrémité antérieure du corps, sous une sorte de petite saillie qui rappelle le museau de l'Esturgeon, s'ouvre la bouche a, devant laquelle s'entrecroisent des cirrhes rigides. Au delà, une cavité allongée c occupe une grande partie de la longueur du corps ; au fond, commence l'intestin qui, en arrière, aboutit à un anus b. Entre cet anus et la bouche, vous apercevez un autre orifice d, c'est le pore abdominal, sur le rôle duquel nous allons revenir. La cavité dont nous avons parlé est, pour ses trois quarts postérieurs, délimitée de chaque côté par des rayons solides *c*, disposés perpendiculairement à l'axe du corps; ces rayons

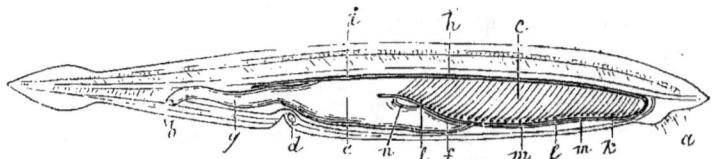

Fig. 27. — Principaux organes de l'Amphioxus (*Branchiostoma lubricum*), ou Amphioxus (*).

se rejoignent par en bas, et en haut s'insèrent sur la corde dorsale; des barreaux transversaux les réunissent de place en place, suivant une disposition très-régulière. Leur nombre, fait remarquable, augmente avec l'âge; j'en ai compté depuis quatre-vingt-treize jusqu'à cent cinquante-trois (1). Ils forment ainsi une sorte de cage à claire-voie, dans laquelle pénètre l'eau qui est entrée par la bouche. C'est une claire-voie véritable, dont aucune membrane n'oblitère les mailles; il en résulte que l'eau doit traverser celles-ci, et arriver dans un espace borné seulement par les parois mêmes du corps. C'est ce qui a lieu, en effet.

Si vous aviez sous les yeux un animal vivant, vous verriez l'eau, attirée par le jeu tourbillonnant de cils vibratiles disposés en avant de la claire-voie sur des saillies digitiformes, passer à travers le filtre grossier des cirrhes, et entrer dans

---

(1) CIX.

(*) *a.* Bouche garnie de cirrhes. — *b.* Anus. — *c.* Sac branchial. — *d.* Pore abdominal. — *e.* Portion renflée du tube digestif. — *f.* Grand cæcum hépatique. — *g.* Portion grêle du tube digestif. — *h.* Corde dorsale. — *i.* Aorte. — *k.* Arc aortique. — *l.* Cœur artériel. — *mm.* Bulbilles des artères branchiales. — *n.* Cœur de la veine cave (P. Gervais et van Beneden).

la bouche, puis dans la cavité à claire-voie, dans la cavité branchiale. Or, les arceaux de cette claire-voie, comme ses barreaux transversaux d'union, sont hérissés de cils vibratiles, dont le jeu a pour effet de faire cheminer les particules solides contenues dans l'eau d'avant en arrière et de bas en haut, en telle sorte qu'elles arrivent enfin à l'intestin. Quant à l'eau, elle s'épanche dans la cavité générale. Puis, de temps à autre, souvent plusieurs fois par minute, vous verriez les parois musculaires du ventre, qui contiennent, quoiqu'on ait dit le contraire, des fibres striées, se contracter brusquement et l'eau sortir alors en jet par le pore abdominal.

Incontestablement, ces petits arceaux qui supportent chacun, selon J. Müller (1), un vaisseau sanguin, jouent le rôle de branchies, et des phénomènes de respiration se passent à leur surface. Mais les parois de l'intestin et surtout la peau sont le lieu d'échanges pour le moins aussi importants. J'ai pu m'en assurer aisément en tranchant la tête d'un Amphioxus, et en emportant dans la section une bonne partie de l'appareil branchial; l'animal ainsi mutilé a encore vécu plusieurs jours.

Les Myxines, dont vous pourrez étudier l'appareil branchial dans l'admirable monographie anatomique de J. Müller (2), vous présentent, de chaque côté, à la face inférieure du corps, et très-loin en arrière, un orifice tout à fait comparable au pore abdominal de l'Amphioxus; mais cet orifice est l'ouverture d'un canal qui remonte presque jusqu'à la bouche, et reçoit, en route, six autres tubes provenant de véritables sacs branchiaux (voy. fig. 28, *m*). Ces sacs, analogues

---

(1) CX.
(2) CXI.

à ceux que nous allons décrire chez les Lamproies, débouchent en outre, chacun par un tube, dans l'œsophage de la Myxine. Je n'entre pas dans plus de détails, n'ayant parlé de ce Gastrobranche que pour montrer comment il nous amène, sous quelques rapports, de l'Amphioxus aux Lamproies.

Chez la Lamproie, vous voyez de chaque côté du cou sept orifices (fig. 29, et fig. 30, i); ils communiquent chacun, par un canal spécial, avec un sac branchial h, et de ce sac part un autre canal, du côté interne; tous ces canaux internes, ceux de droite et ceux de gauche, débouchent en d dans un canal longitudinal commun, lequel longe en dessous l'œsophage, et débouche au fond de la cavité buccale. Son orifice est garni d'un appareil de papilles et de valvules dont le jeu n'a pas été expérimentalement déterminé. Les sept sacs, de

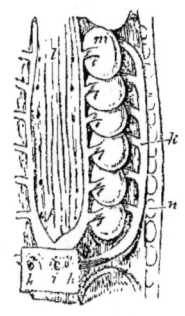

Fig. 28. — Appareil respiratoire d'une Myxine, d'après R. Owen (1) (*).

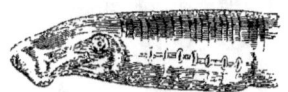

Fig. 29. — Partie antérieure du corps du *Petromyzon Planeri*, d'après E. Blanchard (2).

chaque côté, sont adossés l'un à l'autre; à l'intérieur, on y voit des « lamelles nombreuses, serrées les unes contre les

(1) LXXX, fig. 315, t. I, p. 476.
(2) CCXXV, fig. 148, p, 521.

(*) m. Sacs branchiaux. — k. Leur canal efférent commun. — h. Son orifice. — i. Orifice communiquant avec l'œsophage l. — f. Trou de communication de l'œsophage avec les sacs.

» autres, parallèles entre elles et adhérentes, dans toute leur
» étendue, aux parois du sac qui les renferme (1). »

Tout ce système de sacs est soutenu par une charpente

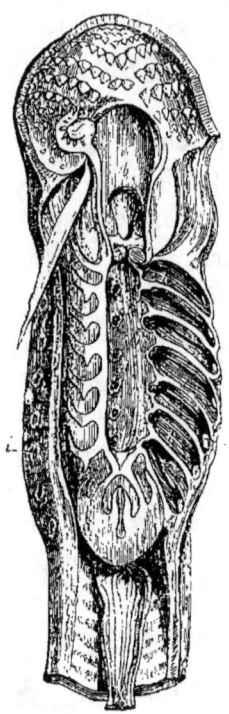

Fig. 30. — Appareil respiratoire de la Lamproie, d'après R. Owen (2).

cartilagineuse sous-cutanée dont la description nous entraînerait trop loin.

Examinons maintenant la Lamproie vivante, et supposons-la, d'abord, fixée par sa ventouse buccale. Alternativement, nous la voyons dilater ou contracter tout l'appareil

(1) CXII, p. 140.
(2) LXXX, fig. 310, t. I, p. 471.

de sa respiration ; alternativement, l'eau entre et sort par les quatorze orifices branchiaux. Si quelque petit corps en suspension pénètre par un orifice, c'est aussi par lui qu'il sort d'ordinaire à l'expiration suivante ; mais souvent on le voit partir par l'orifice correspondant, de l'autre côté du corps, beaucoup plus rarement par quelqu'un des autres orifices. Ce n'est pas tout : pendant le temps expiratoire, nous voyons l'eau sortir par un petit trou situé au-dessus de la bouche, et, si nous attirons doucement l'animal de manière que ce trou sorte de l'eau, il s'en élance un petit jet qui s'élève jusqu'à 5 ou 6 centimètres.

Ce jet avait déjà été observé et même dessiné par Rondelet (1), que C. Duméril (2) reprend à tort à ce sujet.

Vous comprenez ainsi comment les anciens naturalistes et notamment Lacépède (3) ont cru, chez les Lamproies, à l'existence de communications directes entre cet orifice et l'appareil respiratoire, à l'existence d'évents, dont ils ont admiré aussitôt l'utilité et démontré même la nécessité. C. Duméril avait même partagé cette opinion, sur laquelle il est plus tard revenu (4). Cet orifice est simplement celui des fosses nasales, lesquelles sont fermées en arrière comme chez tous les Poissons (à l'exception du Lépidosiren), et c'est par le jeu synergique des appareils musculaires que se manifeste leur apparente relation avec l'appareil branchial.

Tel est le mécanisme de la respiration quand la Lamproie est fixée; tel il est encore quand elle nage librement; très-rarement on voit l'eau pénétrer à la fois par la bouche et par les orifices branchiaux. C'est donc par ceux-ci,

(1) CXIII, p. 202.
(2) CXIV, p. 26.
(3) CXV, t. I, p. 93.
(4) CXVI, p. 36.

comme l'avait déjà vu C. Duméril (1), dont la description n'a malheureusement pas été reproduite par les auteurs classiques, que se font alternativement l'inspiration et l'expiration.

Dans les Poissons osseux ou cartilagineux et dans les Amphibiens, l'appareil hyoïdien se développe considérablement, et c'est toujours lui qui soutient et protége les organes respiratoires.

Pour avoir une idée sommaire de la constitution de cet appareil compliqué, examinons ensemble une tête de Brochet, dont les parties molles ont été enlevées (voy. fig. 31).

De chaque côté d'un os médian, impair, de l'os hyoïde, en

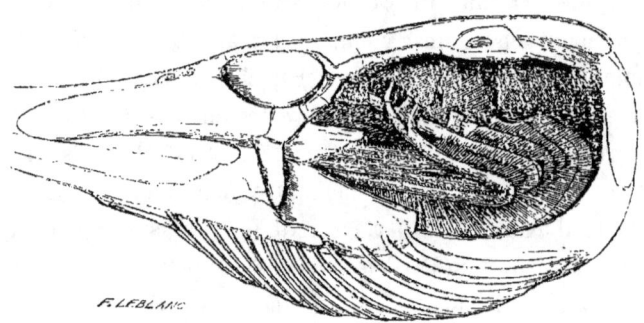

Fig. 31. — Appareil branchial d'un Brochet, d'après E. Blanchard (2).

un mot, voyez monter vers la voûte crânienne six arceaux parallèles, composés chacun de plusieurs pièces articulées.

L'arceau postérieur est garni de fines dentelures; il n'a, chez aucun Poisson, de relations physiologiques avec l'appareil respiratoire. Les quatre arceaux précédents se ressemblent beaucoup; ce sont eux, toujours, qui portent les

---

(1) CXVI, p. 20 et 34.
(2) CCXXV, fig. 2, p. 89.

branchies. Enfin, l'arceau antérieur présente un ensemble de caractères que nous devrons étudier avec quelques détails.

Mais examinons d'un peu plus près un de nos arceaux branchifères. Sur son bord externe, convexe, nous trouvons une gouttière creusée, sur chaque lèvre de laquelle se

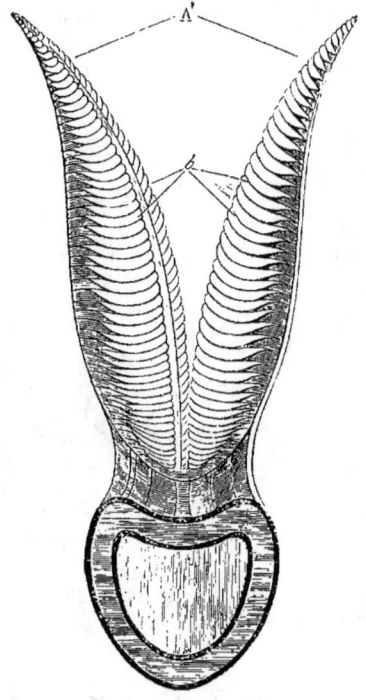

Fig. 32. — Section transversale d'un arc branchial, avec une paire de lamelles A' supportant les lamelles b secondaires (Morue); d'après Th. William (1).

voient les lamelles branchiales. Ce sont de petites lamelles triangulaires, adhérentes par leur base (voy. fig. 32), dispo-

(1) CXXVII, fig. 235, p. 288.

sées parallèlement les unes aux autres comme les feuillets d'un livre, et dont les faces portent, au nombre de plusieurs centaines, de petites lamelles secondaires.

Au fond de la gouttière se trouvent la veine branchiale, plus superficielle, et l'artère branchiale, plus profonde. Les rameaux principaux de l'artère montent dans les lamelles par leur bord externe, et les veines reviennent par le bord

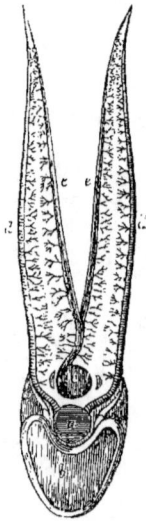
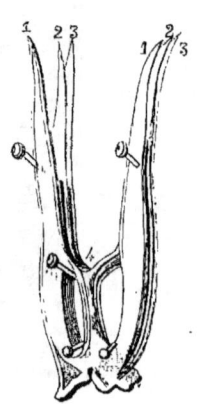

Fig. 33. — Schéma de la circulation du sang dans les branchies, d'après R. Owen (1) (*).

Fig. 34. — Branchies du Congre, d'après Duvernoy (1) (**).

interne (voy. fig. 33). Le tout est recouvert par un épithélium qui ne porte chez aucun Poisson de cils vibratiles.

(1) LXXX, fig. 318, t. I, p. 479.
(2) CXVII.

(*) *a*. Artère branchiale. — *b*. Arceau branchial (coupe transversale). — *c*. Branches de la veine branchiale. — *d*. Branches de l'artère branchiale.
(**) Trois paires (1, 2, 3) de branchies détachées de l'arc osseux. — 4. Petits muscles du diaphragme branchial.

Dans le Brochet, les deux rangées de lamelles que nous considérons sont, jusqu'à la base, isolées l'une de l'autre ; mais si nous examinions un Congre, nous les verrions réunies, jusqu'à la moitié de leur hauteur, par une lamelle à laquelle Duvernoy (1) a donné le nom de *diaphragme branchial*. Dans ce diaphragme existent de petits muscles dont l'action tend à rapprocher les unes des autres les lamelles appartenant aux deux séries opposées (voy. fig. 34, 4). Enfin, dans l'épaisseur de la cloison inter-branchiale des Sélaciens, que nous verrons être l'analogue de ce diaphragme des Poissons osseux, on voit apparaître, réunies par des muscles, des tigelles cartilagineuses.

Ces faits, dont il faut tenir compte dans l'explication du mécanisme de la respiration chez les Poissons, étaient surtout importants à rappeler pour nous permettre de comprendre la constitution de l'arc antérieur de l'appareil, de l'arc *branchiostége*.

Dans celui-ci, l'arceau hyoïdien a pris un développement considérable ; de même le diaphragme, avec ses lamelles solides et les muscles qui les unissent ; mais les branchies elles-mêmes ont presque toujours disparu.

La série antérieure des lamelles branchiales, vous ne la trouverez, sur cet axe branchiostége, dans aucun Poisson, mais la postérieure existe quelquefois. Vous la rencontrerez, par exemple, chez l'Esturgeon, et nous verrons que son existence est constante chez les Cartilagineux Plagiostomes.

Mais revenons à notre Brochet. Sur l'arceau s'insèrent des lamelles osseuses réunies par une membrane qui représente le diaphragme branchial, membrane où se trouvent des

(1) CXVII et LXXVIII, p. 322.

fibres musculaires : ce sont les *rayons branchiostéges*. Simples stylets sub-similaires dans la plus grande partie de l'arceau qui les porte, ils s'élargissent et se transforment en approchant du crâne. Là, deux d'entre eux, considérablement modifiés, deviennent ce qu'on appelle d'ordinaire le sous-opercule et l'opercule. Ces deux os s'unissent à deux autres lames osseuses, le préopercule et l'interopercule (ou mieux sous-préopercule).

Le préopercule lui-même a, comme l'a démontré Hollard (1), des relations embryogéniques avec le suspenseur de l'hyoïde, et, par suite, avec l'arceau branchiostége, tandis que l'interopercule est l'analogue de l'*enclume* des Vertébrés aériens.

Tout ce système constitue l'appareil operculaire, valve mobile qui recouvre en arrière les arceaux branchifères. Chez notre Brochet, cette valve laisse, entre elle et le corps, une ouverture assez grande ; nous la trouverions plus large encore chez certains Poissons, chez un Hareng, par exemple ; mais, chez une Anguille, par contre, elle est extrêmement étroite, et reculée en arrière jusqu'au-dessous des nageoires pectorales. Nous verrons quelle importance à coup sûr exagérée on a attribuée à ces différences.

Ces arceaux branchifères, ces lamelles branchiales, ces pièces operculaires et branchiostéges, se meuvent incessamment durant la respiration. Dans le liquide où elles sont plongées, les lamelles branchiales s'écartent et flottent, livrant ainsi toute leur surface à l'action de l'oxygène. En outre, les arceaux sur lesquels elles sont portées s'éloignent l'un de l'autre, par le jeu de petits muscles prenant leur point d'appui sur le crâne même, et se dirigent en avant ;

(1) CXVIII.

en un mot, ils se comportent absolument comme le font les côtes des animaux mammifères. Ce mouvement de dilatation agite les lamelles branchiales dans le liquide, et les éloigne encore les unes des autres; le mouvement inverse les rapproche et les fait se toucher. Ceci est encore aidé par le jeu des muscles du diaphragme branchial. Quant à l'appareil operculaire, il peut alternativement s'écarter et se rapprocher du crâne et des branchies.

Cherchons maintenant comment se renouvelle l'eau au contact des branchies, et quelle marche elle suit dans l'appareil respiratoire. Voici comment Duvernoy (2) décrit la série complexe de ces phénomènes : « L'eau qui va aux bran-
» chies pénètre d'abord dans la cavité buccale, dont l'entrée
» s'ouvre à cet effet, en même temps que la capacité s'agran-
» dit. L'eau qui s'y précipite trouve, au moment où la bouche
» se ferme en avant ainsi que le pharynx en arrière, et où
» les parois mobiles de la cavité buccale se resserrent, cinq
» issues de chaque côté : ce sont les ouvertures qui con-
» duisent dans la cavité commune des branchies. La gorgée
» d'eau, ainsi avalée, y pénètre dans ce second moment de
» l'inspiration en poussant devant elle la gorgée qui l'avait
» précédée, et qui s'échappe immédiatement par l'issue exté-
» rieure qu'ouvre ou ferme, à la volonté de l'animal, l'oper-
» cule osseux ou membraneux... Il y a donc deux mouve-
» ments, celui de l'introduction de l'eau dans la cavité
» buccale, par la dilatation de celle-ci, auquel succède le
» resserrement de cette cavité, afin de faire passer cette
» même eau, par une sorte de déglutition, dans les cavités
» des branchies... »

On peut résumer en deux mots cette description un peu

(1) LXXVIII, p. 220.

obscure, qui est évidemment un résultat du raisonnement anatomique plutôt que de l'observation : dans un premier temps, le Poisson, dont l'opercule est abattu sur les branchies, ouvre la bouche et dilate le pharynx; « les trous des » branchies, » dit C. Duméril (1), « sont tout à fait fermés » ; dans le second, il ferme la bouche, resserre le pharynx, écarte les opercules, par lesquels l'eau s'échappe après avoir « filtré » entre les lames branchiales.

Cet antagonisme entre l'ouverture et la fermeture de la bouche et des *ouïes*, entre la dilatation et la contraction de la cavité buccale et ces mêmes mouvements de la cavité branchiale, antagonisme qu'on retrouve au fond de toutes les descriptions données par les auteurs classiques qui reproduisent plus ou moins clairement les idées de Duvernoy, existe-t-il réellement? Est-il vrai, en un mot, que la respiration des Poissons constitue « une sorte de déglutition qui fait passer » l'eau, de la bouche, dans les cavités des branchies (2)? »

L'observation directe suffit à démontrer qu'il n'en est point ainsi : en examinant avec soin un Poisson vivant, dans un aquarium disposé de manière que l'animal ne soit point troublé, on voit que l'ouverture de la bouche et celle des ouïes sont simultanées ; qu'il n'y a pas là deux séries de mouvements antagonistes entre la cavité branchiale et la cavité buccale, mais un seul temps de dilatation générale, suivi d'un second temps de contraction générale.

Les choses s'observent encore mieux lorsqu'on enlève une partie du battant operculaire ; on voit alors que tous les mouvements qui se passent dans cet appareil complexe sont solidaires, simultanés, et de même sens.

(1) CXIV, p. 26.
(2) LXXVIII, p. 221.

Ces mouvements, nous allons les forcer à se transmettre à notre appareil enregistreur, de façon à mettre sous vos yeux une preuve écrite de nos assertions, une sorte d'*observation* rédigée par le phénomène lui-même, et de laquelle auront disparu les causes d'erreur dues à l'inexactitude de nos sens ou à nos idées préconçues.

Nous choisissons, pour notre expérience, un gros Cyprin (*Cyprinus barbus* Lin.), dont la bouche sans dents et les branchies inermes ne risqueront pas de déchirer nos appareils.

L'animal étant au repos dans un grand vase plein d'eau,

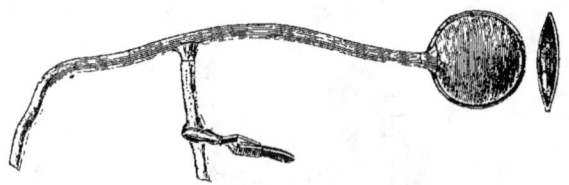

Fig. 35. — Ampoule de caoutchouc pour enregistrer les mouvements du battant operculaire.

je glisse sous un de ses battants operculaires une petite ampoule de caoutchouc, ampoule circulaire et plate, très-modérément gonflée d'air. Le tube qui en part est mis en communication avec le tambour sur lequel repose le levier de l'enregistreur : le gonflement de l'ampoule est assez fort pour qu'elle reste toujours au contact de l'opercule pendant sa plus grande dilatation, et pas assez pour qu'elle gêne le Poisson; enfin, la membrane du tambour n'en reçoit qu'une impression modérée qui est sans inconvénient.

L'animal, comme vous le voyez, ne paraît pas s'apercevoir de cette petite opération; il respire régulièrement, et nous obtenons sur le papier du cylindre des courbes très-élégantes (voy. fig. 37, tracé n° 1).

Enlevons maintenant notre ampoule, gonflons-la davantage, et introduisons-la par la bouche jusqu'au fond du pharynx ; ou mieux, employons un autre petit appareil. Deux ampoules de caoutchouc, portant chacune un tube de dégagement, ont été disposées l'une à l'intérieur de l'autre ;

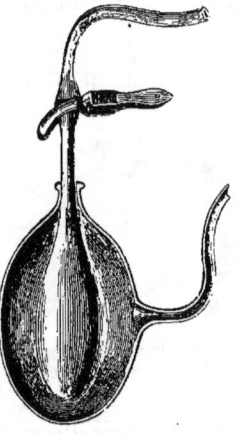

Fig. 36. — Ampoule double de caoutchouc pour enregistrer les mouvements du pharynx. L'ampoule externe est supposée ouverte.

j'insuffle très-légèrement l'ampoule interne, et ferme avec une serre-fine son tube de dégagement (voy. fig. 36) ; quant à l'ampoule externe, je l'ai mise d'abord en communication avec l'enregistreur ; nous pouvons, de la sorte, obtenir un ovoïde tendu et assez gros, sans que le tambour et le levier soient fortement soulevés.

Notre Barbeau a parfaitement avalé l'ampoule ; il n'en semble nullement impressionné, et les mouvements rhythmiques de son pharynx s'enregistrent régulièrement (fig. 37, tracé n° 2).

Enfin, tâchons de maintenir notre ampoule à l'orifice buccal lui-même. Ici, le Poisson résiste, s'agite, rejette l'ampoule, et nous avons grand'peine à obtenir une période de calme. Mais, enfin, un moment favorable se présente, et nous obtenons encore un tracé régulier (fig. 37, tracé n° 3).

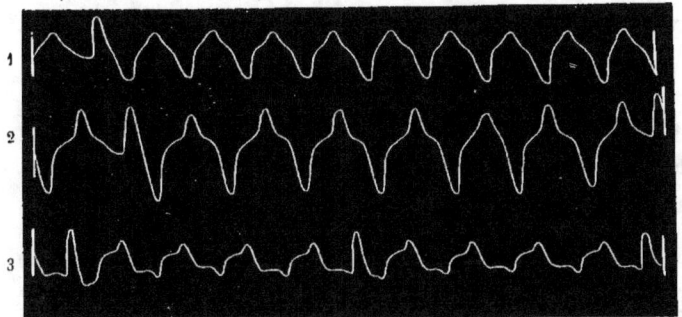

Fig. 37 (¼). — Graphiques de la respiration d'un Poisson ; l'abaissement de la ligne correspond à l'expiration. (La même observation s'applique aux figures 39, 40, 41.) (*)

Discutons maintenant ces tracés.

Dans tous trois nous remarquons un fait général plus ou moins accentué : le temps qui correspond à la dilatation, à l'inspiration (ascension du levier), est plus court que celui qui correspond à la contraction, à l'expiration (abaissement du levier).

L'élasticité de l'ampoule ne peut être accusée de produire cet effet, car j'ai obtenu un semblable résultat en inscrivant directement les mouvements des ouïes au moyen du tambour et du compas, dont je vous ai donné la description (voy. fig. 26, p. 209). Nous constatons donc ici, chez ce Poisson, un fait que nous verrons être à peu près général

---

(*) 1. Mouvements des ouïes. — 2. Mouvements du pharynx. — 3. Mouvements de la bouche.

dans la classe des Vertébrés, à savoir que l'inspiration est plus courte que l'expiration.

Si nous examinons d'un peu plus près nos courbes, celle, par exemple, qui représente les mouvements des ouïes (tracé n° 1), nous voyons facilement, en envisageant une seule oscillation, que ces mouvements ne s'exécutent pas avec une rapidité toujours égale. La courbe, en effet, s'élève d'abord très-vite ; elle est presque verticale, puis elle s'incline pour se redresser vers le sommet ; à la descente, mêmes alternatives. En d'autres termes, les phénomènes de dilatation et de contraction, sont, à leur début, à leur maximum de rapidité ; puis ils se ralentissent et reprennent leur rapidité première vers la fin de leur exécution.

Enfin, vous pouvez remarquer, sur chacun de nos trois tracés, que, de temps à autre, se présente une courbe qui diffère des autres, en indiquant un mouvement respiratoire incomplet. La respiration, en un mot, paraît irrégulière. Or, en examinant un très-grand nombre de mouvements respiratoires successifs sur des tracés représentant un long temps, on s'aperçoit immédiatement que ces mouvements différents des autres se répètent de temps en temps, suivant un rhythme parfaitement régulier ; ils existent de quatre en quatre, de cinq en cinq, etc., par rapport aux autres mouvements. Ceci n'est qu'un cas particulier d'une sorte de règle générale dont nos études de cette année nous permettront de signaler plus d'un exemple. Ce que nous appelons irrégulier ne l'est point dans la réalité ; là où nos sens et notre mémoire sont insuffisants, l'appareil enregistreur vient mettre en évidence le rhythme méconnu et ses périodes compliquées.

Nous devons essayer, maintenant, d'obtenir des tracés qui nous montrent les rapports de synchronisme entre ces divers mouvements que nous venons d'analyser isolément.

Plaçons d'abord, dans les ouïes, notre ampoule plate; dans le pharynx, notre double ampoule.

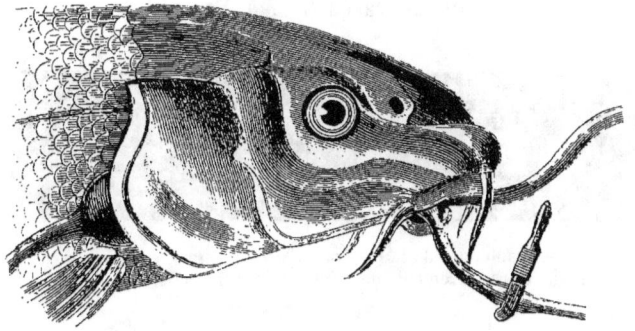

Fig. 38. — Enregistrement simultané des mouvements des ouïes et de ceux du pharynx, chez un Barbeau.

Le Poisson se prête sans difficultés à l'expérience (fig. 38), et nous obtenons les deux tracés que je vous présente (fig. 39).

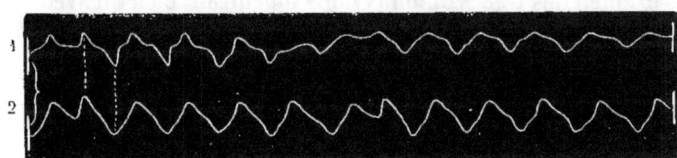

Fig. 39. — Graphiques de la respiration d'un Poisson; enregistrement simultané des mouvements des ouïes et de ceux du pharynx (*).

Les ouïes restant libres, si nous introduisons dans la bouche une seconde ampoule, les mouvements de la bouche et ceux du pharynx nous donnent les tracés que voici (fig. 40):

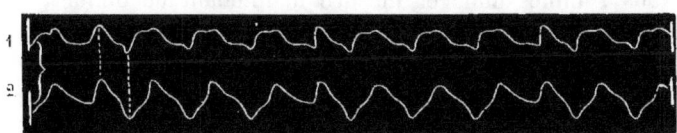

Fig. 40. — Graphiques de la respiration d'un Poisson; enregistrement simultané des mouvements du pharynx et de ceux de la bouche (**).

(*) 1. Mouvements des ouïes. — 2. Mouvements du pharynx.
(**) 1. Mouvements de la bouche. — 2. Mouvements du pharynx.

Enfin, laissons seulement dans la bouche une ampoule double ; remettons dans l'ouïe l'ampoule simple, et nous obtiendrons deux autres tracés (fig. 41) :

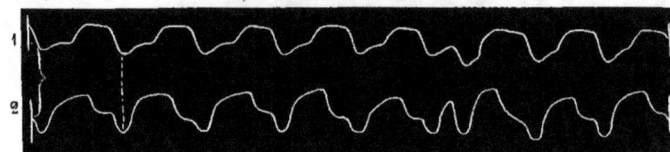

Fig. 41. — Graphiques de la respiration d'un Poisson ; enregistrement simultané des mouvements des ouïes et de ceux de la bouche (*).

Les difficultés, aussitôt qu'on met en jeu la bouche de l'animal, deviennent si grandes, que nous n'avons pas tenté d'obtenir de tracés représentant nos trois mouvements à la fois.

L'examen des tracés obtenus nous fournirait, bien qu'avec moins de netteté, les résultats tirés de la discussion des tracés isolés ; mais ils nous présentent un intérêt bien plus grand.

En effet, un simple coup d'œil jeté sur eux suffit pour montrer que tous les mouvements sont simultanés, dans la bouche, dans le pharynx, sous l'appareil operculaire, et que les prétendues irrégularités que nous avons signalées il y a un instant se manifestent à la fois en ces trois points, et s'inscrivent ensemble sur le cylindre tournant.

Nous sommes donc en mesure maintenant de donner, avec une singulière précision de détails et avec une entière certitude, la formule du mouvement de l'appareil respiratoire. Ce n'est pas en deux temps que s'opèrent les mouvements des cavités artificiellement délimitées sous les noms

---

(*) 1. Mouvements des ouïes. — 2. Mouvements de la bouche.

de *chambre buccale* et *chambre branchiale*. En un seul temps, tout se dilate, la bouche s'ouvre, les branchies s'écartent et s'avancent, l'opercule se porte en dehors ; l'eau est appelée de partout à la fois. Puis, simultanément encore, la bouche se referme, le pharynx se rétrécit, l'opercule s'applique sur les orifices des ouïes ; l'eau est à la fois de partout chassée.

Et cependant, la plus grande partie de l'eau entre par la bouche, la plus grande partie sort par les ouïes. Voici pourquoi :

La limite du battant operculaire n'est point formée par son squelette osseux ; une membrane libre y forme un bord flottant. Lorsque l'opercule s'écarte brusquement pendant l'inspiration, cette membrane pressée par la résistance de l'eau extérieure fait valvule, et empêche celle-ci de pénétrer dans les branchies. Un petit muscle marginal qu'a découvert Remak (1) assure encore le jeu de la membrane.

D'un autre côté, suspendue à la voûte du palais, près de l'entrée de la bouche, vous voyez, chez notre Barbeau, une forte membrane convexe en avant, qui peut, lorsqu'elle est tendue, oblitérer presque complétement la bouche. Cette valvule qui, selon Valenciennes (2), existerait, ainsi qu'une autre semblablement disposée à la mâchoire inférieure, chez toutes les espèces de Poissons, s'oppose au retour de l'eau par la bouche lorsque l'animal contracte tout son appareil ; l'eau n'a d'autre issue que l'ouïe dont la membrane se soulève alors pour la laisser passer.

Au reste, ces valvules sont loin d'être d'infranchissables obstacles ; pour peu que la respiration devienne difficile, on

---

(1) CXIX.
(2) CXX.

voit l'eau entrer et sortir à la fois par la bouche et les ouïes. Enfin, je vous présente de petites Carpes qui vivent depuis plusieurs jours, les unes avec les opercules liés des deux côtés de manière à empêcher la sortie de l'eau, les autres avec la bouche cousue de manière à empêcher l'entrée de l'eau ; chacun des orifices restés libres joue alternativement chez ces poissons le rôle d'orifice inspirateur et expirateur.

Tandis que s'exécutent ces mouvements de totalité dans l'appareil respiratoire, vous voyez, sur cette Carpe à laquelle j'ai enlevé ses opercules, les lamelles branchiales agitées elles-mêmes de mouvements continus. D'une manière générale, elles s'écartent les unes des autres durant l'inspiration, pour se rapprocher jusqu'à se juxtaposer au moment où se resserrera tout l'appareil maxillo-branchial. Flourens (1) a donné sur ces mouvements d'intéressants détails.

Je n'insisterai pas davantage sur le mécanisme de la respiration chez les poissons osseux. Je vous renvoie aux livres classiques pour ce qui a rapport aux diverses modifications de l'appareil branchial, quant au nombre des séries branchiales qui, de quatre paires, peuvent être réduites à trois paires et demie (Chabot), à trois (Beaudroie) ou même à deux (Amphipnoüs). La structure particulière des branchies qui a mérité leur nom aux Lophobranches est également trop connue pour que je m'arrête à la décrire ici.

(1) CXXI, p. 81.

QUATORZIÈME LEÇON

DES MÉCANISMES RESPIRATOIRES (suite).

Poissons (suite) : Poissons Plagiostomes. — Batraciens : Respiration branchiale et respiration cutanée.
Appareils de respiration aérienne : Adaptation des appareils de respiration aquatique ; Invertébrés.

Messieurs,

Après avoir étudié et nettement déterminé, grâce à l'intervention des appareils enregistreurs, le rhythme respiratoire chez les Poissons osseux, nous devons parler maintenant des Poissons cartilagineux. Malheureusement, nous ne sommes pas ici placé dans des conditions où l'expérience soit possible sur ces animaux, et nous devons nous contenter des déductions anatomiques et des résultats de l'observation directe.

Sur les côtés de la tête de ce petit Requin, vous apercevez cinq orifices, au lieu de deux que nous présentait notre Brochet. Mais remarquez que si, chez celui-ci, je supprime e battant operculaire et l'appareil branchiostége, il existe de même cinq larges fentes faisant communiquer l'intérieur du pharynx avec l'eau ambiante. Pour passer idéalement de l'une de ces dispositions à l'autre, il suffit de diminuer ces fentes, en les faisant envahir par les téguments de la tête. Si maintenant, vous supposez que le diaphragme interbranchial prenne plus d'importance, que des rayons cartilagineux s'y développent, et qu'il rejoigne la peau pour s'unir avec elle, vous aurez transformé les fentes du Poisson osseux en poches branchiales comme chez le Sélacien.

Chacune de ces poches contiendra donc deux séries de lamelles branchiales, sauf la dernière qui n'en possédera qu'une.

En faisant entrer en considération la branchie accessoire dont nous avons signalé l'existence, Lereboullet a très-ingénieusement ramené les deux types l'un à l'autre. « Chaque » sac du Sélacien, dit-il, est formé en avant par la série » postérieure de l'arc placé devant lui, en arrière par la » série antérieure de l'arc postérieur... La paroi antérieure » du premier sac n'est autre chose que la branchie acces- » soire (1). » Milne Edwards (2), a donné de ces considérations une expression très-saisissante, par l'élégante formule qui suit, et sur laquelle il suffit de jeter les yeux :

Poissons osseux.. Br. access. B^1 B^2 B^3 B^4
$b.$ $b.\ |\ b.$ $b.\ |\ b.$ $b.\ |\ b.$ $b.\ |\ b.$
Sélaciens............ B^1 B^2 B^3 B^4 B^5

B^1, B^2, etc., représentent, chez les Poissons osseux, chaque arceau branchial, et chez les Sélaciens chaque poche branchiale.

Quant au jeu de l'appareil, il est, chez notre Requin, le même que chez le Barbeau ; seulement, il faut y regarder de près, car les mouvements des membranes valvulaires placées devant chaque orifice branchial sont susceptibles d'induire en erreur.

(1) CXII, p. 139.
(2) LXXXII, t. II, p. 244.

Mais si au lieu d'examiner un Requin, nous considérions certains autres Squales, une Roussette, par exemple, nous verrions, en arrière des yeux, deux orifices assez grands. C'est ce qu'on nomme les *évents*. Les auteurs sont loin d'être d'accord sur le rôle de ces ouvertures, et certains d'entre eux les font servir à rejeter au dehors une partie de l'eau introduite par la bouche; d'autres, à la suite de Lacépède (1), en font des orifices alternativement inspirateurs et expirateurs; il en est, enfin, qui, avec J. Davy (2), les considèrent exclusivement comme inspirateurs, et ceux-ci ont raison.

Si vous avez, en effet, l'occasion d'observer une Roussette vivante, vous reconnaîtrez aisément que ces prétendus évents servent exclusivement à l'appel de l'eau, et qu'ils s'ouvrent, à cet effet, en même temps que la bouche; jamais il n'en sort la moindre quantité d'eau expirée.

Il en est de même chez les Raies, où ces ouvertures existent toujours et sont beaucoup plus larges. Aussi leur importance est-elle plus grande; lorsque l'animal est étendu immobile, à demi enfoui dans le sable, l'eau ne pénètre plus par la bouche, mais seulement par ces spiracules, qui la remplacent tout à fait comme orifice inspirateur. Même quand l'animal nage librement, je ne l'ai jamais vu introduire d'eau par sa bouche : tout passe par l'évent, et rien ne ressort par là, grâce à une large valvule que l'animal ferme en même temps que se resserrent ses sacs branchiaux. C'est ce qu'avait déjà dit C. Duméril (3), et qui n'a pas été accepté par tout le monde. Veuillez remarquer que ces

---

(1) CXV, t. I, p. 116.
(2) CXXII, p. 538.
(3) CXIV, p. 26.

faits ne sont pas de simples déductions anatomiques, mais le résultat d'observations nombreuses faites sur les animaux vivants.

J'ai à peine besoin de vous rappeler que, chez les Raies, les orifices branchiaux sont situés à la face inférieure du corps.

A la paroi antérieure de l'évent se trouve un organe pectiniforme, d'apparence branchiale, sur le rôle duquel on a élevé des discussions que vous trouverez résumées dans Aug. Duméril (1). Semblables discussions s'étaient déjà élevées sur la signification d'organes branchiformes qui, chez beaucoup de Poissons osseux, se voient à la face interne de l'appareil operculaire, et dont nous avons déjà signalé la présence. On est assez généralement d'accord, depuis les travaux de J. Müller (2), pour les appeler *branchies accessoires*, lorsqu'elles reçoivent le sang parti du cœur comme les branchies véritables, et lorsque leur vaisseau efférent va rejoindre l'aorte, comme chez la plupart des Ganoïdes, ou *pseudo-branchies* quand, au contraire, elles reçoivent du sang artérialisé déjà, et le renvoient simplement au système veineux général, ainsi qu'il arrive chez les Scares et un grand nombre d'autres Poissons dont Meckel (3) a donné la liste.

Ces distinctions ont une véritable valeur anatomique. Mais au point de vue physiologique, elles sont moins intéressantes. Il importe peu, en effet, que le sang qui traverse ces organes soit artériel ou veineux ; si leur structure est favorable aux échanges gazeux, ceux-ci n'en auront pas moins lieu, et rien ne dit que leur intensité doive en être changée, car nous avons vu qu'il s'en faut de beaucoup que

(1) CXXIII, p. 211.
(2) CXXIV.
(3) LXXIX.

le sang artériel soit saturé d'oxygène et débarrassé de tout son acide carbonique. Tout artériel qu'il est, il peut parfaitement s'artérialiser davantage, et l'on rentre ainsi dans les conditions ordinaires de la respiration cutanée. Nous ferons, en parlant des Batraciens, une observation du même ordre, et qui présentera plus d'intérêt.

Batraciens. — Vous avez sous les yeux un têtard de Grenouille qui vient de quitter l'œuf (voy. fig. 42, A). Sur les

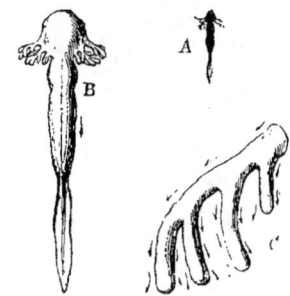

Fig. 42. — Branchies externes de larves de Grenouilles, d'après W. Sharpey (1) (*).

côtés de la tête, vous apercevez trois petites saillies, elles-mêmes bifurquées ; en les examinant au microscope, vous verriez dans chacune d'elles une anse vasculaire, et, à leur surface, des cils vibratiles (voy. fig. 42, C). Ce sont des *branchies externes*.

Quand l'animal grandira, elles n'acquerront par une complication plus grande ; leur importance est minime, au reste, et vous pouvez les retrancher sans péril pour le têtard ; vers le dixième ou le quinzième jour de son existence, elles auront disparu.

(1) CCXXVII.

(*) A. Têtard, grandeur naturelle. — B. Même animal, grossi. — C. Branchies externes, avec indication des courants déterminés par les cils vibratiles.

238   DES MÉCANISMES RESPIRATOIRES.

Une larve plus âgée, en effet, ne vous présente rien de semblable; mais, de temps à autre, si vous l'examinez vivante, vous voyez l'eau entrer par sa bouche et, si vous y regardez avec grand soin, vous la voyez sortir par un orifice très-dif-

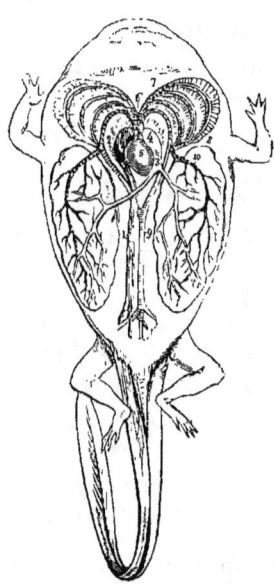

Fig. 43. — Branchies internes et poumons d'une larve de Grenouille.

ficile à apercevoir, situé au-dessous et en arrière de son énorme tête. Fendez largement la cavité buccale : voici sortir, flottant dans l'eau, des houppes vasculaires, doublement pennées : ce sont les *branchies internes*.

A la surface des branchies internes, il n'existe pas plus de cils vibratiles que sur les branchies des poissons. C'est ce que montre la figure très-grossie que je mets sous vos yeux (voy. fig. 44) :

Si l'animal sur lequel vous opérez a déjà des pattes développées, il présentera, outre ses branchies, des poumons (voy. fig. 43).

Branchies externes, branchies internes, sont, chez nos têtards, supportées par des arcs hyoïdiens qui correspondent tout à fait aux arcs branchifères des Poissons. Il y a quatre de ces arcs, et, en portant notre attention sur leurs

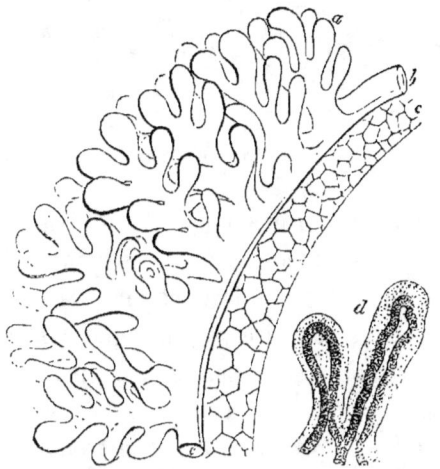

Fig. 44. — Branchies internes d'un têtard de Grenouille, d'après Th. Williams (1) (*).

relations avec les branchies internes, nous trouvons que le premier et le quatrième arcs portent sur leur bord convexe chacun une rangée de ces houppes, tandis que le deuxième et le troisième en présentent chacun deux.

Quant aux branchies externes, il y en a une sur chacun des trois premiers arcs hyoïdiens. Mais l'étude des branchies externes sera plus facile à faire, si nous prenons pour sujet non plus un microscopique têtard, mais une larve de Triton, ou surtout un Batracien pérennibranche de grande taille, un

(1) CXXVII, fig. 229, p. 280.

(*) a. Réseaux capillaires provenant du vaisseau branchial b, c. — c. Arc cartilagineux. — d. Anse terminale des vaisseaux capillaires branchiaux.

Axolotl, par exemple. (Voyez, figure 46, l'animal représenté nageant dans l'eau.)

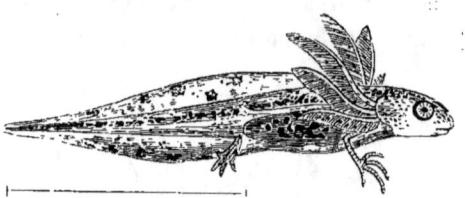

Fig. 45. — Larve de Triton.

Vous voyez encore ici trois houppes branchiales, mais fort longues ; elles sont composées chacune d'une tige principale, conique, portant sur sa face postérieure une grande quantité de tigelles secondaires, cylindriques. De ces houppes, les deux premières sont portées par chacun des deux premiers arcs branchiaux à la partie supérieure desquels elles s'insèrent par un pédicule étroit ; la troisième a deux racines, qui vont aux deux autres arcs branchiaux.

En avant de cet appareil, vous apercevez un véritable voile operculaire, mais dans lequel il ne s'est pas développé de pièces osseuses ; il détermine sur les côtés du cou de l'animal deux larges ouvertures, deux ouïes, par lesquelles passent les longues branchies. Chez le têtard de Grenouille, ce voile était tellement étendu en arrière qu'il ne laissait la cavité branchiale communiquer avec le dehors que par un petit trou ; celui-ci, fait remarquable, n'aurait pas que ce rapport avec le pore abdominal de l'Amphioxus (voy. p. 213, fig. 27, *d*), s'il est vrai, comme le dit Lambotte (1), que, dans le jeune âge, il communique même avec la cavité du péritoine.

En examinant la surface des branchies de cet Axolotl de

(1) CXXV.

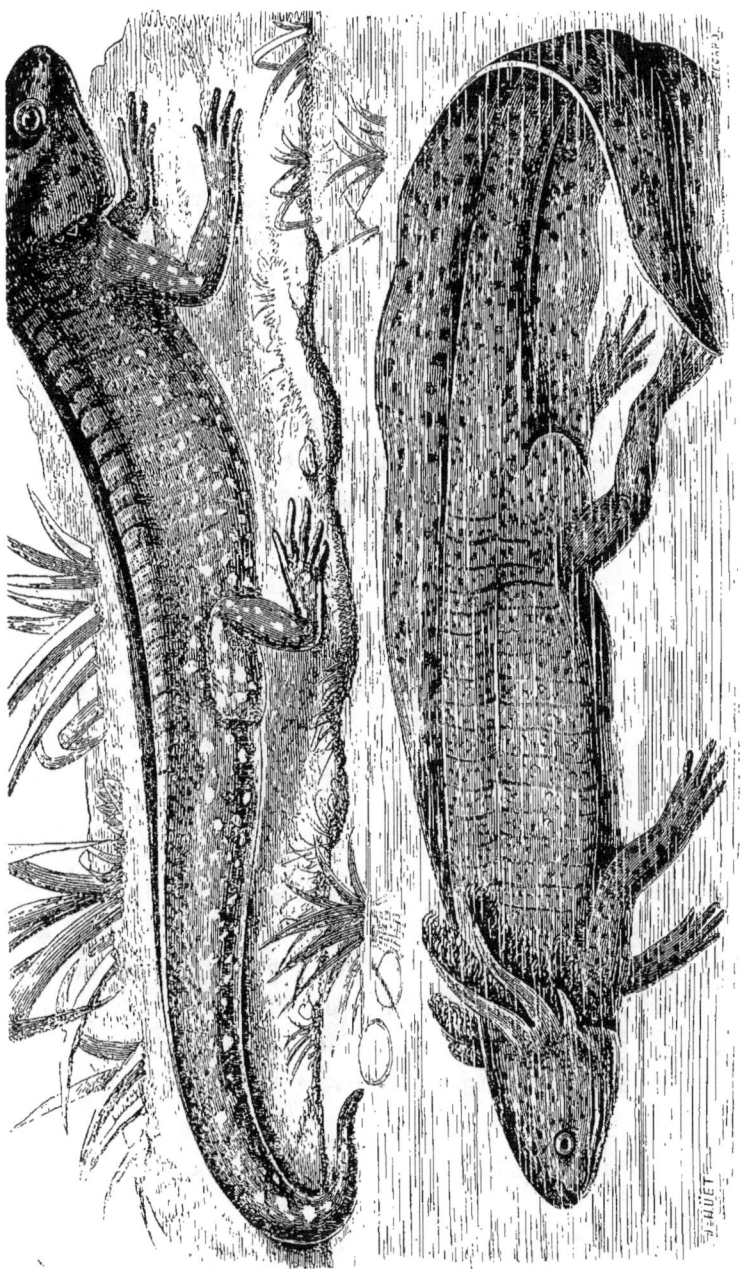

Fig. 46. — Axolotl muni de branchies, et Axolotl les ayant perdues après sa transformation. (Aug. Duméril.)

grande taille, vous les trouveriez tapissées d'un épithélium dont chaque cellule pavimenteuse contient un gros noyau, mais ne présente pas de cils vibratiles. Vous verriez, au contraire, ceux-ci tourbillonner sur la membrane branchiale si vous aviez sous les yeux un jeune animal n'ayant que 2 ou 3 centimètres de longueur. Ce fait, sur lequel j'appelle votre attention, n'est point sans intérêt.

Vous savez, en effet, que Aug. Duméril (1) a constaté, chez les Axolotls, les existence de métamorphoses semblables à celles que présentent les Tritons ; ces animaux étranges offrent ainsi le premier exemple connu de larves susceptibles de se reproduire par génération ovulo-spermatique. La

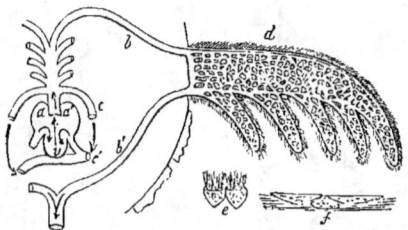

Fig. 47. — Branchies de larves de Tritons, d'après Th. Williams (2).(*).

figure 46, que j'emprunte à son intéressant travail, vous montre, sorti de l'eau, l'Axolotl transformé. Or, Th. Williams (3) a montré, d'autre part, que les branchies des très jeunes larves de Triton présentent des cils vibratiles (voy. fig. 47, d, e), lesquels disparaissent bien avant que ces branchies présentent aucun autre signe de résorption. Ainsi,

(1) CXXVI.
(2) CXXVII, fig. 228, p. 279.
(3) CXXVII.

(*) aa', bb', cc', v. Schéma de la circulation. — d. Branchie recouverte de cils vibratiles. — e. Cellules épithéliales à cils vibratiles, isolées. — f. Epithélium de la branchie peu avant sa transformation : il n'a plus de cils vibratiles.

l'examen seul des organes respiratoires de l'Axolotl nous permet de le placer à côté des larves de Triton, et la présence puis la disparition des cils vibratiles doivent être jointes à « ces marques de jeunesse », qui faisaient déjà prévoir à Cuvier (1) que l'Axolotl « est vraisemblablement la larve de » quelque grande Salamandre ».

Vous pouvez voir que cet Axolotl vivant n'ouvre jamais la bouche pour respirer; il se contente d'agiter ses branchies dans l'eau, par un mouvement régulier. D'ordinaire, elles sont étalées, leurs tiges principales étant dirigées perpendiculairement à l'axe du corps; soudain, d'un coup brusque, l'animal les ramène en arrière le long du corps, et, aussitôt, les laisse revenir à leur position primitive; ces deux rapides alternatives se renouvellent douze à quinze fois par minute. J'ai fait de vaines tentatives pour en enregistrer les phases.

Vous savez que les branchies internes n'existent que chez les têtards de Batraciens anoures, tandis que toutes les larves de cette classe possèdent des branchies externes; vous savez que ces branchies externes persistent seulement chez la Sirène et le Protée, l'Axolotl établissant une transition entre ces Pérennibranches et les Urodèles ordinaires, comme les Ménopomes. Je n'insiste pas sur ces faits, non plus que sur les différences de configuration que présente, dans ses détails, l'appareil branchial chez ces divers animaux.

Mais, en outre des branchies, nous voyons chez tous les Batraciens la peau jouer un rôle capital, peut-être même prédominant, dans la respiration aquatique. Cette peau, plus ou moins fine, mais toujours richement arrosée par le sang, reçoit celui-ci d'un vaisseau artériel qui est un démembre-

(1) CXXVIII, p. 35.

ment du vaisseau afférent respiratoire, branchial ou pulmonaire : de plus, le sang qui a ainsi circulé dans la peau, retourne directement au cœur. La peau est donc, au point de vue de ses relations vasculaires, une sorte de démembrement de l'appareil respiratoire ; c'est là un fait sur lequel Gratiolet (1) a appelé l'attention, et qui conserve un grand intérêt, malgré les observations d'ordre physiologique que nous avons présentées dans une semblable occasion à propos de ce qu'on a appelé les pseudo-branchies des poissons.

Quoi qu'il en soit, la peau est un lieu très-actif des échanges respiratoires dans l'eau. Spallanzani l'avait déjà vu, et W. Edwards (2), soumettant la question à des expériences précises, a montré que dans l'eau bouillie, des grenouilles moururent en quatre heures trente minutes, en moyenne, tandis que dans une même quantité d'eau ordinaire, à la même température, d'autres grenouilles vécurent en moyenne huit heures quarante minutes. Pendant la saison froide (de 0 à 10 degrés), cette respiration cutanée peut suffire aux Grenouilles; W. Edwards en a conservé dans l'eau renouvelée durant deux mois et demi. Mais, en été, elle ne suffit pas, et l'animal périt rapidement.

J'ai répété souvent ces expériences avec des résultats analogues, et j'ai vu l'analyse chimique appuyer les conclusions de W. Edwards. Exemple : une grenouille ayant été immergée dans un ballon de $4^{lit},75$, plein d'eau, y est morte en trente-six heures (température, 15 degrés). L'air dissous dans cette eau contenait primitivement 25 pour 100 d'oxygène, comme je m'en étais assuré; après la mort, je n'y

---

(1) CXXIX.
(2) XX, p. 48.

trouvai plus que de l'acide carbonique et de l'azote : tout, ou, du moins, presque tout l'oxygène avait disparu.

La respiration cutanée n'est pas moins active chez les Axolotls. Aug. Duméril (1) a vu ces animaux survivre sans accidents à l'ablation totale des branchies. Je suis allé plus loin, et je vous présente un de ces Batraciens auquel j'ai enlevé d'abord les branchies ; puis, au bout de quelques jours, mais avant la reproduction de ces organes, j'ai fait aux deux flancs des ouvertures par lesquelles les poumons furent attirés au dehors, liés très-près de leur racine et enlevés d'un coup de ciseaux. L'opération est faite depuis vingt jours, et l'animal vit parfaitement, n'ayant à sa disposition que la peau comme organe respiratoire (2) ; il sera curieux de voir, pour le dire en passant, si ces poumons repousseront.

Il semble donc que, chez les Batraciens, l'importance respiratoire de la peau soit à peu près aussi grande que celle des branchies internes et des branchies externes ; tandis qu'il en est autrement chez les Poissons, où les branchies sont bien l'organe principal de la respiration. Cette différence est due en grande partie à l'étendue beaucoup plus considérable que représentent, relativement à la surface du corps, les branchies des poissons. Duverney, Schneider, puis Lereboullet (3), ont essayé de mesurer la surface de ces branchies ; ce dernier, dont les estimations sont les plus dignes d'attention, calcule qu'une lamproie dont la surface du corps est de $0^{mq},08$ possède 369 600 plis respiratoires, dont la surface totale est au moins de $2^{mq},22$, c'est-à-dire

---

(1) CXXX.
(2) Je dois dire que la même expérience, recommencée en été après le cours, a amené en quelques jours la mort de l'animal. Il en est donc des Axolotls comme des Grenouilles.
(3) CXII, p. 152.

environ vingt-sept fois et demie celle du corps même de l'animal.

Nous avons terminé, Messieurs, ce qui a rapport à l'histoire de la respiration aquatique ; elle est exécutée, vous l'avez vu, et par la peau et par des organes spéciaux, des branchies. Mais la plus grande importance de ces branchies semble consister principalement, surtout chez les animaux dont la peau est molle, à multiplier l'étendue de celle-ci. Elles présentent bien une structure un peu différente de la peau : moins d'épaisseur, plus de vascularisation. Mais jamais cette structure ne revêt un caractère particulier, spécial, éminemment favorable aux échanges gazeux, comme le font les organes de la respiration aérienne dont nous allons nous occuper maintenant. Jamais, non plus, l'arborisation vasculaire n'est très-riche dans leurs parois.

Enfin, pour ce qui est du renouvellement du liquide oxygéné à leur surface, nous avons vu que, à défaut d'appareils spéciaux, cette fonction est dévolue à des cils vibratiles qui couvrent les saillies branchiales libres et flottantes ; mais que ces cils disparaissent lorsqu'apparaissent des mécanismes plus parfaits, comme les sacs des Céphalopodes, la cavité branchiale des têtards d'Anoures, ou les ouïes des Poissons. Il n'y a d'exception à cette règle que pour les Crustacés, dont les branchies ne présentent jamais l'appareil des cils vibratiles.

RESPIRATION AÉRIENNE.

La respiration dans l'air s'exécute, comme nous l'avons indiqué, dans des conditions beaucoup plus favorables, au point de vue chimique, que la respiration dans l'eau. Mais, au point de vue physique, la sécheresse de ce milieu, et surtout sa faible densité, sont deux circonstances qui tendent à contrebalancer, quant à l'intensité des phénomènes, l'influence de la richesse oxygénée. En effet, d'une part, l'animal, par une certaine surface, est susceptible d'absorber plus d'oxygène en un temps donné ; mais, d'autre part, ses organes aux minces parois, perdant incessamment de l'eau, tendent à se dessécher et à devenir imperméables au sang, tandis que les membranes plissées qui, flottant dans le liquide, s'y étalaient librement, s'affaissent l'une sur l'autre dans l'air et diminuent ainsi considérablement de surface.

Vous ne devrez donc pas être étonnés d'entendre énoncer ces deux propositions en apparence contradictoires : 1° toute surface apte à la respiration aquatique l'est également à la respiration aérienne, avec une intensité plus grande encore ; 2° les organes de respiration aquatique ne sont que très-rarement susceptibles d'entretenir la vie des animaux lorsque ceux-ci sont amenés de l'eau dans l'air.

De là suit la nécessité, pour une respiration aérienne active, d'organes construits de manière à multiplier les surfaces, sans craindre un affaissement ni une dessiccation. Cette disposition est réalisée dans la nature par des cavités creusées dans l'épaisseur même du corps, cavités plus ou moins tubuleuses, munies de ramifications plus ou moins nombreuses, terminées en culs-de-sac, et soutenues par des parties solides qui maintiennent leur calibre béant. Dans l'embranchement des Articulés, ce sont des *trachées* ; dans celui des Vertébrés, des *poumons*.

L'air pénètre dans ces tubes ouverts, et il s'y renouvelle par un procédé spécial dont les Holothuries, les Céphalopodes et les Poissons nous ont présenté une sorte d'ébauche ; il ne peut plus être ici question d'agitation au sein du fluide oxygéné, pas davantage de courant dirigé dans ces cavités qui n'ont qu'une issue : un mécanisme nouveau intervient. Des mouvements alternatifs de dilatation et de contraction du corps tout entier, changeant les conditions de la pression gazeuse dans l'intérieur des conduits aériens, font qu'alternativement l'air entre ou sort, est attiré par raréfaction ou chassé par compression. L'animal aérien devra donc être muni d'une enveloppe relativement solide qui puisse supporter sans fléchir sensiblement les différences en plus ou en moins de la pression intérieure sur la pression extérieure.

Aussi, chez tous, nous rencontrons un squelette soit cutané (Articulés), soit sous-cutané (Vertébrés), sur lequel s'exercent, sans que l'appareil respiratoire ait à en souffrir, ces efforts de l'atmosphère. Et lorsque la solidité des parois n'est pas assez grande, comme chez les larves d'Insecte, nous trouvons l'appareil lui-même muni de parties solides et protectrices ; de plus, les parois du corps possèdent des fibres musculaires striées, dont la contraction subite et énergique présente pour un effort passager une rigidité passagère.

Le squelette (sauf une seule exception présentée par les Tortues) n'est jamais d'une seule pièce. Toujours nous le voyons composé d'anneaux solides, disposés parallèlement les uns aux autres et perpendiculairement à l'axe du corps, anneaux formés eux-mêmes chacun de plusieurs pièces, de sorte que l'agrandissement et la diminution du volume des appareils respiratoires est dû à la fois au jeu de ces anneaux et de ces pièces qui, tour à tour, se rapprochent et s'écartent.

A côté de ces indications générales d'ordre anatomique, devraient prendre place des considérations purement physiologiques. Nous pourrions nous demander déjà, par exemple, si dans ces mouvements successifs d'appel et de rejet de l'air, les orifices par lesquels ce fluide peut entrer sont assez grands pour suffire au débit de la pompe respiratoire, s'il y a, en un mot, une dilatation réelle ou virtuelle, une compression réelle ou une compression virtuelle, dans l'intérieur de l'appareil, aux différents temps de la respiration. Nous pourrions, encore, chercher ici quelle proportion d'air est appelée à chaque inspiration, ce qui reste dans l'appareil après une expiration ordinaire ou une expiration maximum, et étudier la question de la ventilation respiratoire. Mais ces questions et plusieurs autres seront mieux placées lorsque nous en arriverons aux animaux vertébrés à propos desquels elles ont été spécialement soulevées, et où nous les étudierons en ce qu'elles présentent de plus général.

Avant même de commencer l'étude des appareils trachéens à l'aide desquels est opérée la fonction respiratoire aérienne dans le sous-embranchement des Articulés, il convient que nous disions quelques mots de la manière dont respirent l'air en nature un certain nombre d'animaux appartenant aux groupes inférieurs des Invertébrés, et, en outre, certains Poissons.

Sauf un petit nombre d'exceptions, les animaux de ces divers groupes ne vivent pas normalement à l'air libre. Sans doute, beaucoup d'entre eux restent exposés pendant un temps plus ou moins long, à l'action de l'air, principalement par les vicissitudes des marées, telles par exemple, les Astéries, les Actinies, les Ascidies, telles les Talitres, tels plusieurs Crabes, etc. Ils continuent à vivre parmi les herbes ou sur le sable mouillé, à l'abri de la dessiccation, et absorbant suffisamment l'oxygène par la surface générale de leur corps et leurs organes respiratoires plus ou moins affaissés. Il arrive même quelquefois, dans ces conditions, que l'absorption d'oxygène est plus considérable qu'elle ne l'est dans l'eau ; et d'une autre part, comme le milieu dans lequel ils vivent alors est moins conducteur de la chaleur que ne l'est l'eau, on a vu s'élever la température propre de ces animaux enlevés à leur élément naturel. C'est ce que Spallanzani (1) avait déjà vu pour plusieurs poissons, et ce qui a été de nouveau constaté par Valentin (2) pour les Aplysies. La respiration cutanée directe, chez les Poissons, est depuis bien longtemps connue.

Un des exemples les plus remarquables de la respiration s'effectuant directement par la surface générale extérieure, soit aux dépens de l'oxygène dissous dans l'eau, soit aux dépens de l'oxygène aérien, est celui que m'ont fourni les œufs des Batraciens, ou plutôt les jeunes larves de ces animaux au début de leur développement embryonnaire. La respiration aérienne est alors plus active que la respiration aquatique, et les conséquences de cette activité plus grande m'ont paru trop intéressantes pour que je ne vous entretienne pas de ces faits.

Les Batraciens, même ceux qui vivent habituellement de la vie terrestre, s'en vont tous pondre dans l'eau, où devront séjourner plus ou moins longtemps leurs larves. Les œufs sont agglutinés en masse ou en cordons flottants à la surface de l'eau, ou bien attachés à des herbes submergées. Leur développement se fait toujours dans l'eau même, et l'on n'a pas manqué de trouver dans leur structure certaines raisons de finalité en vue de cette condition. Or, j'ai constaté, non sans quelque surprise, que ces œufs se développent beaucoup

(1) XIX, t. I, p. 181.
(2) CXXXII.

plus vite dans l'air que dans l'eau, sous la condition qu'on les mettra à l'abri d'une dessiccation trop rapide. Les différences sont considérables : ainsi, des œufs de Grenouille, maintenus à une profondeur de 30 centimètres dans de l'eau changée tous les jours, n'ont achevé leur développement, déjà commencé, qu'en un mois environ, tandis qu'il a fallu moins de huit jours pour éclore à un certain nombre d'autres œufs de la même provenance que j'avais étalés en une seule couche sur une assiette avec quelques gouttes d'eau; un troisième groupe, immergé seulement sous 5 centimètres d'eau, a laissé échapper ses têtards en quinze jours. Quand les œufs étaient placés sur une assiette en plusieurs couches superposées, la couche superficielle seule se développait, et très-vite; les animaux des couches plus profondes mouraient asphyxiés. Ainsi, l'activité plus grande de la respiration a entraîné une activité plus grande de tous les phénomènes nutritifs et un développement général plus rapide de l'embryon. Ce rapport de la respiration avec la nutrition est intéressant à signaler.

Adaptation des appareils de respiration aquatique a la respiration aérienne. — Jusqu'à présent, nous avons vu les animaux supporter transitoirement, mais non définitivement (sauf le cas des œufs de Batraciens), l'influence des changements de milieu, et résister à ces changements d'une résistance pour ainsi dire passive; mais on constate fréquemment, dans l'organisation des appareils respiratoires des animaux qui sont ainsi soumis à ces alternatives, des modifications en rapport avec ce genre de vie particulier. Chez quelques-uns même, ces modifications prennent une importance telle, qu'elles permettent à l'animal de sortir à volonté de l'eau pour aller vivre à terre, ou même, par un assez singulier renversement de l'ordre typique des choses, pour le transformer complétement en animal aérien, auquel l'immersion dans l'eau devient rapidement mortelle.

Ces modifications, nous pouvons, par *à priori*, en indiquer la nature. Elles auront trait, tout d'abord, à l'établissement d'abris destinés à empêcher la dessiccation des organes branchiaux ; elles porteront en second lieu sur la structure même de ces organes, qui, rendus plus rigides dans leurs parties constituantes, s'affaisseront moins et conserveront toute l'étendue de leur surface dans le fluide aérien.

Il va sans dire que ces résultats seront obtenus par des procédés variés, suivant que nous envisagerons des groupes divers.

CRUSTACÉS. — Ainsi, parmi les Crustacés décapodes, les Brachyures, dont la chambre respiratoire est close par en bas, sont dans des conditions plus favorables que les Macroures, dont la fente inférieure laisse échapper l'eau; de plus, leurs lamelles branchiales courtes s'affaissent moins facilement que les longs cylindres flottants des Écrevisses, par exemple. Aussi certains Crabes vivent-ils très-volontiers hors de l'eau, et j'ai conservé, par exemple, des *Cancer mœnas* pendant plus de huit jours, dans des algues humides. Il n'est donc pas étonnant que ce soit des Crabes, des Gécarciniens, qui, dans ce groupe, arrivent à vivre d'une vie tout à fait aérienne ; dans leur chambre respiratoire se voient des organes, siège d'une sécrétion aqueuse (1), et une sorte d'auge où se maintient de l'eau qui, sans servir directement à la respiration, sature d'humidité, comme l'ont dit Audoin et Milne Edwards (2), l'air qui est en contact avec les branchies, et prévient ainsi la dessiccation de ces organes.

(1) CIV, pl. x, fig. 9.
(2) CXXXIII.

Les Cloportes, qui vivent de la vie terrestre, présentent quelque chose d'analogue, à savoir des branchies entre lesquelles Duvernoy et Lereboullet (1) ont signalé la présence constante d'un liquide sécrété, et des lamelles protectrices qui empêchent l'évaporation. Or, ainsi constitués, ces animaux ont besoin de la respiration aérienne; l'eau ne leur fournit pas assez d'oxygène, et ils y meurent asphyxiés.

Enfin, chez les Porcellions, Milne Edwards a signalé autrefois l'existence d'un appareil plus spécialement constitué pour la respiration aérienne. Ce sont des ramifications tubulaires, creusées dans l'épaisseur des lames operculaires abdominales, et qui communiquent avec l'extérieur par un seul orifice. Ces organes ont été, depuis, étudiés avec soin par N. Wagner (2). Le sang circule autour d'eux suivant des directions fixes qu'a indiquées ce dernier naturaliste. Mais il faut dire qu'on ne voit guère comment l'air contenu dans ces tubes peut se renouveler aisément.

ANNELÉS. — Chez les Annelés qui vivent d'une manière habituelle à l'air, comme les Lombrics, il n'existe pas d'appareil spécialement modifié pour l'acte respiratoire. L'admirable réseau sanguin qui se distribue à leur peau suffit à l'absorption oxygénée. Il faut remarquer, du reste, qu'ils vivent toujours dans des lieux très-humides.

MOLLUSQUES. — Parmi les Mollusques, on ne rencontre les modifications dont nous avons parlé que chez quelques Gastéropodes; ici, la chambre branchiale, dont nous avons indiqué la situation auprès de l'anus, présente un orifice extrêmement étroit et muni d'un sphincter. La branchie, qui occupe la voûte de cette cavité, ne flotte plus, mais est

---

(1) CXXXIV.
(2) CXXXV.

constituée exclusivement par un réseau de saillies dans lesquelles se ramifient les vaisseaux sanguins. Le plancher de ce poumon, comme on l'a assez mal dénommé, s'abaisse et se relève à la volonté de l'animal, qui ouvre ou ferme à tour de rôle son orifice respiratoire, et renouvelle ainsi l'air de la cavité. Ces animaux ne sauraient être impunément privés de la respiration aérienne ; en été, dans l'eau, ils meurent en quelques heures.

QUINZIÈME LEÇON

DES MÉCANISMES RESPIRATOIRES (SUITE).

Adaptation des appareils de respiration aquatique à la respiration aérienne. Raison de la longue survie hors de l'eau de certains poissons (Anguille Carpe, Lamproie, etc.) : elle n'est pas due à la structure de leurs appareils respiratoires, mais aux propriétés de leurs éléments anatomiques. — — Respiration aérienne de certains poissons. — Vessie natatoire (Armand Moreau).

MESSIEURS,

POISSONS. — L'étude des modifications qui font de certains Invertébrés des animaux à respiration aérienne nous a occupés pendant quelques instants à la fin de notre dernière leçon. La survie plus ou moins longue des Poissons lorsqu'on les amène de l'eau dans l'air, la cause de leur mort qui survient enfin, l'existence chez certains d'entre eux d'appareils spéciaux qui leur permettent de vivre longtemps et presque habituellement dans le milieu aérien, ce sont là des faits plus intéressants et qui méritent de nous arrêter plus longtemps.

Un poisson ordinaire étant retiré de l'eau, s'agite et meurt plus ou moins rapidement. A quoi est due cette mort ? Les anciennes idées sur le rôle de la plus grande densité de l'atmosphère comparée à celle de l'air dissous dans l'eau, ne méritent plus d'être aujourd'hui discutées.

Cuvier, puis, plus récemment, W. Edwards (1), ont donné à la dessiccation des branchies qui adviendrait dans ces circonstances une influence que beaucoup de physiologistes considèrent encore comme prépondérante. Et cependant W. Edwards lui-même avait vu (2) que, lorsqu'on soulève les opercules d'un poisson de manière à mettre les branchies au contact de l'air, l'animal vit beaucoup plus longtemps, grâce à cette « espèce de respiration artificielle », pendant laquelle la dessiccation de la branchie est évidemment favorisée.

Flourens (3) reprit et développa cette dernière expérience ; il fit voir que plus on écarte les branchies, plus le poisson vit longtemps, exposé cependant à des causes plus actives de dessiccation. Portant plus particulièrement son attention sur l'affaissement qu'éprouve l'appareil branchial lorsqu'il est sorti de l'eau, Flourens montra que la diminution de l'étendue des surfaces respiratoires est alors la véritable cause de l'asphyxie, de la mort. La dessiccation ne peut avoir qu'une influence à très-longue portée, si l'on peut ainsi s'exprimer, et qui n'intervient que peu ou pas dans les conditions ordinaires.

Nous avons disposé trois expériences qui montrent bien l'exactitude de cette conclusion. Voici, dans ce même vase, deux poissons de même espèce, deux Goujons : l'un est simplement couché sur le fond du vase, l'autre est suspendu par un hameçon passé dans les mâchoires ; dans ces conditions, son appareil branchial est ouvert, et ses arcs et ses filaments branchiaux sont écartés les uns des autres autant

---

(1) XX, 118-125.
(2) XX, p. 124.
(3) CXXI.

que possible ; il est, par conséquent, soumis beaucoup plus que l'autre aux causes de dessiccation, mais ses surfaces respiratoires sont beaucoup plus développées. Or, le premier Goujon est mort il y a environ une demi-heure ; le second vit encore un peu.

Dans ces deux autres flacons, dont la capacité est très-considérable par rapport au volume des animaux (4 litres), nous avons semblablement suspendu deux Goujons. Un des flacons est plein d'air ordinaire ; au fond du second flacon se trouve une couche d'eau qui a dû, depuis un jour, saturer d'humidité l'air qui est resté à son contact ; le poisson a été rapidement introduit, et il est mort dans le même temps que celui du flacon à air presque sec.

Voici enfin deux Goujons semblablement placés dans des cloches de volumes égaux et renversées sur le mercure, duquel une rondelle de bois sépare les animaux. L'une de ces cloches contient de l'air, l'autre de l'oxygène, desséchés tous deux. Or, le poisson placé dans l'air est mort plus d'une heure avant celui qui respirait de l'oxygène pur et qui était soumis aux mêmes causes de dessiccation.

La respiration de l'oxygène pur a amené chez ce dernier un résultat assez singulier. Les teintes de sa peau ont pris un éclat remarquable et qui persiste encore après la mort ; il s'est revêtu d'une sorte de livrée, comme font beaucoup de poissons à l'époque des amours. Il est donc possible que dans l'état de nature, la richesse des couleurs que présentent alors ces animaux, couleurs qui pâlissent, au reste, quand on les asphyxie, soit en partie la conséquence d'une activité plus grande des actes respiratoires.

Des expériences ci-dessus rapportées nous tirons cette conséquence que la mort d'un poisson dans l'air est due à une asphyxie consécutive à la diminution de l'étendue des surfaces respiratoires.

Ceci posé, pourquoi deux poissons d'espèce différente vivent-ils inégalement hors de l'eau, résistent-ils inégalement à l'asphyxie aérienne? Pourquoi un Hareng, par exemple, périt-il en quelques minutes après qu'on l'a tiré de l'eau, tandis qu'une Anguille vit encore au bout de plusieurs heures?

Les physiologistes sont unanimes pour répondre : cette inégalité tient à la disposition différente des appareils branchiaux. Chez le Hareng, disent-ils, les ouïes, très-largement fendues, laissent immédiatement échapper l'eau, et les branchies se dessèchent aussitôt; chez l'Anguille, au contraire, la cavité des opercules constitue un véritable sac à orifice étroit et reculé, et dans lequel l'animal peut aisément conserver de l'eau, ou tout au moins de l'humidité. C'est là une explication qui dérive naturellement de l'hypothèse de W. Edwards. Mais nous avons vu ce qu'on devait penser des conséquences de l'action desséchante de l'air, et il faut vraiment un peu de bonne volonté pour croire que les branchies d'un Hareng se dessécheraient en si peu de minutes, quand le corps de l'animal est encore ruisselant d'eau.

Flourens n'a pas, pour résoudre cette question, tiré de conséquence suffisante des faits qu'il avait mis en lumière. Il attribue, lui aussi, la survie des Anguilles à l'existence du sac fermé qui, toujours rempli d'eau, permet aux branchies de flotter et de se développer dans le liquide. Or, il suffit de ponctionner le sac operculaire d'une Anguille à sec pour voir qu'il ne contient pas, et qu'il ne peut pas, à cause des mouvements de l'animal, contenir d'eau.

Au reste, l'expérience directe montre qu'une Anguille privée de ses opercules conserve ses avantages à peu près au même degré qu'une Anguille intacte. Ainsi, un Goujon intact, exposé à l'air, est mort en deux heures et demie ; un autre, à qui les opercules avaient été enlevées, est mort en quatre heures : or, deux Anguilles qui avaient subi la même opération vivaient encore après six heures et demie.

Rien n'est plus facile, au reste, que de voir que la survie des poissons n'est nullement en rapport, comme on le répète trop docilement, avec la largeur de leurs ouïes. Mettez à sec, à côté l'un de l'autre, un Vairon (*Cyprinus phoxinus*, Lin.), une Loche (*Cobitis barbatula*, Lin.), un Chabot (*Cottus gobio*, Lin.), ou une Épinoche (*Gasterosteus aculeatus*, Lin.) : le Vairon et la Loche mourront en quinze ou vingt minutes, tandis que, dans des conditions égales, les deux autres vivront de deux heures à deux heures et demie. L'ouverture operculaire explique-t-elle cela ? Il s'en faut bien, car la fente operculaire du Chabot est de beaucoup la plus étendue. Je pourrais multiplier les exemples.

Si Flourens avait poursuivi les conséquences de ses remarques, il aurait cherché la raison de ces différences dans la structure particulière des branchies, dans la solidité de leur squelette, dans la puissance de leurs muscles propres, dans toutes les conditions, en un mot, qui peuvent leur permettre de résister à l'affaissement, et de présenter à l'action de l'air une surface plus étendue. Il eût sans doute, dans cet ordre de recherches, trouvé des résultats curieux ; remarquons, par exemple, que les petits muscles du diaphragme branchial, pour employer l'expression de Duverney, qui président aux mouvements des lamelles branchiales, sont très-développés chez le Congre, l'Esturgeon, la Carpe, poissons de longue survie dans l'air. Mais quand même ces petits faits anatomiques eussent tous déposé dans le même sens, ils n'eussent pas suffi à la solution de la question.

En effet, cette différence dans la survie de différents Poissons, après qu'on les a tirés de l'eau, se retrouve dans le temps qu'ils mettent à mourir lorsqu'on les soumet à d'autres genres de mort. Ainsi, j'ai immergé dans de l'eau bouillie, puis refroidie (22 degrés) à l'abri de l'air, en appareil clos, deux Épinochettes (*Gasterosteus pungitius*, Lin.), deux Anguilles longues de 22 centimètres et deux petites Carpes, poissons dont la survie hors de l'eau est très-longue, comme on sait. Les Épinochettes sont mortes en quarante-cinq et cinquante-cinq minutes; les Anguilles et les Carpes ont résisté de trois heures à trois heures vingt-cinq minutes.

D'un autre côté, deux Épinochettes plongées dans de l'eau saturée d'acide carbonique y sont mortes, l'une en sept, l'autre en dix minutes; une petite Anguille y vivait encore après une heure.

Enfin, un Goujon placé dans de l'eau, sous la cloche de la machine pneumatique, est mort en quarante-cinq minutes, tandis qu'une petite Anguille qui se trouvait à côté de lui vivait encore après deux heures et demie.

Dans ces expériences, il est évident que la structure différente des opercules ou même des branchies n'a rien à voir. Mais revenons à notre point particulier, à l'explication de la survie plus ou moins longue des Poissons tirés de l'eau.

Constatons d'abord qu'on ne saurait attribuer à une respiration plus active, soit par la peau, soit par les branchies, la survie d'une Anguille par rapport à un Goujon, par exemple. En effet, nous avons placé, à sec, sous quatre cloches closes d'égales dimensions, deux Goujons pesant chacun 11 grammes, et deux Anguilles pesant chacune 10 grammes. Ces quatre poissons sont restés là trois heures, c'est-à-dire jusqu'à la mort des Goujons; les Anguilles étaient alors parfaitement vivantes. Or, la consommation d'oxygène a été :

```
Goujon,   n° 1......................  13,2
   —      n° 2......................  14,5
Anguille, n° 1........ ............. .  6,8
   —      n° 2...... ................  8
```

A poids égal et avec une surface plus grande, à cause de sa forme cylindrique, une Anguille consomme donc moins d'oxygène qu'un Goujon, et cela donne la raison de bien des particularités de la manière de vivre de ces deux espèces de poissons.

Mais il est aisé de voir que la plus grande facilité à respirer n'est pas la condition la plus importante à mettre en avant pour l'explication de la survie. En effet, enlevons les organes respiratoires, et, du même coup, supprimons la circulation, nous verrons que, dans les tronçons ainsi décapités, les manifestations vitales persisteront avec des durées encore très-inégales.

Exemples : 1° J'ai coupé la tête à une Loche (*Cobitis barbatula*, Lin.) et à un Lamproyon (larve du *Petromyzon Planeri*, Bloch) : après cinq minutes, le corps de la Loche ne présente plus d'action réflexe ; celui de la Lamproie en avait encore au bout d'une heure. — 2° J'ai coupé, ce matin, en même temps, la tête à un Goujon, à une toute petite Carpe, à une Chevaine (*Cyprinus cephalus*, Lin.) et à une Anguille, pesant tous environ 10 grammes ; les mouvements réflexes ont persisté dans le tronc de la Chevaine pendant vingt-cinq minutes, dans celui du Goujon pendant une demi-heure, tandis que l'Anguille n'a cessé d'en présenter qu'après une heure vingt-cinq minutes, et la Carpe qu'après une heure quarante minutes. La contractilité musculaire ne pouvait plus être mise en jeu, chez la Chevaine deux heures, chez le Goujon trois heures, chez l'Anguille quatre heures, après la décapitation ; après ces quatre heures, elle était encore très-manifeste chez la Carpe.

Nous sommes donc amenés à reconnaître aux éléments anatomiques nerveux et musculaires de ces animaux une résistance vitale très-inégale. C'est donc dans l'intimité des actes organiques que nous cherchons et trouvons la véritable raison de ces différences sur lesquelles les mécanismes anatomiques ne pouvaient nous fournir que d'insuffisantes hypothèses.

Je n'ignore pas que ce mot de résistance vitale n'explique rien par lui-même ; mais n'en est-il pas ainsi de toutes les causes que nous invoquons, et pouvons-nous faire autre chose en science que remonter anneau par anneau une chaîne sans fin ? Pourquoi ces éléments anatomiques conservent-ils plus longtemps leurs propriétés ? peut-être parce que la nature chimique de leurs molécules constituantes et l'énergie de leur conflit avec le milieu ambiant sont telles, qu'elles arrivent en des temps inégaux à une réaction acide, réaction incompatible avec la manifestation, et bientôt même avec l'existence de toute propriété vitale, comme Kühne l'a démontré pour les muscles, et moi-même pour les éléments du tissu conjonctif.

L'étude de la constitution chimique de la molécule est au-dessus de ma compétence ; mais nous pouvons essayer de nous faire une idée sur la différence d'énergie dans le conflit avec l'air, conflit qui consiste principalement en une absorption d'oxygène. Une Chevaine et une Anguille, dépouillées de leur peau, ont été coupées en petits morceaux et placées sur le mercure sous des cloches égales, comme il a été dit quand nous avons parlé de la respiration des tissus ; il y avait 10 grammes de chacun des deux poissons. Or, en une heure et demie, les tissus de Chevaine ont consommé 4 volumes d'oxygène; ceux de l'Anguille n'en ont consommé que 2, 3. J'en étais malheureusement à ma dernière Anguille, et je n'ai pu recommencer mon expérience. Mais si ce résultat se vérifie, nous pourrons dire que les tissus d'Anguille ont besoin de moins d'oxygène que ceux de Chevaine, et nous aurons trouvé tout ce qu'on pouvait nous demander, c'est-à-dire un des phénomènes antérieurs, une des causes de l'inégalité dans la résistance vitale à la suppression d'oxygène. Il faudra savoir après cela la raison de cette inégalité d'absorption, et ainsi de suite dans la série illimitée des pourquoi et des parce que, des effets et des causes.

Ce que je viens de vous dire vous montre un exemple frappant de l'insuffisance des explications d'ordre anatomique dans des questions aussi importantes de physiologie. Nous aurons à revenir plus d'une fois sur cette réflexion, qui se dégagera comme une sorte de morale de cet enseignement. C'est se vouer à des erreurs certaines que de conclure, comme on le fait si volontiers, de l'inspection des faits anatomiques à l'explication physiologique. Ayez bien présentes à l'esprit ces vérités que les déductions anatomiques ne sont que des séductions, jusqu'à ce qu'intervienne l'expérimentation, qui seule donne la certitude; et que, dans toutes les questions physiologiques, les différences des mécanismes cèdent le pas aux différences des propriétés de tissu.

Ce n'est pas qu'il faille négliger l'étude de ces mécanismes et leur refuser toute importance. Si j'ai dit que l'inégale résistance vitale des propriétés des éléments anatomiques rend compte de l'inégale résistance à l'asphyxie aérienne des poissons que j'ai pris pour exemple, je suis loin de prétendre que la constitution propre de l'appareil respiratoire ne joue aucun rôle. Nous trouvons ici un exemple d'une loi naturelle extrêmement générale, et qui s'applique même en dehors de la biologie : lorsque, chez un animal, une certaine particularité devient prédominante, et donne à l'organisme une direction bien accentuée, les autres particularités se groupent, pour ainsi dire, autour de celle-ci, et tous les organes se modifient d'une manière harmonique, pour tendre synergiquement à la perfection. Tel apparaît au moins le résultat, si telle n'est la marche réelle des choses. Or, dans notre Anguille, la résistance vitale des éléments qui produisent le mouvement est la qualité dominante, directrice; elle permet à l'animal de vivre plus longtemps hors de l'élément aquatique, et, à côté d'elle, nous voyons la structure des branchies, la disposition du sac operculaire, jusqu'à la forme cylindrique du corps, suivre, si l'on peut ainsi s'exprimer, son impulsion, et concourir à ce résultat que l'Anguille peut, sans péril, quitter spontanément l'eau et séjourner quelque temps parmi les herbes humides.

Chez certains poissons, il existe des dispositions anato-

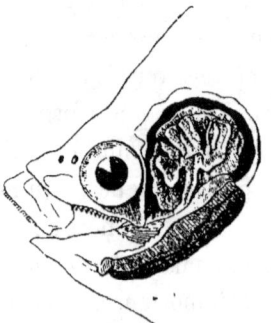

Fig. 48. — Appareil branchial du Gourami (*Osphromenes olfax*, Comm.).

miques dont l'expérimentation n'a pas nettement indiqué le rôle, mais qui réalisent évidemment des conditions favorables à l'entretien de la vie aérienne. Les Pharyngiens labyrinthiformes présentent au sommet de leur cavité branchiale de grosses touffes spongieuses et très-vasculaires qui doivent servir activement à la respiration, tout en maintenant sur les branchies assez réduites, du reste, une humidité favorable. Et. Geoffroy Saint-Hilaire (1) a décrit quelque chose d'analogue dans un siluroïde, le Sharmuth du Nil.

Un autre Siluroïde, le *Saccobranchus singio*, possède de chaque côté du corps, au-dessus des apophyses transverses, un long sac que Taylor (2) a trouvé, sur le vivant, rempli d'air ; selon Hyrtl (3), le sac de droite reçoit le sang de la quatrième, et celui de gauche le sang de la première artère branchiale, les veines efférentes se rendant à l'aorte. Les rapports vasculaires sont donc les mêmes que pour une branchie ordinaire. Chez l'Amphipnoüs, on trouve deux sacs sous-cutanés qui sont dans de semblables relations avec l'arbre vasculaire.

Ces singulières dispositions anatomiques ne peuvent manquer d'avoir une véritable importance, et tous ces poissons vivent longtemps hors de l'eau. Quelques-uns même, notamment les Ophicéphales, sortent volontiers de l'eau pour ramper à d'assez grande distance, et l'Anabas, au dire des Indiens, pourrait grimper sur les arbres.

Je ne dois pas oublier de vous dire que beaucoup de poissons ordinaires ont besoin, comme Sylvestre (4) l'a autrefois démontré, de faire passer de temps à autre de l'air gazeux sur leurs branchies. On peut ainsi conserver des poissons dans l'eau bouillie, en les laissant venir respirer à la

---

(1) CXXXVI.
(2) CXXXVII.
(3) CXXXVII.
(4) CXXXIX.

surface, tandis qu'ils périssent assez rapidement dans de l'eau ordinaire, lorsqu'un diaphragme à claire-voie les maintient au fond du vase.

Mais si la plupart des poissons viennent avaler de l'air à la surface, on n'en connaît qu'une espèce qui fasse traverser à cet air tout son tube digestif, pour en extraire l'oxygène. Erman (1) a fait à ce sujet des observations curieuses qui montrent que cette respiration intestinale est suffisante pour entretenir la vie : il n'a pas fait la contre-épreuve. Baumert (2) qui, après Bischoff (3), a constaté que plus de la moitié de l'oxygène a disparu de l'air que ce poisson rend incessamment par l'anus, a vu, de plus, et c'est un fait fort important pour la théorie de la respiration, que l'acide carbonique ne s'échappe guère par cette voie, la plus grande partie étant exhalée par les branchies.

Vessie natatoire. — Cette différence entre le lieu d'absorption de l'oxygène et celui de l'exhalation de l'acide carbonique se remarque aussi dans la respiration, car il faut bien lui donner ce nom, qui s'exerce aux dépens du gaz de la vessie natatoire des poissons. Armand Moreau (4) a montré, en effet, qu'un poisson qu'on soumet à l'asphyxie dans un volume d'eau limité, consomme l'oxygène que contient ce réservoir, mais ne lui restitue pas une proportion d'acide carbonique en rapport avec l'oxygène qu'il a enlevé. Il semble que ce soit là un phénomène général. Dans l'os des Seiches (5), je n'ai trouvé, à côté de 2 à 3 pour 100 d'oxygène, que des traces d'acide carbonique. Enfin, Demarquay

(1) CXL.
(2) CXLI.
(3) CXLII.
(4) CXLIII, p. 820.
(5) CXLIV.

et Lecontė (1), injectant de l'air ou de l'oxygène dans le péritoine ou le tissu cellulaire sous-cutané de chiens, ont vu l'oxygène disparaître sans qu'une quantité importante d'acide carbonique ait été exhalée sur place.

Mais vous ayant parlé de la vessie natatoire, je ne puis passer sous silence un fait physiologique de la plus haute importance, qui a, du reste, rapport à notre sujet, ou tout au moins à l'histoire des gaz du sang. Biot (2) a autrefois constaté que l'air renfermé dans cette vessie contenait des proportions très-variables d'oxygène ; il en a trouvé dans la même espèce, le Congre, de 0,5 à 87,4 pour 100. Ces différences, pour parler d'abord d'elles, sont restées à peu près inexpliquées. Biot et Configliachi (3) ont cru pouvoir établir une relation entre la richesse en oxygène et la grande profondeur où avait été pris l'animal. Selon Delaroche (4), les plus grands poissons contiendraient le plus d'oxygène.

Enfin A. Moreau (5) a fait voir d'abord que cette richesse est, comme nous l'avons dit, en rapport avec la richesse des milieux ambiants, en ce sens que si le poisson respire difficilement par les branchies, il puise dans son réservoir à oxygène. Mais il a constaté, en outre, que si l'on vide la vessie natatoire, soit par l'action de la machine pneumatique, soit, lorsque cette vessie est close, par une simple ponction, elle se remplit bientôt d'un gaz où la proportion d'oxygène est plus considérable ; une seconde ponction augmente encore celle-ci. A. Moreau a, par exemple, vu monter ainsi la proportion d'oxygène de 18 à 85 pour 100

---

(1) CXLIV.
(2) CXLV.
(3) CXLVI.
(4) CXLVII.
(5) CXLIII.

(*Labrus variegatus*, Lin.). Plus tard, ce même physiologiste a fait voir que cette apparition de l'oxygène est sous la dépendance du nerf grand sympathique, et qu'on la détermine par la seule section de ce nerf, laquelle active la circulation.

Il se fait donc dans la vessie natatoire une véritable sécrétion d'oxygène, aux dépens du sang. Il faut donc que la combinaison de l'hémoglobine et de l'oxygène, dont nous avons parlé dans une des leçons précédentes, et qui présente cependant une assez notable stabilité, se détruise quand le sang traverse les capillaires de cette glande à gaz. J'ai pris une vessie natatoire, puis, l'ayant dépouillée de son enveloppe fibreuse, et vidée de l'air qu'elle contenait par un trou que j'ai aussitôt bouché, je l'ai immergée dans du sang défibriné de chien, à travers lequel a passé pendant vingt-quatre heures un courant d'air : au bout de ce temps, aucune trace de gaz n'avait apparu dans la vessie. Demarquay et Leconte ont autrefois injecté de l'azote dans le péritoine d'un chien ; après quelques heures, une partie du gaz avait été absorbée et remplacée par de l'oxygène et de l'acide carbonique. Mais ici, l'atmosphère d'azote jouait, par rapport à l'oxy-hémoglobine, le rôle du vide, et l'on comprend la sortie de l'oxygène, tandis que dans la vessie de poisson vidée par le trocart, il n'y a plus rien qui sollicite la combinaison oxygénée à se détruire, et nous nous trouvons en présence d'un fait inexplicable dans l'état actuel de nos connaissances, ou tout au moins inexpliqué.

La question de savoir quelle signification anatomique exacte il faut donner à la vessie natatoire, et si elle représente, oui ou non, les poumons des vertébrés aériens, ne doit pas ici nous occuper longtemps. Si nous nous attachons à la forme de l'organe, nous trouverons une série de transitions qui, des vessies ordinaires, nous mèneront par la vessie spongieuse du Gymnarchus jusqu'au poumon des Batraciens ; bien mieux, le Polyptère du Nil nous présentera deux sacs aériens, dont l'orifice est, comme celui d'une trachée-artère, situé sur la paroi inférieure de l'œsophage. Nous serons donc tout disposés à faire de ces sacs de véritables poumons. Mais les connexions vasculaires et nerveuses s'opposent à cette manière de voir ; et si nous ne considérons comme analogue du poumon qu'un organe recevant du sang qui revient du corps et des nerfs qui émanent du pneumogastrique, il nous faudra renoncer à regarder comme telle la vessie natatoire, même chez le Polyptère. Il en est ici comme dans la plupart des questions d'analogie anatomique où, le critérium étant arbitraire, les solutions varient avec l'importance qu'il plaît à chaque auteur d'attacher aux divers caractères.

La même réflexion s'applique aux discussions dont a été le sujet la place qu'il convient de donner aux deux étranges Lepidosirens (*L. annectens, L. paradoxa*). Pour nous, nous ne nous inquiétons pas de savoir si des animaux qui ont une colonne vertébrale de Poisson et dont le sang circule comme celui d'un Batracien, sont des Batraciens ou des Poissons ; mais nous ne devons pas oublier de vous rappeler que ces intermédiaires paradoxaux possèdent à la fois des branchies comparables à celles d'un poisson ordinaire, avec même une branchie accessoire operculaire, et de véritables poumons munis d'une courte trachée, et analogues à ceux dont nous allons parler chez les Batraciens pérennibranches. S'il faut même en croire la description de Peters (1), ils auraient encore le représentant anatomique des branchies externes, interprétation qui n'est rien moins qu'indiscutable.

(1) CXLVIII.

SEIZIÈME LEÇON

DES MÉCANISMES RESPIRATOIRES (suite).

Articulés. — Respiration trachéenne. — Trachées des Insectes ; structure non encore décrite de certaines d'entre elles ; Vésicules dites pulmonaires des Scorpions.
Batraciens. — Respiration cutanée. — Respiration pulmonaire. — Les Batraciens déglutissent l'air. — Graphiques de la respiration des Grenouilles.

Messieurs,

Arrivons maintenant aux animaux qui, normalement et régulièrement, respirent exclusivement l'air à l'état gazeux au moyen d'appareils spéciaux. Ces animaux sont ou des Articulés, qui respirent à l'aide de trachées, ou des Vertébrés, qui respirent à l'aide de poumons.

Articulés. — *Respiration trachéenne.* — Les véritables trachées sont les trachées des insectes : cylindriques, ramifiées, elles s'étendent dans tout le corps, comme font les vaisseaux sanguins chez les animaux supérieurs. Comme ces vaisseaux, au reste, elles apportent par leurs ramuscules capillaires l'oxygène aux organes, mais elles l'apportent à l'état gazeux, et la respiration des tissus peut ici, en maintes places, se faire directement aux dépens non du sang, mais de l'air.

Elles présentent deux tuniques : une externe, dite fondamentale ; une interne, qui sur sa face externe porte un fil spiral dont l'élasticité maintient béant le calibre du cylindre trachéal. Quand advient une ramification, un autre fil prend naissance. Mais cette disposition n'est pas la seule. Je vous en montre une autre, que je n'ai trouvée décrite nulle part, et que j'ai constatée dans une trachée thoracique de Grillon domestique. A la place du fil spiral, vous voyez (fig. 49) un ré-

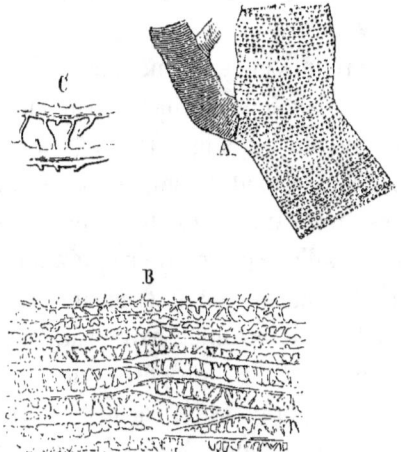

Fig. 49. — Trachée de Grillon domestique, prise près d'un stigmate thoracique (*).

seau à mailles très-serrées ; en augmentant les grossissements du microscope, ce réseau se montre avec des détails curieux. Puis, sur une branche née de ce tronc réticulé, apparaît le fil spiral que les auteurs décrivent exclusivement. Quelle que soit, au reste, l'apparence de cet épaississement de la membrane interne, l'animal s'en débarrasse à chaque mue et à chaque métamorphose, en même temps que de la tunique épidermique interne. Notons enfin que, dans les plus fines ramifications trachéales, on ne retrouve plus de fil spiral.

Ces trachées exclusivement tubulaires existent seules chez les larves d'insectes et chez les Myriapodes ; mais la plupart des Insectes parfaits présentent des dilatations trachéales,

(*) A. Tronc principal, à structure réticulée, duquel part une branche à fil spiral ordinaire. — B. Partie du tronc à structure réticulée ; très-grossie.— C. Petit fragment de cette même partie ; grossissement plus fort.

des sacs de forme et de situation variées, où disparaît également la spire et où l'on ne voit tout au plus que quelques ponctuations. La disposition de ces sacs, qui semblent avoir une relation avec la locomotion aérienne, ne saurait nous occuper ici.

Les trachées se réunissent en un nombre variable de troncs d'origine, lesquels débouchent chacun dans un orifice l'ou stigmate. On trouve de ces stigmates sur tous les anneaux du corps, chez les Myriapodes; sur le thorax et l'abdomen, chez les Insectes; mais il n'en existe jamais à la tête, et l'on n'en voit jamais plus d'une paire par chaque anneau du corps.

Je n'entrerai dans aucun détail touchant la structure de ces stigmates; elle varie en effet extraordinairement. On y trouve souvent un cadre carré ou péritrème, avec deux paupières (Réaumur) membraneuses; parfois, cette structure est très-compliquée; dans d'autres cas, le stigmate se réduit à une simple fente. Les zoologistes ont étudié avec grand soin toutes ces différences que vous trouverez énumérées dans les ouvrages spéciaux.

Ce qui nous intéresse davantage, c'est de savoir que l'ouverture et la fermeture de ces orifices sont subordonnées à la volonté de l'animal. Milne Edwards a parfaitement expliqué (1) comment les insectes se servent de cette disposition pour se soustraire à l'action des gaz toxiques, lorsque ces gaz sont en assez fortes proportions dans l'air pour que l'animal soit averti de leur présence. C'est grâce à la même occlusion que beaucoup d'insectes résistent d'une manière extraordinaire à la submersion; que, d'une manière régulière, le *Blennis fulvescens* passe sous l'eau de la mer tout le temps d'une marée; qu'un Hanneton peut être impunément main-

(1) LXXXII, t. II, p. 193.

tenus sous l'eau pendant vingt-quatre heures ; que Lyonnet a retiré vivante de l'eau une chenille qui y séjournait depuis dix-huit jours ; que Lacordaire enfin a vu une Nyctelia survivre après onze jours d'immersion dans du tafia (1).

A l'exception de quelques Scolopendres, du genre Hétérostoma (Newport), chaque stigmate ne donne naissance qu'à une trachée d'origine ; il peut arriver alors que chacune de ces trachées fasse un système à part dont les branchies ne s'anastomosent pas avec les systèmes voisins : c'est ce que présentent, par exemple, les Iules et les Scutellaires ; mais dans les autres Myriapodes et chez tous les Insectes, il y a communication par des anastomoses nombreuses à l'aide, soit de gros troncs (voy. fig. 50), soit de capillaires, entre tous les vaisseaux aériens du corps de l'animal. Je n'entrerai pas dans plus de détails.

Et maintenant, comment se renouvelle l'air dans cet arbre aérien aux mille ramifications? Rappelez-vous la constitution typique du squelette d'insecte : une série d'anneaux solides, subsimilaires, reliés les uns aux autres par des membranes flexibles ; chaque anneau, composé lui-même de deux demi-anneaux, que réunissent d'autres membranes. Par le jeu des muscles placés à son intérieur, la cavité déterminée par ces pièces, mobiles dans les deux sens horizontal et vertical, peut successivement s'agrandir et se resserrer. Or, le fil spiral maintenant béant le calibre des trachées, l'air pénètre dans celles-ci par les stigmates ouverts, quand la dilatation, l'inspiration s'opère ; il est chassé, au contraire, il est expiré, pendant la phase du resserrement.

Ce sont encore des trachées plus ou moins modifiées que

(1) Voy. CXLIX, t. II, p. 557.

nous trouvons chez les Arachnides. Dans un groupe inférieur, chez les Arachnides dites trachéennes, elles ont conservé leur disposition générale sinon leur structure, car, à l'exception de quelques Acariens étudiés par Dujardin (1), le fil spiral a partout disparu. Mais chez les Arachnides supérieures, les trachées se resserrent de plus en plus et arrivent à des formes assez différentes en apparence des véritables trachées, pour qu'on leur ait donné le nom de *poumons*. Vous trouverez dans Siebold (2) une série intéressante de faits établissant la transition depuis les trachées des Ségestries jusqu'à celles, courtes, plates, et non

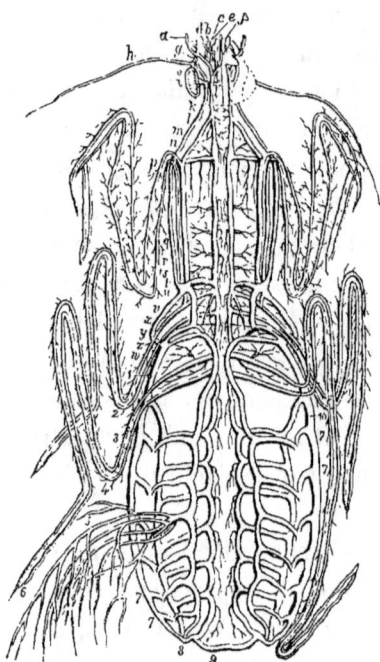

FIG. 50. — Appareil trachéen de la Mante religieuse d'après Marcel de Serres (3) (*).

(1) CVIII.
(2) CL, t. 1, p. 522.
(3) CLXXI.

(*) *a*. Trachées des palpes maxillaires. — *b*. Trachées des galètes. — *c*. Trachée des mâchoires. — *d*. Trachées des palpes labiaux. — *e, f*. Trachées de la lèvre inférieure. — *g*. Trachées mandibulaires. — *h*. Nerfs antennaires. — *i*. Trachée circulaire qui se rend dans les yeux composés. — *k*. Trachées triangulaires qui proviennent de la division de la trachée circulaire. — *l*. Tronc externe des trachées artérielles qui vont former la branche transversale d'où part la trachée circulaire. — *m*. Tronc interne des trachées artérielles, lequel se joint avec le tronc des trachées pulmonaires. — *n*. Tronc des trachées pulmonaires. — *o*. Trachée transversale qui établit une communication directe des troncs des trachées pulmonaires avec les trachées artérielles. — *p*. Trachées artérielles qui se rendent dans la première paire des pattes. — *q*. Continuation du tronc des trachées artérielles. — *r*. Trachées

ramifiées des Épeires, et enfin à ce qu'on appelle d'ordinaire les poumons des Scorpions.

Chacun de ces poumons est constitué chez ces derniers animaux, qui ne possèdent que ces organes, par un grand nombre de vésicules aplaties, lamelliformes *d*, recevant l'air par un stigmate commun *a* (voy. fig. 51) ; il y en a, chez ces

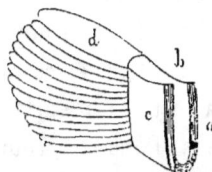

Fig. 51. — Poumon de Scorpion, d'après J. Müller (*).

animaux, quatre séries placées sous les premiers anneaux de l'abdomen.

Vertébrés. *Respiration pulmonaire*. — Je vous ai déjà donné quelques indications générales sur la position et la structure des appareils respiratoires, désignés par le nom de poumons. Premier orifice d'entrée ou narines, situé au-dessus de la bouche ; second orifice, situé au fond de la cavité buccale, sur son plancher, au-dessous de l'œsophage ;

---

artérielles qui prennent l'air dans un stigmate placé à la base du corselet. — *s*. Tronc qui établit la communication des trachées artérielles avec les pulmonaires. — *t*. Disposition des trachées dans le premier anneau de l'abdomen. — *u*, *v*. Trachées qui partent des troncs pulmonaires pour se rendre dans les pattes. — *w*. Anastomoses des trachées artérielles et jonctions de ces trachées avec les troncs pulmonaires. — *x*. Branche des trachées artérielles qui s'anastomose avec la précédente. — *y*. Ramifications fournies par les trachées qui se rendent dans les pattes. — *z*. Branche secondaire principale fournie par le tronc commun artériel, et qui va se joindre au tronc des trachées pulmonaires. — 1. Trachées qui se rendent dans la troisième paire de pattes. — 2. Ramifications fournies par ces trachées. — 3. Tronc commun des trachées artérielles qui, à l'aide des branches 4, va recevoir l'impression de l'air au moyen de l'ouverture des stigmates. — 5 et 6. Trachées fournies par les troncs des trachées artérielles, et qui se rendent dans les organes de la génération. — 7. Dernier stigmate de l'abdomen. — 8. Trachées qui joignent les troncs des trachées artérielles avec les troncs des trachées pulmonaires.

(*) *a*. Bord du stigmate. — *b*. Paroi de la vésicule qui naît du bord du stigmate et couvre l'ouverture. — *c*. Autre paroi de la vésicule qui repose sur le squelette. — *d*. Poumon en éventail ; continuation de la vésicule.

tube conducteur de l'air soutenu par des cerveaux rigides, et aboutissant, après s'être d'ordinaire plus ou moins ramifié, à des ampoules, des poches, des sacs, de structure et de dimensions variées ; enfin (hormis chez les Batraciens) cage aux parois solides et mobiles protégeant et mettant en jeu le tout : tels sont les traits principaux et constants de l'appareil respiratoire chez les animaux vertébrés.

BATRACIENS. — Les premiers que nous rencontrons dans notre marche ascendante sont ces êtres intermédiaires dont nous nous sommes déjà occupés en parlant de la respiration aquatique, les Batraciens. Dans ce groupe, la respiration aérienne prend une importance de plus en plus grande. Cependant elle ne peut suffire à la plupart des Pérennibranches, comme le Protée et, selon Aug. Duméril, l'Axolotl, lesquels périssent très-vite quand on les expose à l'air. Mais elle est, au moins chez ces derniers, indispensable pendant les chaleurs, car on voit les Axolotls venir fréquemment à la surface de l'eau, et Aug. Duméril (1) a montré qu'ils ne peuvent pas, en été, vivre, même dans une eau courante, hors du contact de l'air. Il en est de même, avons-nous dit, pour la plupart des Poissons.

La peau, dont nous avons déjà signalé l'importance en parlant de la respiration aquatique, ne joue pas un moindre rôle dans la respiration aérienne, et chacun sait, depuis les expériences de C. Duméril (2) sur les Tritons et de W. Edwards (3) sur les Grenouilles, que ces animaux peuvent vivre pendant longtemps, après qu'on leur a enlevé les poumons. Tout récemment, Albini (4) a vu des Grenouilles ainsi

(1) CXXVI, p. 247.
(2) CLI, t. VIII.
(3) XX.
(4) CLII.

opérées vivre jusqu'à cent seize jours. W. Edwards a montré de plus, qu'en hiver seulement, la peau peut suffire à l'entretien de la vie, mais, lorsque les chaleurs de l'été ont augmenté l'activité nutritive des tissus animaux, on ne peut impunément priver les Grenouilles de leur organe respiratoire spécial. C'est également, je vous l'ai déjà dit, ce que j'ai obtenu pour les Axolotls.

Un mot sur la constitution anatomique des poumons. Ce sont deux sacs qui se réunissent dans un larynx ou même, chez l'Axolotl, dans une courte trachée-artère ; le larynx, à son tour, s'ouvre au plancher de la bouche par une glotte que peuvent fermer complétement deux lèvres mobiles, glotte très-large et facile à voir chez les Grenouilles, très-étroite et presque inaccessible à la vue chez l'Axolotl.

Quant à la forme des poumons, elle a des rapports avec celle du corps : globuleux chez les Anoures, ils s'allongent chez les Urodèles ; chez les Pérennibranches, leur longueur varie beaucoup. « Aucun reptile, dit Cuvier (1), n'a moins » de poumons que le Protée…; il y a un petit trou sur le fond » du pharynx, lequel donne dans une cavité commune en » forme de croissant, dont les angles se prolongent pour » former les poumons. » Au contraire, chez la Sirène, «les » poumons sont deux longs sacs cylindriques qui s'étendent » jusqu'à l'extrémité postérieure de l'abdomen, et se replient » même alors en avant (2). »

Ces sacs, quelle que soit leur forme, sont tantôt tout à fait lisses, comme ceux des Protées et des Tritons, tantôt garnis de cellules plus ou moins profondes, comme chez la Sirène, selon L. Vaillant (3), chez l'Axolotl et chez tous les

(1) CXXVIII, p. 43.
(2) *Ibid.*, p. 22.
(3) CLIII.

Anoures. Ses vaisseaux sanguins principaux rampent sur les saillies qui séparent les cellules, et chez la Sirène, par exemple, les constituent presque seuls. L'épithélium qui recouvre le trajet de ces vaisseaux est seul, au rapport de Th. Williams (1), muni de cils vibratiles ; il n'y en a ni sur les capillaires, ni sur les îlots de la paroi pulmonaire même.

Cherchons maintenant à nous rendre compte du mécanisme par lequel l'air pénètre dans les poumons et en sort après avoir servi à l'hématose. Pour exemple, nous prendrons une Grenouille.

Chez les Batraciens, vous le savez tous, les côtes sont extrêmement rudimentaires, et il n'y pas là de cage thoracique solide dans laquelle soient enfermés les poumons à l'abri de la pression aérienne extérieure ; ils sont immédiatement situés sous les muscles et sous la peau.

Ces parties molles étant incapables d'une dilatation active, une inspiration véritable paraît impossible, chez ces animaux, en vertu de la simple inspection des faits anatomiques. Aussi les anatomistes n'ont guère hésité à déclarer que les Grenouilles ne peuvent respirer par un mécanisme analogue à celui que nous allons constater chez tous les Vertébrés allantoïdiens. Ce n'est pas par inspiration, disent-ils, mais par déglutition, qu'elles introduisent l'air dans leurs poumons.

Les anatomistes avaient raison, hâtons-nous de le déclarer ; mais il a fallu, pour le démontrer, que l'expérimentation intervînt. En effet, ils avaient dit la même chose pour les Tortues, et nous allons voir bientôt qu'ils s'étaient trompés du tout au tout.

La première expérience dont je vous parlerai a été faite

(1) CXXVII.

par Malpighi (1), et répétée depuis par de Brémond (2), et par tous les physiologistes. Elle consiste à ouvrir l'abdomen et à mettre les poumons à nu ; on voit alors ceux-ci se vider et se remplir alternativement comme s'ils étaient en place.

Cette expérience est très-concluante ; je n'en dirai pas autant de celle, tant vantée, d'Herhold et de Rafn (3). Suivant eux, il suffit de maintenir une Grenouille avec la gueule ouverte pendant quelques minutes pour la voir périr. On est étonné d'entendre G. Cuvier, dans le rapport qu'il fit sur le travail de ces physiologistes danois, déclarer qu'une Grenouille, ainsi bâillonnée, meurt en une demi-heure. On est plus étonné encore de voir la plupart des naturalistes mettre sans cesse en avant ce résultat manifestement erroné. En effet, même au plus fort de l'été, une Grenouille, bâillonnée, vit pendant des heures au moyen de la respiration cutanée. Ce qu'il est vrai de dire, c'est que, dans ces conditions, elle ne peut plus introduire d'air dans ses poumons. C. Duméril et Bibron (4) ont très-exactement ramené cette expérience à sa véritable valeur.

En raison de ces expériences et de ces considérations anatomiques, bonnes ou mauvaises, tout le monde semblait d'accord, quand parut un travail de Haro (5) dans lequel ce naturaliste crut pouvoir déclarer que les mouvements de déglutition de la gorge « ne sont qu'un jeu de la nature qui » cache un mode régulier de fonction », et qu'il existe chez les Grenouilles une inspiration véritable. Ses expériences

(1) CLIV.
(2) CLV, p. 345.
(3) CLVI.
(4) CLI, t. VIII, p. 162.
(5) CLVII.

consistaient, en définitive, à ouvrir le plancher de la bouche, à l'enlever même ; et cependant, dit-il, « l'air » pénètre dans les poumons, puisque l'expiration s'effectue » comme à l'ordinaire, ce que prouvent les contractions de » l'abdomen et des flancs ». Cette raison était insuffisante ; aussi, Panizza (1) reprit ces expériences et obtint des résultats opposés, en examinant avec plus de soin ce qui se passe dans le poumon lui-même.

A notre tour, nous pouvons confirmer l'exactitude des conclusions de Panizza ; le plancher buccal enlevé, le poumon vidé, la Grenouille ne le remplira jamais, et elle devrait le faire s'il y avait inspiration. Mais nous pouvons employer une preuve directe.

Si la Grenouille est capable d'opérer une inspiration, nous pouvons la mettre en évidence en fixant dans sa glotte un petit tube et en mettant celui-ci en rapport avec le levier de notre appareil enregistreur, sensibilisé au maximum. Il est évident qu'alors, si elle inspire, ce sera l'air contenu dans le tambour enregistreur, dont le levier indicateur entrera aussitôt en mouvement. Nous avons fait et nous répétons cette expérience devant vous ; le tube est introduit par un petit trou fait au pharynx, ou directement à travers la bouche ; ce tube est conique, et oblitère la glotte en y pénétrant. Or, dans ces conditions, l'animal étant immobile, vous voyez que, pendant de longues minutes, aucun changement n'est arrivé dans la ligne tracée par le levier, changement indiquant un appel d'air dans la cavité pulmonaire.

Mais modifions un peu notre façon de procéder ; avant d'introduire notre tube, mettons la Grenouille à l'état d'ex-

(1) CLVIII.

piration forcée, en la comprimant un peu, la glotte ouverte. Le tube placé, l'animal rendu libre, nous voyons bientôt un petit mouvement inspiratoire se manifester. L'hypothèse de Haro ne peut donc s'appliquer qu'au cas où les parties ont été mises dans la situation qui suit une expiration exagérée, et très-probablement n'a que très-rares applications dans la vie ordinaire de nos animaux.

Il reste donc démontré que les Grenouilles n'introduisent pas l'air dans leurs poumons au moyen d'une dilatation inspiratrice d'une cage solide plus ou moins réduite.

Leur respiration s'exécute bien par une véritable déglutition aérienne.

Mais, maintenant, comment s'opère cette déglutition?

Si vous lisez, messieurs, un quelconque des physiologistes actuels qui ont essayé de décrire cet acte plus délicat et plus difficile à analyser qu'on ne le pourrait croire, vous trouverez chez tous le même récit; tous répètent, en variant plus ou moins les termes, ce que disait de Brémond en 1739 (1):

« Par le moyen des muscles décrits par Malpighi, la Gre-
» nouille peut tantôt dilater considérablement la gorge, tan-
» tôt la diminuer. Lorsque la bouche et les narines sont
» ouvertes, la Grenouille remplit d'air ou en partie, ou entiè-
» rement, la gorge; ensuite fermant sa bouche et ses nari-
» nes, elle ouvre la glotte, et par la contraction des muscles
» de la gorge et des autres muscles voisins, elle presse l'air
» vers son larynx et le détermine à entrer dans les poumons. »

Or, cette description, je suis obligé de vous le dire, à condition de vous le prouver, contient deux erreurs notables.

D'abord, la bouche ne s'ouvre jamais dans la respiration normale, et l'air ne pénètre et ne sort absolument que par

(1) CLV, p. 348.

les narines. Puis, celles-ci ne se ferment pas, au moment où la gorge, pleine d'air, va se resserrer ; et comment se fermeraient-elles ? Par leur sphincter externe « *proprio musculo* », dit Townson (1) ? Mais ce sphincter est incomplet, et d'ailleurs, il peut être détruit sans que la respiration en soit le moins du monde modifiée. Par les valvules des ouvertures nasales internes, comme on le répète partout ? Mais ces valvules sont tout à fait incapables d'oblitérer l'orifice sur lequel elles s'appliquent. Par l'exhaussement de la langue qui vient en aide à la valvule ? Cela semble adopté par tout le monde, et cependant je vous présente une Grenouille dont la langue a été enlevée jusqu'à la base, dont les poumons ont été avec grand soin vidés à plusieurs reprises et qui, à plusieurs reprises aussi, les a remplis sans le secours de cet organe.

C'est qu'en effet, les narines restent ouvertes, perméables, et c'est tout au plus si elles sont rétrécies tandis que s'exécute le mouvement de déglutition : nous allons en avoir la preuve.

D'ailleurs, si les narines se fermaient, à quel moment l'air des poumons serait-il rejeté au dehors, et par où passerait-il ? A cette question les auteurs se sont bien gardés de répondre. Townson seul a dit : « *Glottide naribusque apertis pulmones aerem expellunt.* » Oui, mais à quel moment ?

Notre appareil enregistreur va nous permettre de répondre.

Nous coiffons le museau d'une Grenouille, jusqu'aux yeux, avec la petite muselière de caoutchouc et de bois, dont je vous ai, dans une de nos précédentes leçons, donné la description (voy. p. 206, fig. 22) ; cette muselière est, par l'intermédiaire d'un tube de caoutchouc, mise en rapport avec le

---

(1) CLIX, p. 20.

tambour d'un polygraphe-Marey. Nous enregistrons ensuite comme d'ordinaire les mouvements respiratoires.

Nous obtenons ainsi le tracé très-régulier que voici (fig. 52) :

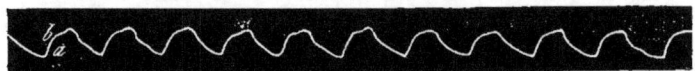

Fig. 52 (½). — Graphiques de la respiration chez une Grenouille.

Examinons-en les détails avec quelque soin :

L'abaissement de la ligne, je vous rappelle cette règle, à laquelle tous nos tracés graphiques sont soumis, correspond à l'appel de l'air, à l'inspiration ; dans le cas actuel, c'est de l'inspiration buccale qu'il s'agit, et nous allons voir qu'elle ne coïncide pas avec l'introduction d'air nouveau dans le poumon.

Nous voyons d'abord que les expirations buccales suivent immédiatement les inspirations, et que la durée de celles-ci est un peu plus longue que la durée de celles-là.

En suivant la concordance des oscillations du levier avec les mouvements de l'animal, nous constatons que l'abaissement du levier est exactement en rapport avec l'abaissement du plancher de la gorge ; tous deux commencent et finissent ensemble. Mais il n'en est pas de même pour l'exhaussement ; le levier commence à se relever alors que la paroi inférieure de la gorge est encore immobile. Il décrit ainsi la partie la plus brusque et la plus rapide (*a*) de son ascension ; puis, tandis qu'il continue plus lentement sa marche ascendante (*b*), la gorge se relève rapidement.

Mais, pendant que le levier décrit la ligne *a*, on voit les flancs de l'animal se contracter brusquement ; c'est le moment de l'expiration pulmonaire. La glotte s'ouvre, le poumon élastique tend à revenir sur lui-même, les contractions des muscles des flancs l'y aident, et une certaine quantité d'air est lancée dans la gorge et de là au dehors, par les narines grandes ouvertes. Alors l'ascension de la gorge arrive, elle refoule dans les poumons la plus grande partie de l'air qu'elle contient, tandis qu'une certaine proportion sort par les narines, que les sphincters et les valvules peuvent bien rétrécir, mais non oblitérer.

Les tracés suivants présentent une nouvelle démonstration de cette succession des mouvements. Voici comment ils ont été obtenus : un tube conique est placé dans une narine dans laquelle il entre à frottement, l'autre ayant reçu un petit bouchon qui la clôt ; un second tube, très-fin, est introduit dans un des poumons, par un petit trou fait aux parois du corps, trou que l'on referme par un point de suture. Ces deux tubes sont mis en rapport avec deux tambours de polygraphe, et la simultanéité verticale des tracés est obtenue.

Le cylindre étant lancé, voici ce que nous enregistrons (fig. 53) :

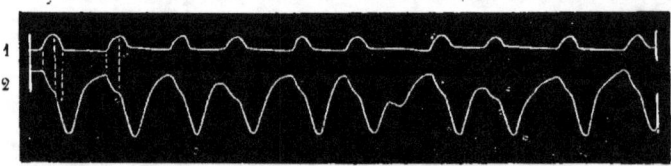

Fig. 53 (⅟₁). — Grenouille. Enregistrement simultané des mouvements de l'air dans le poumon, et par les narines.

L'interprétation de ces tracés est assez délicate.

Prenons d'abord le tracé pulmonaire (tracé n° 1); chez lui, l'abaissement du levier indique un certain afflux d'air dans le tambour, lequel dépend du gonflement du poumon ; il correspond donc à la véritable inspiration pulmonaire; il est en rapport, comme on s'en assure facilement, avec l'exhaussement du plancher buccal; le relèvement du levier, au contraire, correspond à l'expiration pulmonaire et est en rapport avec la contraction des flancs. Enfin il existe un long temps de repos, pendant lequel la glotte doit être fermée.

En effet, pendant ce temps de repos pulmonaire, les mouvements buccaux continuent et se traduisent dans le tracé nasal (tracé n° 2). L'inspiration buccale tout entière, que représente ici, par exception, l'exhaussement du levier, et qui correspond à l'abaissement de la gorge, se passe pendant ce repos pulmonaire, cette fermeture de la glotte. Puis, le levier s'abaisse brusquement, tandis que le plancher buccal reste immobile; c'est le moment où la glotte s'ouvre et où le poumon rejette au dehors une certaine quantité d'air. Le tracé change alors un peu de nature : la gorge se relève et chasse l'air qu'elle contient, partie dans le poumon, partie dans les narines.

L'une de celle-ci étant fermée, et l'autre munie d'un tube qui arrête l'action des sphincters incomplets, il n'y a pas lieu de s'arrêter aux détails graphiques de cette respiration nasale nécessairement un peu faussés.

Nous pouvons donc résumer les renseignements fournis par ces divers tracés dans le tableau suivant :

	NARINES.	GORGE.	GLOTTE.	POUMON.
1°	Entrée d'air, béantes..	Abaissement inspiratoire.....	Fermée.	Repos.
2°	Sortie d'air, béantes..	Temps d'arrêt en abaissement.	Ouverte.	Expiration.
3°	Sortie d'air, rétrécies.	Relèvement expiratoire......	Ouverte.	Inspiration.
1°	Entrée d'air, béantes.	Abaissement inspiratoire....	Fermée.	Repos.
	Etc.	Etc.	Etc.	Etc.

DIX-SEPTIÈME LEÇON

DES MÉCANISMES RESPIRATOIRES (suite).

Reptiles. — *Chéloniens*. — Les Tortues ne déglutissent par l'air, mais l'aspirent. — Rapports des mouvements des membres avec la respiration. — *Ophidiens*. — *Sauriens. Crocodiliens*. — Résumé sur la respiration des Reptiles.

Messieurs,

Chéloniens. — Si je me laissais guider par l'anatomie, ce n'est pas des Chéloniens, mais des Sauriens que je devrais maintenant vous parler. Le poumon de ces derniers est en effet moins compliqué dans sa structure que celui des Tortues, et se déduit facilement, si l'on peut ainsi parler, du poumon des Batraciens. Mais la comparaison erronée que l'on a établie entre le mode de respirer des Grenouilles et celui des Tortues me décide à rapprocher l'étude de ces deux groupes de Vertébrés.

Les Tortues possèdent une longue trachée, soutenue par des anneaux cartilagineux, et se bifurquant souvent très-près de son origine pour constituer deux bronches primitives. La glotte qui la fait communiquer avec l'air extérieur peut se fermer complétement au gré de l'animal. Les poumons sont adhérents à la paroi supérieure de la cage thoracique, et s'enfoncent dans les sillons intercostaux ; ils sont composés de sacs débouchant directement dans la bronche, sacs dont vous pouvez avoir une idée assez exacte en les comparant chacun au poumon d'une Grenouille. La trachée, les bronches, les saillies lobulaires, sont garnies de cils vibratiles dont la ténacité vitale est tellement extraordinaire qu'on les aurait vus, au dire de Th. Williams (1), se mouvoir encore plusieurs mois après la mort de l'animal.

Ainsi renfermés dans une boîte osseuse inextensible, comment se remplissent et se vident les poumons? Les anatomistes, considérant l'apparente impossibilité d'une dilatation active, sont aujourd'hui tous d'accord pour déclarer que les Tortues, comme les Grenouilles, déglutissent l'air qui sert à leur respiration.

Ces animaux font, en effet, des mouvements réguliers de la gorge, qui ressemblent beaucoup à ceux des Grenouilles; mais ces mouvements, nous le verrons, existent même chez les Crocodiles, sans avoir aucun rapport avec l'acte de la déglutition aérienne.

Les auteurs font jouer à la langue de la Tortue le même rôle qu'à celle des Grenouilles, d'oblitérer les narines pendant la contraction de la gorge. Mais vous pouvez voir que la langue de la Tortue que je vous présente ne peut aucunement venir s'appliquer sur l'orifice nasal postérieur.

Au reste, il est bien simple de s'assurer qu'une Tortue, à laquelle on met un bâillon, et qui ne peut ainsi déglutir, continue cependant à respirer et à vivre. C'est une expérience que je me rappelle avoir faite étant enfant, et que j'ai répété depuis. Ajoutons encore que Townson (2) avait déjà vu, contrairement aux assertions anciennes de Coiter et de

---

(1) CXXVII, p. 286.
(2) CLIX.

Varnier, qu'une Tortue dont la carapace est ouverte ne peut pas remplir ses poumons, comme le fait une Grenouille dont l'abdomen est ouvert.

Mais j'ai hâte d'arriver à une démonstration directe de cette assertion qui pourra vous paraître {étrange, que l'inspiration chez les Tortues s'exécute comme chez les autres Reptiles, par un appel d'air, par une dilatation de la cage thoraco-abdominale.

Cette preuve a été donnée par Pannizza, et il y a lieu de s'étonner qu'après une expérience aussi péremptoire, et qui date de vingt ans, on ait persisté à en enseigner la respiration par déglutition. Si l'on ne croyait pas l'expérience exacte, rien n'était plus simple de la répéter. Mais nous avons ici une preuve saisissante du danger des déductions anatomiques dans l'explication des faits physiologiques, même dans les questions de simple mécanisme.

La boîte thoracique est inextensible, disent les anatomistes : il serait donc absurde de chercher à constater sa dilatation. Nous, physiologistes, nous disons, au contraire : y a-t-il, oui ou non, dilatation ? Si oui, qu'importent assertions et raisonnements ! C'est aux anatomistes à chercher maintenant les agents de cette dilatation impossible dont nous avons démontré l'existence.

Car elle est démontrée, et d'une manière si simple, que la passion exclusive du scalpel anatomique peut seule expliquer qu'on ne l'ait pas comprise. Pannizza (1), en effet, mit un tube dans le bout inférieur de la trachée, préalablement coupée dans la région du cou, et, approchant de l'extrémité de ce tube une plume, il vit les barbes de celles-ci être alternativement attirées, puis repoussées ; témoignage irré-

---

(1) CLVIII, p. 240.

cusable d'une activité propre à la cage pulmonaire, en vertu de laquelle son volume alternativement augmente et diminue.

L'expérience de Panniza prouvait bien qu'il y a inspiration active, mais ne disait rien de la possibilité d'une déglutition. Tout récemment, Weir Mitchell et G. Morehouse (1) comblèrent cette lacune. Ils répétèrent d'abord l'expérience de Panniza, dont ils ne paraissent pas avoir connu le travail; seulement, ils firent plonger dans de l'eau le tube de verre, qu'ils avaient fixé sur le bout inférieur de la trachée divisée : ils virent ainsi l'eau s'élever à chaque inspiration et être rejetée à chaque expiration. Puis ils placèrent un autre tube dans le bout supérieur de la trachée, et l'eau dans laquelle ils le plongèrent n'éprouva aucun changement de niveau; preuve complète que la déglutition est incapable d'introduire aucune quantité d'air dans l'appareil respiratoire.

Ainsi l'anatomiste déduit de l'investigation statique, et déclare qu'il y a déglutition et que l'inspiration est impossible; l'expérimentateur constate qu'il n'y a pas de déglutition, et que l'inspiration est réelle. *Experientia fallax*, répète-t-on sans cesse. Certes, nous avons eu tous, à nos propres dépens, la preuve fâcheuse que ceux qui font des expériences peuvent se tromper; mais qu'arrive-t-il, je vous prie, à ceux qui n'en font pas?

Après cette revue historique, arrivons à nos propres expériences. Elles ont encore été exécutées à l'aide des appareils enregistreurs.

Nous coiffons la tête de notre Tortue avec la petite muselière de bois et de caoutchouc. On prend toutes les précautions nécessaires pour avoir une fermeture parfaite, en en-

(1) CLX, p. 26.

duisant le bord libre de la membrane élastique d'une épaisse couche de gomme arabique.

Le tube est mis alors en correspondance avec le tambour du polygraphe. Mais, comme la quantité d'air déplacée à chaque mouvement inspiratoire et expiratoire serait trop grande, nous interposons, entre la Tortue et le tambour, un flacon à deux tubulures, sur l'air duquel s'exercera la plus grande partie des efforts de dilatation et de compression. La capacité de ce flacon doit varier, évidemment, avec les dimensions de l'animal en expérience. Pour une Tortue terrestre moyenne, un flacon d'un litre est suffisant.

L'animal étant libre, non anesthésié, mais tranquille, nous obtenons un tracé fort singulier (fig. 54, tracé n° 2).

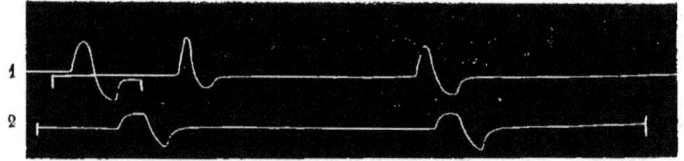

Fig. 54 ($\frac{42}{9}$). — Graphiques de la respiration d'une Tortue (*)..

Analysons maintenant notre tracé :

Si nous partons de la ligne de repos, nous voyons que le premier mouvement respiratoire est une expiration (exhaussement du levier), à laquelle succède une grande inspiration que suit aussitôt une nouvelle expiration ; puis arrive la ligne horizontale, qui marque le repos.

Ainsi : demi-expiration, inspiration totale, demi-expiration, repos en demi-expiration. On peut dire encore : inspiration en un seul temps, expiration en deux temps séparés

---

(*) 1. Animal avec les pattes étendues au maximum. — 2. Animal libre.

l'un de l'autre par une longue phase de repos. Les détails relatifs à la rapidité plus ou moins grande de ces différentes phases se déduisent immédiatement de l'inspection du tracé. Le temps pendant lequel a été décrite cette espèce d'S correspond environ à cinq secondes. Et en mesurant la longueur de leur projection sur la ligne des abscisses, nous aurons, pour la durée des diverses périodes d'une révolution respiratoire :

Inspiration, 1 sec., 7 ; demi-expiration, 1 sec., 3 ; repos, 23 sec., 3 ; demi-expiration, 2 sec.

C'est là un rhythme très-singulier, mais dont nous trouverons l'analogue dans la respiration normale d'autres Reptiles.

Répétons maintenant l'expérience de Pannizza, et celle de Weir Mitchell et Morehouse.

Voici une petite Tortue grecque qui nous donne, avec la muselière de bois et de caoutchouc, le même tracé en forme d'S. Je mets à découvert sa trachée, ou plutôt ses deux bronches primitives ; j'en lie une, je coupe l'autre et j'introduis dans son extrémité périphérique, buccale, un petit tube qui communique, par les procédés ordinaires, avec le levier de l'enregistreur.

Le cylindre étant en mouvement, vous voyez que le levier reste immobile, et trace une ligne droite ; cependant l'animal exécute de prétendus mouvements de déglutition, qui n'influent en rien, comme vous le voyez, sur la respiration.

Introduisons maintenant notre tube dans le bout central de la bronche. Après quelques secondes de repos, l'animal commence à faire une série de respirations qui fournissent le tracé ci-contre (fig. 55, tracé n° 1) :

Ce tracé emporte avec lui la preuve que la respiration se fait directement par dilatation et resserrement thoraciques. Vous voyez même que la forme primitive a été conservée.

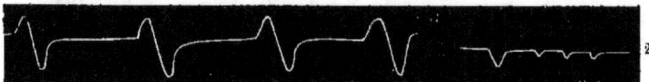

Fig. 55 ($\frac{42}{7}$). — Graphiques de la respiration d'une Tortue (*).

Pendant que s'inscrivait une partie de ce tracé, l'animal marchait; ainsi, même quand la trachée était ouverte, chaque mouvement des pattes n'avait pas pour conséquence un mouvement du levier; cela est arrivé cependant pour des mouvements très-énergiques.

Mais, d'ordinaire, quand la trachée est intacte, la glotte reste fermée pendant un certain temps, et les membres peuvent alors s'agiter impunément. Cela n'est cependant pas sans quelques rares exceptions, et j'ai vu, dans quelques cas, chaque mouvement de la Tortue qui s'agitait se traduire par des mouvements d'air sortant par les narines; ici la glotte restait évidemment ouverte pendant le temps de l'agitation.

Mais cela ne prouve pas que le jeu de ces membres ne soit pas la cause déterminante, en supposant que la glotte s'ouvre à des intervalles réguliers, des mouvements de la respiration. Si vous placez sur le dos une Tortue munie d'une muselière, vous verrez qu'à chaque inspiration elle allonge à la fois le cou et les quatre pattes, pour les retirer pendant les deux temps de la phase expiratoire. Tauvry (1), qui avait fait cette remarque, attribuait tous les mouvements respira-

---

(1) CLXI.

(*) 1. Respiration par le bout central de la trachée. — 2. Résultats de la galvanisation du muscle inspirateur.

toires à cette action de la tête et des membres. Mais Townson (1) vit que la respiration peut continuer alors même que la tête et les pattes sont attachées et maintenues immobiles.

J'ai répété et varié ces expériences, et je vous présente la preuve écrite de leurs résultats.

Le premier tracé que je vous présente se rapporte à la Tortue dont je vous ai montré d'abord la respiration normale ; le même flacon étouffoir est employé, et la sensibilité du levier est la même. L'animal, non endormi, est placé sur le dos ; sa tête et ses pattes antérieures sont tirées au maximum, et solidement maintenues par des cordes ; de plus, il a un bâillon dans la bouche, et est muni, par dessus, de la muselière en bois et caoutchouc. Le tracé qu'il donne alors est représenté figure 54, tracé n° 1.

En nous reportant au tracé normal (fig. 54, tracé n° 2), nous constatons d'abord que la forme générale est la même, ce qui, à cause du bâillon, résout encore la question de la prétendue déglutition. Le temps d'arrêt équivaut à 18 secondes. Son existence, la bouche étant ouverte, montre bien qu'il est dû, comme nous l'avons dit, à la fermeture de la glotte, et non à l'occlusion des narines.

Vous pouvez remarquer encore que, sauf en quelques détails peu importants, l'extension continue et forcée des pattes antérieures et du cou n'a modifié sensiblement ni le rhythme ni l'énergie de la respiration.

Je répète cette expérience devant vous. Voici une Tortue qui, libre et intacte, nous donne le tracé suivant (fig. 56, tracé n° 1) :

Les pattes antérieures et le cou étant tirés au maximum,

(1) CLIX.

tandis que les pattes postérieures sont restées libres, nous avons le tracé (fig. 56, tracé n° 2) :

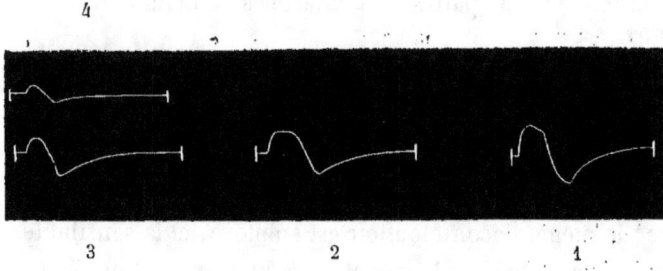

FIG. 56 ($\frac{12}{9}$). — Graphiques de la respiration d'une Tortue (*).

Les pattes postérieures, à leur tour, sont maintenues seules dans l'extension, mais les antérieures et le cou sont rendus libres ; voici le tracé que nous obtenons alors (tracé n° 3) :

Maintenant, nous tirons à la fois, énergiquement, et nous fixons dans une extension vraiment effrayante les quatre pattes et la tête de la Tortue. Elle n'en continue pas moins de respirer, et fournit le tracé n° 4.

Ici, l'amplitude a manifestement diminué, la durée du mouvement, au contraire, a augmenté, car la pause interexpiratoire a duré plus d'une minute.

Faisons enfin la même série d'expériences, non plus en maintenant les membres dans l'extension forcée, mais au contraire, en empêchant tout mouvement des pattes et de la tête ; pour cela, nous les rentrons autant que possible sous la carapace, où nous les maintenons énergiquement.

Comme notre Tortue est fatiguée, nous en prenons une

(*) 1 Animal intact. — 2. Pattes antérieures et cou allongés au maximum. — 3. Pattes postérieures allongées au maximum. — 4. Les quatre pattes et le cou allongés à la fois.

nouvelle qui, avec la muselière, nous donne, étant libre, le tracé habituel (fig. 57, tracé n° 1) :

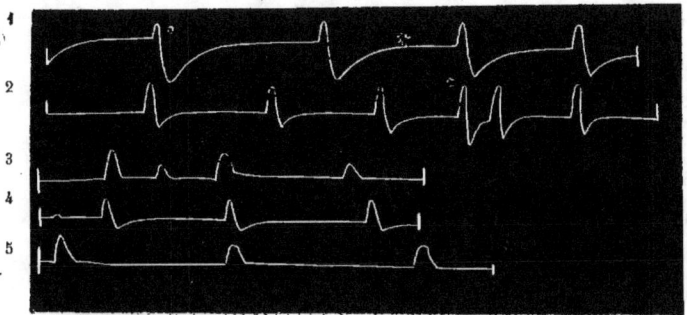

Fig. 57 (42/7). — Graphiques de la respiration d'une Tortue (*).

Nous maintenons alors tout à fait repliées et rentrées, en pressant avec les doigts autant que possible, les deux pattes postérieures. Voici notre tracé ; il ressemble assez au précédent (tracé n° 2) :

Maintenant, laissons les pattes postérieures libres, rentrons énergiquement les antérieures et refoulons le cou à l'aide de la muselière qui enveloppe la tête. A chaque moment qui devra correspondre à une inspiration, nous sentons dans les membres maintenus une tendance au déploiement qu'il faut beaucoup de force pour vaincre. Nous obtenons alors un tracé qui, au début, est celui-ci (tracé n° 3) :

Mais, après quelques minutes, l'animal s'accoutume à sa nouvelle position, et faisant de plus grands efforts, nous voyons apparaître la figure que voici (tracé n° 4) :

Enfin, après un repos nécessaire à l'animal et aussi à

(*) 1. Animal intact. — 2. Les deux pattes postérieures rentrées sous la carapace. — 3. Les deux pattes antérieures et le cou rentrés. — 4. Id., après un certain temps — 5. Les quatre pattes et le cou rentrés.

l'expérimentateur, nous rentrons à la fois les quatre pattes et la tête. Le tracé que nous obtenons est identique (tracé n° 5) avec le tracé n° 3.

Or, ce dernier tracé montre que l'animal n'a pu faire que des expirations, à la suite desquelles il se laissait remplir par l'air en vertu de la simple élasticité des parties comprimées, revenant à leur situation antérieure. Mais les inspirations actives n'apparaissent qu'au tracé n° 4 et encore elles sont excessivement faibles.

Nous acquérons donc, par ces diverses expériences, la preuve qu'il y a indépendance entre les mouvements des membres et ceux de la respiration.

Les quatre pattes et le cou étant en extension complète, l'inspiration et l'expiration s'exécutent parfaitement. Il en de même quand les pattes postérieures sont rentrées sous la carapace ; l'inspiration peut encore avoir lieu quand les pattes antérieures sont ainsi rentrées, mais elle est très-faible. Pour avoir une inspiration véritablement active, c'est-à-dire dépassant notablement les limites de la réaction élastique dont nous avons parlé, il est nécessaire que l'animal puisse étendre ses pattes antérieures.

Il nous reste maintenant à chercher quels sont les muscles spéciaux qui président aux actes de l'inspiration et de l'expiration.

Voici une Tortue dont la tête a été coupée et à laquelle nous avons enlevé le plancher sternal en procédant avec beaucoup de soin, de manière à ne pas entamer la membrane sous-jacente. Cette membrane tendue est aponévrotique, et sur elle viennent se jeter des fibres musculaires rayonnantes qui s'attachent à la carapace. Il y a là une disposition qui doit faire penser que ce muscle est expirateur, et

Townson, Duvernoy (1), Weir Mitchell l'ont regardé comme tel. En galvanisant ces fibres, un tube étant fixé dans la trachée, nous n'obtenons, cependant, avec l'enregistreur que de très-faibles mouvements, dans le sens de l'expiration.

Mais le muscle inspirateur nous a donné des tracés plus clairs. Il est large, aplati, mince, situé en arrière, entre la carapace, le bouclier sternal et le membre postérieur. Townson en faisait déjà un inspirateur; ce rôle lui fut dénié par Duvernoy, mais restitué par Weir Mitchell, et avec raison. En galvanisant à plusieurs reprises ce muscle, nous obtenons, en effet, par le tube trachéal, des tracés significatifs qui sont représentés à la figure 55, tracé n° 2 : Notre courant est assez faible pour n'agir absolument que sur le muscle en question. Aucun autre muscle ne donne le même effet.

En résumé :

1° Les Tortues ont un rhythme respiratoire singulier composé d'une demi-expiration, d'une inspiration totale, d'une autre demi-expiration, se suivant toutes trois sans intervalle, et d'un temps de repos ordinairement fort long.

2° L'inspiration se fait par une dilatation véritable du thorax, et non par déglutition.

3° Les mouvements respiratoires peuvent s'exécuter indépendamment de ceux des membres, mais ces derniers interviennent dans les inspirations et les expirations énergiques et rapides.

4° Le muscle inspirateur est situé en arrière, entre la carapace et le sternum.

Ophidiens. — Une longue trachée, une glotte qui ressemble à celle des Chéloniens, mais qui est située très-près

---

(1) CLXII et LXXVIII, p. 216.

de l'union des mâchoires inférieures ; au bout de la trachée, deux poumons dont l'un est toujours plus petit que l'autre, et manque même fréquemment, telle est la configuration générale de l'appareil respiratoire des Ophidiens. La trachée débouche directement dans le poumon ; elle s'y continue même, mais sous forme de gouttière. De celle-ci partent des saillies transversales, qui donnent naissance à d'autres crêtes, lesquelles se rejoignent par leurs ramifications, et déterminent de nombreux petits culs-de-sac, appelés ordinairement cellules pulmonaires. Les cils vibratiles, comme chez les Tortues, n'existent que sur les saillies qui séparent ces cellules, et sur la muqueuse trachéale même.

Le poumon, qui s'étend très-loin dans l'abdomen, ne présente pas partout cette structure. Son extrémité postérieure, sur une longueur qui varie suivant les espèces, n'est qu'un simple sac sans cellules pulmonaires et sans cils vibratiles. Les vaisseaux sanguins y sont rares ; ils proviennent, non de l'artère pulmonaire, mais de l'artère aorte et se rendent dans le système de la veine porte hépatique, au lieu de revenir, par la veine porte pulmonaire, directement au cœur.

Nous trouvons chez ces animaux une cage pulmonaire dont le rôle aspiratoire n'a jamais été mis en question. Cette cage est constituée simplement par des côtes, sans sternum. Quant aux côtes, leur forme et leur mode d'articulation sont tels que toutes les fois qu'une d'entre elles tend à se rapprocher de la tête, le sommet de sa convexité s'écarte de celui de la côte opposée, en même temps que son extrémité ventrale s'éloigne de la colonne vertébrale ; le mouvement de projection en avant a donc pour effet d'augmenter à la fois les deux diamètres antéro-postérieur et transversal de la cavité où sont logés les poumons. Ceux-ci suivent le mouvement, se dilatent et se remplissent. Le retrait des côtes en arrière resserre, au contraire, les poumons et détermine l'expiration.

Pour étudier le rhythme suivant lequel se succèdent les divers mouvements respiratoires, j'ai, le 13 mars, rendu immobile, à l'aide de l'éther, une Couleuvre à collier, puis je l'ai coiffée avec la petite muselière en bois et caoutchouc.

L'appareil embrassait très-étroitement la tête du reptile, et aucune fuite d'air n'avait lieu; on s'en assurait, du reste, en plaçant l'animal sous l'eau.

En attendant alors que l'animal redevînt sensible, tout en restant calme, nous obtînmes le tracé que voici (voy. fig. 58) :

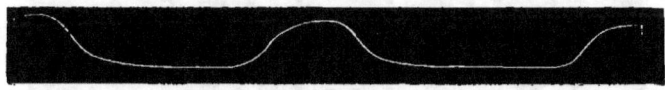

Fig. 58 (⁴⁄₇). — Graphique de la respiration d'une Couleuvre en hiver (muselière).

Ce sont de très-grandes et très-longues inspirations (16 secondes environ) suivies d'expirations relativement courtes (environ 9 secondes).

La valeur de cette inspiration, chez notre Couleuvre qui est de taille moyenne, est d'environ 35 centimètres cubes.

C'est pendant cette longue pause inspiratoire que s'opèrent ces mouvements de la chambre respiratoire qu'a remarqués Schlegel (1), mouvements qui ont pour résultat de distribuer dans toute la longueur du sac pulmonaire l'air qui vient d'être introduit. Mais il n'y a pas, comme il le croit, une trentaine de ces dilatations partielles dans l'intervalle de deux aspirations.

En effet, si nous introduisons dans la glotte de notre Cou-

(1) CLXIII, t. I.

leuvre un tube conique qui l'oblitère hermétiquement et dont le canal est mis en communication avec le polygraphe, notre tracé se trouve modifié ; les lèvres de cette glotte, en effet, ne pouvant plus se rapprocher et en clore l'ouverture, les mouvements que fait l'animal pour brasser l'air dans ses poumons sont transmis directement à l'appareil enregistreur. La pause inspiratoire est alors remplacée par une série saccadée de petites expirations, dont chacune correspond à un mouvement de contraction du corps. Je vous présente le tracé le plus compliqué (tracé n° 1, fig. 59) et aussi le plus simple (tracé n° 2), parmi ceux que j'ai obtenus.

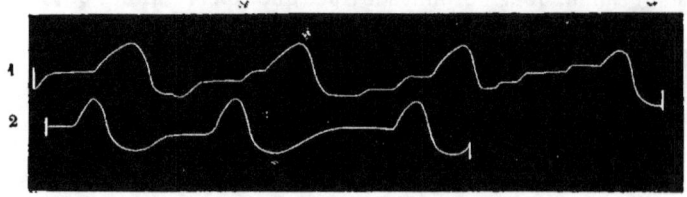

Fig. 59 ($\frac{4\cdot4}{7}$). — Graphiques de la respiration d'une Couleuvre (tube dans la trachée).

Nous n'avons donc pas pu constater plus de quatre mouvements, non pas dans l'intervalle de deux inspirations, mais pendant une inspiration même. Notons que, durant ces tracés, l'animal était resté extrêmement tranquille.

Ajoutons que souvent, et surtout quand la température

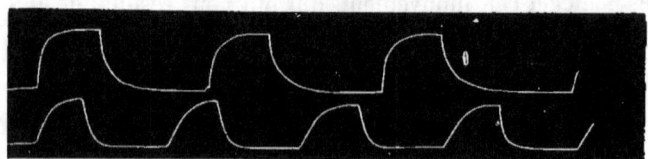

Fig. 60 ($\frac{4\cdot4}{7}$). — Graphiques de la respiration d'une Couleuvre, en été. 1, la muselière ; 2, tube dans la trachée.

est plus douce, le repos inspiratoire diminue beaucoup de

durée. En voici pour preuve un tracé obtenu dans une saison chaude, avec la muselière, sur une Couleuvre de même espèce (fig. 60, tracé n° 1).

Dans ce cas, le tracé obtenu par la trachée (fig. 60, tracé n° 2) diffère très-peu de celui que fournit l'enregistrement, au moyen d'une muselière, de l'air sorti par les narines.

Le dernier tracé que je vous présente (fig. 61) a été ob-

Fig. 61. — Graphiques de la respiration d'un Boa, en été.

tenu sur un *Boa constrictor*, en été ; nous n'avons pas, comme bien vous pensez, fait usage de la muselière, mais d'un petit appareil qui s'applique sur les flancs, et dont je vous ai déjà donné la description (voy. p. 209, fig. 25).

Sauriens, Crocodiliens. — La constitution générale de l'appareil pulmonaire est la même que chez les Ophidiens. On retrouve même, chez les espèces serpentiformes, chez l'Orvet, par exemple, la trachée ouverte dans les poumons, ceux-ci très-inégaux et terminés par un sac, dont le sang va s'épurer dans le foie avant de retourner au cœur. Chez les autres Sauriens, la prolongation intra-pulmonaire de la trachée n'est marquée que par une sorte de ruban fibreux, duquel partent des gouttières secondaires, comme chez les Serpents. Les alvéoles pulmonaires sont déterminées de même, et deviennent, elles aussi, de moins en moins accentuées à mesure qu'on s'éloigne de l'extrémité antérieure.

Les poumons des Crocodiliens présentent une complexité plus grande ; la trachée, qui y pénètre avec sa forme cylindrique, présente des orifices qui communiquent chacun avec un sac extrêmement divisé par des cloisons de plusieurs ordres successifs. Disons un mot encore des poches aériennes très-singulières que Perrault a découvertes chez le Caméléon, et qui établissent un rapport singulier entre l'appareil respiratoire de cet animal et celui des oiseaux.

La cage osseuse dans laquelle sont contenus les poumons est ici complétée par l'adjonction au système vertébral d'un sternum et de côtes sternales qui, chez les Crocodiles, se prolongent jusqu'au pubis. Les côtes sternales rejoignent les côtes vertébrales en faisant avec elles un angle à sinus antérieur. L'action des muscles inspirateurs a pour effet d'ouvrir cet angle et d'augmenter le diamètre sterno-vertébral. De plus, ces muscles agissent d'avant en arrière, et l'arc formé par les deux côtes réunies tournant autour de sa corde, son sommet convexe s'écarte du plan médian du corps, et le diamètre transversal du corps s'agrandit. Cette double cause de dilatation de la cage pulmonaire, nous allons désormais la retrouver chez tous les animaux, et nous pouvons, dès maintenant, pour n'y plus revenir, formuler ce principe général qui s'applique à tous les Vertébrés allantoïdiens : toute côte tirée en avant (en haut dans la station verticale de l'homme) pendant l'acte inspiratoire, se meut de manière à augmenter simultanément la cavité respiratoire dans les deux directions transversale et sterno-vertébrale.

Les auteurs attribuent le principal rôle, dans la dilatation du thorax chez les Sauriens, à l'accroissement du diamètre sterno-vertébral. C'est une petite erreur. Il est très-facile de voir que chez la plupart de ces animaux, et dans l'état de repos où le ventre touche à terre, que chez les Crocodiliens notamment, l'augmentation a lieu presque exclusivement suivant la direction transversale.

Ces derniers animaux présentent une particularité anatomique très-intéressante, et qui joue un rôle dans l'acte respiratoire. A la base de la langue se trouve un large repli transversal, qui barre tout le fond de la cavité buccale. Sur la face postérieure de ce repli s'applique intimement une sorte de voile du palais, formé de deux plis membrano-musculeux qui descendent de chaque côté de la voûte palatine. Le fond de la bouche se trouve ainsi clos hermétiquement. Derrière cette cloison apparaît l'ouverture de la glotte, que l'animal peut, quand il lui plaît, fermer. L'air n'y pénètre donc que par les narines, lesquelles sont munies d'un sphincter susceptible de les oblitérer complétement. Ces faits sont faciles à observer chez un Caïman de la Ménagerie, qu'une carie de la mâchoire inférieure empêche de fermer complétement la gueule.

En examinant ces animaux vivants, vous leur verrez exécuter des mouvements du plancher de la bouche et de l'hyoïde, mouvements tout à fait semblables à ceux qui, chez les Tortues, en ont imposé aux naturalistes et ont fait croire à une déglutition d'air ; ces mouvements paraissent, comme on le verra plus loin, n'avoir aucun rapport avec les mouvements respiratoires, et sont beaucoup plus fréquents que ceux-ci.

Étudions d'abord le rhythme des mouvements respiratoires chez les Sauriens proprement dits (1). Prenons, comme type un Lézard ocellé de France, qu'a bien voulu nous donner M. le professeur Duméril.

Nous l'immobilisons à l'aide de l'éther et nous emboîtons sa tête dans la muselière de bois et de caoutchouc ; dans ces conditions, nous obtenons un tracé qui a les plus grandes analogies avec celui des Tortues, c'est-à-dire que l'animal reste gonflé pendant un certain temps en état de demi-expi-

---

(1) Ces expériences ont été faites dans l'été de 1868 ; le cours étant terminé.

ration, et sort de ce repos pour exécuter des mouvements qui se traduisent par des tracés en forme d'S. L'expiration, en d'autres termes, est toujours scindée en deux temps. Vous voyez, par les deux tracés que je vous présente (fig. 62), que la durée de cette pause expiratoire peut beaucoup

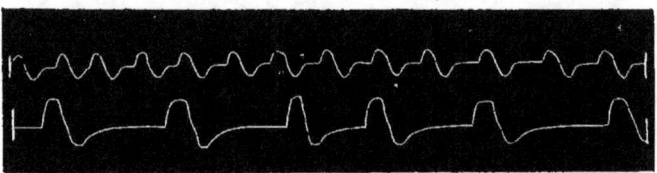

Fig. 62 ($\frac{2\cdot 1}{9}$). — Graphiques de la respiration d'un Lézard.

varier, et que l'amplitude des mouvements augmente quand leur nombre diminue; il est probable que le débit respiratoire conserve ainsi à peu près la même valeur.

Passons aux Crocodiliens.

Nous avons pu nous procurer un très-jeune Caïman à museau de Brochet, animal fort doux et très-facile à manier. La muselière étant appliquée sur ses longues mâchoires, il la supporte parfaitement, avec beaucoup de calme (voy. fig. 63),

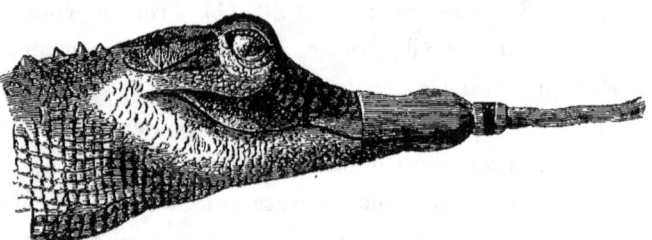

Fig. 63. — Caïman muni de la muselière de bois et caoutchouc.

l'appareil enregistreur nous fournit un graphique des plus singuliers (fig. 64, tracé n° 1).

L'animal reste longtemps en repos dans la période d'inspiration ; il en sort par une expiration à laquelle succède une inspiration de courte durée, suivie d'une seconde expiration, puis d'une autre inspiration ; l'animal demeure alors immobile, pour recommencer après une demi-minute ou une minute cette curieuse série.

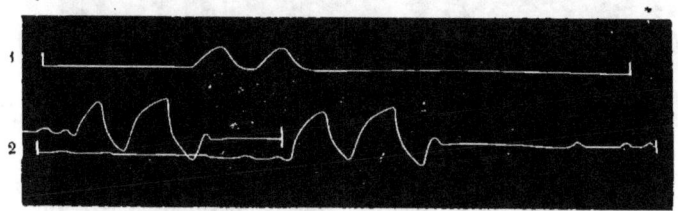

Fig. 64 ($\frac{1}{7}$). — Graphiques de la respiration d'un Caïman (enregistrement avec la muselière).

Ce résultat était trop extraordinaire pour ne pas nous faire craindre d'avoir, par nos manœuvres, faussé le rhythme normal de la respiration de notre Caïman. L'observation simple de notre animal laissé libre paraissait bien nous montrer que nous avions réellement enregistré la série naturelle des mouvements ; mais nous ne pouvions nous en tenir là.

Avec l'autorisation de M. Duméril, nous transportâmes dans la ménagerie des Reptiles nos appareils enregistreurs. Là se trouvait un gros Caïman dont nous pûmes, non sans difficultés, inscrire les respirations sur le cylindre tournant. Pour y parvenir, nous mîmes en usage notre petit tambour à pied (voy. fig. 25, p. 209).

En approchant doucement ce petit appareil, solidement fixé sur un pied très-lourd, de notre Caïman, j'ai pu obtenir un tracé exactement semblable à celui que m'avait fourni le petit Caïman. Celui-ci respirait donc bien suivant le rhythme normal. J'ai alors recueilli un très-grand nombre de tracés ; tous étaient semblables à celui que je vous ai montré ; parfois seulement, au lieu de deux inspirations successives, on en avait trois, ou plus rarement encore une seule. Je vous présente un exemple (fig. 65) où deux phases respira-

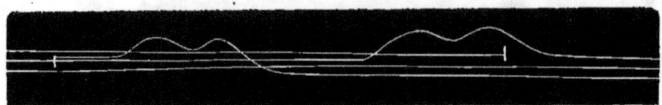

Fig. 65 ($\frac{1}{7}$). — Graphiques de la respiration d'un Caïman (enregistrement par les parois du thorax) (1).

toires successives sont inscrites ; elles sont séparées par un intervalle d'un peu plus de deux minutes en inspiration.

Je vous ai dit qu'on voit les Crocodiles exécuter des mouvements réguliers du plancher de la bouche, tout à fait semblables à ceux qui ont fait dire que les Tortues déglutissent l'air. Ces mouvements ont réellement pour effet de faire pénétrer dans l'arrière-gorge une certaine quantité d'air pur, pendant le long repos en inspiration ; cet air est ensuite rejeté en dehors. Ces mouvements sont, comme je vous l'ai dit, beaucoup plus rapides que ceux de la respiration ; il y en a, par exemple, trente ou quarante contre un. Ils prennent surtout de l'amplitude lorsque l'animal est un peu irrité ou fatigué d'être en expérience. J'ai profité de cette circonstance pour prouver, au moyen de l'appareil

(1) Ce graphique représente un enregistrement qui a duré près de quatre minutes. Pour le lire, il faut, commençant par la ligne amorcée à gauche d'un trait vertical, la mener jusqu'à l'extrême droite, puis reprendre à gauche la ligne correspondante, et qui est ici une ligne entièrement droite ; à cette droite succède une troisième ligne où se trouve un mouvement respiratoire ; la quatrième ligne est droite, et la fin du graphique est marquée par un autre trait vertical.

enregistreur, la pénétration de l'air par les narines, qui correspond à chacun de ces mouvements (voy. fig. 64, tracé n° 2, petits mouvements) (1).

Vous pouvez remarquer que ce tracé se rapproche beaucoup de celui des Tortues, c'est-à-dire que l'animal se fatiguant, reste gonflé non plus en inspiration, mais en demi-inspiration. C'est là, comme je le ferai remarquer plus loin, un fait général chez les Reptiles. Mais revenons à nos petits mouvements de la gorge.

Si l'on examine avec le plus grand soin les flancs de l'animal pendant qu'ils s'exécutent, on ne les voit nullement se gonfler ni se détendre. Bien mieux, les tracés recueillis sur le gros Caïman ne donnent, pendant le long repos inspiratoire, qu'une droite sans ondulations. L'air, ainsi introduit dans l'arrière-gorge, ne pénètre donc probablement pas plus avant.

On pourrait ne pas s'en tenir à un simple raisonnement, et avoir une certitude expérimentale directe. Pour obtenir celle-ci, il aurait fallu couper en travers la trachée de mon Caïman et placer un tube dans le bout périphérique. Ce tube étant mis en communication avec l'appareil enregistreur, dont l'aiguille aurait été amenée à une très-grande sensibilité, le tracé devrait se réduire à une droite sur laquelle n'agiraient nullement les mouvements de la gorge.

Mais cette expérience me forcerait de sacrifier complétement mon animal; j'attendrai, pour la faire, d'avoir épuisé tout ce qu'il peut donner d'intéressant dans ses actes extérieurs. Or, voici un autre fait.

En examinant mon Caïman, on voit que, pendant le repos inspiratoire, son sphincter nasal reste contracté. Puis,

(1) La note de la fig. 65 s'applique à ce tracé.

au moment où il expire, les narines s'ouvrent et l'air qui en sort fait parfois entendre un assez fort sifflement. Est-ce donc en fermant ses narines que l'animal peut rester gonflé en inspiration ?

Pour répondre à cette question, j'ai bouché l'un de ces orifices avec une petite cheville de bois, et j'ai introduit dans l'autre un tube conique communiquant avec le polygraphe. L'animal a très-docilement supporté ce supplice, et m'a fourni un tracé (fig. 66, tracé n° 1) tout à fait identique avec le tracé normal.

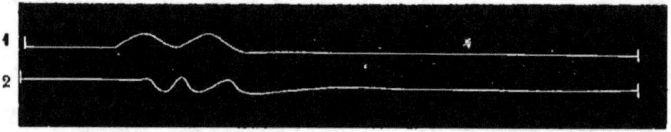

Fig. 66 ($\frac{4}{7}$). — Graphiques de la respiration d'un Caïman (1. enregistrement par les narines ; — 2. par la trachée).

C'est donc en arrière des narines que se trouve la raison de l'arrêt en inspiration. Nous pouvons nous demander maintenant si celui-ci a lieu parce que la glotte se ferme ou parce que l'animal reste gonflé par suite d'une contraction durable de ses muscles inspirateurs. Rien de plus aisé de répondre à cette question.

On peut, en effet, introduire directement un tube dans la glotte. J'y suis parvenu en maintenant la gueule de l'animal très-largement ouverte, au moyen d'un bouchon, et j'ai obtenu ainsi des tracés très-concluants, dont je mets sous vos yeux un exemple (voyez fig. 66, tracé n° 2).

Ce tracé signifie évidemment que le Caïman, sa glotte étant maintenue ouverte, ne peut plus rester gonflé; son repos en inspiration devient nécessairement un repos en expiration.

Lorsqu'il veut s'arrêter à son point ordinaire, l'air s'échappe lentement par le tube de la glotte, et les poumons se vident par l'effet de leur propre élasticité et de celle des parties environnantes. Aussi voit-on l'animal s'efforcer de suppléer par le nombre des inspirations à ce gonflement pulmonaire qui lui permettait d'absorber une grande quantité d'oxygène. Je l'ai vu faire dans ces conditions nouvelles, non plus une ou deux inspirations consécutives, mais jusqu'à dix ou douze, avant de demeurer dans l'état de repos.

En résumé : long repos en inspiration, la glotte restant hermétiquement fermée ; pendant ce repos, petits mouvements de la gorge, introduisant à travers les narines, qui s'ouvrent un peu et momentanément à cet effet, un peu d'air dans le pharynx. Puis, ouverture simultanée des narines et de la glotte, expiration suivie d'une inspiration, d'une seconde expiration et d'une seconde inspiration encore, parfois encore d'une troisième alternative, après laquelle l'animal reste gonflé pendant un temps qui peut durer plusieurs minutes ; tel est le rhythme normal de la respiration chez les Crocodiliens.

Résumé sur les Reptiles. — Les actes de la respiration chez tous les Reptiles proprement dits ont donc, en résumé, beaucoup de points communs.

Chez tous, bien qu'on enseigne encore classiquement le contraire pour les Tortues, l'inspiration a lieu par une dilatation de la cage dans laquelle sont inclus les poumons. Chez tous, la glotte peut hermétiquement se fermer, et cela, fort aisément, à la volonté de l'animal ; cette occlusion est très-énergique : on s'efforcerait inutilement de la vaincre en soufflant fortement par les narines, et il faut comprimer énergiquement le Reptile pour en triompher.

Chez les Reptiles, les deux temps de la respiration ne sont pas à peu près égaux et ne se succèdent pas sans repos marqué, comme cela arrive, ainsi que nous le verrons, chez les Mammifères et les Oiseaux. Il y a toujours un repos plus ou moins long, pendant lequel la glotte se ferme et l'animal reste ou complétement gonflé, en inspiration pleine, ou incomplétement gonflé en demi-expiration. L'arrêt en inspiration pleine s'observe notamment chez les Serpents et les Crocodiles, l'arrêt en demi-expiration chez les Lézards et les Tortues. Mais pour peu que l'animal soit fatigué ou troublé, on voit aisément le premier de ces deux rhythmes se fondre dans le second. En un mot, c'est un fait général, chez tous les Reptiles, que de voir après un temps parfois très-long de repos respiratoire, apparaître une expiration que suit immédiatement une inspiration.

DIX-HUITIÈME LEÇON

DES MÉCANISMES RESPIRATOIRES (SUITE).

Oiseaux. — Poumons, sacs extra-pulmonaires. — Extension sous-cutanée de ceux-ci chez divers oiseaux. — Pneumaticité de certains os. — Rhythme de la respiration : Expériences. — Antagonisme du jeu des sacs intra-thoraciques et des sacs sous-cutanés : Expériences. — Usages divers attribués aux sacs pulmonaires.

Messieurs,

Oiseaux. — Chez les Oiseaux, dont nous allons exclusivement nous occuper pendant cette leçon, la constitution du squelette de la cage pulmonaire, la structure de la trachée, la glotte qui se ferme complétement à la volonté de l'animal, rappellent ce que nous venons de voir chez les Reptiles Sauriens.

La trachée, extrêmement longue, présente souvent des renflement ou des replis, dont je vous rappelle seulement l'existence en passant. Au point où elles e bifurque, se trouve une dilatation de forme et de structure variées, où se produit la voix, et dont je n'ai rien ici à vous dire, sinon qu'il ne s'y trouve pas de membranes ou de muscles susceptibles d'en oblitérer complétement le calibre.

Chacune des bronches arrive alors au poumon, y pénètre, le traverse d'outre en outre, se bifurque en arrivant à son extrémité postérieure et communique avec l'extérieur par deux orifices béants. Sur la route, cette bronche primaire fournit un certain nombre (4 chez l'Aptéryx (1), 11 chez la plupart des oiseaux) de bronches secondaires; de celles-ci partent, à angle droit, des bronches de troisième ordre, puis, enfin, des bronchioles qui donnent toutes les unes dans les autres. Tous ces canaux présentent sur leurs parois des alvéoles irrégulières autour desquelles s'enlacent les vaisseaux sanguins. Ces divers systèmes aérifiés communiquant tous entre eux, il en résulte une masse spongieuse, dans laquelle, selon l'expression de Th. Williams (2), il n'existe pas, à proprement parler, de cellules aériennes. Cette masse est fixée à la paroi supérieure du thorax, incrustée dans les sillons intercostaux, comme le sont les poumons des Tortues. Il est facile de voir, pour le dire en passant, que le type anatomique que nous venons de décrire rapidement, a beaucoup plus de rapport avec celui des Reptiles qu'avec ce que vous connaissez chez les animaux Mammifères.

Notons encore que dans les alvéoles dont nous avons parlé, disparaît, comme l'a dit M. Rainey (3), l'épithélium vibratile qui garnissait les bronches et la trachée. C'est là, en effet, un fait général : les cils n'existent pas sur les parties de l'appareil pulmonaire où se fait l'hématose ; ils sont propres aux tubes aériens ou aux saillies intra-pulmonaires qui les remplacent chez les Reptiles. Le même fait se retrouve, vous le savez, chez les Mammifères, mais j'en indique ici la généralité, ne devant pas vous parler de la structure du poumon de ces derniers animaux.

(1) CLXIV, p. 278.
(2) CXXVII, p. 278.
(3) CLXXXII.

Tout ceci ne constitue pas la disposition la plus curieuse de l'appareil respiratoire des Oiseaux. A la face inférieure de chaque poumon, on voit cinq grands orifices béants; de ces orifices, les deux postérieurs proviennent de la bifurcation terminale que je vous ai signalée dans la bronche primitive; les autres sont l'extrémité béante de bronches secondaires. Or, ces orifices communiquent avec de vastes sacs qui s'étendent dans le corps tout entier, sacs dont la découverte appartient à Harvey.

Ces sacs peuvent être divisés en intra-thoraciques et extra-thoraciques. Les premiers sont maintenus dans une cage osseuse et fibreuse solide; les autres ne sont enveloppés, sur une plus ou moins grande étendue, que par des parties molles.

C'est là une classification importante, comme nous le verrons, au point de vue du mécanisme de la respiration. Sans entrer dans des détails anatomiques, pour lesquels je vous renvoie aux travaux de Colas (1), de Natalis Guillot (2) et de Sappey (3), je vous rappelle que les sacs extra-thoraciques sont : le sac inter-claviculaire, impair et médian (voy. fig. 67, ^{2}), correspondant à la fois avec les deux poumons, et les sacs abdominaux (^{5}) et cervicaux (^{1}), qui sont en nombre pair; quant aux sacs logés dans la cage solide du thorax (^{3} et ^{4}), ils sont au nombre de quatre.

Ces sacs existent, à des degrés divers de développement, chez tous les Oiseaux ; seul, l'Aptéryx, au rapport de R. Owen (4), ne possède pas de sac abdominal, et les cellules antérieures ne font qu'une petite saillie hors du thorax.

---

(1) CLXV.
(2) CLXVI.
(3) CLXVII.
(4) CLXIV, p. 278.

Le mode de distribution et l'étendue des sacs extra-pulmonaires varient chez les divers Oiseaux. Il en est même

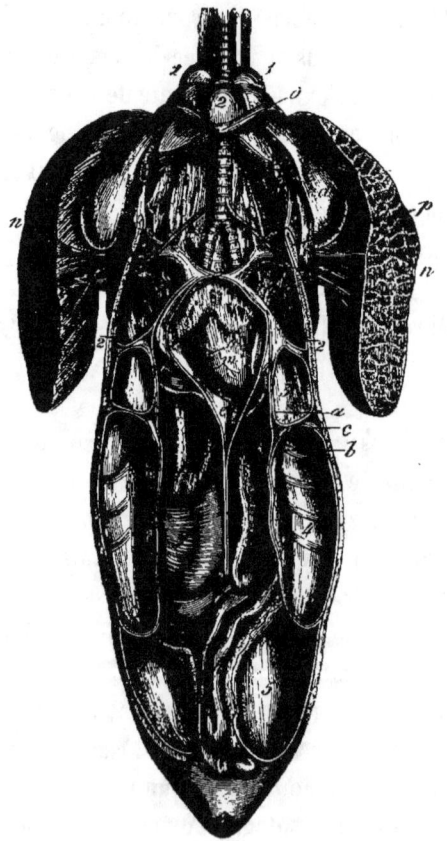

Fig. 67. — Sacs extra-pulmonaires d'un Oiseau d'après Sappey (1) (*).

chez qui l'air se répand ainsi sous la peau de tout le corps.

(1) CLXVII, pl. IV, fig. 3.

(*) 1, 1. Extrémité antérieure des sacs cervicaux. — 2. Sac inter-claviculaire. — 3 et 4. Sacs intra-thoraciques. — 5. Sac abdominal.

Ce fait a été observé successivement par Méry (1), puis par J. Hunter (2), chez le Pélican; par Owen (3), chez le Fou de Bassan; et par Cuvier (4), chez le Kamichi-Chiaia. Malgré l'autorité de pareils anatomistes, Sappey (5) n'a pas craint de mettre en doute l'existence de cette disposition chez des Oiseaux qu'il n'avait jamais observés.

Me sera-t-il permis de le dire? Au lieu de déclarer, en parlant d'un chirurgien comme Méry « qu'il observa peu et mal », d'un physiologiste comme J. Hunter, « qu'il tombe fréquemment dans l'erreur lorsqu'il aborde les faits de détail », d'un naturaliste comme Richard Owen, « que les notes qu'il a ajoutées aux œuvres de J. Hunter sont dépourvues de toute valeur », il eût été préférable, ce me semble, que l'habile anatomiste dont je viens de citer le nom tâchât de se procurer un Pélican ou un Fou, et si Méry, Hunter et Owen avaient réellement commis des erreurs, qu'il les reprît alors, en cherchant à démontrer pourquoi ils s'étaient trompés.

Or, récemment, nous avons eu, Alph. Milne Edwards (6) et moi (7), l'occasion d'examiner les oiseaux dont il vient d'être question. A peine est-il besoin de dire que nous avons vérifié la parfaite exactitude des observations anciennes. Alph. Milne Edwards a retrouvé les sacs sous-cutanés chez les trois oiseaux ci-dessus indiqués, et j'ai donné une description détaillée du mode de distribution et d'origine de ces sacs chez le Fou de Bassan.

(1) CLXVIII.
(2) CLXIX, t. IV, p. 253.
(3) CLXX, p. 343. — LXXX, t. II, p. 213.
(4) XCIX, t. I, p. 537.
(5) CLXVII, p. 69.
(6) CLXXII.
(7) CLXXIII.

Un des points les plus intéressants de l'histoire des sacs aériens, ce sont leurs relations avec l'intérieur des os. Découverte presque en même temps par Camper et par J. Hunter, cette communication a été étudiée depuis par beaucoup d'auteurs. On a constaté qu'un très-petit nombre d'oiseaux ne possèdent que des os pleins, et ce sont des oiseaux non voiliers, c'est-à-dire l'Aptéryx (1) et certains Pingouins ; chez la plupart, l'air s'étend dans l'humérus et même le fémur, dans le sternum et la colonne vertébrale. Mais les détails varient beaucoup.

J. Hunter (2) avait vu que, chez certains oiseaux, l'air pénètre même dans l'os de l'avant-bras et de la main, de la jambe et de la patte. Jacquemin (3) a cité de nouveaux exemples de cette pneumaticité étendue. Nitzsch (4) et, depuis, R. Owen (5) ont même fait voir que les Calaos, oiseaux peu voiliers, ont de l'air jusque dans les phalanges des pattes. Malgré ces autorités imposantes, Sappey (6) déclare que « les os qui ne deviennent jamais aérifères sont ceux de l'avant-bras et de la main, de la jambe et du pied. » Quant à l'assertion de J. Hunter, « il est impossible, dit Sappey, qu'il ait constaté un fait de cette nature, il l'a accepté sans le vérifier » ; pour Jacquemin, « il a avancé une longue suite d'erreurs... et accepté aveuglément les assertions si vagues de Hunter ». Malheureusement Sappey n'a examiné aucun des oiseaux sur lesquels les auteurs cités ont fait porter leurs observations ; s'il l'eût fait, il eût vu, comme

---

(1) CLXIV, 282.
(2) CLXIX, t. IV, p. 254.
(3) CLXXIV.
(4) CLXXV.
(5) CLXXVI.
(6) CLXVII, p. 37.

cela m'est arrivé à moi-même pour le Fou de Bassan, que les assertions de ces maîtres sont tout à fait exactes.

Relativement à la structure des sacs aériens, J. Hunter avait déjà reconnu qu'ils sont très-peu vasculaires, et ne sauraient, par conséquent, être le siége d'une respiration active ; nous pouvons ajouter que leur épithélium ne présente pas de cils vibratiles. A propos de ces questions de structure, je vous signale comme un sujet intéressant de travail l'étude microscopique du développement des canaux aériens des os. On sait bien qu'ils ne se creusent que longtemps après que l'oiseau est sorti de l'œuf ; mais la manière dont disparaît la moelle, et aussi la manière dont elle se reforme après une fracture pour disparaître à nouveau n'ont pas été l'objet d'études précises.

La cage thoracique, dans laquelle se trouvent renfermés à la fois et les poumons et une partie des sacs aériens, vous est bien connue ; elle rappelle, du reste, celle des Sauriens. Entre les côtes vertébrales et les côtes sternébrales existe aussi un angle à sinus antérieur, dont la contraction des muscles inspirateurs augmentera l'ouverture. Le sternum, comme vous le savez, est extrêmement développé et donne exclusivement insertion aux muscles moteurs de l'aile, dont les contractions ne peuvent avoir qu'une influence médiocre sur le jeu de la respiration.

Je ne puis vous dire que quelques mots de fibres musculaires dans lesquelles tous les anatomistes ont reconnu, depuis Harvey, l'analogue du diaphragme des mammifères. Ces fibres constituent deux portions distinctes, que Claude Perrault (1) a décrites : les unes viennent des côtes et se jettent dans une aponévrose intimement unie aux poumons ; les autres nais-

---

(1) CLXXVII.

sent du rachis et vont au sternum, en formant une cloison musculo-aponévrotique, qui sépare les viscères du thorax de ceux de l'abdomen. Gaspard Bartholin (1) a comparé les premières à la portion costale du diaphragme des mammifères; et les autres à ses piliers. Ce sont là des dispositions qui paraissent peu varier dans la classe des oiseaux. Cependant R. Owen (2) a signalé, chez l'Aptéryx, un remarquable développement musculaire de ce diaphragme qui n'est point, comme chez les autres oiseaux, traversé par la prolongation des cellules abdominales.

Après ces considérations anatomiques, arrivons aux faits physiologiques, et examinons d'abord suivant quel rhythme s'exécutent les mouvements alternatifs d'inspiration et d'expiration.

Nous prenons un Canard; nous lui introduisons le bec jusqu'au delà des narines dans une muselière de bois et de caoutchouc analogue à celle dont nous avons fait un fréquent usage pour les Reptiles. Après quelques instants, l'animal reste parfaitement calme, et respire régulièrement. Le tube étant mis en rapport, par les moyens ordinaires, avec le tambour de l'enregistreur, nous obtenons le tracé que voici (voy. fig. 68) :

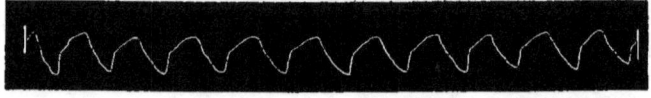

Fig. 68 ($\frac{2.1}{7}$). — Graphique de la respiration d'un Canard (muselière).

Les respirations se succèdent au nombre de 22 par minute; c'est le nombre habituel chez ces oiseaux; nous sommes donc dans de bonnes conditions.

(1) CLXXVIII.
(2) CLXIV, p. 276; pl. 52, fig. 1.

Le premier fait que révèle l'analyse du tracé, c'est qu'il n'y a ni pause inspiratoire ni pause expiratoire; les deux phases se succèdent brusquement, et les changements sont très-accentués. L'expiration, voyons-nous encore, est un peu plus longue que l'inspiration; les rapports de temps sont environ comme 9 est à 12.

Enfin, l'inspiration a pendant toute sa durée une rapidité sensiblement égale; l'expiration, au contraire, est brusque à son début, pendant le premier cinquième, de plus en plus lente pendant les quatre autres cinquièmes.

Je vous présente comme terme de comparaison un autre tracé obtenu chez un Canard dans la trachée duquel un tube a été placé (voy. fig. 69, tracé n° 1); c'est, comme vous le

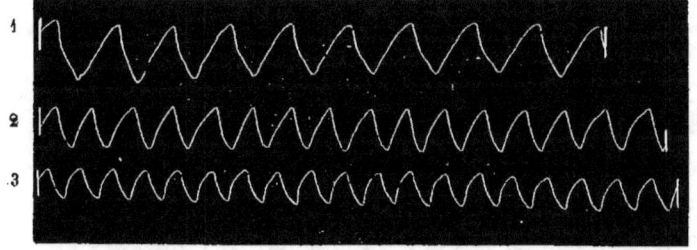

Fig. 69 ($\frac{21}{7}$). — Graphiques de la respiration de plusieurs Oiseaux (*).

voyez, un rhythme à peu près identique, avec une durée un peu moindre de l'expiration, la glotte ne pouvant plus se rétrécir. Voici un second tracé fourni par un Pigeon, avec tube trachéal (tracé n° 2), et enfin un troisième obtenu chez un Poulet (tracé n° 3), par l'emploi de la pince thoracique (voy. fig. 26, p. 209); ce dernier représente la dilatation antéro-postérieure du thorax.

(*) 1. Canard (trachée). — 2. Pigeon (trachée). — 3. Poulet (pince thoracique).

Ceci établi, voyons comment s'opère la dilatation du thorax, cause de l'inspiration. Lorsque les muscles inspirateurs entrent en action, l'angle que font les côtes sternébrales avec les côtes vertébrales s'ouvre, et le sternum s'écarte du rachis. Cette augmentation du diamètre vertical a été, chose singulière, la seule dont la plupart des auteurs se soient occupés; vous n'en trouverez pas d'autre signalée, par exemple, dans l'important mémoire de Sibson (1). Cependant, la dilatation transversale, dont Cuvier (2) a dit un mot, existe, et ne doit pas être négligée.

Je vous présente des tracés qui démontrent l'existence de cette dilatation transversale, et qui, en même temps, vous indiquent ses relations avec la dilatation verticale.

Ils sont obtenus en faisant usage de notre pince thoracique (voy. p. 209, fig. 26). Deux de ces pinces, de ces compas d'épaisseur, si vous aimez mieux, ont dû être employés simultanément.

Le compas qui fournit le tracé inférieur est appliqué verticalement, la branche fixe appuyée au rachis, l'autre à la pointe postérieure du sternum; l'autre compas est appliqué transversalement et en avant du premier. Le cylindre étant mis en mouvement, il s'est inscrit un double tracé (voy. fig. 70). Le tracé n° 1 est relatif aux mouvements du thorax dans le sens transversal; le tracé n° 2 est relatif à ses mouvements dans le sens vertical ou sterno-vertébral :

Vous voyez que l'augmentation du diamètre transversal et celle du diamètre vertical se font simultanément : l'inscription commence en même temps. Mais l'expiration arrive plus tôt pour le diamètre vertical; l'agrandissement,

---

(1) CLXXIX, p. 507.
(2) LXXVIII, t. VIII, p. 207.

l'inspiration dure encore transversalement que déjà il commence à y avoir un relèvement de la pointe du sternum. Ce relèvement se produit même brusquement, comme l'indique le tracé n° 2, qui est en ce point presque vertical. Puis, la ligne s'incline, et, fait sur lequel j'appelle votre attention,

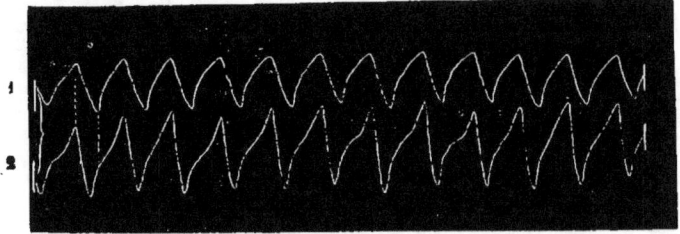

Fig. 70 ($\frac{2}{7}$). — Graphiques de la respiration d'un Canard (*).

cette inclinaison, qui indique une moindre rapidité, coïncide avec le début de l'expiration dans le tracé transversal (tracé n° 1). Les deux courbes marchent alors ensemble, et arrivent ensemble au sommet duquel partent les deux dilatations. Nous tiendrons compte, dans un moment, de ces détails graphiques.

Dans ce thorax, qui se contracte et se dilate alternativement, et à l'abri de sa solide enveloppe, se trouvent les poumons et les quatre cellules aériennes. Celles-ci, manifestement, suivent les mouvements du thorax ; elles se remplissent lors de sa dilatation, se vident plus ou moins lorsqu'il se resserre. Quant au poumon, pris entre les côtes et l'aponévrose du diaphragme costal, il n'a qu'une très-faible tendance à suivre l'expansion thoracique, puisque les cellules qui l'accompagnent y satisfont incessamment. Son jeu paraît entièrement subordonné à celui du diaphragme costal; celui-ci peut, en effet, en se contractant, maintenir

(*) 1. Tracé transversal du thorax. — 2. Tracé vertical.

béants les méats bronchiques. Mais à quel moment se contracte-t-il ? pendant l'inspiration, pour aider l'action de l'expansion thoracique, ou pendant l'expiration, pour que le poumon reste perméable à l'air qui reflue des réservoirs sous-cutanés, comme nous allons le dire ? Personne ne saurait prononcer sur cette question, et je ne vois pas comment on pourrait arriver à la résoudre expérimentalement sans troubler gravement les actes respiratoires.

Telle s'exécute la respiration dans le seul oiseau qui ne possède que des cellules aériennes intra-thoraciques, dans l'Aptéryx. Mais chez tous les autres, la présence des cellules extra-thoraciques complique les actes respiratoires. Ces cellules, en effet, ne sont point renfermées dans une cage solide ; elles ne sont recouvertes, sur une plus ou moins grande étendue, que par la peau et des muscles minces. Il en résulte qu'elles ne peuvent, sans s'affaisser, supporter la moindre diminution dans la pression de l'air qu'elles contiennent.

La conséquence de ceci est claire ; lorsque l'animal, dilatant son thorax, fera une inspiration, l'air des cellules extra-thoraciques sera appelé, et les parois de celle-ci se déprimeront sous la pression extérieure prédominante : en d'autres termes, elles se videront. Quand, au contraire, l'oiseau resserrera son thorax pour faire une expiration, l'air refluera dans les cavités à parois extensibles, qui se rempliront à leur tour.

Cet antagonisme entre le jeu des poumons et des cellules intra-thoraciques d'une part, et celui des cellules extra-thoraciques de l'autre, avait été parfaitement décrit par Cl. Perrault (1), et démontré expérimentalement par

---

(1) CLXXVII.

Méry (1), en 1689. Il n'y a aujourd'hui rien à changer, rien à ajouter même, à ce qu'ont dit ces hommes éminents.

L'appareil enregistreur peut nous permettre de mettre cet antagonisme en évidence. Saisissons avec un de nos compas enregistreurs un oiseau, un Canard, dans la région thoracique, suivant le diamètre transversal ; plaçons un autre appareil verticalement, sa tige mobile appuyant légèrement sur l'abdomen. Vous voyez les deux leviers marcher en sens inverse et nous donner le tracé que voici (fig. 71) :

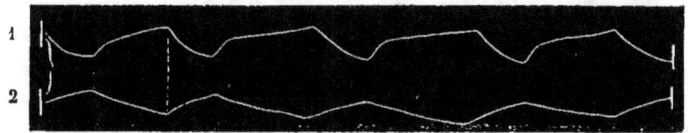

Fig. 71 ($\frac{1}{7}$). — Graphiques de la respiration d'un Canard (*).

Je vous fais remarquer que les sacs abdominaux se déprimant avec une grande facilité, il est difficile d'obtenir avec eux des courbes très-accentuées. Mais, malgré son imperfection, notre double tracé est tout à fait démonstratif, et prouve que l'abdomen se gonfle lorsque le thorax se vide, et réciproquement.

Quand J. Hunter eut découvert, de son côté, la communication des os avec l'appareil pulmonaire, il eut l'idée de voir si la vie pourrait s'entretenir chez un oiseau dont on oblitérerait la trachée, après avoir ouvert un os aérifère. « L'animal, dit-il (2), ne vécut que le temps nécessaire pour prouver évidemment qu'il respirait par le canal osseux. »

(1) CLXXX.
(2) CLXIX, t. IV, p. 256.

(*) 1. Tracé thoracique. — 2. Tracé abdominal.

324   DES MÉCANISMES RESPIRATOIRES.

Albers (1) fut plus heureux, et un Coq, qu'il fit ainsi respirer par l'humérus, vécut six heures. Sappey (2), s'étant mis à l'abri de l'hémorrhagie, conserva plein de vie, pendant quarante-huit heures, un Canard qui avait subi la même opération.

Sappey a parfaitement observé, en approchant une bougie du canal osseux béant, que l'air y pénètre au moment de la dilatation thoracique, et en sort au moment de l'expiration. Nous répéterons cette expérience en employant l'appareil enregistreur, qui nous permettra de préciser les phases de ce phénomène.

Un tube de verre est fixé à la trachée d'un Canard; puis l'humérus est amputé, sans perte importante de sang, dénudé et coiffé d'un tube de caoutchouc; trachée et humérus sont alors, par l'intermédiaire de vases de capacité convenable, mis en rapport avec le polygraphe. Nous obtenons les tracés suivants (voy. fig. 72) :

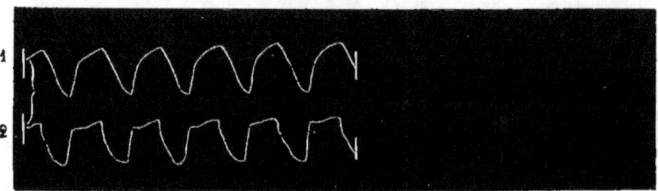

Fig. 72 ($\frac{2}{7}$). — Graphiques de la respiration d'un Canard (*).

Il est facile de voir que la simultanéité des mouvements est parfaite et que l'oiseau respire, pour ainsi dire, par deux trachées. La forme particulière du tracé inférieur tient à l'étroitesse de l'ouverture humérale.

(1) CLXXXI.
(2) CLXVII, p. 48.

(*) 1. Respiration par la trachée. — 2. Respiration par l'humérus.

Ceci montre que, dans l'état normal, l'aspiration de l'air contenu dans les sacs extra-thoraciques a lieu en même temps que l'inspiration trachéenne.

Nous pouvons donc, maintenant, nous faire une idée claire du jeu si compliqué de l'appareil respiratoire des oiseaux.

L'oiseau fait une inspiration, et la raréfaction de l'air contenu dans ses poumons et ses cellules intra-thoraciques a pour effet de faire affluer à la fois, dans le thorax dilaté, et l'air extérieur, et celui que renferment les sacs extra-thoraciques. Le poumon, les cellules protégées avec lui par les parois osseuses, se remplissent de cet air mélangé. Puis arrive l'expiration : le thorax, qui revient à ses dimensions primitives, expulse l'air des cellules qu'il contient. Une partie de cet air s'échappe directement par la trachée, l'autre est refoulée, grâce à la communication facile des bronches secondaires, dans les sacs extra-thoraciques ; une certaine proportion pénètre en passant le tissu propre du poumon, dont toutes les bronchioles communiquent ensemble, tissu qui ne peut s'affaisser complétement et dont peut-être la contraction du diaphragme costal maintient à ce moment les canalicules tout à fait béants.

La muqueuse pulmonaire se trouve donc à deux reprises sur le chemin de l'air, pendant l'inspiration, comme pendant l'expiration. Il y a donc là, si l'on veut conserver l'expression de Cuvier, une respiration double, mais non dans le sens qu'y attachait ce naturaliste célèbre. Pour lui, comme vous le savez, les sacs aérifères servaient à l'hématose au même titre que le poumon ; mais J. Hunter avait déjà

(1) CLXIX, t. IV, p. 259.

montré que l'air ne peut y modifier le sang, car ces cavités sont très-peu vasculaires.

Pour nous résumer, et mettre les faits énoncés sous une forme plus saisissante, nous modifions un peu la célèbre expérience de J. Mayow. A la douille de ce soufflet, dont la prise d'air n'a point de soupape, nous avons fixé une vessie pleine d'air ; dans le soufflet, est placée une éponge qui ne remplit qu'une petite partie du corps de l'instrument, et cependant garnit à la fois l'ouverture intérieure de la douille, et celle de la prise d'air ; celle-ci représente la trachée ; la vessie, les cellules extra-thoraciques ; l'éponge, le poumon ; la cavité libre du soufflet, les cellules intra-thoraciques.

Ceci posé, ouvrons et fermons alternativement le soufflet, vous voyez d'abord l'air y pénétrer à la fois par la prise d'air et par la vessie qui se vide, et sortir ensuite au dehors tandis que la vessie se gonfle de nouveau ; dans ce jeu alternatif, l'éponge s'est trouvée doublement ventilée, et si grossier qu'il soit, notre appareil nous a représenté d'une manière suffisamment exacte les traits principaux de la respiration des oiseaux.

Autres usages attribués aux sacs extra-pulmonaires. — Ce rôle, si important et si général qu'il soit, des sacs pulmonaires dans les actes respiratoires, n'a été clairement vu que par un petit nombre d'auteurs. La plupart des autres ont cherché et, faut-il le dire? ont trouvé pour ces organes des usages fort différents. Comme ces idées ont eu cours plus ou moins dans la science, et qu'il y a dans quelques-unes d'entre elles un fonds de vérité, je ne crois pas devoir ici les passer sous silence.

Je dirai d'abord un mot de l'opinion qui voit dans les sacs pulmonaires des espèces d'aérostats, destinés à diminuer la pesanteur spécifique de l'oiseau, et à faciliter son vol.

Cet effet est réel, et il faut en tenir compte. Par exemple, un Grand-Duc, qui pesait 1600 grammes, avait pour densité environ 1, 3 ; son volume était donc 1230 centimètres cubes. Si nous supposons qu'il pouvait introduire dans ses poumons 200 centimètres cubes d'air (ce qui n'est peut-être pas exagéré), lesquels pesaient $0^{gr},22$, sa densité serait devenue :

$$\frac{1600 + 0,22}{1230 + 200} = \frac{1600,22}{1520} = 1,05.$$

Il y a donc une diminution de 0,25 sur la densité, et cela n'est pas tout à fait à négliger.

Jobard (de Bruxelles) (1) a émis une idée singulière sur les rapports de la locomotion avec les cavités pneumatiques. Il compare d'une manière fort obscure l'appareil respiratoire et l'oiseau à un éolipyle, et affirme qu'un oiseau dont on a perforé un os aérifère devient incapable de voler. La certitude avec laquelle il s'exprime, le nombre des faits qu'il avance, et aussi la compétence de cet auteur dans le domaine de la physique, sont cause que j'ai voulu examiner expérimentalement ce qu'il y a d'exact dans ses assertions. Or, vainement j'ai perforé, chez des Pigeons, les quatre grands os aérifères, vainement j'ai placé dans les trous ainsi pratiqués de petits tubes, pour assurer la communication de l'air des sacs avec l'air extérieur, je n'en ai pas moins vu ces oiseaux s'envoler avec la même aisance. Je ne saurais vraiment expliquer la cause des erreurs de Jobard (de Bruxelles).

Mais l'influence des sacs pulmonaires est bien plus considérable dans la locomotion supra-aquatique que dans la

---

(1) CLXXXIII.

locomotion aérienne. Je veux désigner par ce mot la facilité à flotter sur l'eau que présentent beaucoup d'oiseaux aquatiques; les Pélicans et les Fous possèdent cette faculté à un haut degré, et leurs vastes poches aériennes sous-cutanées doivent, dans ces cas, leur être fort utiles.

Les oiseaux plongeurs peuvent, ce me semble, encore tirer parti de leurs sacs aériens dans une autre circonstance.

Examinez un Canard milouin ou une Foulque nageant en liberté; de temps à autre, l'oiseau fait un brusque mouvement de bascule, la tête en avant, le croupion en l'air; il plonge ainsi, pendant un temps, puis, soudain, se retourne et revient sur l'eau, redressé presque verticalement, ayant ainsi oscillé avec une facilité singulière autour d'un axe transversal fictif. Je ne puis m'empêcher de penser que le déplacement de quelques centimètres cubes d'air, de l'avant à l'arrière de l'animal, et réciproquement, ne puisse aider efficacement à cette manœuvre de bascule.

Veuillez remarquer, ce qui vient à l'appui de cette hypothèse, que, chez ces oiseaux plongeurs, le sac inter-claviculaire, fort bombé en avant, est revêtu d'une couche musculaire épaisse, parfaitement capable de le comprimer et de le vider en partie, en rejetant en arrière l'air qu'il contient. Cette projection, s'exécutant au moment même où l'animal lance sa tête en bas et en avant, peut très-bien, en amenant plus en avant le centre de gravité, favoriser la culbute; l'inverse aura lieu lorsque l'oiseau, plongé sous l'eau, contractera ses muscles abdominaux, et projettera en avant l'air contenu dans ses grands réservoirs postérieurs.

Foley (1), dans son curieux travail sur l'influence de l'air comprimé, a émis cette idée que les sacs aériens des oiseaux

---

(1) CLXXXIV, p. 74.

de haut vol servent à les mettre à l'abri des accidents qu'entraîneraient les changements brusques de pression auxquels ils sont parfois soumis, lorsqu'ils s'élèvent ou s'abaissent soudainement dans les airs. Mais, pour admettre cette hypothèse, il faudrait supposer que, pendant ce temps de la compression ou de la décompression, la glotte de l'oiseau reste fermée, ce qui n'a certainement pas lieu.

Un autre usage, imaginé par *à priori*, des sacs aériens, serait de produire cette puissance de la voix que présentent à un degré si remarquable la plupart des oiseaux. Les Grues et les Cresserelles se font souvent entendre d'une hauteur à laquelle elles sont à peu près invisibles, et à une distance d'où la voix d'aucun mammifère ne pourrait parvenir jusqu'à nous. On a cru que ces sacs jouaient le rôle de caisse résonnante pour renforcer le son. D'abord, ils ne sont évidemment pas assez tendus pour cela, et sont entourés de parties molles peu propres à résonner. Mais j'ai voulu étudier la question expérimentalement, et ayant ouvert largement le sac sus-claviculaire à des Canes très-bruyantes, je n'ai pas constaté que leur voix ait perdu notablement de sa puissance; elle s'était seulement sensiblement faussée. Or, le sac sus-claviculaire est assurément le plus tendu, le plus résonnant de tous, et il est en rapport immédiat avec le larynx formateur du son.

Enfin, j'ai la persuasion que ces sacs jouent dans certains cas un rôle très-important, et qui a un rapport direct avec les actes respiratoires. Indiquons ceci plus au long.

Nous avons suffisamment insisté sur l'antagonisme qui existe entre ceux de ces sacs qui sont à l'abri dans la cavité thoracique et ceux que recouvre simplement la peau; les premiers, avons-nous dit, se remplissent, les seconds se vident pendant l'inspiration. Ainsi chaque inspiration appelle dans les poumons non-seulement de l'air extérieur, mais de l'air intérieur, qui provient des réservoirs sus-claviculaires et abdominaux.

Nous avons dit quelle était la conséquence de ce mélange au point de vue de la richesse en oxygène de l'air ainsi soumis au contact du sang pulmonaire. Mais il faut remarquer que les autres qualités de l'air, et notamment sa température et son état hygrométrique, se trouvent également modifiées. A l'air extérieur relativement froid et sec, se mélange un air venu de l'intérieur, chaud et saturé d'humidité.

Supposez maintenant une Autruche, courant avec rapidité sur les sables brûlants du Sahara ; l'air desséché qu'elle respire s'humidifie un peu en passant dans sa longue trachée ; mais il arriverait encore bien sec aux poumons auxquels son contact pourrait être funeste, si l'air des sacs abdominaux ne lui apportait une humidité bienfaisante. De même, les Échassiers voyageurs, les Oiseaux habitants des régions septentrionales, bien qu'ayant tous un cou allongé, où peut s'opérer un certain réchauffement de l'air, le respireraient encore trop froid, si l'air des sacs abdominaux, déjà réchauffé, ne se mêlait à lui pour lui fournir une température convenable.

Je crains peu qu'on objecte à cette interprétation comme on l'a fait à tant d'autres, que beaucoup d'oiseaux, non exposés à ces périls, possèdent le même appareil. D'autres ont pu être justiciables de cette objection, parce qu'ils cherchaient une destination générale, une véritable cause finale à cette remarquable structure ; quand ils prétendaient, par exemple, que les sacs aériens sont *destinés* à favoriser le vol, on leur répondait avec raison qu'on en trouve de développés chez des Autruches qui ne s'élèvent jamais dans l'air. Pour nous, nous ne cherchons pas, en vertu d'idées préconçues, quelle a pu être assignée d'avance la destination d'un organe ; c'est là œuvre périlleuse et dont nous nous gardons. Disciple en ce point de Geoffroy Saint-Hilaire, nous cherchons simplement à quel usage cet organe peut servir à l'animal qui le porte, usage qui peut changer suivant les circonstances du genre de vie, et dont l'importance peut varier depuis la nécessité absolue jusqu'à la plus complète inutilité. L'appareil compliqué dont nous nous sommes si longuement occupés remplit nécessairement un rôle qu'il ne peut pas ne pas remplir ; c'est de mélanger, dans le poumon, à l'air extérieur, une certaine quantité d'air intérieur. Que les conséquences de ceci soient utiles ou désavantageuses, peu nous importe, il nous suffit de les constater ; comme aussi de constater divers rôles secondaires que joue le même appareil dans des circonstances spéciales, et qui peuvent fournir à certains Oiseaux, et non à d'autres, des armes particulières dans le *combat pour l'existence*.

DIX-NEUVIÈME LEÇON

DES MÉCANISMES RESPIRATOIRES (suite).

Animaux mammifères. — Rhythme respiratoire : pas de repos en inspiration ni en expiration. — Tracés obtenus par diverses méthodes. — Changements dans la pression intra-pulmonaire dus aux battements du cœur. — Changements opérés par la respiration dans la pression intra-abdominale.

Messieurs,

Nous sommes arrivés à la classe des Mammifères, au groupe zoologique dont fait partie l'espèce humaine. Faire l'histoire de leur respiration, c'est faire celle de la respiration de l'Homme. Or, celle-ci a été le sujet d'études nombreuses, dont les détails, parfois minutieux, mais justifiés par leur intérêt pratique, sont exposés avec soin et avec méthode dans les cours de nos Facultés de médecine et dans les traités de physiologie humaine. C'est là précisément, à mon sens, une raison pour ne pas traiter ici complétement et à fond un sujet dont l'étude est mieux à sa place dans d'autres enseignements.

Je ne vous parlerai donc ni de la constitution des poumons, ni des muscles moteurs du thorax, ni du jeu des parties solides de la cage respiratoire, car je ne pourrais ajouter aux faits enregistrés dans les livres d'anatomie humaine que des particularités peu intéressantes, au point de vue physiologique, d'anatomie comparée. Je passerai également sous silence tout ce qui a rapport à la mesure de la capacité pulmonaire, de la quantité d'air qui entre à chaque inspiration dans le poumon, des conditions de sa ventilation régulière, etc., faits qui ne présentent guère de véritable intérêt — mais il est immense alors — que pour la physiologie de l'homme. Et, à vrai dire, je vous aurais demandé la permission de laisser à peu près complétement de côté l'histoire de la respiration chez les Mammifères, si des expériences entreprises depuis quelques jours, et que j'ai l'intention de répéter, en les complétant, devant vous, ne m'avaient paru mériter d'arrêter votre attention sur quelques questions spéciales.

Avant toutes choses, je désire, et en ceci je réponds particulièrement au titre de cette chaire, en même temps que j'harmonise ces études avec celles que nous venons de faire sur d'autres animaux; je désire, dis-je, vous montrer quelques tracés qui expriment les conditions normales du rhythme respiratoire chez les espèces de Mammifères que possède d'ordinaire un laboratoire de physiologie. Et encore, nous aurons, dans nos expériences sur l'influence de conditions diverses, du système nerveux, etc., sur la respiration, tant d'occasions de vous présenter et d'obtenir devant vous des tracés chez les animaux Mammifères, que je ne veux pas aujourd'hui multiplier les exemples.

Je vous montrerai d'abord quelques graphiques relatifs à la respiration chez divers Mammifères, graphiques obtenus tous par le même procédé expérimental, et ensuite quelques autres fournis par le même animal, le Chien, mais obtenus par des procédés divers.

Premier point : respirations enregistrées en plaçant un tube dans la trachée; j'ai choisi des exemples où l'animal m'a paru conserver dans la respiration son rhythme normal, son nombre habituel.

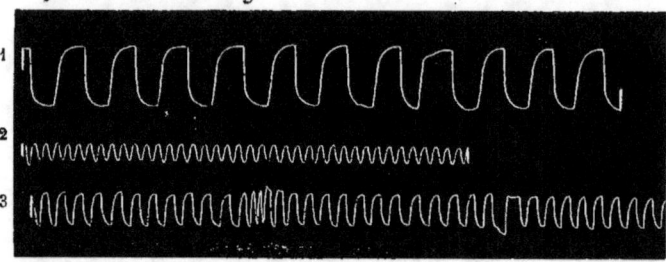

Fig. 73 (⁴⁄₇). — Graphiques de la respiration chez divers Mammifères (*).

Parmi les tracés que je vous présente (voy. fig. 73), 1 représente la respiration d'un Chien adulte, 2 celle d'un Lapin adulte, 3 celle d'un Chat nouveau-né.

Chez tous ces animaux, vous le voyez, l'expiration et l'inspiration se succèdent sans repos intermédiaire. Il y a, certes, un ralentissement à la fin de l'inspiration, et un autre, souvent plus accentué, à la fin de l'expiration. Mais jamais, dans les circonstances normales, il n'y a de repos absolu, pas même de repos expiratoire. Il serait à peu près impossible, au reste, qu'il en fût autrement ; nous verrons en effet que l'agent principal de l'expiration est l'élasticité pulmonaire, et que cette élasticité a une force assez grande pour attirer en dedans les côtes, en triomphant de l'élasticité propre de celles-ci. Il faudrait donc, s'il y avait une pause en expiration, ou bien que les côtes fussent ainsi attirées, fléchies, sur le vivant et dans les conditions habituelles, ou que les muscles qui peuvent les soutenir, et qui sont les inspirateurs, entrassent en une contraction faible et durable avant de se contracter vigoureusement pour exécuter

(*) 1. Chien. — 2. Lapin. — 3. Chat.

l'inspiration. La première hypothèse ne saurait être adoptée, pour cette raison bien connue, que l'expiration ordinaire n'est pas l'expiration forcée, et qu'il reste après elle dans les poumons une notable quantité d'air qui peut s'en aller, même sans effort musculaire expiratoire, par la simple action de l'élasticité pulmonaire. Quant à la seconde, elle est tout à fait en contradiction avec nos connaissances sur la manière d'agir des muscles.

Ce que je viens de dire des Mammifères est vrai de l'homme, et cependant, la plupart des physiologistes, suivant en cela les errements de Vierordt (1) et de Ludwig qui, les premiers, avaient appliqué à l'étude de la respiration la méthode graphique, parlaient et parlent encore d'une pause inspiratoire et d'une pause expiratoire. Dans ces temps derniers, Marey (2) a fait justice de cette erreur, et les tracés qu'il a

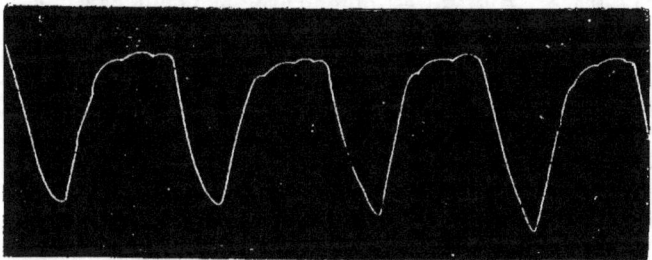

Fig. 74. — Tracé normal des mouvements respiratoires chez l'Homme, d'après Marey (1).

obtenus chez l'Homme ressemblent beaucoup à ceux que m'a fournis le Chien. Je ne puis mieux faire, au reste, que de vous en montrer un, à titre d'exemple; il a été recueilli par Marey à l'aide de son pneumographe (voy. fig. 74).

Je vous ai montré tout à l'heure des graphiques obtenus

(1) CLXXXV.
(2) CXXXI, p. 164 et CLXXXVI, p. 431.
(3) CXXXI, p. 164, fig. 51.

par l'étude directe des changements de l'air dans l'appareil respiratoire (fig. 73); en voici d'autres où j'ai fait usage, soit du pneumographe à ceinture, soit du tambour sur pied dont je vous ai parlé.

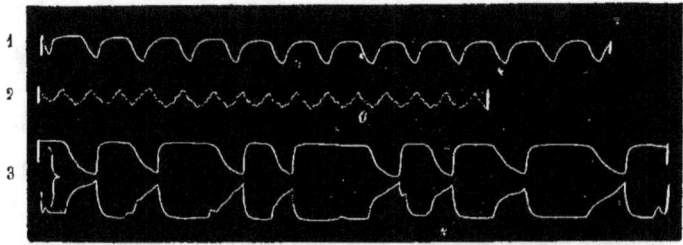

Fig. 75. — Graphiques de la respiration chez un Chien, enregistrés avec le pneumographe (1), avec le tambour (2), et simultanément (3) par la trachée et avec le tambour.

Le tracé 1 (fig. 75) est obtenu avec le pneumographe, le tracé 2 avec le tambour; dans le tracé 3, il y a enregistrement simultané avec le tambour placé sur les côtes (tracé inférieur) et avec un tube fixé dans la trachée (tracé supérieur).

Vous voyez que, dans ce troisième graphique, la concordance est parfaite entre les deux tracés; on a même dirigé les deux lignes en sens inverse pour que cette simultanéité fût plus apparente encore; c'est en effet un point assez important, puisque cela nous permet d'avoir confiance dans des procédés qui se contrôlent ainsi l'un par l'autre.

Sur le tracé n° 2 se voient des saillies secondaires; cela tient à ce que le tambour appuyait sur la région du cœur, et le cœur a ainsi inscrit ses battements. C'est là un inconvénient général des ces enregistrements par les pneumographes : tous les mouvements de l'animal se reproduisent dans les tracés, et nuisent à leur clarté.

On peut quelquefois tirer parti de cet inconvénient

même. Ainsi, dans un travail actuellement en cours d'exécution sur le *tic* des chiens, j'avais intérêt à obtenir un graphique exact des mouvements singuliers que j'avais sous les yeux. Je l'ai obtenu très-aisément, à l'aide du pneumographe ; je vous le présente à cause de ce rapport indirect avec l'histoire de la respiration (voy. fig. 76, tracé n° 1) ; je cherche, au reste, en ce moment, à déterminer si ces mouvements choréiformes, quand ils sont très-généralisés, atteignent le diaphragme, ou peuvent même avoir leurs analogues dans les battements du cœur.

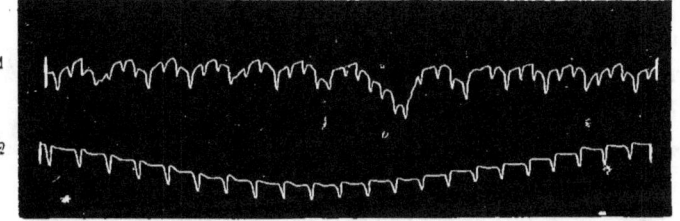

Fig. 76 ($\frac{1}{7}$). — 1. Mouvements du *tic* chez un Chien. — 2. Mouvements du cœur enregistrés par la trachée.

Pour le dire en passant, le tracé que je viens de vous montrer s'est conservé, avec ses caractères principaux, après que, la moelle épinière ayant été mise à nu dans la région dorso-cervicale, j'eus coupé toutes les racines postérieures qui se rendaient aux muscles rhythmiquement convulsés. Ces phénomènes choréiformes ne sont donc pas sous la dépendance de la sensibilité musculaire, ne dépendent pas d'une sollicitation analogue à celle qui détermine la tonicité, sollicitation qui serait anormale et exagérée, mais bien d'une action de la moelle épinière elle-même. Or, comme le chloroforme abolit complétement les propriétés et les fonctions des cellules sensibles de la moelle, en ménageant celles des cellules motrices, ainsi que je l'ai antérieurement prouvé, et que ce même agent supprime facilement les mouvements du tic, il en résulte que ceux-ci ont leur cause dans des excitations régulières des cellules sensibles de la moelle épinière. Je suis donc en droit d'espérer qu'une destruction graduelle et bien ménagée des diverses parties de la moelle chez des animaux atteints de tic, fournira sur la question du lieu qu'occupent ces cellules des renseignements utiles.

Et, puisque ce fait m'a entraîné momentanément hors de mon sujet, je vous demande la permission de n'y rentrer qu'en faisant un détour par une autre digression qui, aussi bien, a des rapports non douteux avec la respiration. On sait que les battements du cœur changent les conditions de la pression intra-thoracique; l'afflux sanguin qui se fait à chaque diastole doit (en supposant le thorax immobile) comprimer l'air du poumon, et si la glotte est ouverte, provoquer une légère expiration; de même, lorsque le cœur se vide brusquement, le sang qu'il lance hors du thorax doit être remplacé par une certaine quantité d'air venue par la trachée. Dans l'état normal, cela est peu sensible, à cause des modifications incessantes que la respiration apporte dans la capacité aérienne du thorax. Mais on peut très-aisément mettre en évidence ces phénomènes. Il suffit pour cela de mettre en communication la trachée d'un Chien avec l'appareil enregistreur, puis de trancher d'un coup le bulbe de l'animal; la respiration s'arrête à l'instant, et le cœur continuant de battre pendant quelques minutes, ses battements s'enregistrent par l'intermédiaire de l'air de la trachée. C'est ce que nous avons fait et ce qui nous a fourni le résultat que nous mettons sous vos yeux (voy. fig. 76, tracé n° 2).

Influence des mouvements respiratoires sur la pression intra-abdominale. — J'ai essayé, à plusieurs reprises, d'enregistrer la respiration d'un animal, d'un Chien, en mettant à profit les modifications que le jeu des agents inspirateurs et expirateurs doit apporter dans la pression intra-abdominale. Les tracés que j'ai obtenus sont assez curieux pour que je vous les montre, et que je répète même l'expérience devant vous.

J'avais d'abord commencé par employer l'ampoule à double paroi dont nous nous sommes servis pour étudier la respiration des poissons (voy. fig. 36, p. 226). Je l'introduisais dans le rectum, j'insufflais la poche intérieure, et le tube de la poche extérieure communiquait avec l'enregistreur. Mais l'animal paraissait très-vite gêné par la présence de cette ampoule, sur laquelle agissaient d'ailleurs les contractions propres du rectum, ce qui amenait des causes d'erreur. J'ai alors mis en usage le petit appareil que voici :

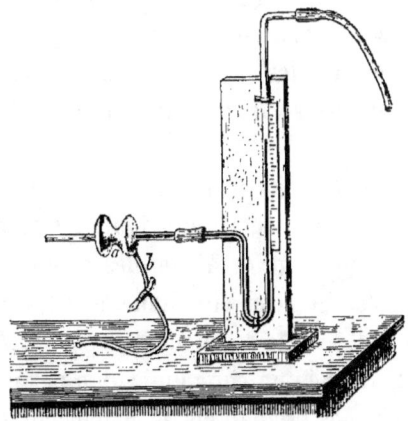

Fig. 77. — Appareil pour enregistrer les changements de la pression intra-abdominale.

Un petit sac en caoutchouc, divisé en deux lobes par un étranglement, est traversé par un tube de verre qui communique avec un manomètre à air libre. Le Chien sur lequel on veut expérimenter est soumis depuis deux jours à la diète, et même à une purgation ; de plus, au moment de l'expérience, on nettoie avec soin, à l'aide de lavements, son tube intestinal. Alors, l'appareil étant plein d'eau, on introduit dans le rectum l'extrémité du tube de verre, avec la première partie du sac de caoutchouc, jusqu'en a. Puis, par le tube b, on insuffle fortement le sac, qui forme alors deux sphères, l'une intra-rectale, l'autre extérieure, séparées par l'étranglement autour duquel se resserre le sphincter anal. L'occlusion est ainsi rendue parfaite. Les oscillations dues aux changements dans la pression abdominale qui se manifestent dans la longue branche du manomètre peuvent être très-facilement recueillies et transcrites sur le cylindre tournant, par le levier enregistreur.

Or, les tracés que l'on obtient ainsi diffèrent souvent extraordinairement les uns des autres. Quelquefois, il s'en présente avec cette apparence simple et régulière que nous ont jusqu'ici montrée les tracés respiratoires chez les Mammifères ; dans d'autres cas, ils sont plus complexes, comme vous allez le voir.

Mais alors même qu'ils semblent fort simples, ils présentent à l'analyse des particularités singulières et très-difficiles à interpréter. Pour arriver à bien les comprendre, il est indispensable d'enregistrer simultanément les mouvements respiratoires, soit à l'aide du pneumographe, soit en mettant directement la trachée en communication par un tube avec un autre levier. Les oscillations de celui-ci correspondant à des phases connues, il devient très-facile de déterminer ce qui, dans le tracé anal, correspond à l'inspiration, et ce qui correspond à l'expiration.

Passons en revue certains doubles tracés obtenus par ces procédés.

En voici un d'abord (voy. fig. 78), dans lequel le graphique supérieur exprime les mouvements du manomètre anal, tandis que le graphique inférieur provient de l'air de la trachée. Dans ce cas, le tracé anal est simple; mais vous voyez qu'il est complétement inverse du tracé trachéal. Pendant

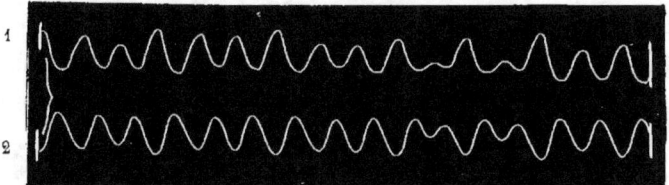

Fig. 78 ($\frac{1}{1}$). — Graphiques simultanés des changements dans la pression intra-abdominale (1) et de la respiration par   trachée (2).

l'inspiration, telle que l'enregistre le levier qui communique avec la trachée, c'est-à-dire pendant que ce levier s'abaisse, l'eau s'élève dans le tube manométrique, et, par conséquent, la pression augmente dans l'abdomen. Le contraire a lieu pendant l'expiration, et les deux phénomènes marchent simultanément, en telle sorte que l'un des tracés est la contre-partie exacte de l'autre tracé.

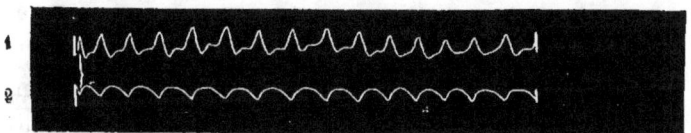

Fig. 79 ($\frac{24}{1,5}$). — Graphiques simultanés des changements dans la pression intra-abdominale (1) et de la respiration par le pneumographe (2).

Mais les choses ne sont pas toujours aussi simples. Voici, par exemple, un double graphique (voy. fig. 79) obtenu quelques minutes après sur le même animal. Ici, la simultanéité est établie entre un tracé anal et un tracé fourni par le pneumographe. Veuillez vous rappeler, nous nous en sommes il n'y a qu'un instant assurés, que les tracés du pneumographe coïncident exactement, quant à la durée des phases, avec ceux qu'on obtient en mettant directement en usage l'air de la trachée.

En analysant ces tracés, nous voyons qu'au début de l'expiration correspond une diminution dans la pression abdominale ; puis, à la fin de l'expiration, la pression commence à augmenter, pour augmenter beaucoup plus rapidement pendant l'inspiration. Il y a là quelque chose qui rappelle les tracés précédents, avec une petite complication en plus.

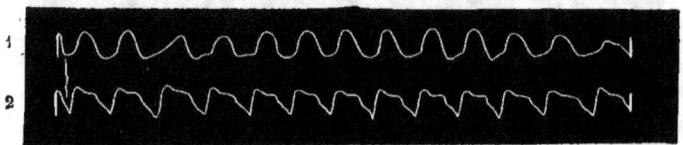

Fig. 80 ($\frac{21}{9}$). — Graphiques simultanés des changements dans la pression intra-abdominale (1) et de la respiration par le pneumographe (2).

Voici maintenant (voy. fig. 80) deux tracés, fournis par le même chien qui se réveillait à la suite du sommeil chloroformique, et dans lesquels le rapport des phénomènes paraît tout à fait modifié.

Ici, du reste, la respiration n'a pas un type normal; l'expiration est très-brusque, l'inspiration longue, au contraire. Or, dans ces conditions, vous voyez qu'à l'inspiration correspond d'abord une augmentation, puis une diminution, puis une augmentation nouvelle dans la pression abdominale; l'expiration est marquée par une légère augmentation de la pression.

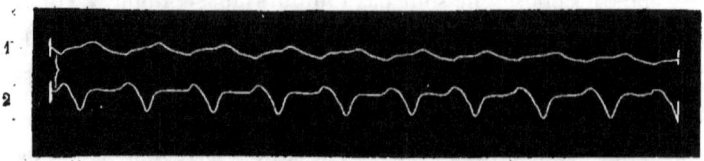

Fig. 81 ($\frac{21}{9}$). — Graphiques simultanés des changements dans la pression intra-abdominale (1) et de la respiration par le pneumographe (2).

Autre exemple de ces irrégulières différences : il s'agit encore d'un chien qui se réveillait après le sommeil anesthésique.

Mais ici (voy. fig. 81), à l'inspiration correspond une augmentation de pression qui devient plus forte au début de l'expiration, pour faire place à une diminution.

Maintenant, nous prenons un chien, et nous le mettons en expérience devant vous. Je le fais attacher couché sur le ventre, parce que cela est plus commode pour l'introduction de l'instrument; les tracés que je vous ai présentés jusqu'ici ont été obtenus, je dois vous le dire, l'animal étant couché sur le dos.

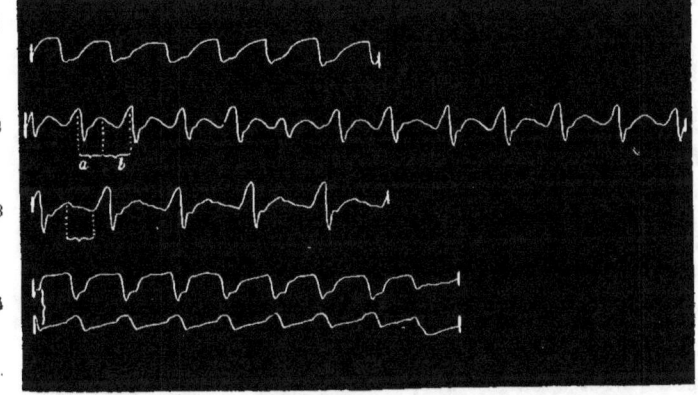

FIG. 82 ($\frac{12}{7}$). — Graphiques des changements dans la pression intra-abdominale.

Le tracé anal qui s'enregistre ainsi (fig. 82, tracé n° 1) est assez simple, et ressemble beaucoup à un tracé respiratoire ordinaire. Il faudrait cependant se garder d'en assimiler les phases aux véritables phases respiratoires; les tracés que je vous ai déjà présentés vous prémunissent contre cette erreur.

Je chloroformise l'animal; pendant le calme du sommeil, je recueille un second graphique (tracé n° 2); il est fort différent du premier. Si nous examinons soigneusement ses rapports avec le rhythme respiratoire, nous voyons assez aisément que le brusque abaissement du levier et le commencement de relèvement qui lui fait suite correspondent à l'inspiration *a*, tandis que le faible abaissement suivi d'un exhaussement rapide, correspondent à l'expiration *b*.

Mais voici que notre animal se réveille un peu ; ses respirations deviennent plus amples, et il pousse de petits cris (dont la durée est indiquée au tracé par une accolade) ; ces cris correspondent au début de l'expiration, et ici, au second abaissement du levier, lequel est, du reste, moins marqué (tracé n° 3).

Avant que notre animal soit bien réveillé, je le fais retourner et attacher sur le dos ; puis, je fixe autour de son thorax mon pneumographe, et je recueille ainsi un double graphique (tracé n° 4) ; le tracé supérieur, ou tracé anal, est assez différent de ceux que nous avons obtenus jusqu'ici. La phase inspiratoire est marquée par une légère diminution de la pression abdominale, qui augmente, au contraire, au début de l'expiration, pour diminuer brusquement à la fin.

Toutes ces différences dans les tracés, différences qu'on pourrait être tenté d'appeler des irrégularités, font qu'il n'est pas possible d'employer cette voie pour enregistrer les phénomènes respiratoires. Mais ces graphiques nous ont donné sur le rapport des modifications de la pression intra-abdominale avec les phases respiratoires des renseignements intéressants.

Quant aux prétendues irrégularités, lorsqu'on est bien persuadé que ce qu'on nomme ainsi dans les phénomènes naturels est toujours le résultat de l'intervention de conditions inexpliquées, on ne s'en étonne ni ne s'en effraie, mais on en cherche la raison pour y puiser un enseignement nouveau. Or, dans l'espèce, je crois qu'elle n'est pas bien difficile à trouver. Si, en effet, on suppose que l'inspiration se fasse exclusivement par le diaphragme, il est évident que cette phase aura pour résultat une augmentation dans la pression abdominale ; si, au contraire, elle a lieu par la seule action des muscles du thorax, la dilatation des gaz intestinaux devra, surtout au début, en être la conséquence, et la colonne du manomètre anal s'abaissera. Que si maintenant on fait intervenir simultanément, mais à des degrés différents, suivant le moment de la phase, ces deux puissances inspiratoires, la pression intra-abdominale pourra subir des modifications remarquables, analogues à celles que nous ont présentées les tracés obtenus.

D'autre part, il est évident que la phase expiratoire devra avoir un résultat qui dépendra surtout de celui qu'aura déjà produit la phase inspiratoire, et aussi du rôle qu'auront joué les différentes puissances expiratoires. Il serait, au reste, fort délicat, et peu intéressant de suivre ces considérations dans leurs détails. Ce qui en ressort d'important, c'est que, chez le même animal, chez un chien, les divers agents contractiles et élastiques auxquels sont dus les mouvements respiratoires peuvent, sous l'influence de circonstances extérieures, entrer en jeu avec une puissance réciproque fort variable. De là résultent des variations très-compliquées dans la pression intra-abdominale, variations qui ont leur retentissement sur le système circulatoire si considérable de cette région ; on aperçoit, plutôt qu'on ne les saisit clairement, les conséquences de ces faits dans les diverses circonstances de l'état normal et des états pathologiques.

Une remarque justifie l'importance que nous avons attachée à ces faits, c'est que la respiration du Chien appartient au même type général que la respiration de l'Homme, c'est-à-dire que la dilatation directe du thorax et les contractions du diaphragme concourent à peu près également à l'entretien de la respiration. Chez le Lapin, au contraire, l'action du diaphragme domine considérablement.

Il resterait maintenant à apporter aux explications que je viens de vous donner la sanction de l'analyse expérimentale. J'ai pour cela essayé d'enregistrer le tracé anal dans deux circonstances différentes. D'une part, j'ai mis en expérience des Lapins intacts, à cause de leur respiration presque exclusivement diaphragmatique ; pour assurer l'emploi bien exclusif de ce mode de respiration, j'ai, de plus, chez un Lapin, tranché la moelle épinière à la région cervicale, au-dessous de l'origine des nerfs phréniques ; enfin, j'ai sectionné chez un Chien toutes les racines des deux nerfs phréniques, supprimant ainsi la respiration diaphragmatique.

Mais des circonstances sur lesquelles il serait inutile d'insister, ont fait que ces expériences sont restées à l'état d'ébauche. Je ne vous en parle que pour vous montrer comment peuvent être vérifiées ou détruites, par voie expérimentale, les explications par induction anatomique que j'ai cru pouvoir vous donner des faits curieux que nous avons constatés : explications dont la vraisemblance *a priori* pourrait n'être qu'un leurre contre lequel je dois vous mettre en garde.

VINGTIÈME LEÇON

DIAPHRAGME. — DE L'EXPIRATION.

Origines et distribution des nerfs phréniques. — Action du diaphragme sur le diamètre transversal du thorax. — Sa contraction l'augmente dans la région inférieure et le diminue dans la région supérieure.
Élasticité du tissu pulmonaire. — Son rôle prédominant dans le mécanisme de l'expiration. — Diverses modifications de celle-ci. — De l'expiration pendant le cri et le chant. — De l'expiration chez les Vertébrés aériens autres que les Mammifères.

MESSIEURS,

ACTION DU DIAPHRAGME SUR LES CÔTES. — Parmi les questions spéciales sur lesquelles je désire appeler votre attention en parlant de la respiration des animaux Mammifères, se trouve d'abord l'action aujourd'hui si controversée que le diaphragme peut exercer, en se contractant, sur les côtes inférieures. L'emploi de la méthode graphique m'a permis de donner une solution définitive de cette question, au moins en ce qui concerne l'espèce du Chien, et je tiens à répéter devant vous ces expériences décisives.

Je n'entrerai dans aucuns détails touchant la configuration anatomique du diaphragme. Primitivement situé très-haut dans le thorax, il descend, comme l'a vu Rouget (1), lorsque, chez le fœtus, se développent les poumons; et les nerfs qui l'animent, partant de la région du cou, s'allongent quand il

(1) CLXXXVII.

s'éloigne. Il paraît être très-puissant chez les animaux plongeurs, et présente chez le Phoque un anneau musculaire qui forme sphincter à la veine cave, et sur lequel j'appellerai plus tard votre attention.

Les nerfs phréniques qui se distribuent au diaphragme naissent, chez le Chien, par deux racines, de la quatrième et de la cinquième paires cervicales. Il est très-facile de déterminer exactement l'origine intra-médullaire de ces nerfs. Je fais devant vous une expérience qui me paraît concluante. Voici un chien âgé de quatre jours auquel on a mis la moelle épinière à nu dans le haut de la région cervicale; le ventre a été ouvert, les intestins enlevés après ligature des vaisseaux, et vous pouvez voir facilement le jeu régulier du diaphragme. Je pratique une incision longitudinale s'étendant de la première à la quatrième paire nerveuse cervicale, et séparant la moelle en deux ; le diaphragme continue à se contracter fort bien : il n'y a donc pas d'entrecroisement des nerfs phréniques sur la ligne médiane. Maintenant, du côté gauche, je coupe la moelle en travers immédiatement au-dessus de la première paire : rien de changé. Je coupe alors au-dessus de la seconde paire : même résultat. Enfin je coupe au niveau de la troisième paire : aussitôt la moitié gauche du diaphragme cesse ses mouvements, la moitié droite continuant à se mouvoir, quoiqu'avec beaucoup de faiblesse et de lenteur. Vous voyez donc que l'origine des phréniques remonte seulement jusqu'à la troisième paire cervicale. Cette expérience vous montre, en outre, que l'incitation à respirer qui provient de la moelle allongée peut cheminer par une moitié de la moelle lorsque l'autre est complétement tranchée.

Chacun des nerfs phréniques préside exclusivement, comme vous pouvez le voir sur cet autre chien nouveau-né, à la contraction de la moitié correspondante du diaphragme. Quant aux racines antérieure et postérieure de chaque côté, elles se distribuent, bien que d'une manière un peu inégale, chacune dans cette moitié entière. Ainsi j'ai vu, chez des Chiens adultes, que la racine supérieure, tout en faisant contracter toute l'étendue du diaphragme, agit particulièrement sur les fibres sterno-costales ; tandis que la racine inférieure paraît avoir plus spécialement sous sa dépendance les piliers et les fibres postérieures. Il n'est pas moins vrai que l'excitation d'une seule racine entraîne la contraction d'une moitié tout entière du diaphragme ; mais cette contraction est, suivant la racine excitée, plus énergique dans la région costale ou dans la région des piliers.

Vous pouvez vous reporter à tous les livres de physiologie humaine pour voir comment la contraction du diaphragme agrandit la cavité thoracique, en augmentant le diamètre antéro-postérieur (chez les quadrupèdes, vertical chez l'homme) de la poitrine. Cette action est l'une des plus énergiques parmi celles qui appellent l'air dans les poumons dilatés. Elle peut être, cependant, comme on le sait depuis Galien, supprimée sans inconvénients très-graves ; il n'est pas très-difficile de sectionner sur un animal toutes les racines des deux nerfs phréniques, et de paralyser ainsi le diaphragme ; dans ces circonstances, la respiration continue d'une manière suffisante, grâce au jeu exagéré des intercostaux et des muscles auxiliaires. Chez l'homme même, on a observé des cas d'atrophie du diaphragme, dans lesquels la vie a persisté pendant un temps très-long (1).

Lorsqu'on excite à la fois d'une façon continue les deux nerfs phréniques, de manière à mettre le diaphragme en

(1) CLXXXVIII.

contraction tétanique, on observe, dit Duchenne (de Boulogne) (1), ce fait intéressant que l'animal fait de vains efforts, et s'asphyxie malgré cette inspiration continue, ou plutôt à cause d'elle; il ne peut plus, en effet, renouveler l'air dans ses poumons toujours distendus, et n'obtient, par le jeu des inspirateurs auxiliaires (scalènes, intercostaux supérieurs, etc.) qu'une ventilation insuffisante. Je vous rends témoins de cette singulière expérience; nous mettons au préalable un tube dans l'artère carotide, le sang s'écoule rouge; maintenant nous faisons passer un courant induit entre les deux racines supérieures de chaque nerf phrénique; voyez, le thorax reste gonflé, l'animal s'agite, et le sang s'écoule noir par le tube artériel. Ne rapprochez-vous pas dans votre pensée le résultat en apparence paradoxal d'un Chien qui s'asphyxie les poumons pleins d'air de l'antique expérience de J. Mayow, faisant périr un animal en tenant ses poumons continuellement gonflés ?

Si aucun doute (2) n'a jamais pu s'élever sur l'agrandissement par le diaphragme du diamètre antéro-postérieur de la poitrine, il n'en est pas de même pour l'action de ce muscle sur les côtes inférieures, et par suite sur le diamètre transversal de la base de la poitrine. En effet, Magendie (3), reprenant à son insu l'opinion de Galien, opinion appuyée d'une expérience remarquable, attribua au diaphragme le pouvoir d'élever les côtes inférieures par sa contraction, en sorte que, d'après l'axiome de Borelli, « toute côte qui s'élève » se porte en dehors », cette contraction serait susceptible

---

(1) CLXXXIX.
(2) Il faut pourtant excepter Vésale, qui, emporté par sa réaction contre Galien, professa sur l'action du diaphragme des idées étranges, et crut les appuyer par des expériences.
(3) CXC, t. II, p. 272.

d'agrandir le diamètre transversal. Bien plus tard, Beau et Maissiat, sans citer Magendie, émirent la même idée, et s'efforcèrent d'en démontrer l'exactitude par une expérience dans laquelle il ne s'agit de rien moins que de supprimer tous les muscles élévateurs des côtes, à l'exception du diaphragme (1); aussi les quelques personnes qui adoptèrent leur opinion furent-elles plutôt convaincues par leur raisonnement sur les conséquences de la disposition anatomique des fibres du diaphragme, que par les résultats de cette effroyable mutilation. Enfin, plus récemment, Duchenne (de Boulogne) eut l'idée d'électriser le nerf phrénique sur l'homme vivant, ou sur l'animal soit vivant, soit mort, et il affirma que la conséquence de cette excitation est l'élévation et, par suite, l'écartement des côtes auxquelles il s'insère.

Cependant, plusieurs physiologistes (2) ne se tiennent pas pour convaincus ; aux expériences de Beau et Maissiat ils répondent, non sans raison, que le sternum continue à élever les côtes inférieures, après l'ablation de tous leurs muscles propres ; à celles de Duchenne (de Boulogne), ils objectent que la galvanisation ne se localise pas sur le phrénique, mais va exciter en même temps d'autres agents inspirateurs.

Cette dernière objection, à laquelle peuvent peut-être prêter les expériences même de Duchenne (de Boulogne), lequel dit avoir employé des courants très-intenses, des courants au maximum (3), peut être aisément levée. Il suffit d'agir sur un animal qu'on vient de tuer, de séparer de la moelle le nerf sur lequel on agit, enfin d'employer des courants assez faibles pour ne pouvoir, étant appliqués directe-

---

(1) CXCI, p. 61.
(2) CXCII, t. II, p. 133. — CXCIII, p. 329.
(3) CLXXXIX, p. 624, 626.

ment aux muscles, les faire contracter ; or, dans ces conditions, on observe tous les résultats annoncés par Galien, Magendie, Beau et Maissiat, Duchenne (de Boulogne).

Je fais cette expérience devant vous. Le Chien de grande taille, sur lequel nous expérimentons, est couché sur le flanc gauche, les deux racines du phrénique droit ont été mises à découvert ; rapidement, on tue l'animal en sectionnant le bulbe rachidien, puis on coupe la racine supérieure, et on l'étale sur une plaque de verre. Je vais l'exciter maintenant, avec un courant induit tellement faible, qu'entre mes doigts mouillés je le sens à peine ; ce courant, appliqué sur les muscles de la paroi thoracique, n'y excite qu'une faible contraction.

La seule inspection directe vous montre qu'au moment où l'électricité traverse le nerf, les côtes inférieures sont soulevées, et le diamètre transversal de la poitrine agrandi.

Mais pour mettre ce fait hors de toute contestation, et, en même temps, pour en emporter une démonstration écrite dont l'évidence soit au-dessus de toute discussion, employons ici encore l'appareil enregistreur.

A l'aide d'un support à pince, plaçons un des petits tambours dont la description a été donnée plus haut (voyez p. 209, fig. 25), au contact du dernier intervalle costal, de telle sorte que toute élévation ou tout affaissement, si légers qu'on les suppose, devront impressionner la membrane élastique du tambour, et, par suite, le levier enregistreur. Le cylindre transversal est en marche, j'excite le nerf phrénique, je cesse l'excitation, j'excite à nouveau, et ainsi de suite. Or, le tracé (fig. 83, tracé n° 1) nous montre une série de lignes horizontales et verticales qui correspondent les unes aux périodes d'excitation, les autres aux périodes de repos, et traduisent les mouvements des côtes.

On voit ainsi que, par l'action du diaphragme, les côtes s'élèvent, et qu'elles restent élevées tant que ce muscle reste en contraction ; qu'elles retombent ensuite, et restent à leur position nouvelle tant qu'il est en relâchement.

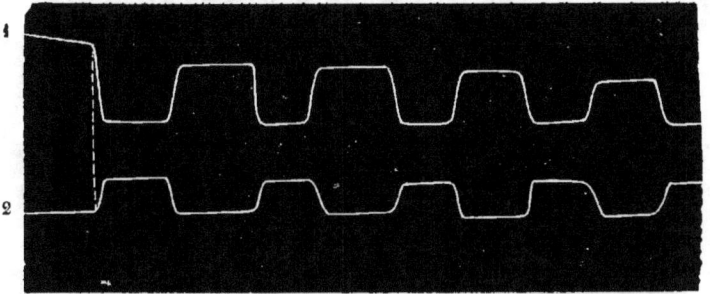

Fig. 83 ($\frac{1}{1}$). — Graphiques simultanés exprimant l'action du diaphragme sur les côtes inférieures (1) et supérieures (2).

Mais ce n'est pas tout : un autre tambour a été placé plus haut, au contact de la cinquième côte, sur son point culminant. Or, chose singulière, et que personne n'avait prévu, cette côte elle-même est mise en action par la contraction du diaphragme, mais en sens inverse des dernières côtes. Tandis que celles-ci sont soulevées, elle s'affaisse au contraire, pour se relever aussitôt, quand le diaphragme entre en relâchement. Cela se constate très-aisément sur le graphique (fig. 83), où les mouvements des côtes supérieures (tracé n° 2) s'inscrivent en même temps que ceux des côtes inférieures (tracé n° 1).

Ainsi, par la seule action du diaphragme, un remarquable antagonisme tend à se manifester entre le jeu de la partie inférieure et celui de la partie supérieure du thorax : ici diminution, là augmentation dans la longueur du diamètre transversal ; je dis *tend à* se manifester, parce que dans l'état normal, lorsque tous les muscles inspirateurs entrent simultanément en action, on ne voit pas un pareil étranglement de la région supérieure du thorax.

Mais lorsque le diaphragme agit seul, cet étranglement se manifeste à chacune de ses contractions. C'est là un fait rare, car la respiration du Chien est surtout thoracique. J'ai eu, cependant, la bonne fortune de l'obtenir un jour chez un Chien chloroformisé à l'extrême. Je vous présente les tracés : aux approches de la mort, le thorax s'est arrêté, le diaphragme continuant à agir. Mais le pneumographe avait été attaché au niveau de la cinquième côte. Il donna d'abord des tracés réguliers (fig. 84, tracé n° 1), où l'inspi-

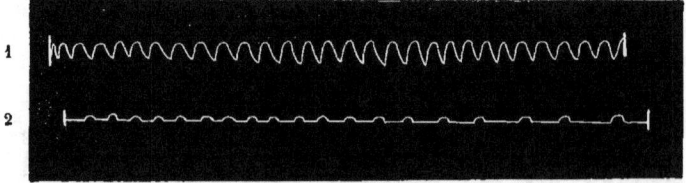

Fig. 84 ($\frac{2.1}{7}$). — Graphiques de la respiration chez un Chien chloroformisé (pneumographe) (*).

ration était marquée comme d'ordinaire par une ligne descendante ; puis, soudain, le tracé changea de physionomie (tracé n° 2), et il fut facile de s'assurer que l'inspiration correspondait à une courbe ascendante.

Il faut dire cependant que peut-être cette seconde action du diaphragme dépend de détails propres au jeu du thorax du Chien, et qui ne se reproduirait pas chez l'Homme. J'appelle sur ce point l'attention des personnes qui auraient occasion d'observer quelques-uns de ces cas rares et curieux où l'atrophie musculaire progressive n'a laissé en jeu, pour l'inspiration, que le seul diaphragme.

(*) 1. Respiration normale. — 2. Respiration exclusivement diaphragmatique.

Si, maintenant, nous nous demandons comment il se fait que les fibres du diaphragme, en diminuant leur convexité, peuvent élever les côtes inférieures, nous répondrons avec Magendie et Duchenne (de Boulogne), qu'elles prennent un point d'appui supérieur sur les viscères dont les parois abdominales empêchent la projection en avant. La preuve en est que si, sur notre animal en expérience, nous ouvrons l'abdomen, la contraction du diaphragme ne soulève plus les côtes ; bien plus, lorsque le paquet viscéral est sorti entièrement du ventre, les côtes rentrent en dedans par l'action du muscle inspirateur, et reviennent assez lentement à leur hauteur première, comme le montre le tracé que nous obtenons aisément sur notre chien (voy. fig. 85) ; à chaque excitation, abaissement de la ligne.

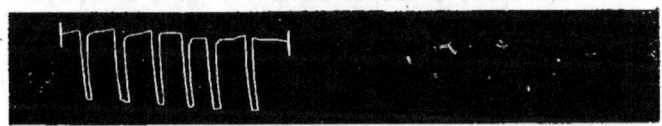

Fig. 8 ($\frac{2}{1}$). — Graphiques exprimant les mouvements des côtes inférieure par les contractions du diaphragme, les viscères abdominaux enlevés.

Il est donc complétement démontré par les expériences qui précèdent que, chez le chien, la contraction du diaphragme a pour double effet d'agrandir le diamètre transversal du thorax à sa région inférieure, de le rétrécir à sa région supérieure.

Veuillez me permettre d'arrêter un peu votre attention sur ces résultats, non pour leur valeur même et l'importance du problème qu'ils résolvent, mais à cause de la question de méthode à laquelle ils se rapportent. S'il est un ordre de questions physiologiques dans lesquelles les simples considérations tirées de l'anatomie doivent paraître suf=

fisantes, c'est, à coup sûr, celles qui ont trait au rôle des différents muscles. Étant donnée cette connaissance physiologique primordiale, le raccourcissement actif de la substance musculaire ; étant connus les points d'attache du muscle, la disposition des leviers osseux, la forme des surfaces articulaires, il semble que des raisonnements très-simples ou des observations sur le cadavre doivent suffire pour déterminer nettement le rôle de ce muscle : et, de fait, il en est ainsi dans un bon nombre de cas. Mais pour peu que les conditions se compliquent, l'induction anatomique devient tout à fait impuissante ; elle ne renonce pas pour cela à ses prétentions, et alors surgissent les explications les plus contradictoires jusqu'à ce qu'intervienne l'expérimentation sur le vivant, qui juge la question.

Nous retrouvons, à propos du diaphragme, ce que nous avons dit en parlant de la respiration des Tortues (voy. p. 289). Rien n'est établi, dans le domaine physiologique, tant que la méthode expérimentale n'a pas été mise en jeu ; les considérations tirées de l'anatomie ne peuvent donner que des vraisemblances, et ne doivent servir qu'à faire naître l'idée d'expériences qui décideront en dernier ressort. Et voyez quelle fécondité dans l'expérimentation ; non-seulement elle résoud les questions qu'on lui pose, et cela, nous en avons déjà eu des exemples cette année, quelquefois dans un sens opposé à celui qu'on attend, mais elle soulève souvent d'autres questions auxquelles elle répond en même temps. Nous voulons examiner l'action du diaphragme sur les côtes inférieures ; du même coup, nous constatons son action, fort curieuse et paradoxale en apparence, sur les côtes supérieures. Ce sont là de petits faits, à coup sûr, mais la question de méthode leur donne de l'importance, et c'est pour cela que j'ai tenu à insister sur eux.

Je passe maintenant à une autre question de détail qui n'a aucun rapport avec celle qui vient de nous occuper au début de cette leçon.

DE L'EXPIRATION. — Si vous cherchez, dans les livres de physiologie, quels sont les agents de l'expiration, vous trouverez que cet acte est principalement dû au retour spontané du thorax dans sa position première, quand cessent de se contracter les muscles inspirateurs, à l'élasticité du poumon, et à la contraction de certains autres muscles, désignés comme expirateurs : tels sont, au plus haut degré, les muscles de l'abdomen.

Disons d'abord, et les auteurs sont tous d'accord sur ce point, que ces muscles n'entrent qu'assez rarement en action, l'expiration étant d'ordinaire un acte en quelque sorte passif, un retour à l'état de repos d'où l'inspiration a fait sortir les poumons et le thorax.

Les auteurs mettent ordinairement au même rang, comme importance, l'élasticité du poumon et l'élasticité thoracique.

Cependant, chez certains Mammifères, comme les Lapins, et chez le très-jeune enfant même, le thorax est à peine mis en mouvement pendant la respiration, et tout se passe entre le diaphragme et la paroi abdominale. Sans doute, l'élasticité de celle-ci entre encore en jeu dans la respiration régulière; mais son rôle est d'une médiocre importance, et la preuve se trouve dans le peu de trouble qu'apporte immédiatement à la respiration d'un Lapin chloroformé la section des muscles du ventre.

Dans l'acte expiratoire régulier, l'agent principal me paraît être l'élasticité du tissu pulmonaire. Cette élasticité est bien connue de vous tous; rien de plus facile que de la mettre en évidence. Voici un poumon extrait de la poitrine d'un Chien; je l'insuffle, et vous le voyez aussitôt, revenant sur lui-même, chasser l'air qu'il contenait. Si vous mettez à nu le poumon d'une Grenouille, et si vous lui faites une piqûre tandis qu'il est gonflé, il se ratatine comme les ballons de caoutchouc avec lesquels jouent les enfants. Chez les Serpents, la partie postérieure des poumons, le sac non alimenté par l'artère pulmonaire ne paraît posséder qu'une assez faible élasticité. Le poumon des Oiseaux semble peu doué sous ce rapport ; du reste, il ne peut être gonflé fortement, à cause de la béance au dehors des orifices bronchiques, béance dont nous avons parlé. Mais celui des Mammifères est élastique au plus haut degré ; il doit cette propriété à des fibres répandues dans tout son tissu jusqu'aux extrémités des cellules pulmonaires ; l'enveloppe propre, fibreuse, qu'a découverte Bazin (1), ne paraît pas élastique.

Vous connaissez tous l'expérience classique par laquelle on démontre d'ordinaire l'existence de cette élasticité. On ouvre la poitrine d'un animal qui vient de mourir ; à peine la plèvre est-elle percée que le poumon, qui remplissait le thorax, fuit aussitôt, par l'effet de son élasticité. L'air qu'il contenait est expulsé avec une force qui, selon les anciennes expériences de Carson (2), peut faire, chez un Veau ou un Chien, équilibre à la pression de 30 à 45, et chez un Lapin ou un Chat, de 15 à 18 centimètres d'eau.

Ce chiffre mesure seulement ce qui reste de force à l'élasticité pulmonaire après que l'expiration au maximum a autant que possible vidé les poumons. Mais quand ceux-ci sont extraits de la poitrine et insufflés, on voit que leur élasticité peut soutenir aisément, chez un Chien, la pression de 6 ou 7 centimètres de mercure, qui correspondent environ à 80

(1) CXCIV.
(2) CXCV.

ou 90 centimètres d'eau. Je reviendrai dans un instant sur ceci.

Pour le moment, répétons l'expérience de Carson en plaçant dans la trachée d'un chien que je viens de tuer, non plus un manomètre, mais un tube qui communique, par l'intermédiaire d'un flacon de 4 litres, avec le tambour du polygraphe. Le thorax est alors ouvert d'un côté, avec beaucoup de soin, sur une largeur de 2 centimètres environ ; aussitôt, le levier se met en mouvement, et atteint en une ou deux secondes un état de repos qui indique que l'élasticité de la membrane qui le porte fait équilibre à celle du poumon.

Pendant que l'air s'échappe ainsi par la trachée ouverte, on voit les côtes inférieures s'écarter en dehors. En plaçant un petit tambour au contact de ces côtes, il est facile de s'assurer que leur mouvement évolue simultanément avec celui de l'air qui s'enfuit du poumon. Nous obtenons ainsi simultanément les deux tracés suivants :

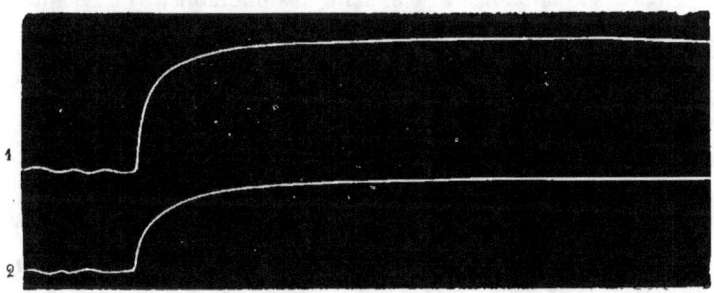

Fig. 86 ($\frac{1}{7}$). — Effets de l'ouverture du thorax sur l'air du poumon (1) et sur les côtes (2).

Ces tracés donnent naissance à plusieurs réflexions.

Prenons d'abord celui qu'a fourni l'air sortant de la trachée (fig. 86, tracé n° 1). Vous voyez que l'ascension du levier est très-brusque, ce qui montre que l'élasticité pulmonaire opère très-rapidement son effet, au moment où elle cesse d'être contenue par une puissance supérieure. Notez bien qu'ici le poumon était dans un état d'expiration forcée, et que sa puissance élastique, presque satisfaite, n'avait plus que la valeur assignée par Carson. La rapidité de manifestation doit être bien plus grande encore, lorsque le thorax est dilaté par une inspiration, et que l'élasticité peut alors faire équilibre à la pression de plusieurs centimètres de mercure. Nous trouvons donc là, en puissance et en soudaineté d'action, tout ce qui suffit pour expliquer l'acte expiratoire.

Considérons maintenant le second tracé, celui qui exprime les mouvements des côtes (fig. 86, tracé n° 2). Que nous montre-t-il? Qu'après une forte expiration (celle qui suit la mort), les parois thoraciques sont tirées en dedans et maintenues avec une force qui triomphe en partie de leur élasticité même, laquelle fait effort pour les ramener en dehors. Quelle est cette force? l'élasticité des poumons. Ainsi l'équilibre, à la fin de l'expiration, s'établit entre l'élasticité des poumons qui tire en dedans le diaphragme et les côtes, et celle du thorax, qui tend à ramener les côtes en dehors. Ce n'est donc point l'élasticité du thorax qui est la cause la plus puissante de l'expiration, puisqu'elle est obligée de céder, dans une certaine mesure, à celle du poumon; à cette limite même, elle devient le seul obstacle qui empêche l'expiration d'aller plus loin.

Les muscles que l'on appelle expirateurs peuvent-ils alors faire davantage, et, en présence de cette expiration *post mortem*, chasser encore une certaine quantité d'air des poumons? L'expérience qui fournira la réponse est simple à faire; il suffit, sur un chien qui vient de mourir, et dans la trachée duquel se trouve un tube qui communique avec le levier de l'enregistreur, de faire entrer en contraction, à l'aide du galvanisme, l'ensemble des parois abdominales. Or, dans ces conditions, un peu d'air s'échappe encore par la trachée ; mais la quantité en est si minime qu'elle peut être négligée.

Le rôle de ces muscles se trouve donc nettement indiqué. Ils n'interviennent pas dans les mouvements ordinaires de l'expiration, tout le monde est d'accord là-dessus. Mais celle-ci doit-elle être, pour une raison quelconque, soudaine et énergique ; s'agit-il de souffler, de crier, les muscles expirateurs se contractent et arrivent au secours de l'élasticité du poumon. Quelque obstacle existe-t-il à l'expiration, ils entrent de même en jeu. Mais on ne peut leur attribuer le rôle d'expulser le résidu de l'air après que l'élasticité a fait son office, puisque nous avons vu que cette dernière puissance, dans ces conditions, va aussi loin qu'ils peuvent aller eux-mêmes.

Lorsque les animaux périssent à la suite de la section des deux nerfs pneumogastriques, phénomène sur lequel nous reviendrons dans une prochaine leçon, il arrive parfois, dans les derniers temps de la vie, que ces deux facteurs de l'expiration, l'élasticité pulmonaire et les muscles abdominaux, agissent séparément et successivement. L'expiration, alors, se scinde en deux temps, séparée par une sorte de repos ; il y a d'abord une expulsion brusque, due à l'élasticité pulmonaire ; puis, après quelques instants, nouvelle expulsion, plus lente, qui correspond à la contraction des muscles expirateurs, comme l'inspection seule des efforts de l'animal le prouve suffisamment. Les tracés que nous vous montrerons dans une de nos prochaines leçons, vous donneront de ces faits plusieurs exemples.

On obtient des phénomènes analogues à la suite de l'introduction de l'air dans le médiastin antérieur ; cet accident arrive assez fréquemment chez le Chien quand on fait quelque opération à la région inférieure du cou. L'expiration prend alors la même apparence scindée en deux temps ; la raison en est facile à saisir. La rétraction du poumon, par suite de son élasticité, dilate l'air contenu dans le médiastin, et l'élasticité de celui-ci finit par s'opposer à ce que le poumon continue à chasser l'air qu'il contient; alors interviennent les muscles expirateurs, qui terminent ce que ne pouvait faire l'agent ordinaire de l'expiration.

Voici de ces faits un exemple, intéressant à un autre point de vue, et sur lequel nous aurons à revenir lorsque nous parlerons des effets de la section des nerfs pneumogastriques.

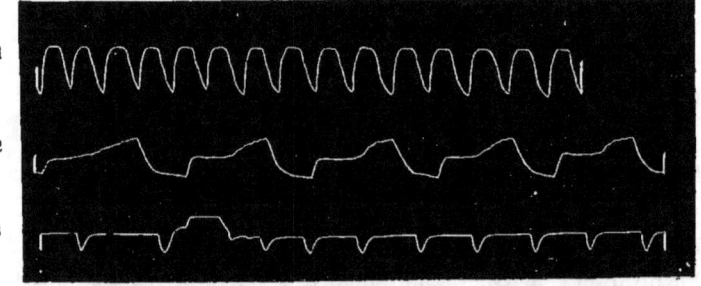

Fig. 87 (⁴⁄₁₁) Graphiques de la respiration d'un chien (*).

Il s'agit d'un jeune Chien auquel, depuis quatre mois, le pneumogastrique gauche est coupé. L'animal est couché sur le dos, et un tube est placé dans sa trachée, on obtient ainsi un tracé à peu près normal (voy. fig. 87, tracé n° 1). On lie alors le pneumogastrique droit; surviennent des troubles immédiats. L'animal fait des efforts de plus en plus énergi-

(*) 1. Intact. — 2. Après entrée de l'air dans le médiastin. — 3. Après lésion de la moelle allongée.

ques. Or, comme il est de très-petite taille, l'incision qu'on a faite au cou descend trop bas, et, depuis le commencement de l'expérience, l'air pénètre un peu dans la poitrine. Après la section du pneumogastrique, il y entre avec beaucoup d'énergie, et s'introduit même dans le sang, comme le prouva l'autopsie. Or, après deux minutes, le tracé est très-modifié, et, six minutes après la section, on obtient une expiration en deux temps très-accentuée (fig. 87, tracé n° 2). L'observation de l'animal montre que l'ascension brusque du levier, que suit un repos, se fait par la seule élasticité des parties, tandis que pendant la deuxième ascension, les muscles expirateurs interviennent énergiquement pour expulser l'air des poumons.

Je pique la moelle allongée avec un trocart, afin de tuer l'animal ; la lésion ne portant pas juste sur le nœud vital, le chien n'est pas tué, mais les respirations diminuent énormément d'amplitude et même de nombre (fig. 87, tracé n° 3) ; elles deviennent même régulières d'apparence, et l'expiration ne se scinde plus en deux temps, probablement à cause de la moindre amplitude. De temps en temps survient spontanément une sorte de convulsion, que l'on peut, du reste, artificiellement provoquer, et qui produit une brusque ascension du levier enregistreur.

On tue l'animal par hémorrhagie. A l'autopsie, on trouve de l'air dans la poitrine et dans le cœur droit ; il y a même quelques petites bulles à gauche, qui ont traversé la circulation pulmonaire. La pneumogastrique gauche n'agit pas sur l'œsophage ; le poumon gauche n'a plus de contractilité.

Du cri. — C'est pendant l'expiration que s'exécutent les mouvements du larynx, desquels résultent, grâce à la puissance des courants aériens, le chant et le cri. Dans le cri qui succède à l'effort, l'expiration est brusque, soudaine; les muscles inspirateurs se détendent d'un coup, et les agents élastiques et contractiles de l'expiration entrent aussitôt en jeu. Dans le cri ordinaire, dans le chant surtout, il en va différemment.

Je ne m'occuperai que du cri symptomatique de la douleur. Quand il traduit une douleur vive, il est ordinairement bref et aigu; dans ce cas, l'expiration est soudaine, et, malgré le rétrécissement de la glotte, nécessaire pour la production du cri, il s'écoule pendant ce temps une grande quantité d'air. Je ne puis malheureusement vous faire voir de tracés confirmatifs de cette assertion, j'ai perdu ceux que j'avais recueillis sur des animaux intacts; mais j'aurai occasion de vous en montrer de relatifs à des animaux dont les deux pneumogastriques ont été coupés : ils présentent fréquemment ce phénomène. (Voy. leçon XXIV, expér. III, tracé n° 4.)

Mais lorsque la douleur est peu violente, lorsque l'animal souffre plutôt de la gêne et de l'ennui, le cri est prolongé, et, dans ce cas, la glotte rétrécie débite, en un temps donné, une faible quantité d'air. Le tracé accuse cette nouvelle forme du cri par un ralentissement dans l'ascension du

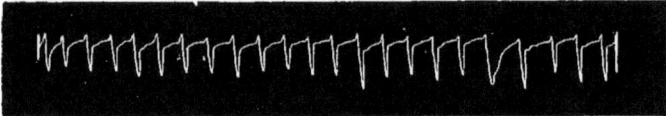

Fig. 88 (⁴⁴⁄₅). — Ralentissement de l'expiration pendant le cri prolongé (pneumographe). — Chien.

levier, qui s'était au début de l'expiration rapidement relevé. C'est ce que montre parfaitement le tracé que je mets sous vos yeux ; il a été obtenu à l'aide du pneumographe (fig. 88).

Du chant. — Dans le chant, l'expiration, lentement et, par les chanteurs de profession, savamment régularisée, ménagée, ne laisse échapper qu'une quantité d'air en rapport avec l'énergie des vibrations laryngées. Les muscles inspirateurs restent alors pendant longtemps dans une contraction dont le relâchement graduel lutte habilement contre l'effort inintelligent de l'élasticité pulmonaire. Ne laisser échapper par la glotte que la quantité d'air précisément nécessaire pour produire l'effet désiré, est l'une des difficultés de l'art du chanteur.

Cet art, je ne le possède malheureusement pas : aussi ne puis-je vous demander de considérer comme se produisant au même degré chez les chanteurs habiles le phénomène dont je veux vous parler et vous donner la manifestation écrite. Quoi qu'il en soit, il m'a paru assez intéressant pour mériter que je vous en entretienne.

Je place autour de ma poitrine la ceinture et le pneumographe. Sur le cylindre tournant ont été tracées à l'avance deux lignes parallèles. Je fais une inspiration mesurée de telle sorte, que le levier de l'enregistreur arrive au niveau de la ligne inférieure; puis je chante une note tenue jusqu'à ce que le levier, en se relevant, arrive au niveau de la parallèle supérieure. J'obtiens ainsi une ligne qui est sensiblement une droite d'une certaine longueur.

Je fais alors une inspiration nouvelle jusqu'à ce que le levier soit revenu à son point de départ, et je chante une autre note tenue jusqu'à ce que le levier soit arrivé encore à la parallèle supérieure. Il est évident que ma poitrine était gonflée exactement au même degré que dans l'expérience première et qu'il en est sorti la même quantité d'air. Or, la ligne tracée par le levier est encore à peu près une droite de même forme et de même longueur que la précédente.

C'est dire que le débit aérien de la glotte a été le même, et cela quelle que soit la note que j'aie émise, à la condition que ce soit une note de poitrine, car les notes du registre de fausset m'ont présenté trop de difficultés et des résultats peu nets. Ainsi, dans les notes élevées, la rapidité du courant d'air nécessaire pour faire vibrer les cordes vocales tendues compense à peu près ce qu'enlève au débit le rétrécissement de la glotte.

Mais si, au lieu de chanter une note tenue, je chante une gamme, un arpége, ou surtout un air un peu plus compliqué, le phénomène change, que la gamme soit ascendante ou descendante. Dans ce cas, le débit aérien de la glotte augmente considérablement, et le levier se relève beaucoup plus vite; la même quantité d'air, en un mot, est sortie en beaucoup moins de temps par l'orifice du larynx.

Je vous demande la permission de ne pas répéter les expériences en chantant devant vous, et de vous présenter seulement trois tracés qui expriment suffisamment ces différences singulières.

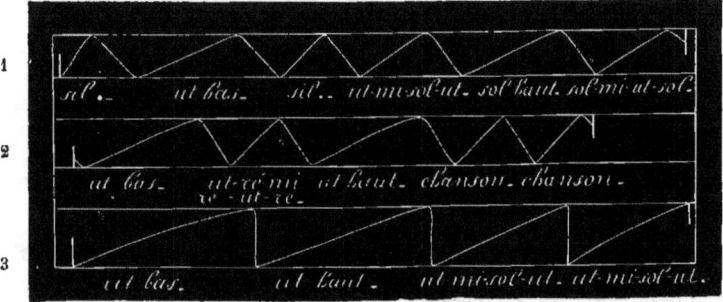

Fig. 89 ($\frac{4.2}{7}$). — Modifications de l'expiration pendant le chant.

L'abaissement du levier correspond toujours à des inspirations sensiblement égales. Dans le tracé n° 1, les chiffres correspondant à la durée des expirations sont :

silence 22 ; *ut bas* 67 ; silence 23 ; *ut-mi-sol-ut* 42 ; *sol haut* 66 ; *sol-mi-ut-sol* 45 ; les inspirations valent à peu près 20. Dans le second tracé : *ut bas* 70 ; *ut-ré-mi-ré-ut* 30 ; *ut haut* 75 ; deux couplets de chanson 25. Dans le troisième tracé, les inspirations sont instantanées ; l'intervalle des parallèles est plus grand ; la valeur des expirations est : *ut bas* 120 ; *ut haut* 120 ; *ut-mi-sol-ut* 90 ; *ut-sol-mi-ut* 90.

Expiration chez les Vertébrés ovipares aériens. — Nous venons de dire que chez les Mammifères, l'agent principal et ordinairement l'agent exclusif de l'expiration est l'élasticité : élasticité du thorax ou surtout élasticité des poumons. Chez les autres Vertébrés aériens, et surtout chez certains Reptiles, les muscles expirateurs paraissent intervenir d'une manière régulière. C'est ce qui a lieu particulièrement chez les Lézards et les Tortues, où l'expiration est scindée en deux temps : le premier semble être dû aux puissances élastiques, tandis que le second serait la conséquence de contractions musculaires ; c'est, du moins, ce que montrent assez nettement les Lézards. Chez les Crocodiliens, l'animal reste longtemps, nous l'avons vu, en inspiration, la glotte fermée ; puis celle-ci s'ouvre et l'expiration a lieu d'un coup, sans qu'il soit facile de distinguer à quelle nature de force elle est due.

Pour les Serpents, il est certain que l'expiration est due à la contraction générale des muscles du corps, car le sac membraneux qui termine le poumon ne paraît être que fort peu élastique.

Quant aux Oiseaux, il ne peut être question de l'élasticité du poumon lui-même, mais celle du thorax paraît jouer un rôle prépondérant. Nous verrons que, fréquemment, après la section des nerfs pneumogastriques, apparaît un rhythme qui se rapproche du rhythme régulier des Tortues, et dans lequel le second temps de l'expiration paraît bien être dû à l'intervention des muscles expirateurs, des muscles de l'abdomen. Mais dans l'expiration ordinaire, ceux-ci ne pourraient guère entrer en jeu, car leur action s'exercerait surtout pour empêcher le reflux de l'air dans les sacs aériens abdominaux, et ce reflux a parfaitement lieu. Ce sont là, du reste, des sujets peu explorés.

Nous arrivons maintenant à une question plus intéressante que les problèmes de détail dont nous nous sommes jusqu'ici occupés à propos des Mammifères, à une question dont la solution est encore aujourd'hui très-controversée, et qui semble même, pour la plupart des auteurs, résolue dans un sens différent de celui auquel nous a conduit l'expérimentation aidée de la méthode graphique : je veux parler de la question de savoir si le tissu pulmonaire est ou n'est pas contractile. Il faudra en outre chercher quel nerf tient sous sa dépendance cette contractilité : ces études feront le sujet de notre prochaine leçon.

VINGT ET UNIÈME LEÇON

CONTRACTILITÉ PULMONAIRE. — DE LA PRESSION INTRA-PULMONAIRE.

Contractilité du tissu pulmonaire. — Discussion sur son existence. — Démonstration de cette existence chez les Mammifères, les Tortues, les Lézards, les Serpents. — Elle est sous la dépendance des nerfs pneumogastriques et disparaît après la section de ces nerfs. — La structure et les fonctions du poumon ne sont point altérées par sa suppression.
L'orifice glottique ne suffit au débit de la pompe respiratoire ni pendant l'inspiration, ni pendant l'expiration : modifications qui s'ensuivent dans la pression intra-thoracique.

MESSIEURS,

Depuis que Reisseisen (1) a démontré qu'il existe sur les bronches des fibres musculaires disposées circulairement, les physiologistes ont cherché à mettre en évidence le rôle de ces muscles et à déterminer les nerfs sous la dépendance desquels est placée leur contraction.

On s'en est pendant quelque temps tenu à l'investigation directe. On a appliqué un excitant électrique soit sur les bronches, soit sur le tissu pulmonaire lui-même. Dans ces conditions, les uns, comme Varnier (2), Kimer (3), Wedemeyer (4), ont alors constaté un resserrement des bronches ;

---

(1) CXCVI.
(2) Cité par Reisseisen.
(3) CXCVII, t. IX, p. 495.
(4) Cités par Burdach.

d'autres, comme Budd (1), Wintrich (2), n'ont pu obtenir ce résultat. Longet (3), qui se range à la première opinion, dit même avoir vu, appliquant l'excitation sur le tronc du nerf pneumogastrique, le tissu musculaire des bronches se contracter.

Ch. Williams (4), dans un mémoire très-remarquable apporta, à l'appui de la contractilité du poumon, un ensemble de faits qui paraissaient devoir résoudre définitivement la question. Il adaptait un manomètre à la trachée d'un animal récemment mis à mort, ouvrait la poitrine, et lorsque l'élasticité qui soulevait alors l'eau du tube manométrique était satisfaite, quand le niveau était établi, il électrisait le poumon avec un courant galvanique; l'eau reprend alors, dit-il, son mouvement ascensionnel.

Ces expériences, très-bien conduites, décidèrent pour longtemps de l'opinion des physiologistes.

Vous les trouverez reproduites dans les ouvrages classiques que vous avez entre les mains; mais la manière dont la plupart des auteurs les rapportent prouve, à elle seule, qu'ils ne les ont pas répétées. Vous en voyez, en effet, qui n'indiquent pas la nature du liquide contenu dans le manomètre, et laissent ainsi à entendre que les mouvements du mercure même seraient aisés à constater; d'autres (5) déclarent qu'il faut, pour l'expérience, remplir d'eau le poumon lui-même (chose à peu près impossible), pour en exciter ensuite le tissu, dont la contraction prodigieusement énergique soulèverait alors cette masse de liquide, etc.

(1) CXCVIII.
(2) CXCIX.
(3) CC.
(4) CCI.
(5) CXCIII, t. 1, p. 343, fig. 8.

Cependant, Wintrich (1), en répétant les expériences de Williams, ne put obtenir le moindre mouvement dans la colonne manométrique. Il ne fut pas plus heureux en excitant, comme l'avait fait Longet, le nerf pneumogastrique.

Entre ces deux séries d'opinions contraires, les physiologistes se divisèrent. Mais d'où pouvait provenir la contradiction apparente des résultats? Selon les uns, les expérimentateurs qui ont cru démontrer la contractilité du poumon et ses relations avec les nerfs vagues, n'avaient pas attendu que l'élasticité pulmonaire soit tout à fait satisfaite. Pour Rugenburg (2), qui s'est récemment occupé du sujet, l'ascension du liquide du manomètre, lorsqu'on galvanise le nerf pneumogastrique, tient à ce qu'on fait ainsi contracter l'œsophage, qui, attirant à lui le diaphragme, chasse une certaine quantité d'air des poumons. La preuve en est, dit-il, qu'en coupant l'œsophage en bas, et le disséquant en haut, on n'obtient plus aucun changement de niveau dans la colonne liquide.

Les choses en sont là, et Herman (3) en a, tout récemment, très-bien résumé l'état en déclarant que si l'existence des fibres musculaires des bronches est incontestable, « il n'y a rien de fixé ni sur leur mode d'action, ni sur leur innervation ».

Je n'ai pas voulu rester ni vous laisser dans cette incertitude ; ou du moins, j'ai résolu de faire tous mes efforts pour en sortir, et j'ai la satisfaction de vous annoncer qu'ils ont été couronnés de succès.

J'étais, je dois vous le dire, des mieux disposés à croire à l'existence de la contractilité pulmonaire. La lecture atten-

---

(1) CXCIX.
(2) CCII.
(3) CCIII, p. 140.

tive du mémoire de Ch. Williams, si remarquable par la précision des détails, et la certitude bien acquise que les bronches possèdent des fibres musculaires circulaires, m'avaient à peu près persuadé qu'il serait facile de mettre en évidence la propriété tant discutée du poumon. Je pensais que l'emploi des appareils enregistreurs me permettrait même aisément d'obtenir une courbe représentant la manière dont se manifeste la contractilité. D'autre part, les recherches de Rugenberg me semblaient avoir donné la preuve que cette contractilité n'est pas soumise à l'action des pneumogastriques. Pour résoudre la question, je sacrifiai un chien par la section du bulbe, je plaçai rapidement un tube dans la trachée, et le mis en rapport avec l'appareil enregistreur par l'intermédiaire d'un flacon assez grand pour que l'élasticité du poumon ne tendît pas trop la membrane, j'ouvris la poitrine, j'enregistrai ainsi la courbe due à l'élasticité, puis je galvanisai le poumon. Grande fut ma surprise de voir que le levier restait complétement immobile. Je répétai plus de dix fois l'expérience sur des Chiens de grande taille, employant des courants électriques de forte intensité, galvaniques ou induits, variant la tension pulmonaire, agissant sur les poumons en place ou retirés de la poitrine, sensibilisant mon appareil : je n'obtins toujours rien. J'employai le manomètre : mêmes résultats négatifs.

Je fus alors tout à fait disposé à revenir sur mon opinion première, et à nier cette contractilité pulmonaire que, pas plus que Wintrich, je ne pouvais mettre en évidence.

Je portai aussi l'excitant sur le nerf pneumogastrique; l'animal venait d'être tué par section du bulbe, le corps était intact. J'obtins alors un tracé, et je vous le présente (voy. fig. 90, tracé n°1).

Vous voyez que les mouvements du levier coïncident

exactement avec l'application de l'excitant (—); il y a là une soudaineté qui indique l'action d'un muscle strié et non celle d'un muscle lisse : les expériences de Rugenburg trouvaient dans ce graphique une confirmation. En outre, à chaque fois que j'électrisais, je constatais un fort mou-

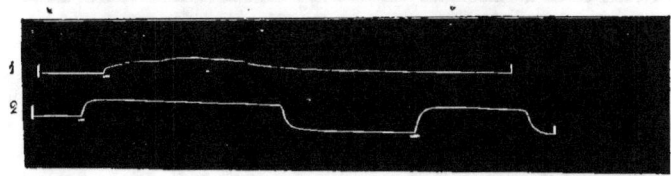

Fig. 90 ($\frac{1}{7}$). — Effet de la contraction combinée de l'œsophage et du poumon (1), ou de l'œsophage seul (2).

vement de l'œsophage, et la trachée rentrait un peu dans la poitrine, attirée par ces contractions. Je voulus voir alors quelle courbe donnerait l'excitation de l'œsophage; celui-ci fut séparé du corps, fermé à l'une de ses extrémités, mis, par l'autre, en rapport avec l'enregistreur, puis modérément insufflé. L'excitation électrique (—) et son interruption donnent alors les tracés brusques que vous avez sous les yeux (voy. fig. 90, tracé n° 2) ; le levier s'élève aussitôt qu'on excite, s'abaisse aussitôt qu'on arrête.

Les muscles lisses donnent un résultat différent. Nous avons légèrement insufflé l'estomac, et nous l'avons excité. Le levier a mis environ deux secondes avant de s'élever, puis il s'est élevé lentement, et a continué même son mouvement après la cessation de l'électricité; la descente fut aussi lente que la montée (voy. fig. 91, tracé n° 1).

La vessie, mise de même en expérience, a donné un résultat semblable, en ce sens que le mouvement s'est fait également attendre; mais l'ascension du levier a été, une fois commencée, beaucoup plus rapide et plus brusque ; enfin, l'excitant enlevé, la contraction a persisté pendant plusieurs minutes, en cédant très-lentement (fig. 91, tracé n° 2).

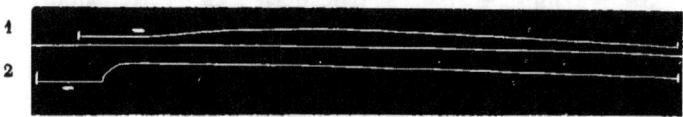

Fig. 91 ($\frac{4}{7}$). — Effets de la contraction de l'estomac (1) et de la vessie (2).

Or, la contractilité de l'appareil pulmonaire devait très-probablement se rapprocher de celle de l'estomac.

Mes efforts m'avaient donc amené à des résultats contraires à ceux que j'attendais. Je m'attachai alors à donner à cette nouvelle démonstration toute la rigueur possible; je répétai les expériences, toujours avec la même issue.

J'étais bien loin de transformer en affirmation les conséquences de tant d'expériences négatives, quand un jour, enfin, galvanisant le poumon, j'obtins un mouvement, un tracé.

Je me suis permis, messieurs, de vous raconter ces faits préliminaires, pour vous donner un exemple des difficultés que présentent en physiologie des constatations qui semblent, à première vue, les plus simples et les plus faciles; pour vous montrer, en outre, une fois de plus, combien est exact ce principe qu'il n'y a pas de contradictions entre les faits, qu'il y a seulement des différences dans les conditions expérimentales.

Voyez : Williams annonce qu'en s'y prenant de telle façon, on met en évidence la contractilité pulmonaire; Wintrich répète l'expérience, il suit de très-près les indications de Williams; il obtient un résultat contraire. Je reprends la question; j'arrive au même résultat que Wintrich, je vais conclure comme lui : et cependant, Williams avait raison.

Quelle condition particulière s'était donc introduite à mon insu, qui changeait ainsi les conséquences d'expériences en apparence identiques? Cette condition, la voici : j'insufflais trop les poumons dont je voulais enregistrer les mouvements.

Voici comment il faut s'y prendre, et comment ont été obtenus les tracés que je vous présente aujourd'hui.

L'animal (Chien) vient d'être tué ; un tube a été solidement fixé dans sa trachée. J'ouvre la poitrine, j'extrais les poumons, j'en sépare le cœur et l'œsophage, et je les place sur la table; ils sont presque entièrement affaissés. Je mets alors directement, sans flacon intermédiaire, le tube trachéen en communication avec le levier enregistreur, très-sensibilisé; puis je galvanise avec un courant induit en appliquant autour de la trachée et à l'extrémité opposée des poumons, deux larges plaques métalliques qui servent de conducteurs.

Dans ces conditions, j'obtiens les tracés que je vous présente, et qui sont tout à fait caractéristiques de la contraction des fibres lisses (voy. fig. 92).

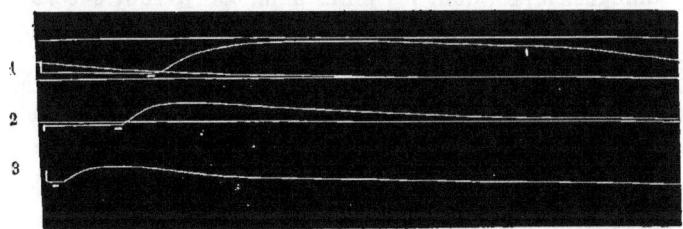

Fig. 92 ($\frac{4\cdot 2}{7}$). — Effets de la contraction pulmonaire chez le Chien (*).

Le premier tracé (fig. 92, tracé n° 1) est le résultat d'une galvanisation prolongée de — en | . Vous voyez qu'après un temps assez court, mais constatable, le levier s'est élevé

(*) 1. Excitation prolongée. — 2. Excitation instantanée. — 3. Excitation du nerf pneumogastrique. La ligne droite, au haut de la figure, indique le repos.

lentement, qu'il s'est maintenu longtemps au même niveau, et qu'après la cessation de l'excitation, il est redescendu lentement encore ; c'est là le caractère d'une contraction de fibres lisses. Cependant, le temps qu'a mis le levier à obéir ne donne pas une mesure exacte de la durée que met le muscle à obéir à l'excitant, car il faut une certaine force pour que la membrane se soulève, et l'obtention de cette force demande naturellement d'autant plus de temps que l'appareil est moins sensible.

Voici une autre expérience (fig. 92, tracé n° 2) dans laquelle l'excitation électrique n'est pas prolongée, mais instantanée (—). La courbe monte notablement plus vite ; mais elle redescend très-lentement, et met à peu près deux minutes à revenir au point de départ. Notez que ce tracé a été obtenu quarante-huit minutes après la mort de l'animal, et que nous avions souvent, dans l'intervalle, galvanisé les poumons.

En même temps que les poumons, j'enlève les nerfs pneumogastriques, dont les fibres pulmonaires sont encore intactes. L'excitation directe de ces nerfs fournit un tracé (fig. 92, tracé n° 3) sensiblement identique avec le tracé n° 2.

Cette action du nerf pneumogastrique sur les fibres du poumon, se conserve pendant quinze à vingt minutes après la mort de l'animal.

Lorsque sur l'animal vivant on coupe un des pneumogastriques au cou, le bout périphérique cesse à peu près en même temps de pouvoir agir sur l'œsophage, le cœur et le poumon. Cette dégénérescence physiologique arrive vers le quatrième jour.

En conservant l'animal plus longtemps, on voit que la contractilité pulmonaire elle-même finit par disparaître. Cela m'a été présenté par un Chien dont le pneumogastrique du côté droit avait été coupé depuis deux mois. L'excitant électrique porté soit sur le pneumogastrique de gauche, soit sur le poumon gauche, me donnait les tracés ordinaires ; je n'obtins rien en excitant les mêmes parties du côté droit. Notons, et je reviendrai sur l'importance de ce dernier fait, que le poumon droit semblait parfaitement sain, que les investigations microscopiques n'y ont rien présenté de pathologique, que, notamment, les cils vibratiles des bronches présentaient leurs mouvements habituels.

J'ai employé jusqu'ici le mot pneumogastrique, mais mes expériences ayant été faites sur le Chien, où le sympathique est, à la région cervicale, uni au pneumogastrique, ces deux nerfs ont dû être à la fois excités. Auquel des deux devons-nous attribuer la contraction pulmonaire ? Toutes les vraisemblances sont pour le pneumogastrique ; mais cela ne suffit pas. Nous avons trouvé dans les Reptiles la réponse à cette question, et nous allons voir, chez les Lézards, où les deux nerfs sont séparés, que la contraction pulmonaire est bien sous la dépendance du nerf pneumogastrique. Notons cependant que la contre-épreuve n'a pu être faite avec le nerf sympathique seul.

Si nous nous reportons au tracé que je vous ai montré le premier (voy. fig. 90, tracé n° 1), nous voyons aisément maintenant que ce graphique est complexe, que son ascension brusque représente la part afférente à l'œsophage dans le mouvement de l'air, tandis que son élévation progressive après la galvanisation représente l'action des fibres musculaires du poumon plutôt que celle des contractions stomacales, comme je l'avais d'abord supposé.

En résumé : les bronches présentent des fibres musculaires disposées circulairement ; la contraction synergique de ces muscles a pour effet de chasser une certaine quantité de l'air des poumons; cette contraction est sous la dépendance des nerfs pneumogastriques.

Si, au lieu de chercher avec le poumon des Mammifères les preuves de la contractilité pulmonaire, j'eusse employé des poumons de Reptile, je n'aurais pas eu à hésiter si longtemps.

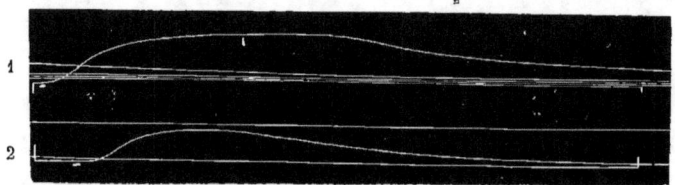

Fig. 93 ($\frac{1}{7}$). — Effets de la contraction pulmonaire chez la Tortue (*).

Le poumon des Tortues, par exemple, possède cette propriété à un degré très-énergique. Les tracés que je vous présente (fig. 93) en font preuve. Ils ont été obtenus en touchant, avec les deux pôles d'un courant induit, pôles placés à 1 centimètre l'un de l'autre, un seul poumon, en place, d'une petite Tortue grecque. Pour le tracé n° 1, l'excitation électrique a été prolongée de — en 1 ; elle a été instantanée pour le tracé n° 2.

Il en sera de même pour le poumon des Lézards. Le phénomène est même encore plus marqué, et se constate à l'œil nu en ouvrant l'animal. Un Lézard ocellé venait d'être tué par la section du bulbe ; en portant l'excitant électrique sur un de ses poumons mis à nu, on voyait cet organe se contracter manifestement. Je vous présente (fig. 94, tracé n° 1) la courbe qui exprime les résultats de cette contraction.

J'ai isolé ensuite le pneumogastrique de droite. Sa gal-

(*) 1. Excitation prolongée. — 2. Excitation instantanée. — La ligne droite est une ligne de repère indiquant le repos du levier.

vanisation instantanée fait contracter le poumon droit, et donne une courbe semblable à la précédente (tracé n° 2).

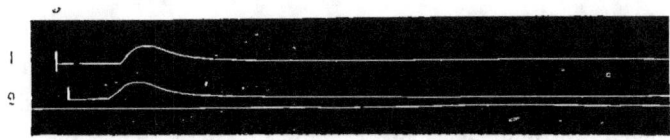

Fig. 94 ($\frac{1}{7}$). — Effets de la contraction pulmonaire chez le Lézard (*).

Le poumon gauche reste immobile pendant la galvanisation du pneumogastrique droit ; ces nerfs se rendent donc exclusivement chacun au poumon situé de son côté.

Le poumon des Serpents était particulièrement curieux à étudier sous ce rapport, à cause du sac à paroi membraneuse qui fait suite au véritable tissu cellulaire où s'exécutent les échanges respiratoires. Or, en examinant avec soin ces deux régions du poumon chez une Couleuvre à collier de grande taille, j'ai pu obtenir assez aisément des mouvements du levier enregistreur à la suite de la galvanisation du véritable poumon, qu'une ligature avait isolé du sac membraneux ; au contraire, celui-ci ne m'a rien fourni, malgré son étendue beaucoup plus grande. Nous pouvons donc conclure que la partie respiratoire du poumon des Serpents est contractile, tandis que le réservoir qui lui fait suite ne l'est pas, ou, du moins, l'est bien faiblement.

Les expériences que nous venons de rapporter, et bien d'autres dont il eût été inutile de donner ici des détails, nous permettent donc d'affirmer les trois propositions suivantes :

1° Le tissu pulmonaire est contractile chez les Mammifères et chez les Reptiles.

(*) 1. Excitation du poumon.— 2. Excitation du nerf pneumogastrique.— La ligne droite est une ligne de repère indiquant le repos du levier.

2° Sa contraction est sous la dépendance du nerf pneumogastrique.

3° Chez les Mammifères, le pneumogastrique perd son action sur le poumon à peu près en même temps que sur le cœur et l'œsophage, c'est-à-dire du quatrième au sixième jour après sa section ; la contractilité pulmonaire elle-même a disparu au bout de deux semaines. Après quatre mois, même chez un jeune chien, elle n'est pas encore revenue. Je ne saurais vous dire, n'ayant pas d'expériences assez anciennes, au bout de combien de temps elle reviendrait, et même si elle reviendrait jamais.

A quelle branche du pneumogastrique faut-il attribuer cette influence sur la contractilité pulmonaire ? L'analogie plaide pour le nerf spinal, qui tient sous sa dépendance le larynx, le cœur, et la plus grande partie de l'œsophage. Mais malgré que j'aie arraché dans ce but le spinal à bien des Lapins et des Chats, je ne saurais encore répondre à la question. La petite taille de ces animaux est cause qu'on obtient très-difficilement les signes de la contractilité pulmonaire.

Quel rôle peut jouer cette contractilité dans les phénomènes respiratoires ? Nous ne pouvons donner à cette question de réponse catégorique. Il est bien évident d'abord que la contraction du poumon ne saurait avoir un rôle actif pendant l'expiration ; elle est pour cela bien trop faible, et surtout trop lente à se produire. Peut-être préside-t-elle à quelque espèce de mouvement péristaltique des bronches utile pour brasser l'air ? Mais ce n'est là qu'une hypothèse. Nous pouvons seulement affirmer qu'elle n'est pas indispensable à l'intégrité du parenchyme pulmonaire. Nous avons vu, en effet, que le poumon reste sain, ne s'engorge nullement de mucosités, et conserve même ses cils vibratiles, lorsqu'elle a disparu à la suite des sections nerveuses.

Nous verrons, et vous le savez déjà, que la section des deux pneumogastriques entraîne la mort chez tous les animaux. Quelle que soit la raison de cette mort, et nous reviendrons sur ce point, il est évident qu'on ne peut pas l'attribuer à des changements dans la structure et par suite dans les fonctions pulmonaires, changements résultant de la cessation de l'action centrifuge motrice des nerfs supprimés. Pour nous en tenir à ce qui regarde les poumons, le seul changement observé, le seul qui puisse être consécutif à la section du nerf, c'est la disparition du tissu musculaire, atrophié avec une singulière rapidité. Or, cette atrophie n'a aucune conséquence sur la constitution générale de l'organe, qui reste parfaitement sain, pendant des mois entiers, parfaitement apte, par suite, à remplir ses fonctions. Mais le pneumogastrique ne contient pas que des fibres motrices pulmonaires, il contient surtout des fibres sensitives, et c'est à la suppression de celles-ci qu'il convient, ainsi que nous le verrons, de rapporter la mort.

Je ne parlerai que pour mémoire des applications qu'on a faites, puis qu'on a dû suspendre, et qu'on pourra faire maintenant en sûreté de conscience, de la connaissance de la contractilité pulmonaire à la théorie de l'asthme. Cela sortirait de notre sujet d'abord ; je vous déclarerai en outre que j'ai peu de goût pour ces explications médicales hâtivement tirées des faits physiologiques, lorsqu'aucune expérience ne peut consécutivement en contrôler la valeur, explications dont il faut d'autant plus se défier, en règle générale, qu'elles paraissent plus admissibles et satisfont davantage l'esprit.

Des changements dans la pression intra-pulmonaire pendant la respiration. — Les poumons contenus dans le thorax peuvent être, suivant l'antique et ingénieuse idée de J. Mayow (1), comparés à une vessie renfermée dans un soufflet aux parois duquel elle s'appliquerait exactement. Si l'on écarte les valves du soufflet, l'air, entrant par la douille, se précipite dans la vessie, pour en sortir quand on les rapproche. Quand l'écartement est opéré d'une manière lente, l'orifice de la douille peut laisser entrer une quantité d'air suffisante pour répondre à l'appel qui est fait, et il n'y a jamais, dans la vessie, de véritable diminution de pression; la tendance au vide y reste à l'état virtuel. Mais si l'écartement est brusque, l'appel rapide et considérable, l'orifice de la douille peut se trouver trop étroit, et, malgré le courant d'air qui s'y établit, il n'entre pas dans la vessie la quantité d'air nécessaire pour établir entre son contenu et l'atmosphère égalité de pression; en d'autres termes, il se fait, dans la vessie, une véritable raréfaction de l'air, une diminution de pression.

Semblablement, si le rapprochement des valves est trop brusque, la douille du soufflet pourra se trouver trop étroite pour laisser échapper l'air qui cherche à s'enfuir, celui-ci se trouvera alors comprimé dans l'intérieur de la vessie, où existera alors une véritable condensation de l'air, une augmentation de pression.

Ce qui peut se passer dans notre soufflet peut-il se passer dans l'appareil thoraco-pulmonaire? Si oui, n'est-ce que dans des circonstances exceptionnelles, ou bien ces changements dans la pression de l'air du poumon ont-ils lieu à chaque alternative respiratoire? Une méthode expérimentale bien simple va nous permettre de résoudre cette intéressante question.

(1) XI.

Mais remarquons, d'abord, que dans le thorax, la chose est plus compliquée que dans le simple soufflet pris pour exemple. En effet, à côté des poumons se trouve le cœur, avec d'énormes vaisseaux veineux à parois très-dilatables, et où peut affluer le sang. Il en résulte qu'à chaque inspiration, la tendance au vide est satisfaite non-seulement par l'air qui se précipite à travers la glotte, mais par le sang qui est attiré des membres et de l'abdomen dans les veines caves et la région droite du cœur, et dont l'appel thoracique ralentit la marche dans les veines pulmonaires vers les loges artérielles.

De même, l'expiration a pour effet de diminuer l'impulsion du sang veineux vers le poumon, et de faciliter, au contraire, le cheminement du sang artériel dans les vaisseaux qui retournent au cœur gauche. Ainsi, par une remarquable harmonie fonctionnelle, l'inspiration attire à la fois l'air pur et le sang qui en cherche le contact, tandis que l'expiration, chassant l'air devenu inutile, aide au cours du sang qui en a épuisé l'influence réparatrice.

Cette action de la respiration sur la circulation a été depuis longtemps remarquée, et est devenue l'occasion de travaux nombreux; au point de vue de la question qui nous occupe, elle pourrait être telle qu'il ne se fasse pas de modifications réelles de pression dans les poumons, la proportion trop faible d'air envoyée par la trachée pouvant être compensée par le sang attiré dans le thorax. Notre question reste donc entière.

Je vous rappelle, en outre, cette influence d'ordre différent, que la circulation, que les battements du cœur exercent sur la pression intra-pulmonaire. Nous en avons eu la preuve par le procédé que je vous ai indiqué dans une de nos dernières leçons, et nous avons obtenu, vous vous en souvenez, le tracé qui exprime ces modifications (voy. p. 337, fig. 76, tracé n° 2).

Arrivons maintenant à la question elle-même. Supposons qu'un animal soit placé sous une cloche hermétiquement fermée, et que nous ayions le moyen de reconnaître les changements de pression les plus légers que présente l'air contenu dans cette cloche. Il est évident que si l'orifice glottique suffit au débit de la pompe respiratoire, s'il y entre assez d'air pendant l'inspiration, s'il en sort assez pendant l'expiration, aucun changement n'aura lieu dans la pression, dans la condensation de l'air extérieur. Peu importe, en effet, que l'air soit au dedans ou au dehors de l'animal, il n'en occupe pas plus de place pour cela (je néglige la dilatation par la chaleur, on comprend aisément pourquoi). Mais si, au contraire, il y a diminution de pression dans le thorax de l'animal, par suite d'une insuffisante pénétration d'air par la trachée, il devra y avoir, au contraire, compression de l'air de la cloche ; l'excès de volume acquis par l'animal à cause de l'air qu'il aura inspiré, sera trop considérable, et par conséquent il pressera sur l'air qui l'entoure. Pendant l'expiration, l'inverse devra avoir lieu, et la compression de l'air intra-pulmonaire devra avoir pour conséquence la dilatation de l'air de la cloche.

C'est, en effet, ce qu'on observe. Et la constatation s'en fait de la manière la plus simple. La cloche que nous employons est soigneusement rodée, et ferme hermétiquement, par adhérence sur une plaque de verre ; elle porte une tubulure, par laquelle l'air qu'elle contient communique, grâce à l'intermédiaire d'un tube de caoutchouc, avec le tambour du levier enregistreur. L'appareil étant convenablement sensibilisé, les moindres modifications dans la pression de l'air de la cloche sont exactement recueillies par le cylindre tournant.

Je vous présente des tracés qui ont été obtenus par cette méthode ; ils ont rapport à des Mammifères (Chien, Lapin, Cochon d'Inde, Rat) et à des Oiseaux (Canard, Pigeon, Moineau) (voy. fig. 95).

La capacité des cloches a été, autant que possible, proportionnée à la taille des animaux. Ainsi le Canard, qui pesait 1900 grammes, le Chien (2100 grammes), le Lapin (2279 grammes) ont été enfermés successivement dans une cloche de 11 litres ; le Cochon d'Inde (400 grammes) ; le Pigeon (400 grammes), dans une cloche de 2 litres ; le Rat et le Moineau, dans une petite cloche de dimensions appropriées.

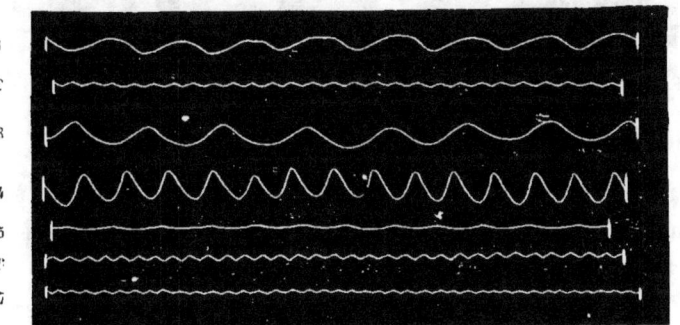

Fig. 95 (¼). — Enregistrement des modifications de la pression intra-thoracique par la respiration (*).

Vous voyez que chez ces Mammifères et chez ces Oiseaux, il y a eu un tracé nettement accentué et que, par suite, la diminution réelle de la pression dans le poumon, pendant la phase inspiratoire, son augmentation pendant la phase expiratoire, se trouvent nettement démontrées.

(*) 1. Chien. — 2. Lapin. — 3. Canard. — 4. Pigeon. — 5. Cochon d'Inde. — 6. Rat. — 7. Moineau.

Je vais répéter devant vous cette expérience, en reprenant le petit Chien et la vaste cloche qui nous ont déjà servi. L'animal étant placé sous la cloche, vous voyez s'enregistrer régulièrement ses respirations. Mais, de temps à autre, l'animal s'impatiente; il se redresse sur ses pattes de derrière, autant que le lui permet l'enceinte étroite où il est enfermé, et semble faire effort pour s'échapper. Or, dans cette circonstance (voy. fig. 96, tracé n° 1), le levier de l'enregis-

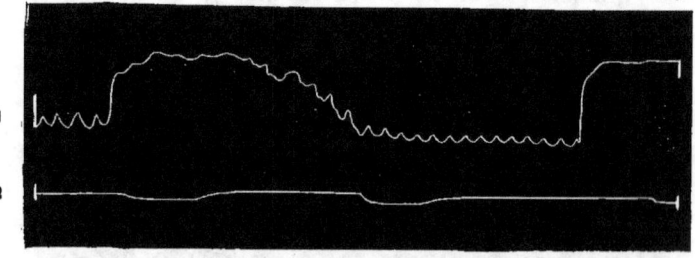

Fig. 96 ($\frac{1}{1}$). — 1. Graphique exprimant l'influence des efforts sur la pression intra-thoracique (Chien). — 2. Modifications de cette pression par la respiration (Tortue).

treur s'élève soudainement, et reste à peu près immobile, à une grande hauteur au-dessus du niveau général des respirations; puis, le tracé habituel et régulier reparaît.

Ainsi, pendant l'effort, la fermeture de la glotte dont Jules Cloquet (1) a depuis longtemps prouvé l'existence, se fait sur un air dilaté par l'inspiration; je vais revenir dans un instant sur les conséquences importantes de ce fait inattendu.

Mais auparavant, voyons si les Reptiles, les seuls animaux que nous n'ayions pas mis en expérience, se comportent comme les autres Vertébrés aériens. Je place sous une petite cloche une Tortue grecque, et je la mets sur le dos, ce qui, je m'en suis assuré, la déterminera beaucoup plus vite à res-

(1) CXIV.

pirer. Elle respire, en effet, et le levier de l'enregistreur nous fournit un tracé (fig. 96, tracé n° 2) qui a d'incontestables rapports avec le graphique si singulier qui nous est aujourd'hui bien connu.

C'est donc un fait général, chez les Reptiles, les Oiseaux et les Mammifères, que pendant l'inspiration l'air du poumon est réellement dilaté, et qu'il est réellement comprimé pendant l'expiration.

Remarquons, avant d'indiquer les conséquences de ce fait, que nous avons trouvé là un nouveau moyen fort commode, d'enregistrer la respiration chez les animaux; moyen qui pourrait être fort précieux, si l'on voulait mettre en expérience des animaux rares, ou très-farouches et dangereux à manier.

L'existence de cette diminution de pression, si peu considérable qu'elle soit, qui accompagne chaque mouvement inspiratoire, est d'une véritable importance pour l'explication des phénomènes respiratoires. Au point de vue d'abord de la ventilation pulmonaire, elle tend à attirer dans les grosses bronches l'air des alvéoles; car les grosses bronches ont un squelette solide, et ne peuvent être impressionnées par une aussi faible puissance. Et comme l'air des alvéoles est, ainsi que nous l'avons vu, très-impur, son renouvellement se trouve ainsi beaucoup mieux assuré.

Les échanges gazeux du sang et de l'air doivent être également favorisés. En effet, non-seulement le sang veineux est ralenti et maintenu au contact de l'air, mais l'acide carbonique qu'il contient en excès se trouve appelé au dehors par une force nouvelle, indépendante de celles sur lesquelles nous avons, dans une de nos premières leçons, longuement insisté. Il est très-probable, au contraire, que l'action sur l'oxygène est infiniment plus faible, et doit être entièrement négligée.

Milne Edwards et Breschet (1), dans un travail déjà ancien (1826) et qui n'a pas eu tout le retentissement qu'il mérite, avaient démontré que les substances volatiles introduites dans le sang s'échappent beaucoup plus facilement par la voie pulmonaire, pendant la respiration naturelle que pendant la respiration artificiellement entretenue, à l'aide d'un soufflet, chez un animal dont le thorax est ouvert. Cette différence, ils l'attribuaient, non sans raison, à l'aspiration qui se fait dans le thorax, à l'espèce de succion qui accompagne chaque mouvement d'inspiration. L'influence de cette succion apparaît plus importante encore, après ce que nous venons de dire, puisqu'elle n'a pas seulement pour effet de produire une simple tendance au vide, comme le croyaient ces physiologistes, mais une réelle diminution de pression, laquelle ne disparaît pas, et a nécessairement une action bien plus efficace.

La compression concomitante à la phase expiratoire doit avoir des conséquences inverses. L'air doit être refoulé dans les vésicules pulmonaires, qui seules peuvent présenter quelque dilatation.

Il résulte de ceci, si nous examinons les choses de près, qu'il semble que le moment où se font, au maximum, les échanges respiratoires, est différent de ce qu'on s'imagine volontiers. Certes, ils se passent pendant les deux temps de la respiration ; mais il paraît vraisemblable que le maximum d'énergie de la sortie des gaz du sang a lieu pendant la phase inspiratoire, tandis que leur pénétration serait la plus forte au moment du refoulement expiratoire. Je dis les gaz,

(1) CCV.

parce qu'il s'agit tout autant de l'azote que de l'acide carbonique.

Relativement au phénomène de l'effort et à la grande diminution qu'il suppose dans la pression intra-pulmonaire, le fait est surtout intéressant au point de vue pathogénique. Il est clair que, dans ces conditions, l'emphysème pulmonaire est un peu moins à craindre, par l'effet des compressions extérieures sur le thorax, que si l'air se trouvait dans les poumons à la pression normale. Mais, en sens inverse, l'appel considérable de sang qui doit être fait dans les cavités cardiaques droites et dans les capillaires pulmonaires, expose à des accidents du côté des voies circulatoires et respiratoires, accidents que nous pouvons bien indiquer, mais sur lesquels il n'est pas dans notre rôle d'insister.

VINGT-DEUXIÈME LEÇON

NOMBRE DES MOUVEMENTS RESPIRATOIRES CHEZ DIVERS ANIMAUX.

Rapports du nombre des mouvements respiratoires avec la taille et le groupe zoologique : Mammifères, Oiseaux, Poissons. — Les Oiseaux respirent moins fréquemment que les Mammifères. — L'influence de la taille ne se fait sentir qu'entre animaux appartenant au même groupe naturel. — Inégalités dans la capacité pulmonaire. — Canard, Oiseau plongeur, comparé sous ce rapport au Poulet.

Messieurs,

Les divers rhythmes respiratoires que nous venons d'étudier successivement, ont été envisagés, pour chacun des animaux considérés, tout à la fois d'une manière abstraite, quant à l'animal et quant au moment. Je veux dire par là, en premier lieu, qu'étudiant la respiration chez un Mammifère ou un Oiseau, par exemple, nous nous sommes occupés exclusivement de l'animal en expérience, sans le comparer, au point de vue des différences de détails, avec les animaux appartenant au même groupe zoologique; en second lieu, que nous l'avons supposé placé dans les conditions normales et ordinaires de sa vie, laissant de côté, pour le moment, la question de savoir en quoi les résultats obtenus pourraient être modifiés par l'intervention de circonstances autres que celles que nous considérions.

Le moment est venu de faire ces comparaisons, d'étudier

ces influences diverses. Ce n'est pas que nous ayions l'intention de les passer toutes en revue ; l'exécution d'un pareil projet nous entraînerait trop loin. Et d'ailleurs, il est un bon nombre de ces circonstances dont l'influence a été assez bien étudiée, et sur lesquelles nous n'aurions que peu de chose à dire : telles sont les variations dans la température extérieure, tel est l'exercice modéré ou forcé comparé au repos, tel est l'état de digestion, de sommeil, etc. D'autres, au contraire, moins bien connues, nécessiteraient pour leur étude des appareils, des moyens d'action que nous ne possédons pas : je citerai, par exemple, l'influence de la lumière, celle des modifications dans la pression barométrique, etc. Heureusement, il en est certaines que nous pouvons aborder, et qui n'ont pas, pour la plupart, beaucoup occupé les physiologistes. Je vous le rappelle, et suis fort heureux de me retrancher encore une fois derrière cette raison générale, nous ne sommes pas tenus ici à une étude régulière et complète, et nous pouvons, nous devons même nous en tenir aux questions qu'il nous est possible d'étudier avec soin, et sur lesquelles nous aurons constaté quelque fait original.

Influence de la taille et de l'espèce. — Parmi les conditions intrinsèques qui déterminent les rhythmes normaux propres aux divers animaux, il n'en est aucune de plus importante, et surtout de plus continue dans son action, que l'ensemble des différences qui constituent leurs caractères spécifiques. Nous avons vu de cette vérité évidente des exemples nombreux en étudiant les mécanismes respiratoires dans les divers types de la série animale. Mais, en nous restreignant davantage dans les comparaisons, en examinant parallèlement non plus des animaux éloignés l'un de l'autre, mais des êtres voisins, nous constaterons encore des différences qui ne manquent pas d'intérêt. Seulement, dans le rhythme respiratoire, nous devrons, sous peine d'entrer dans des détails de bien faible valeur et de constatation très-difficile, ne considérer qu'un élément : le nombre dans un temps donné.

Si vous consultez ce qu'ont dit les auteurs sur cette question, vous trouverez que le peu d'observations faites peut se résumer dans cette formule : plus les animaux sont grands, moins souvent ils respirent.

Ces faits, du reste, sont en un nombre extrêmement petit, et relatifs à peu près exclusivement à la classe des Mammifères. Pour celle des Oiseaux, vous ne trouverez chez les auteurs les plus recommandables, que cette phrase empruntée à Burdach (1) : les gros Oiseaux respirent de 20 à 30 fois par minute, les petits de 30 à 50 fois.

Je n'ai pas cru devoir m'en tenir à ces expressions passées en quelque sorte dans le domaine public. Mettant à profit le voisinage de la ménagerie du Muséum, j'ai pu faire sur divers animaux à sang chaud un certain nombre d'observations dont je vais vous présenter le tableau ; je reviendrai ensuite sur les conséquences qu'on en peut tirer. Je dois faire remarquer que toutes mes supputations ont été faites à la même heure de la journée, en telle sorte que les animaux se trouvaient, au point de vue de la digestion, dans un état à peu près semblable ; de plus, ils ont été observés tous dans l'état de repos, parfaitement calmes et tranquilles, mais non endormis ; enfin, j'ai fait tout mon possible pour recueillir mes observations dans des conditions à peu près égales de température. J'ai joint aux miens les quelques faits rapportés dans l'ouvrage de Colin.

A ma prière, M. A. Lafont a bien voulu faire, dans le bel aquarium d'Arcachon, sur les animaux marins, plusieurs observations intéressantes, et dont nous tirerons parti.

(1) CXCVII, t. IX, p. 498.

DU NOMBRE DES MOUVEMENTS RESPIRATOIRES.

ANIMAUX.	Nombre des mouv. respirat. par minute.	DATE de l'observation.	REMARQUES PARTICULIÈRES.	OBSERVATEURS.
MAMMIFÈRES.				
Macaque ordinaire.	19	25 février.	Au repos, éveillé.	P. Bert.
Tigre.	6	5 février.	Au repos, couché, bien éveillé.	id.
Lion.	10	id.	Id.	id.
Jaguar.	11	id.	Id., animal de grande taille	id.
Panthère.	18	id.	Id.	id.
Chat.	24	23 mars.	Id. (1750 gr.)	id.
Ours du Liban.	10	id.	Id., grande taille.	id.
Coati brun.	60	15 février.	Id., couché, éveillé.	id.
Crabier procyon.	10	id.	Id., dormant.	id.
Chien.	15	5 février.	Id., couché, éveillé.	id.
Chacal.	17	id.	Id.	id.
Renard de Tunisie.	24	id.	Id.	id.
Renard de Perse.	28	id.	Id.	id.
Paradoxure.	22	15 septembre.	Id.	id.
Furet.	28	id.	Id.	id.
Genette du Sénégal.	21	15 février.	Dormant.	id.
Dromadaire.	10 à 11			Colin (1).
Lama.	18 à 22			id.
Girafe.	8 à 10			id.
Bœuf.	15 à 18			Auteurs.
Bœuf de Cambodge.	15	1ᵉʳ mars.	Couché, éveillé, non ruminant.	P. Bert.
Biche.	13	id.	Id., grande taille.	id.
Antilope dama.	22	id.	Id.	id.
Guib (*picta*).	25	id.	Id.	id.
Écureuil de la Caroline.	70	15 février.	Accroupi, tranquille.	id.
Lapin.	55	23 mars.	Tranquille (2250 gr.).	id.
Rat (variété pie).	210	15 février.	Éveillé, accroupi.	P. Bert.
Id.	100	15 septembre.	Dormant.	id.
Id.	320	id.	Agité.	id.
Rat noir.	160	10 septembre.	Id.	id.
Rhinocéros.	6	2 mars.	Couché, un peu assoupi.	P. Bert.
Id.	10			Colin.
Hippopotame.	1		Dans l'eau, museau seul sorti.	P. Bert.
Id.	3 ou 4	15 septembre.	Hors de l'eau; 3 ou 4 en 20 sec. puis repos de 1 m.	id.
Id.	7 à 10	id.	Hors de l'eau.	Colin.
Cheval.	10 à 12			Auteurs.
Hérisson.	7			Gurlt (2).
Unau.	16	15 février.	Dormant.	P. Bert.
Didelphis virginiana.	29	15 septembre.	Au repos, éveillé.	id.
Dasyure de Maugé.	80	id.	Au repos, éveillé.	id.
Id.	46	id.	Même individu, dormant.	id.
Potaurus sciurensis.	48	id.	Éveillé, couché.	id.

(1) CXCII; t. II, p. 152.
(2) Cité par Burdach, CXCVII, t. IX, p. 498. Ce nombre me paraît douteux.

ANIMAUX.	Nombre des mouv. respirat. par minute.	Date de l'observation.	REMARQUES PARTICULIÈRES.	OBSERVATEURS.
OISEAUX.				
Condor.	6	1ᵉʳ mars.	Perché, immobile.	P. Bert.
Vautour caracara.	15	7 mars.	Couché, immobile.	id.
Pygargue vociféroide.	12	21 novembre.	Perché, tranquille.	id.
Milan noir.	18	1ᵉʳ mars.	Id.	id.
Kakatoès nasique.	20	15 septembre.	Id.	id.
Perruche ondulée.	60	id.	Id.	id.
Martin Vieillard.	40	21 novembre.	Id.	id.
Troupiale commandeur.	60	15 septembre.	Id.	id.
Loxia fasciata.	90	id.	Id.	id.
Gros-bec (esp. inc.).	90	id.	Id.	id.
Moineau franc.	90	id.	Id.	id.
Serin.	100	id.	Id.	id.
Colombe (esp. inc.).	30	21 novembre.	Id.	id.
Pénélope marail.	12	15 septembre.	Couché, éveillé.	P. Bert.
Coq.	12	id.	Id.	id.
Faisan argenté.	20	id.	Id.	id.
Faisan doré.	20	21 novembre.	Debout, immobile.	id.
Marabout du Bengale.	4	id.	Id.	id.
— de Java.	6	id.	Id.	id.
Aigrette de la Guyane.	11	id.	Id.	id.
Flamant.	8	14 janvier.	Sur une patte.	id.
Combattant.	26	id.	Id.	id.
Pélican.	4	7 mars.	Debout.	id.
Oie grise.	9	15 septembre.	Couchée, éveillée.	id.
Id.	7	id.	Endormie.	id.
Canard de Barbarie.	18	id.	Couché, éveillé.	id.
Canard de la Caroline.	18	21 novembre.	Id.	id.
Sarcelle.	24	14 janvier.	Id.	id.
Goëland à manteau gris.	14	15 septembre.	Id.	id.
Casoar de la Nouvelle-Hollande.	2 à 3	id.	Id.	id.
REPTILES.				
Crotale.	5	24 mars, 19°.	Au repos, éveillé.	id.
Lézard ocellé.	12	id.	Id., moyenne taille.	id.
Tropidolopisma Cunninghausii.	20	id.	Id., même taille que le lézard ocellé.	id.
POISSONS.				
Lamproie marine.	70		Ventouse fixée, au repos.	P. Bert.
Id.	100		Même individu, ventouse fixée, très-agité.	id.
Id.	120		Même individu, détaché, s'agitant.	id.
Lamproie fluviatile.	54	1ᵉʳ mars, 12°.	Animal de 25 cent., fixé, bien immobile.	id.
Raie pastenague.	50	Octobre, 12°.	Repos.	A. Lafont.
Raie batis.	51	id.	Id.	id.
Torpille.	51	id.	Id.	id.
Chien de mer.	49	id.	Id.	id.
Id.	29	Janvier, 8°.	Id., même individu.	id.
Id.	17	id.	Id., individu de plus grande taille.	id.
Id.	40	1ᵉʳ mai, 12°.	Immobile, individu de 35 cent.	P. Bert.

ANIMAUX.	Nombre des mouv. respirat. par minute.	DATE de l'observation.	REMARQUES PARTICULIÈRES.	OBSERVATIONS.
Perche fluviatile.	30	id.	Repos.	P. Bert.
Vive.	10	id.	Id., mesurant 22 cent.	id.
Id.	35	Octobre, 13°.	Id.	A. Lafont.
Mullus barbatus.	60	id.	Id.	id.
Id.	39	id.	Même individu, dormant.	id.
Trigla gunardus.	25	id.	Repos.	id.
Cottus (esp. inc.).	10	1er mars, 12°.	Id., mesurant 12 cent.	P. Bert.
Id.	30	id.	Id., mesurant 8 cent.	id.
Épinochette.	87	25 février, 11°.	Repos, pesant 1 gr. 3.	id.
Sparus auratus.	47	Janvier, 8°.	Repos.	A. Lafont.
Mugil cephalus.	47	id.	Id.	id.
Id.	62	id.	Agité, même individu.	id.
Id.	61	Octobre, 13°.	Id., id.	id.
Gobius niger.	21	Janvier, 8°.	Id.	id.
Id.	30	Octobre, 13°.	Id., même individu.	id.
Labrus viridis.	39	Janvier, 8°.	Id.	id.
Id.	51	Octobre, 13°.	Id., même individu.	id.
Carpe.	8	25 février, 11°.	Repos, pesant 120 gr.	id.
Id.	35	id.	Id., id. 37 gr.	id.
Id.	92	id.	Id., pesant 1 gr. 30.	id.
Goujon.	60	id.	Repos, pesant 11 gr.	id.
Id.	81	id.	Id., pesant 1 gr. 50.	id.
Id.	60	23 février, 9°.	Id., id. 18 gr.	id.
Id.	75	id.	Id., id. 9 gr.	id.
Meunier : *Cyprinus dobula*.	90	id.	Id., id. 6 gr.	id.
Plie.	61	Octobre, 13°.	Id.	A. Lafont.
Sole.	34	Janvier, 8°.	Id.	id.
Id.	44	1er mars, 12°.	Id., mesurant 25 cent.	P. Bert.
Anguille.	50	Octobre, 13°.	Id.	A. Lafont.
Id.	30	23 février, 9°.	Id., pesant 23 gr.	P. Bert.
Id.	28	25 février 11°.	Id., id. 13 gr.	id.
Congre : *Muræna conger*.	10	1er mars, 12°.	Id., mesurant 1 mètre.	id.
Id.	25	Id.	Id., id. 50 cent.	id.
Syngnathe.	34	Octobre, 13°.	Id.	A. Lafont.
Id.	21	Janvier, 8°.	Id., même espèce et même taille.	id.
Hippocampe.	33	Octobre, 13°.	Id.	id.
Id.	20	Janvier, 8°.	Id., même espèce et même taille.	id.
CRUSTACÉS.				
Crabe des Moluques : *Limula*.	12	1er mars, 12°.	Marchant.	P. Bert.
MOLLUSQUES.				
Poulpe.	28	11 juillet.	Repos.	P. Bert.
Id.	32	Octobre, 13°.	Id.	A. Lafont.
Id.	14	id.	Même individu dormant.	id.
Seiche.	51	15 juillet.	Repos.	P. Bert.
Id.	45	Octobre, 13°.	Id.	A. Lafont.
Id.	37	id.	Même individu dormant.	id.
Calmar.	65	11 juillet.	Exécutant ses mouvements habituels.	P. Bert.

Examinons maintenant d'un peu près quelques-uns des nombres inscrits dans ces tableaux.

Vous remarquerez, avant toutes choses, que j'ai recueilli très-peu d'observations touchant les Reptiles : et cela, à dessein. En effet, les moindres circonstances, des différences minimes de température, le sommeil et la veille, la colère ou la peur, font aisément passer du simple au double le nombre de leurs mouvements respiratoires ; en telle sorte qu'il faudrait, pour obtenir des résultats sérieusement discutables, une masse énorme d'observations.

Étudions d'abord les animaux à sang chaud. Si nous comparons, en premier lieu, les Mammifères et les Oiseaux, un premier fait nous frappe : c'est que, d'une manière générale, les Oiseaux respirent beaucoup moins fréquemment que les Mammifères. Le chiffre maximum que nous aient fourni les Oiseaux est de 100, tandis que chez les Mammifères nous avons rencontré le nombre 320, nombre exceptionnel, il est vrai. Les gros Oiseaux respirent même avec une lenteur étonnante ; le Pélican et le Marabout du Bengale avec le chiffre de 4 par minute, le Condor avec celui de 6, se placent au-dessous de tous les Mammifères, à l'exception de l'énorme Rhinocéros qui arrive à 6. Le minimum même est fourni par un Oiseau, le Casoar de la Nouvelle-Hollande, qui ne respire, à l'état de repos, que deux ou trois fois par minute. Aucun Mammifère à respiration régulière (je laisse de côté les Plongeurs) ne ralentit autant son rhythme respiratoire. C'est là un premier fait, curieux en lui-même, et que ne permettait pas d'attendre la réputation d'énergique respiration justement méritée par les Oiseaux.

Comparons maintenant dans chacune des classes les divers animaux que nous avons observés :

Si nous nous demandons d'abord quelle peut être l'influence de la taille, ou plutôt quel est le rapport entre la taille et le nombre des respirations, nous constatons au premier coup d'œil que ce rapport existe, et qu'on a raison de dire que les animaux respirent d'autant plus vite qu'ils sont plus petits. Chez les Mammifères, le Rhinocéros (6 resp. par minute), l'Ours (10 resp.), comparés au Coati (60 resp.), à l'Écureuil (70 resp.); chez les Oiseaux, le Flamant (8 resp.), comparé à la Colombe (30 resp.), en présentent des preuves suffisantes.

Mais il n'est pas difficile de voir que la taille n'est pas la seule condition, ni même la plus importante dont il faille tenir compte.

L'Antilope Guib (25 resp.) est certainement plus grosse que le Chacal (17 resp.); le Bœuf (15 à 18 resp.) plus gros que le Jaguar (11 resp.); et le Lapin observé (55 resp.) pesait plus que le Chat (24 resp.).

Certains types paraissent donc, à taille égale, respirer plus fréquemment que certains autres : d'une manière générale, les Mammifères carnassiers respirent plus lentement que les Mammifères herbivores, et surtout que les Rongeurs.

Mais si nous passons à l'analyse des groupes naturels, l'influence de la taille reprend sa prédominance. Citons, par exemple, chez les Mammifères : le Lion (10 resp.), la Panthère (18 resp.), et le Chat (24 resp.); le Chien (15 resp.), le Chacal (17 resp.), le Renard de Tunisie (24 resp.), et le Renard de Perse, très-petit animal (28 resp.); le Dromadaire (10 à 11 resp.), et le Lama (18 à 20 resp.); la Biche (13 resp.), l'Antilope Guib, plus petite (25 resp.). Chez les Oiseaux : le Condor (6 resp.), et le Vautour Caracara (15 resp.); le Marabout du Bengale (4 resp.), le Marabout de Java (6 resp.), le Flamant (8 resp.), l'Aigrette (11 resp.), et le Combattant (26 resp.); etc.

Ainsi, dans un même groupe naturel, la respiration est d'autant plus fréquente chez les diverses espèces que la taille est plus petite; mais entre les différents groupes, la taille ne permet plus de rien préjuger. Certains groupes respirent, à taille égale, plus rapidement que d'autres, et le plus saisissant exemple est celui des Mammifères rongeurs comparés aux carnassiers.

Les Poissons, dont nous allons maintenant nous occuper, nous présentent des faits analogues. Mais ici, les comparaisons sont très-difficiles à faire, d'une part, à cause de l'influence considérable de la température extérieure, d'autre part, à cause des grandes différences de taille que peuvent présenter les animaux d'une même espèce, quoique devant être déjà considérés comme des animaux adultes. Cependant je puis vous citer en exemple le groupe des Anguilles, dont la respiration paraît singulièrement lente, car une Anguille pesant 13 grammes, examinée simultanément avec un Goujon de 11 grammes, respirait 28 fois, tandis que le goujon respirait 60 fois par minute. Le groupe des Syngnathes et des Hippocampes est dans le même cas, puisque ces poissons, de fort petite taille, donnaient les nombres 34 et 33, tandis que des Plies donnaient 61, des Rougets 60, des Raies 50.

Chez les individus d'une même espèce, le nombre des respirations est dans un rapport très-manifeste avec la taille. Un Congre de 1 mètre de longueur respirait 10 fois, et un autre, de moitié moins long, respirait 25 fois par minute; un Chien de mer, de grande taille, respirait 17 fois, et un autre, plus petit, 29 fois; tandis qu'une petite Carpe pesant 120 grammes respirait 8 fois, une autre, plus petite encore, pesant 37 grammes, respirait 35 fois, et une troisième de 1ᵍʳ,3, 92 fois par minute.

Or, on sait que, chez les animaux à sang chaud, la consommation d'oxygène est, d'une manière générale, en rapport inverse avec la taille, c'est-à-dire d'autant plus considérable, pour un poids donné d'animal, que celui-ci est plus petit. On a pu, vous le savez, trouver une explication de cette différence dans la déperdition de chaleur à laquelle sont inégalement soumis les animaux de volumes inégaux; les plus petits présentant beaucoup plus de surface doivent, dit-on, se refroidir plus vite, et, pour conserver la même température, il leur faut, par conséquent, introduire dans leur corps une plus grande quantité du gaz comburant et calorifiant. Nous reviendrons, dans une prochaine leçon, sur la véritable interprétation de cette explication. Quoi qu'il en soit, la consommation d'oxygène doit être, chez des animaux semblablement constitués, en rapport avec le nombre des mouvements respiratoires : on s'explique donc, chez les animaux à sang chaud, la plus grande rapidité respiratoire présentée par ceux de petite taille.

Mais chez les Poissons, où la température propre est sensiblement égale à celle du milieu ambiant, cette explication est en défaut, et l'on ne peut comprendre *à priori* pourquoi entre deux petites Carpes, dont les volumes sont comme neuf est à un, les mouvements respiratoires sont comme onze est à un. La rapidité des mouvements généraux, entraînant une consommation plus grande d'oxygène, ne paraît nullement susceptible d'expliquer ces différences énormes.

Le fait n'en est, à cause de cette inconnue, que plus intéressant à signaler.

Les Mollusques Céphalopodes nous fournissent encore quelques faits curieux. Nous trouvons d'abord, entre le

Poulpe, la Seiche et le Calmar, des nombres remarquablement différents (28, 55, 65) de respirations dans une minute.

Mais le Poulpe est un animal sédentaire, immobile d'ordinaire dans le creux d'un rocher ; la Seiche, toujours suspendue en pleine eau, ne s'appuie guère sur les fonds élevés que pour s'endormir, et ses allures sont plus vives et plus rapides que celles du Poulpe ; enfin le Calmar ne prend jamais de repos : sans cesse il nage, avançant et reculant sur place, sans relâche. Chez ces animaux, la résistance vitale est très-différente : ils ont, comme on dit, la vie très-inégalement dure. Le Calmar est d'une délicatesse extrême ; il périt presque aussitôt qu'on le tire de l'eau et ne peut que difficilement être transporté ; le Poulpe, au contraire, est très-résistant, et les aquariums parisiens s'en procurent aisément ; la Seiche est intermédiaire entre les deux. Si l'on tranche la tête à un individu de chacune de ces trois espèces, on voit que la contractilité musculaire, par exemple, dure beaucoup plus longtemps chez le Poulpe que chez la Seiche, chez celle-ci que chez le Calmar. Je regrette de n'avoir pas été en situation d'examiner ces animaux au point de vue de la respiration des tissus. Même il paraît probable que les tissus du Calmar consomment plus d'oxygène que ceux du Poulpe, d'où résulte la nécessité d'une respiration plus rapide.

Je ne veux pas étendre davantage ces considérations ; je me borne à vous faire remarquer brièvement que pour les Poissons comme pour les Reptiles et les animaux hibernants, le nombre des mouvements respiratoires augmente avec la température. Il eût été curieux de suivre ce fait dans ses détails, et d'établir la courbe des mouvements respiratoires en prenant les nombres pour ordonnées et les températures pour abscisses; mais le temps m'a fait défaut.

Il serait très-important d'adjoindre aux observations ci-dessus rapportées d'autres observations sur le nombre normal des battements du cœur; mais ici les difficultés redoublent, pour des raisons tellement évidentes qu'il serait puéril d'insister sur elles.

Un autre élément plus important encore à connaître pour l'interprétation physiologique de ces faits, ce serait la quantité d'air qui entre dans les poumons et qui en sort à chaque respiration. En effet, si le Lapin, même à taille égale, respire beaucoup plus fréquemment que le Chien, il n'en est pas moins vrai que le Chien consomme, comme je vous l'ai déjà dit d'après Regnault et Reiset (1), notablement plus d'oxygène par kilogramme et par heure (de $1^{gr},1$ à $1^{gr},38$) que le Lapin (de $0^{gr},79$ à $0^{gr},98$). Il est donc extrêmement probable que ce dernier n'introduit dans ses poumons, à chaque inspiration, qu'une quantité d'air extrêmement petite, de telle sorte qu'en un même temps, malgré la fréquence de ses respirations, il a peut-être passé dans ses poumons moins d'air que dans les poumons d'un Chat ou d'un petit Chien. Au reste, les tracés obtenus avec les animaux mis sous cloche déposent dans le même sens; il suffit de comparer les tracés 1 et 2 (fig. 95, page 385), pour être persuadé que la respiration du Lapin est à la fois beaucoup plus rapide et beaucoup moins ample que celle du Chien.

Il faudrait, pour résoudre directement cette question, appliquer aux animaux l'ingénieuse méthode que Gréhant (1) a employée chez l'homme. Ce ne serait certainement pas sans des difficultés dont il convient de laisser à l'inventeur l'honneur de triompher.

(1) XXVIII.
(2) CCVI.

La connaissance de la capacité des poumons chez divers animaux, que permettrait, du reste, d'estimer en même temps la méthode de Gréhant, pourrait nous donner une idée des valeurs réciproques de ce renouvellement de l'air chez ces animaux, car il est probable que le volume de l'air inspiré dans une respiration régulière est dans un rapport direct et à peu près constant avec la capacité des poumons. Si donc nous trouvions un procédé d'application facile et qui pût fournir des chiffres sensiblement proportionnels à cette capacité même, nous aurions beaucoup avancé la solution de notre problème, et nous pourrions, en tout état de cause, rencontrer des faits intéressants. Or, ce procédé est fort simple, et bien qu'incapable de donner des résultats précis, il peut fournir, par voie de comparaison, des indications fort utiles.

Prenons les poumons d'un mammifère, d'un Lapin, soigneusement enlevés du corps; insufflons-les jusqu'à ce que l'air qui y est contenu soit soumis à une certaine pression, pression peu considérable ; répétons la même opération avec les poumons d'un Chat de même taille que nous insufflons jusqu'à la même pression. Il est évident qu'il y a, entre les quantités d'air contenues sous pression dans ces poumons et la capacité régulière de ceux-ci à l'état normal, un certain rapport : en telle sorte que si les poumons du Chat contiennent, dans ces conditions, plus d'air que les poumons du Lapin, nous serons autorisé à conclure que, dans l'état normal, une différence de même ordre existe : nous n'aurons donc pas la valeur exacte, mais la valeur relative ; nous aurons, pour rappeler une comparaison que je vous ai déjà faite, une courbe semblable à la courbe qui exprimerait la réalité des phénomènes.

Or, l'appareil à employer pour en arriver à ce résultat est des plus simples.

Dans la trachée des poumons que l'on veut insuffler est introduit un tube de plomb B, sur lequel peuvent s'ajuster des bouchons de caoutchouc de différents calibres, permettant une occlusion complète. On souffle par le tube muni

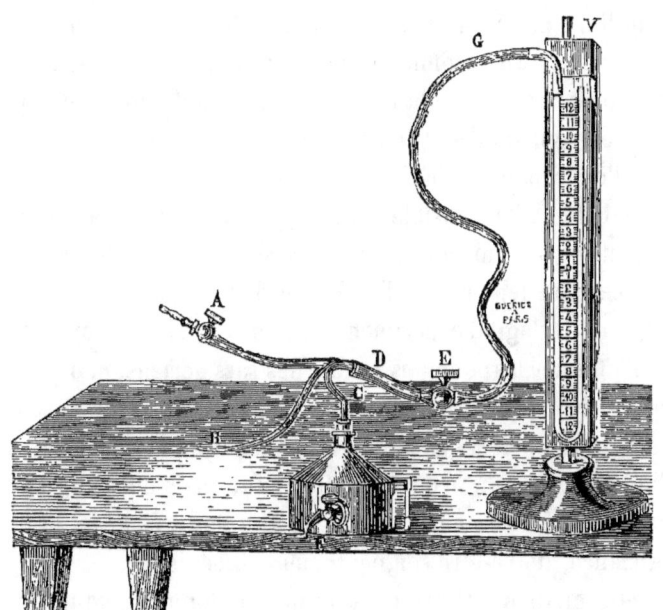

FIG. 97. — Appareil pour estimer la capacité des poumons.

d'un robinet A ; quand le poumon paraît suffisamment et régulièrement gonflé (il importe pour cela de le faire nager sur de l'eau), on ferme le robinet A, et l'on ouvre avec précaution le robinet E qui fait communiquer l'air du poumon avec un manomètre à eau V, par l'intermédiaire d'un autre tube de plomb G. On s'arrange alors, ce à quoi on arrive aisément après quelques tâtonnements, pour que la différence de niveau dans les deux branches du manomètre soit de 6 centimètres d'eau : c'est la pression à laquelle je donne la préférence, parce qu'elle ne fatigue pas l'élasticité des poumons. On ouvre alors le robinet F par lequel s'échappe l'eau qui remplit le vase C, sous la pression de l'air des poumons qui communique avec lui. On recueille cette eau dans un vase gradué, et l'on ne ferme le robinet que lorsque l'équilibre de niveau s'est établi dans les deux branches du manomètre. En recommençant trois ou quatre fois de suite cette opération, on obtient des chiffres suffisamment rapprochés pour qu'il soit licite d'en tirer une moyenne.

Si l'on répète l'expérience avec des poumons d'un autre animal de taille sensiblement égale, on pourra, comparant les chiffres obtenus aux chiffres précédents, tirer des conséquences non dépourvues d'intérêt et d'autorité.

Quand il s'agit d'expérimenter sur des Oiseaux, comme on ne peut isoler les poumons à cause des sacs aériens, et que les parois du corps présentent une résistance notable, il convient de remplacer par du mercure l'eau du manomètre, et d'insuffler jusqu'à 3 ou 4 centimètres; mais on comprend que l'égalité de la taille, qui entraîne à peu près l'égalité de résistance, doive être soigneusement observée.

Cette méthode d'investigation nous a donné quelques résultats dont je dois vous rendre compte ; mais il serait parfaitement inutile de citer des chiffres à l'appui, ces chiffres étant, d'après ce que nous venons de dire, nécessairement arbitraires.

Nous avons vu ainsi que les poumons d'un Lapin ont une capacité inférieure aux poumons d'un Chat, ce qui donne aux réflexions que nous faisions tout à l'heure l'appui d'une nouvelle expérience.

Il aurait été extrêmement intéressant de comparer des

Chiens venant de naître, mais ayant respiré, avec des animaux de la même espèce arrivés à l'âge adulte ; mais ici se manifeste le plus grave inconvénient de notre procédé, et l'énorme différence dans la taille des animaux ne nous a pas permis d'établir fructueusement cette utile comparaison.

Un oiseau de proie nocturne (Grand-Duc, *Strix bubo*, Lin.) et un Échassier (Héron crabier, *Ardea comata*) nous ont présenté une capacité aérienne de beaucoup supérieure à celle des Gallinacés, comme une Poule ou un Dindon. Or, la supériorité de taille du Grand-Duc (1700 grammes) sur la Poule (780 grammes) aurait dû, à pression égale, faire abaisser le chiffre représentant la capacité aérienne : la différence est donc réelle. Pour ce qui est du Héron crabier, assez petit oiseau (250 grammes), je dirai que je n'ai jamais pu extraire d'une Poule, même sous la pression maximum, une quantité d'air égale (proportionnellement au volume du corps) à celle qu'une très-faible pression introduisait dans le corps du Héron ; il y a donc là encore une différence réelle.

Mais le fait le plus intéressant peut-être que j'aie rencontré, est l'égalité à peu près complète que présentent, au point de vue qui nous occupe en ce moment, les Canards et les Poules. Vous savez tous, et je vous ai déjà entretenu de ces faits sur lesquels nous insisterons plus tard, quelle différence existe entre ces espèces au point de vue de la résistance à l'asphyxie. Il y avait à penser que, peut-être, elle s'expliquerait en partie par une grande supériorité dans la capacité des voies respiratoires du Canard ; dans cette hypothèse, cet oiseau, lorsqu'on le noierait, par exemple, emporterait sous l'eau un réservoir d'air plus considérable que le Poulet, et pourrait ainsi résister plus longtemps. Or, il n'en est rien, ou du moins la différence, si elle existe, échappe à notre méthode d'investigation, et ne présente alors qu'une importance minime. Ce n'est donc pas dans la plus grande capacité des réservoirs aériens ; ce n'est pas davantage, nous l'avons vu dans nos premières leçons, dans l'oxygénation plus riche du sang, ni dans la moindre consommation d'oxygène par les tissus, qu'il est possible d'expliquer la résistance remarquable du groupe des Canards ; nous avons dû chercher, et je crois pouvoir vous dire déjà que nous avons trouvé la raison principale de cette curieuse particularité, raison qui paraît devoir s'appliquer à tous les animaux plongeurs.

VINGT-TROISIÈME LEÇON

INFLUENCE DE CERTAINES CONDITIONS SUR LE RHYTHME RESPIRATOIRE.

Influence d'obstacles à la libre circulation de l'air dans les poumons. — Influence de certains poisons (curare, strychnine, etc.)— Résistance singulière des mammifères nouveau-nés à l'action de la strychnine. — Influence de l'asphyxie et de l'hémorrhagie. — Du dernier soupir.

Messieurs,

Nous avons vu, dans les leçons précédentes, comment et en quoi les rhythmes respiratoires diffèrent chez des animaux appartenant à de grandes sections zoologiques différentes, et comment, dans chacune de celles-ci, les groupes familiaux, génériques ou spécifiques, diffèrent sinon par le rhythme tout entier, au moins par le nombre qui en est un des éléments. Ce sont là les conditions propres à l'animal en observation, considéré dans l'état de santé et dans les circonstances ordinaires de sa vie, conditions qui le constituent à vrai dire, s'il est vrai qu'un être vivant n'est qu'un ensemble de conditions réalisées dans lesquelles se manifestent les propriétés inhérentes à la matière organisée.

Il nous reste maintenant — et le champ est bien vaste — à voir quelles influences peuvent exercer sur ce rhythme des conditions qui ne sont pas celles de l'état ordinaire de santé et d'équilibre, conditions dont un bon nombre peuvent être reproduites par voie expérimentale. Il en est quelques-unes que nous avons déjà citées, comme le sommeil, l'exercice, la digestion, etc., dont l'influence est depuis longtemps connue, et s'exerce surtout, du reste, sur le nombre des respirations. Nous avons déjà dit pourquoi nous ne parlerions pas de celle-ci ; notre attention doit surtout se fixer sur des points moins étudiés.

Influence des obstacles.—En premier lieu, je vous parlerai de l'influence que peuvent exercer certains obstacles au cours de l'air ; ces obstacles peuvent ne s'opposer qu'à l'inspiration ou à l'expiration, ou bien consister en un rétrécissement qui agit à la fois sur les deux phases respiratoires.

Dans ces circonstances, le rhythme respiratoire présente des modifications que Marey (1) a le premier étudiées : ses conclusions sont les suivantes :

« Si l'on respire par un tube étroit, on diminue la fréquence de la respiration, on augmente son amplitude, et l'on change son rhythme en allongeant la période d'inspiration.

» Si l'obstacle à la respiration n'existe que dans un sens, ce qui arrive lorsqu'on met une soupape dans le tube, on voit que l'obstacle allonge la période de la respiration pendant laquelle il agit. »

Les expériences de Marey ont été faites sur l'homme, et, par conséquent, les obstacles ont été prudemment mesurés ; on a pu se condamner à une certaine gêne, mais cette gêne n'a pas été jusqu'à l'angoisse, ni même jusqu'à une véritable dyspnée. Disposant d'animaux avec lesquels l'expéri-

---

(1) CLXXXVI, p. 452.

mentateur a toute liberté, j'ai pu aller plus loin, et voir ce qui arrive lorsque des obstacles puissants amènent chez l'animal une angoisse réelle, sans que pour cela sa vie soit en danger. Or, dans ces conditions extrêmes, les formules de Marey ne trouvent plus leur application.

Les tracés que je vais vous montrer ont été obtenus par les mouvements directs de l'air qui servait à la respiration ; l'animal (voy. fig. 20, p. 205) avait dans la trachée un tube qui communiquait par l'intermédiaire d'une vaste bonbonne avec le levier enregistreur. On suscitait les obstacles tantôt en étranglant avec une pince le large tube de caoutchouc qui tenait immédiatement au tube trachéal, tantôt en intercalant des tubes étroits, un robinet ou des tubes à soupapes diversement disposées.

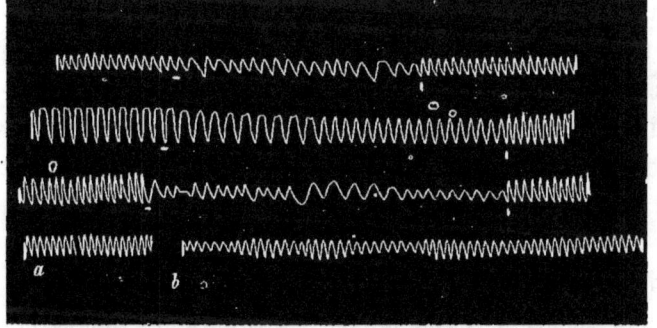

Fig. 98 ($\frac{12}{1}$). — Obstacles à la circulation de l'air dans les poumons. Obstacle dans ces deux sens.

Le premier tracé (voy. fig. 98, tracé n° 1) a été obtenu en rétrécissant modérément (de — en |) le tube de caoutchouc ; la respiration s'est ralentie, son amplitude a un peu augmenté, et le ralentissement a surtout porté sur la phase inspiratoire : en un mot, il y a concordance exacte avec la formule de Marey.

Maintenant, j'ai placé sur le chemin de l'air un robinet dont l'orifice déjà peu considérable a notablement modifié le tracé (tracé n° 2). Lorsqu'un certain nombre de respirations ont été enregistrées, je ferme le robinet (en —) de manière à diminuer environ de moitié son calibre ; l'animal est alors en proie à une gêne qui devient rapidement de la dyspnée ; cependant il ne s'agite pas dans ses liens. Or, il y a bien, au début, un ralentissement respiratoire, mais il fait place bientôt, les signes de dyspnée augmentant, à une légère accélération ; l'amplitude, loin d'augmenter, a un peu diminué. Rouvrant alors le robinet (en |), l'amplitude revient à son degré primitif, et l'accélération est notable.

Après un repos d'un quart d'heure, je replace le robinet. Le type respiratoire est à peu près ce que nous l'avons laissé (fig. 98, tracé n° 3) ; je tourne le robinet des deux tiers de sa course (en —). L'animal est aussitôt pris de dyspnée intense : il étouffe et s'agite, la respiration se ralentit et devient beaucoup moins ample ; puis il se calme, et la respiration devient très-régulière, plus ample d'abord. Immédiatement après la réouverture du robinet (en |), réparaît le tracé avec sa physionomie primitive.

On voit que ces trois derniers tracés ne répondent pas complétement à la formule de Marey ; il y a bien eu ralentissement, mais l'amplitude des respirations non-seulement n'a pas augmenté, mais elle a d'autant plus diminué que le rétrécissement est allé plus loin, que la gêne respiratoire a été plus intense.

Chez le même animal, avec un certain degré de rétrécissement obtenu en intercalant un tube étroit sur le trajet de l'air, j'ai recueilli un tracé intéressant qui indique des périodes régulières dans les altérations du rhythme respiratoire. Le rétrécissement était assez fort pour donner de la dyspnée, mais l'animal n'en était pas arrivé à l'état d'angoisse et ne s'agitait pas. La dyspnée avait, comme le tracé respiratoire, des alternatives de calme relatif et de renforcement (voy. fig. 98, tracé n° 4) : *a* est le tracé de la respiration normale à travers un tube très-large ; *b* est le tracé de la respiration à travers le tube très-étroit.

Les rétrécissements que j'établissais par ces procédés divers sur le passage de l'air n'étaient pas de nature, vous ai-je dit, à mettre en péril la vie des animaux, bien que leur respiration accusât une manifeste angoisse. Pour vous donner une idée de l'étroitesse des voies respiratoires qui est, au moins chez le Chien, compatible avec la vie, je vous dirai que j'ai pu faire respirer un Chien d'assez grande taille dans la trachée duquel j'avais fixé, traversant un bouchon, un tube de verre de 2 millimètres de diamètre. J'espérais, agissant ainsi, diminuer lentement les échanges respiratoires, abaisser la température de mon animal, et peut-être l'amener à l'état d'animal à sang froid. Or, après deux heures, l'animal était fort vivace, et sa température n'avait pas faibli; la respiration, lente et profonde, était assez calme. Mais avec un tube de 7 millimètres seulement de diamètre, il donnait des signes d'une insupportable angoisse. Quand on considère ce fait, il paraît difficile de croire que la mort consécutive à l'introduction de corps étrangers dans le larynx, à la compression de la trachée, etc., puisse être fréquemment attribuée à la gêne mécanique de la respiration; nous avons du reste fait, ces jours derniers, sur ce sujet, des expériences qui nous occuperont dans une prochaine leçon.

Jusqu'ici, l'obstacle a porté tout à la fois sur les deux temps du mouvement respiratoire. Pour étudier l'effet d'un obstacle n'agissant que sur l'un d'eux, j'ai employé, à l'imitation de Marey, un tube muni d'une soupape en son milieu ; selon le bout de ce tube que je plaçais en avant sur le trajet de l'air, il y avait gêne à l'inspiration ou à l'expiration.

Mais je ne pouvais pas ici, comme dans les expériences précédentes, passer immédiatement de la respiration normale à la respiration gênée ; il fallait nécessairement, après avoir enregistré, par exemple, la respiration normale, arrêter un instant l'expérience pour intercaler le tube à soupape, et de même pour revenir à la respiration normale ; mais avec un peu d'habitude, cette interruption est extrêmement courte : la même observation s'applique au dernier tracé que je vous ai montré (voy. fig. 98, tracé n° 4).

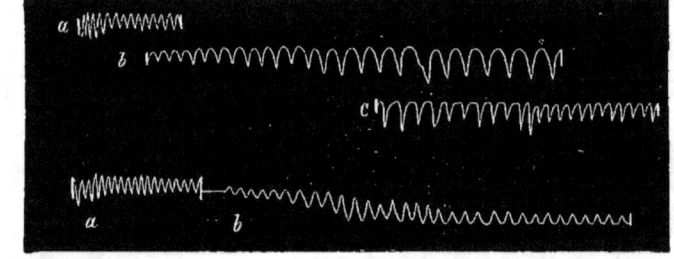

Fig. 99 ($\frac{2}{7}$). — Obstacles à la circulation de l'air dans le poumon : 1, obstacle à l'inspiration seule ; 2, obstacle à l'expiration.

Le premier tracé (voy. fig. 99, tracé n° 1) est relatif à l'obstacle pendant l'inspiration seule : a représente le tracé de la respiration normale ; b est le tracé immédiatement consécutif à l'établissement du tube à soupape ; on voit que le rhythme se ralentit de plus en plus, et que l'amplitude augmente aussi graduellement. Quand je remets les choses dans l'état primitif c, la respiration met un assez long temps à reprendre sa physionomie primitive.

Le second tracé (tracé n° 2) est relatif à l'obstacle à

l'expiration seule : *a* est le tracé de la respiration normale ; *b* celui qui suit immédiatement l'établissement du tube à soupape. La respiration, on le voit, se ralentit et augmente momentanément d'amplitude. Mais ce n'est pas là le fait le plus curieux : vous voyez que la ligne dentelée qui représente la respiration s'abaisse, pour prendre, au bout d'un certain temps, une position horizontale, placée notablement au-dessous de la position primitive. Cela indique un état de gonflement dans la poitrine de l'animal, qui n'expulse pas autant d'air qu'il en -spire. Cette remarquable altération s'est présentée toutes les fois qu'il existait un obstacle à l'expiration seule. L'animal, avec son thorax ainsi dilaté, paraît infiniment plus anxieux que dans les cas où l'obstacle est égal pour les deux temps, et surtout que dans ceux où il n'existe que pour l'inspiration.

Il ne m'appartient pas d'insister sur les analogies que peuvent présenter les phénomènes que nous venons d'observer avec certaines dyspnées pathologiques. J'appelle cependant votre attention sur le fait relatif à la gêne pendant l'expiration, sur ce gonflement du thorax avec anxiété violente, que présentent également à un haut degré quelques individus atteints de cette maladie à formes et probablement à causes si diverses, que l'on appelle l'asthme.

Action de certains poisons sur le rhythme respiratoire. — Je ne connais pas de substances toxiques qui portent directement et primitivement leur action sur le rhythme respiratoire, qui tuent exclusivement par action sur la respiration. L'action même du chloroforme sur cette fonction paraît n'être qu'un cas particulier de ses effets généraux sur les cellules sensibles des centres nerveux cérébro-spinaux et ganglionnaires. Mais en revanche, il n'est peut-être pas de poisons qui ne finisse par amener des troubles dans la respiration, troubles qui sont d'ordinaire l'indice d'une mort prochaine. On voit qu'une étude qui aurait la prétention d'être complète nous mènerait beaucoup trop loin, et très-probablement ne nous présenterait pas grande utilité. Cependant, comme en étudiant à ce point de vue quelques poisons célèbres, bien connus, bien déterminés physiologiquement, j'ai rencontré quelques faits intéressants, je crois devoir vous les communiquer.

Curare. — Le premier poison dont je parlerai est le curare ; son action sur la respiration paraît se borner à un ralentissement et un affaiblissement de plus en plus prononcés jusqu'à la mort, qui arrive graduellement, sans secousses. Il suffirait de cette indication, si une particularité assez curieuse ne s'était présentée à nous dans l'étude de ce poison. Le curare dont nous nous servions est un de ceux auxquels le mélange de substances étrangères donne cette propriété, à laquelle on a attribué autrefois une importance bien peu justifiée, de produire de très-légers mouvements convulsifs. Ces mouvements existent même dans les muscles de la respiration, et les tracés qu'on obtient directement par la trachée en montrent les phases, comme ceux qu'on recueille à l'aide du pneumographe sur lequel agit en outre le peaussier, le plus convulsé de tous les muscles.

Or, si l'on examine les tracés ainsi obtenus, on est frappé de voir quelle régularité singulière affectent dans leur rhythme ces mouvements si compliqués et d'apparence si profondément irrégulière. Je ne vous montrerai de ce fait curieux que deux exemples, car les autres ne sauraient rien nous apprendre de plus, et la chose n'est pas assez importante pour qu'on y insiste.

Le tracé n° 1 (fig. 100) a été fourni par l'air de la trachée d'un chien en communication directe avec le levier ; le n° 2, par le pneumographe, chez un autre chien. Les deux animaux étaient depuis plusieurs minutes dans l'impossibilité de se tenir debout, et même de retirer un membre qu'on leur pinçait : les légers mouvements convulsifs qui agitaient

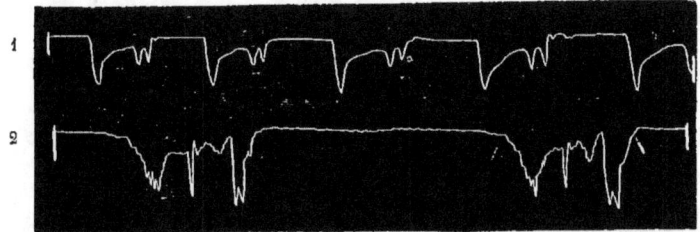

Fig. 100 ($\frac{2\,4}{7}$). — Graphiques de la respiration de deux Chiens empoisonnés par le curare.

même les pattes, avaient donc persisté après la disparition des mouvements volontaires. Au n° 2, en outre, les deux nerfs pneumogastriques venaient d'être coupés.

J'ai tenu à vous entretenir de ces faits, malgré qu'ils semblent parfaitement isolés, sans explication ni conséquences possibles. Mais ce n'est jamais chose inutile, je pense, que de voir soumis à une règle, à une loi, des phénomènes qui semblaient tout à fait irréguliers, accidentels, arbitraires, pour ainsi dire. Il y a là un intérêt d'ordre philosophique peut-être plutôt que physiologique ; mais peu importe, si cet intérêt est réel.

Au point de vue purement physiologique, j'appellerai votre attention sur ceci, que les petites convulsions du curare, qui retentissent jusque sur les muscles respiratoires, sont toujours consécutives à une inspiration : elles s'opèrent vers le milieu de la phase expiratoire. Nous allons voir maintenant comment se comportent, sous ce rapport, les convulsions strychniques.

Strychnine. — La première convulsion produite par la strychnine est ordinairement, comme on le sait, très-forte ; or, je l'ai vue coïncider, soit avec une inspiration énorme, soit avec une expiration forcée. Mais la coïncidence avec l'inspiration est beaucoup plus fréquente, et d'autre part, quand il y a expiration forcée, elle est suivie immédiatement d'une grande inspiration qui dure aussi longtemps que l'attaque convulsive tonique des muscles généraux du corps. Ceci veut dire que tantôt le diaphragme entre en convulsion en même temps que les autres muscles, tantôt sa convulsion présente sur la leur un léger retard.

Les attaques strychniques sont précédées par une accélération très-remarquable de la respiration, et c'est pendant ces mouvements si rapides qu'apparaît soudain la convulsion.

Voici, par exemple (fig. 101), les tracés fournis par un jeune Chat (pesant 978 grammes), sous la peau duquel on a injecté 2 milligrammes de sulfate de strychnine dissous dans 2 décigrammes d'eau. La respiration est enregistrée directement par la trachée.

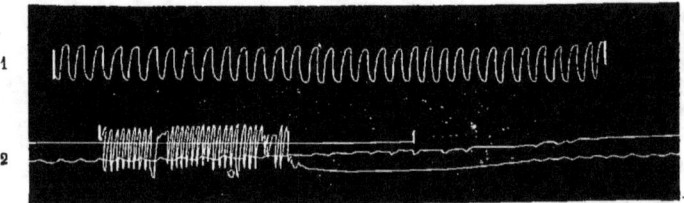

Fig. 101 ($\frac{2}{7}$). — Graphiques de la respiration d'un Chat empoisonné par la strychnine.

Le tracé n° 1 représente la respiration normale, avant l'injection.

Le tracé n° 2, la grande attaque convulsive, attaque unique

et mortelle, survenue au milieu de l'accélération respiratoire. Vous voyez qu'elle a lieu en inspiration forcée, et que le repos expiratoire n'est obtenu qu'après un certain nombre de très-petits mouvements du diaphragme, à peine visibles à l'œil nu. Veuillez remarquer, encore, que la grande attaque a été précédée d'une très-légère attaque pendant laquelle la respiration a été un instant suspendue, en état d'expiration.

Telle est, messieurs, la physionomie ordinaire des tracés que fournit l'attaque strychnique quand elle est suivie immédiatement par la mort. Je pourrais vous en montrer la preuve par des exemples nombreux; je préfère répéter devant vous cette facile expérience.

Il s'agit ici encore d'un jeune Chat (pesant 750 grammes), muni d'un tube dans la trachée, et sous la peau duquel je vais injecter 5 milligrammes de sulfate de strychnine dissous dans 5 décigrammes d'eau.

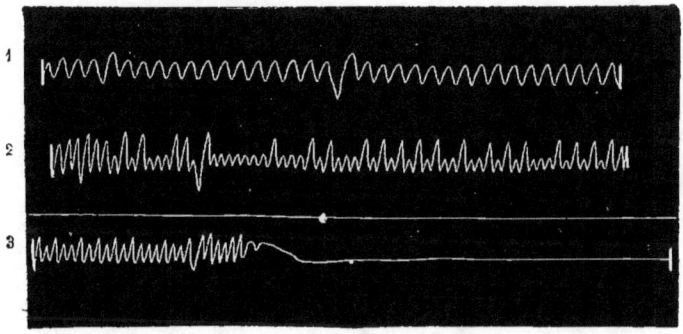

Fig. 102 ($\frac{2\,1}{5}$). — Graphiques de la respiration d'un Chat empoisonné par la strychnine.

Enregistrons d'abord la respiration normale (fig. 102, tracé n° 1). Faisons l'injection; après une minute, la respiration s'accélère et se modifie (tracé n° 2); précisément après deux minutes écoulées, survient la grande attaque mortelle (tracé n° 3) avec inspiration suivie d'une expiration lente; mais notre appareil n'est pas assez sensible pour enregistrer nettement les petits mouvements du diaphragme.

Prenons maintenant un animal de la même portée, et donnons-lui une dose de strychnine qui, tout en étant mortelle, ne le foudroiera pas comme l'a été le précédent. Cette dose sera de un demi-milligramme. Notre appareil a été sensibilisé, et l'enregistrement se fera de la même manière.

Voici que survient un petit accident qui m'a, je vous en ferai la confidence, fait souvent perdre bien du temps, et manquer bien des expériences. Lorsqu'un tube métallique a été placé dans la trachée de notre Chat, il s'est mis à respirer avec une extraordinaire rapidité, sans que rien pût calmer cette prodigieuse anhélation. Nous n'aurons donc pas grande chance de voir s'accélérer encore, par l'effet de la strychnine, les mouvements respiratoires.

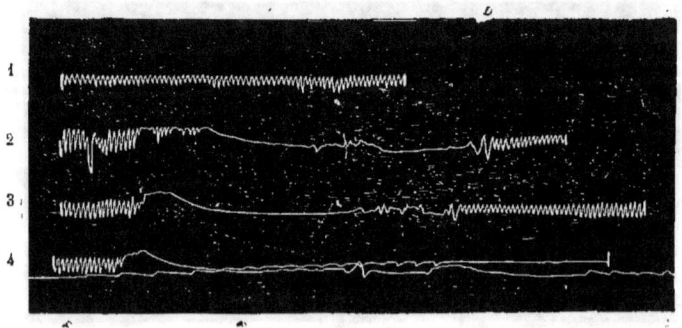

Fig. 103 ($\frac{4\cdot2}{7}$). — Graphiques de la respiration d'un Chat empoisonné par la strychnine.

Quoi qu'il en soit, voici le tracé de la respiration avant l'injection (fig. 103, tracé n° 1). Les mouvements s'accélèrent cependant un peu et deviennent plus amples après deux ou trois minutes. Cinq minutes après l'injection, survient la première grande convulsion (tracé n° 2). L'animal est roide, courbé en arc, en opisthotonos ; pendant tout le temps de cette immobilité, le diaphragme reste contracté, et l'inspiration est durable; puis les mouvements respiratoires reviennent en même temps que le relâchement général. Deux minutes après, seconde convulsion (tracé n° 3), mêmes phénomènes; mais ici, on voit nettement que la convulsion est accompagnée, au début, d'une expiration forte, et que le diaphragme n'entre qu'un peu après en contraction. Enfin, encore après deux minutes, troisième convulsion (tracé n° 4), semblable à la seconde. Mais elle est la dernière, et après quelques mouvements irréguliers, survient la série des petites contractions diaphragmatiques dont je vous ai déjà présenté un exemple (voy. fig. 101, tracé n° 2).

La simultanéité d'action du diaphragme et des autres muscles du corps s'est manifestée d'une manière plus saisissante encore dans des expériences dont je tiens à vous entretenir, parce qu'elles présentent, en outre de ce point spécial, un intérêt sur lequel nous reviendrons dans un moment. Elles ont été faites sur des Mammifères (Chats et Chiens) nouveau-nés, ou du moins âgés de huit à dix jours (1). Pour ne pas perdre de temps, je ne vous raconterai que la plus caractéristique.

Le petit Chien employé pesait 625 grammes. Je lui mis un tube dans la trachée, et j'injectai sous la peau du ventre, 7 milligr. 7 dix. (7,7) de sulfate de strychnine dissous dans 7 décigr. d'eau. Veuillez remarquer cette dose : je reviendrai sur les remarques qu'elle suggère.

Quatre minutes après l'injection, est survenue la première convulsion, avec la forme à laquelle nous sommes

(1) Ces expériences ont été faites après le cours.

maintenant habitués (fig. 104, tracé n° 1). Puis, les attaques diminuent de violence, et, après quelques minutes, elles présentent un rhythme remarquable. Une grande convulsion d'abord, puis une série de toutes petites, que suit à nouveau une plus grande, etc. Or, les mouvements respiratoires

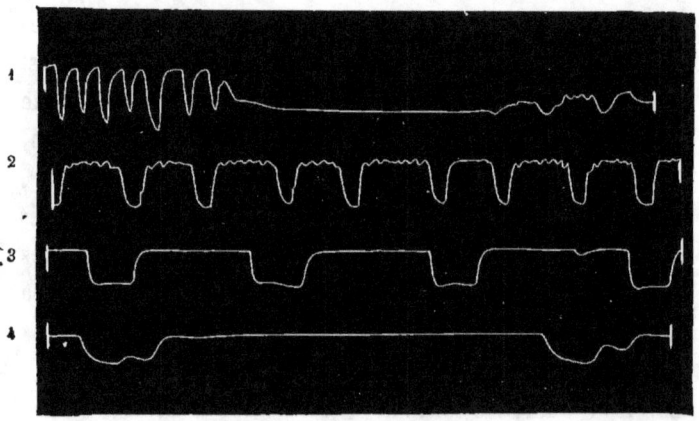

Fig. 104 (²/₇). — Graphiques de la respiration d'un Chien nouveau-né, empoisonné par la strychnine.

suivent parfaitement ce rhythme, que traduisent les tracés (tracé n° 2). Cela dure pendant deux heures environ; les mouvements convulsifs deviennent alors plus rares et plus simples, et les contractions diaphragmatiques les suivent exactement (tracé n° 3).

Le lendemain, ou pour parler plus rigoureusement, *vingt-quatre heures* après l'injection, les convulsions durent encore; mais elles sont, ainsi que les mouvements respiratoires, fort espacées, et ressemblent assez à celles que nous avons constatées la veille (tracé n° 4). Je tue par la section du bulbe l'animal, dont la température a baissé de 6 degrés.

Chez un autre jeune Chien, de la même portée (pesant

610 grammes), l'injection de 16 milligrammes n'amena la mort qu'en une heure et demie. Les mouvements convulsifs et respiratoires présentèrent des phénomènes analogues à ceux qui viennent d'être décrits; leur énergie et leur fréquence allèrent en décroissant, et l'animal s'éteignit graduellement.

Je n'insiste pas davantage sur des modifications respiratoires dues à la strychnine, et je me hâte d'arriver à la considération des phénomènes qu'a présentés l'empoisonnement de nos animaux nouveau-nés, et des doses qu'il a fallu employer pour amener la mort.

Vous avez remarqué d'abord que les altérations du rhythme respiratoire avaient été enregistrées non-seulement quelques minutes ou quelques heures après l'injection, mais même le lendemain de l'empoisonnement, ayant ainsi duré jusqu'à vingt-quatre heures sans tuer l'animal.

Or, c'est là un fait qui ne concorde pas avec ce qu'on observe chez les Mammifères adultes. Ou l'animal est, par la dose introduite, foudroyé en quelques minutes, ou bien les accidents convulsifs auxquels il est en proie vont en s'amendant rapidement, et en une ou deux heures, il est sur ses pattes. Les Reptiles, au contraire, présentent ces empoisonnements à très-longues périodes, et qui, lorsque la température est froide, se terminent par le retour à la vie. Or, mes Chiens nouveau-nés se sont conduits, sous ce rapport, exactement comme des Reptiles; et je suis persuadé que, si on leur eût donné des soins convenables, s'ils n'avaient pas eu dans la trachée un tube grossièrement ajusté, on aurait pu, le lendemain, en les nourrissant, les rappeler à la vie.

Ce n'est pas tout : ce n'est peut-être pas le plus singulier. Pour tuer un chien de taille moyenne, un chien pesant 6 à 7 kilogrammes, il suffit de lui injecter sous la peau 15 milligrammes de sulfate de strychnine : la mort surviendra en un quart d'heure à peu près. Or, un de mes petits Chiens vivait encore vingt-quatre heures après l'injection sous la peau de $7^{\text{millig}},7$ de ce sel toxique. Ce chien pesait 625 grammes ; la dose qu'il avait reçue correspondait donc, pour un chien de taille moyenne ($6^{\text{kil}},250$) à 77 milligrammes, c'est-à-dire plus de cinq fois la dose rapidement mortelle.

Pour tuer un autre de ces petits animaux, qui pesait 610 grammes, il fallut lui donner 15 milligrammes de la substance ; en d'autres termes, plus de dix fois la dose mortelle, proportionnellement au poids, pour un chien de taille moyenne. Encore la mort ne survint-elle qu'après plus de deux heures, et elle fut graduelle, les respirations étant de plus en plus rares et de plus en plus faibles, au lieu d'être, comme elle l'eût été chez l'adulte, instantanée, foudroyante.

Notons enfin qu'ayant administré, à un troisième animal, une dose qui correspondait, proportionnellement à son poids, à la dose limite d'un adulte, soit $1^{\text{millig}},3$ pour un Chien de 650 grammes, les accidents convulsifs survinrent au bout de sept minutes, c'est-à-dire après le même temps que chez l'adulte ; ils duraient encore cinq heures après, quand on sacrifia l'animal.

Ainsi les Mammifères nouveau-nés sont sensibles à la même dose de strychnine que les Mammifères adultes ; seulement il faut, pour les tuer, décupler au moins cette dose, et encore la mort ne survient-elle qu'après un temps relativement très-long.

Nous verrons plus tard comment nous pourrons rapprocher ce fait instructif de la résistance à l'asphyxie que présentent les animaux nouveau-nés. Disons seulement, pour l'instant, qu'il serait utile de répéter ces expériences avec un grand nombre de poisons ; je crois qu'elles feraient naître des idées nouvelles, au point de vue surtout de la posologie, pour la thérapeutique des enfants nouveau-nés qui devront, au point de vue de la strychnine, par exemple, se comporter d'une manière toute différente des enfants âgés d'un ou de plusieurs mois.

Acide phénique. — Il est encore un poison convulsivant fort curieux, l'acide phénique, sur lequel nous avons fait quelques expériences. Les convulsions de l'acide phénique ce distinguent de celles de la strychnine en ce qu'elles sont incessantes et essentiellement cloniques ; ce sont des espèces de trépidations en apparence irrégulières, et qui donnent l'idée, idée fausse du reste, de convulsions idio-musculaires, plutôt que de phénomènes commandés par les centres nerveux.

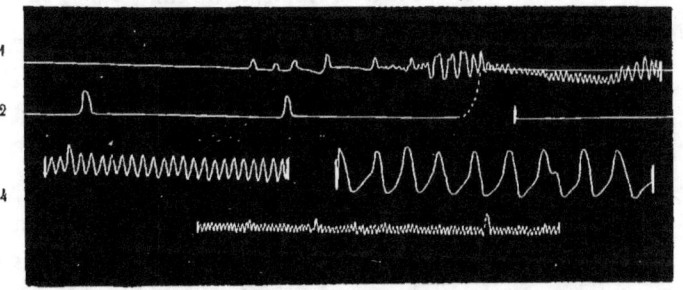

Fig. 105 ($\frac{2}{7}$). — Graphiques de la respiration du Chien empoisonné par l'acide phénique.

Je prends devant vous un chien de moyenne taille, et dans la trachée duquel on vient de fixer un tube ; l'animal est en proie à une anhélation extraordinaire (170 respirations à la minute), qui donne à l'enregistreur le tracé n° 1 (fig. 105). J'introduis, dans sa gueule demi-fermée, une sonde œsophagienne ; subitement l'anhélation cesse ; les respirations (tracé n° 2) deviennent lentes et amples (18 à la minute).

J'injecte dans son estomac une dissolution de 3 grammes d'acide phénique cristallisé dans 60 grammes d'eau.

Après une minute (tracé n° 3), il y a déjà de petites convulsions des membres; la respiration est régulière et rapide (66 à la minute). A la seconde minute (tracé n° 4), les convulsions deviennent très-fortes, les respirations sont rapides et faibles; puis surviennent des périodes de calme où l'expiration dure plus longtemps, à cause du relâchement des muscles respirateurs; quelques secondes après, long repos en expiration, qui dure près d'une minute, et pendant lequel l'animal est complétement immobile; je déplace le levier pour empêcher les lignes de se confondre. Cette immobilité précède de peu la mort, car apparaissent deux fortes inspirations, derniers signes de vie donnés par l'animal.

On voit donc que les muscles respirateurs sont, dans l'empoisonnement par l'acide phénique, convulsés au même titre et de la même manière que les autres muscles du corps.

Chloroforme. — Les inhalations de chloroforme ont fréquemment une conséquence assez singulière et qui rappelle ce que nous venons de voir, c'est-à-dire une accélération extraordinaire de la respiration, une véritable anhélation au moment du réveil. Je vous présente deux tracés recueillis sur un chien à l'aide du pneumographe, et qui expriment cette altération d'une manière très-saisissante.

La respiration qui était à l'état normal (30 par minute), pendant le sommeil anesthésique, devient soudain au réveil (fig. 106, tracé n° 1) d'une incroyable rapidité (216 à la minute), pour revenir bientôt (tracé n° 2) au chiffre primitif.

Quand la dose de chloroforme administrée est très-considérable, on constate assez souvent une altération d'un ordre inverse, c'est-à-dire un ralentissement, ou même une suspension, pendant un temps plus ou moins considérable, des mouvements respiratoires.

Voici, par exemple, les tracés qui m'ont été fournis par un cochon d'Inde muni d'un tube trachéal que j'ai mis subite-

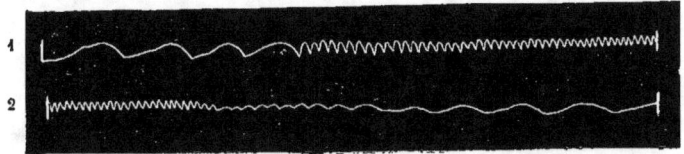

Fig. 106 ($\frac{2\cdot 1}{7}$). — Graphiques de la respiration d'un Chien se réveillant du sommeil chloroformique.

ment en communication avec un flacon à deux tubulures dont l'air était saturé de vapeur de chloroforme ; l'autre tubulure allait à l'enregistreur (fig. 107).

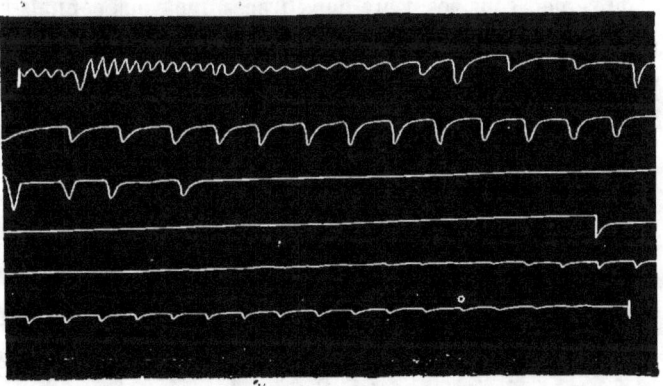

Fig. 107 ($\frac{2\cdot 1}{7}$). — Graphiques de la respiration d'un Cochon d'Inde tué lentement par le chloroforme (*).

Vous voyez qu'après un petit nombre de mouvements normaux, survient un ralentissement notable, avec amplitude

---

(*) Tous ces tracés se suivent sans interruption ; on doit se les représenter comme étant disposés sur une seule ligne, à la file les uns des autres

plus grande, puis arrêt qui dure plus d'une minute. Après une inspiration assez forte, les mouvements augmentent graduellement, puis diminuent de même, jusqu'à la mort. A l'autopsie, le cœur battait encore, le sang artériel était noir.

Dans certains cas, la mort par le chloroforme est presque soudaine, et à l'autopsie, on trouve le sang rouge dans les cavités gauches et les veines pulmonaires ; la mort, alors, est due à l'arrêt brusque du cœur, et l'on ne peut que très-rarement rappeler l'animal à la vie. Au lieu de la mort par asphyxie dont nous venons de parler, c'est une mort par syncope. Or, dans ces cas, j'en ai fait l'observation fréquente, les respirations ne décroissent pas graduellement, mais, au contraire, la dernière est forte, bruyante même ; c'est un véritable dernier soupir. Malheureusement, je n'ai pu obtenir de tracés représentant cette terminaison fatale.

Je remets sous vos yeux deux tracés que vous connaissez déjà (voy. p. 354, fig. 84). Ils ont été obtenus à l'aide du pneumographe. L'un (tracé n° 1) exprime les mouvements normaux de la respiration, au début d'une chloroformisation progressive ; l'autre (tracé n° 2) la respiration telle qu'elle avait lieu quelques instants avant la mort. Dans ce dernier tracé, l'inspiration est marquée non par l'abaissement du levier, comme dans le tracé n° 1, mais par son relèvement. Nous avons expliqué cette singulière anomalie, due à l'arrêt des mouvements thoraciques et aux contractions du diaphragme qui rétrécissent le thorax dans sa région supérieure, là où, précisément, était attaché le pneumographe.

Digitaline. — L'action sur le cœur que possède cette substance entraîne des modifications respiratoires que j'ai enregistrées, surtout en vue d'examiner la dernière respiration ; je vous dirai dans un moment pourquoi.

Ces modifications sont plus bizarres qu'instructives ; mais

DIGITALINE. 427

il n'en est pas de même du dernier mouvement respiratoire. Voici, par exemple, des tracés recueillis sur un Chat, sous la peau duquel j'avais injecté une solution de digitaline qui l'a tué en 25 minutes : le tracé n° 1 (fig. 108) représente sa respiration avant l'injection, enregistrée directement par la

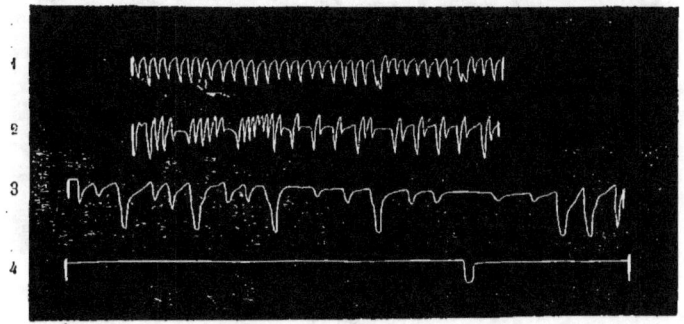

Fig. 108 ($\frac{1}{7}$). — Graphiques de la respiration d'un Chat empoisonné par la digitaline.

trachée ; le tracé n° 2, sa respiration après 15 minutes; le n° 3, après 20 minutes ; le n° 4, son dernier mouvement respiratoire, qui a succédé, vous le voyez, à une longue période d'immobilité semblable à la mort. A l'autopsie, le ventricule gauche, dur, contient du sang très-rouge ; les muscles, exsangues, ont un reflet verdâtre.

Asphyxie. — Les phases des altérations respiratoires dans l'asphyxie ont été si fréquemment étudiées, que je ne crois pas devoir insister sur elles. Je me contente de vous montrer les tracés fournis par un Chat que j'ai laissé périr sous une cloche, où il est mort en une heure.

Le tracé 1 (fig. 109) représente la respiration au début de l'expérience ; le tracé n° 2 au bout de trois quarts d'heure, l'animal étant fort mal à son aise : les ralentissements expiratoires sont dus à ses miaulements ; le tracé n° 3 à 50 minutes, l'animal couché, mais sensible et intelligent; le tracé n° 4 à 55 minutes, l'animal insensible et inerte. Puis les respirations vont en diminuant pendant 5 minutes encore, jusqu'à disparaître tout à fait.

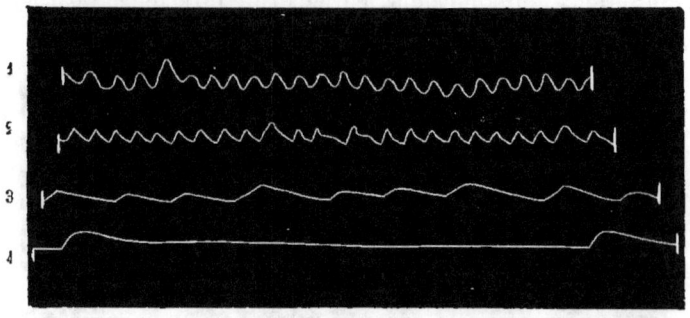

Fig. 109 ($\frac{0.4}{9}$). — Graphiques de la respiration pendant l'asphyxie en vases clos.

Hémorrhagie. — Les phases de la respiration d'un animal soumis à une hémorrhagie mortelle ressemblent beaucoup à celles que produit une asphyxie graduelle, comme l'asphyxie en vases clos; ce n'est pas le seul rapport qu'aient, au point de vue théorique, ces deux genres de mort.

Quand l'hémorrhagie est très-soudaine et très-considérable, elle entraîne immédiatement des modifications profondes dans les mouvements respiratoires. Si on l'arrête alors, avant les grandes convulsions dont je vous ai parlé dans une de nos premières leçons, l'animal survit, et sa respiration reprend rapidement un rhythme à peu près normal. On ne saurait se figurer jusqu'où peut aller ainsi l'altération du rhythme, et avec quelle rapidité l'organisme, surpris par une subite déplétion sanguine, s'accoutume en quelque sorte à ce nouvel état de choses.

Pour vous en donner une idée, je vous présente un tracé recueilli sur un jeune chat, directement par la trachée (fig. 110). Les quatre graphiques se suivent sans interruption en quatre minutes. Après vingt mouvements respiratoires enregistrés, on a sectionné les deux carotides préalablement bien isolées ; un double flot de sang jaillit, et vous voyez que les mouvements respiratoires, un peu plus rapides pendant

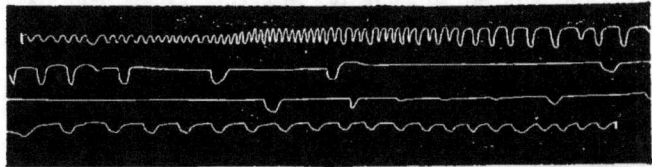

Fig. 110 ($\frac{4\cdot1}{7}$).— Graphique de la respiration pendant une hémorrhagie non mortelle. — Les quatre lignes se suivent sans interruption en 4 min.

un instant, sont devenus bientôt de plus en plus amples et de plus en plus lents, pour s'espacer ensuite, à un tel point, que deux d'entre eux se succèdaient à vingt-quatre secondes de distance. Puis les mouvements, graduellement, revinrent en une minute environ à un état voisin de l'état normal. C'est que le sang avait cessé de couler, et l'animal a survécu, ou du moins n'est pas mort directement de cette hémorrhagie.

Je vais enregistrer devant vous les mouvements respiratoires d'un Chien, depuis le début d'une hémorrhagie foudroyante jusqu'à la mort. A cet animal on a placé, il y a environ un quart d'heure, un tube de verre dans la trachée, et dans les deux carotides, soulevées et ouvertes, le sang n'est retenu qu'avec des serres-fines qui oblitèrent le vaisseau. Mais voici que ce Chien nous présente un assez curieux phénomène : depuis que le tube, assez large cependant, a été fixé dans sa trachée, sa respiration s'est extraordinairement ralentie, et a augmenté d'amplitude ; il est même resté, à plusieurs reprises, sans respirer, pendant plus d'une demi-minute. Ce rhythme rappelle celui qui suit la section des deux nerfs pneumogastriques, et cependant il a apparu avant qu'on soit allé à la recherche des carotides, opération pendant laquelle on aurait pu léser ces nerfs. D'autre part, il n'a pas été précédé d'une accélération, et cette espèce d'apnée nouvelle n'est pas due à la même cause que celle dont nous avons déjà constaté, ici même, un exemple (voy. page 127).

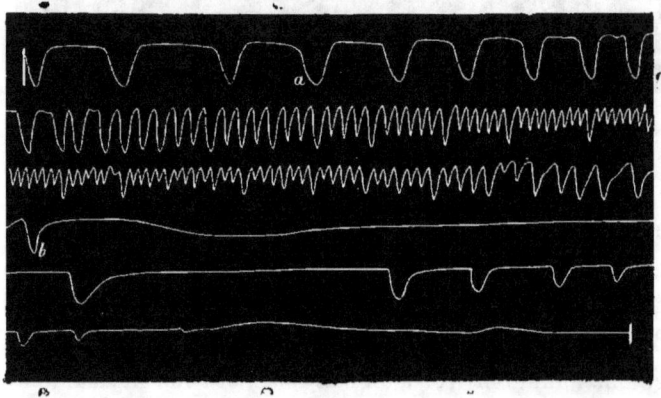

Fig. 114 ($\frac{4}{7}$). — Graphiques de la respiration pendant une hémorrhagie mortelle. — Même observation qu'à la fig. B.

Quoi qu'il en soit, nous commençons à enregistrer ces mouvements si lents, et soudain, nous levons à la fois les serres-fines des deux carotides (voy. fig. 114 a); la respiration s'accélère aussitôt; après un peu plus de deux minutes survient une petite convulsion, puis une très-grande du corps entier (b), et durant laquelle ne se fait aucun mouvement respiratoire; ces mouvements reviennent, puis diminuent graduellement, et le tout se termine par une convulsion presque aussi violente que celle qui a précédé.

Les phases dues à l'hémorrhagie moins rapidement mortelle, sont un peu différentes de celles-ci; mais ces faits ne présentent pas assez d'intérêt pour mériter de nous arrêter plus longtemps.

Du dernier soupir. — Dans un grand nombre de morts, la dernière des manifestations de la vie est une inspiration suivie d'une expiration profonde, à laquelle on a donné le nom de *dernier soupir*. Mais il ne faudrait pas croire que ce phénomène soit tout à fait général. Il paraît même probable qu'il ne constitue que l'exception, et que dans la majorité des cas, il y a diminution graduelle des actes respiratoires, comme de toutes les autres fonctions.

En effet, nous avons vu que, dans l'asphyxie et l'hémorrhagie, les respirations deviennent de plus en plus éloignées, de moins en moins amples, jusqu'à leur disparition totale, sans qu'on puisse constater ce phénomène si saisissant et si soudain du dernier soupir, qui a frappé, de tout temps, l'imagination des hommes. Or, l'asphyxie et l'hémorrhagie sont, de beaucoup, les deux genres de mort les plus fréquents, et la plupart des maladies ont l'une ou l'autre, l'asphyxie surtout, comme cause prochaine de leur terminaison fatale. L'affaiblissement, l'épuisement consécutif à une longue maladie, donnent pour les derniers mouvements respiratoires des modifications analogues ; je puis citer à l'appui un tracé représentant les respirations dernières, et s'il est permis d'ainsi dire, le graphique de la mort chez un chien, dont je vous ai déjà parlé (voy. page 142), et qui avait succombé à une péritonite lente. Le curare, qui tue lentement, graduellement, fournit encore des résultats analogues, et ne présente rien qui ressemble à un dernier soupir.

Il en est autrement pour certains genres de mort très-brusques, et notamment pour ceux qui résultent d'une action violente sur le cœur ou sur le système nerveux central. Dans les morts par le cœur, lorsque le phénomène dominateur est l'arrêt de cet organe, on constate encore quelques mouvements respiratoires énergiques, dont le dernier, quelquefois plus fort que les précédents mêmes, mérite le nom de dernier soupir. C'est ce que nous avons remarqué dans la mort par la digitaline, par le chloroforme et la strychnine employés à haute dose, enfin par l'acide phénique : j'ai même pu vous présenter quelques tracés reproduisant ces phénomènes d'une manière frappante.

Notez que le fait d'avoir ou de ne pas avoir un dernier soupir ne dépend pas précisément, pour nous en tenir aux données de nos expériences, de la substance toxique employée, mais du mécanisme prochain de la mort. Ainsi, la strychnine, à haute dose, chez un animal adulte, tue presque instantanément avec un dernier soupir ; chez un nouveau-né, au contraire, elle agit lentement et progressivement, et les mouvements respiratoires diminuent graduellement, comme les autres actes de la vie. Mêmes remarques pour le chloroforme, donné à dose foudroyante ou à dose plus modérée, chez un animal adulte.

Une étude approfondie de ces faits, poursuivie par la double voie de l'observation au lit des mourants et de l'expérimentation physiologique, fournirait sans nul doute des faits intéressants pour la physiologie, faits dont certaines branches de la médecine, comme la médecine légale, pourraient tirer parti. Mais je dois me borner à cette indication.

VINGT-QUATRIÈME LEÇON

EFFETS DE LA SECTION DES NERFS PNEUMOGASTRIQUES.

Action sur le rhythme respiratoire de la section des nerfs pneumogastriques : Mammifères, Oiseaux, Reptiles. — Section des racines des nerfs pneumogastriques dans le crâne.

Messieurs,

Entre toutes les circonstances qui sont susceptibles de faire varier le rhythme respiratoire chez un animal, les influences portées sur le système nerveux et transmises par lui occupent, à coup sûr, le premier rang. Les émotions, les passions, la douleur exercent sur ce rhythme une influence dont peut donner l'idée ce fait, bien aisé à vérifier, que rien n'est plus difficile que d'observer ou simplement de compter, sans la troubler, sa propre respiration. On pourrait écrire là-dessus de longues pages à la façon des physiologistes anciens.

Mais parmi ces influences nerveuses, il n'en est pas qui aient été étudiées au même degré que celle des nerfs pneumogastriques : influence qui se manifeste et par leur section, et par leur excitation. Nous parlerons de celle-ci dans notre prochaine leçon; je désire pour aujourd'hui me borner à traiter des conséquences de la section de ces nerfs à la région du cou.

Je vous demande la permission de ne point entrer dans

l'historique de cette question ; du temps de Burdach (1), on pouvait déjà remplir des pages entières avec l'énumération seule des travaux qui la concernaient ; depuis, leur nombre a doublé peut-être.

Ce grand nombre de travaux est justifié par l'importance des phénomènes consécutifs à cette grave lésion ; ce ne sont rien moins, en effet, que des troubles de la respiration, de la circulation, de la digestion, dont le fatal cortége est inévitablement terminé par la mort. Les physiologistes se sont prononcés fort diversement sur la raison de cette mort, et ils l'ont, suivant leurs idées théoriques ou les faits particuliers qu'ils avaient observés, attribuée à l'une ou l'autre des trois grandes fonctions lésées. Vous voyez donc que nous serions bien vite entraînés, si nous voulions les suivre, hors du sujet de notre cours.

Je me propose seulement de vous montrer, d'une manière nette et frappante, les effets que produit sur le rhythme respiratoire la section des nerfs pneumogastriques. Si vous lisez les auteurs qui ont écrit sur ce point spécial, vous trouverez des différences assez grandes dans la description qu'ils donnent de ces troubles. C'est que l'observation simple est insuffisante à reproduire ces phénomènes assez complexes ; mais la méthode graphique que nous emploierons soulèvera pour nous toutes les difficultés, et ne laissant échapper aucun détail, nous donnera la raison d'apparentes contradictions.

Expérience I. — La première expérience dont je vous montrerai les résultats a été faite sur un jeune chien de quatre ou cinq mois, pesant $3^k,750$. Les mouvements res-

---

(1) CXCVII, t. IX, p. 503.

piratoires étaient directement enregistrés à l'aide d'un tube placé dans la trachée.

Les deux nerfs pneumogastriques avaient été isolés avec le plus grand soin, sans nul tiraillement, sur une assez grande longueur; un fil passé sous eux permettait de les soulever doucement.

Dans ces conditions, l'animal attaché sur le dos, étant fort calme, nous obtînmes le tracé n° 1 (figure 112).

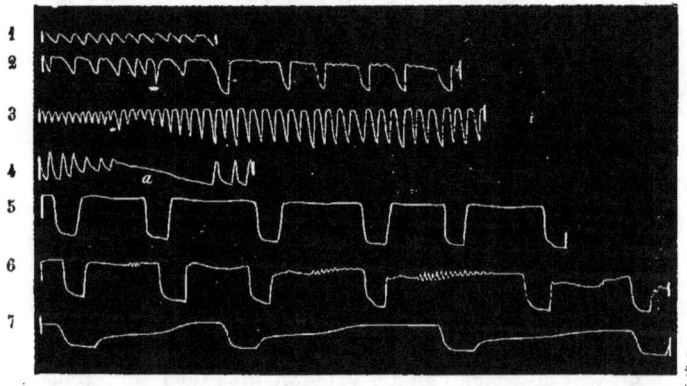

Fig. 112 ($\frac{12}{7}$). — Graphiques de la respiration après la section des nerfs pneumogastriques. — Chien (trachée).

Un des nerfs vagues étant alors soulevé, avec les plus grandes précautions, fut coupé d'un seul coup de ciseaux (en —). Il était 4 h. 38 min. Presque aussitôt, vous le voyez, apparut une modification (tracé n° 2); l'inspiration devint beaucoup plus profonde, l'expiration plus brusque, et il survint une longue pause dans l'état d'expiration. Mais ceci ne dura que pendant sept mouvements respiratoires, et fit place à un rhythme irrégulier, à un tracé bifurqué curieux. Puis, après une minute, nous retrouvâmes un tracé analogue à celui que nous avions enregistré le premier.

Avec les mêmes précautions nous soulevâmes et nous coupâmes alors le second pneumogastrique (tracé n° 3, en —). Il était 4 h. 43 min. Aussitôt, mêmes troubles qu'après la section du premier nerf, mais la pause expiratoire est beaucoup moins longue. Elle disparut même bientôt, et l'animal, qui semblait du reste un peu agité, prolongea un peu son inspiration. Remarquez, en passant, un phénomène assez intéressant : tandis que notre patient respirait assez tranquillement, voici que les chiens en magasin se mirent à se battre et à crier dans la cour ; le nôtre écoute (tracé n° 4, *a*), et ralentit, pendant ce temps, son inspiration (4 h. 48 min.). C'est un exemple de cette influence des émotions dont nous disions un mot en commençant. Mais continuons : graduellement nous vîmes reparaître le tracé qui avait suivi la section du second nerf vague ; à 5 h. 12 min., il était presque identique, sauf un peu plus de durée dans l'inspiration.

Mais notre cylindre étant entièrement employé, il fallut le recouvrir d'un nouveau papier, noircir ce papier, et pendant ce temps, renouveler l'air de la bonbonne. Ceci fini, nous recommençâmes nos tracés ; il était 5 h. 30 min. Dix-huit minutes, par conséquent, s'étaient écoulées. Voyez combien a changé le mode respiratoire (tracé n° 5). Le nombre des mouvements, de 42 qu'il était avant toute section, de 51 qu'il était à 4 h. 45, est tombé à 7 par minute. L'amplitude a, au contraire, augmenté ; l'inspiration, très-brusque à son début, s'est allongée ; l'expiration, très-soudaine, est suivie d'une pause excessivement longue.

Ces modifications étaient ainsi survenues durant le troisième quart d'heure qui avait suivi la section des deux pneumogastriques.

Souvent, pendant cette pause, l'animal fait une série de petits mouvements (tracé n° 6) : expiration saccadée, comme s'il voulait se débarrasser de quelque chose qui l'oppresse. C'est un phénomène que j'ai fréquemment rencontré après la section des deux pneumogastriques.

Le lendemain, l'animal, très-malade, nous donna, par les même procédés, le tracé n° 7. L'expiration est ici scindée en deux temps : un très-brusque, l'autre beaucoup plus lent.

Le jour d'après, l'animal est trouvé mort ; les poumons étaient peu congestionnés ; mais il était entré de l'air dans la poitrine, par la plaie du cou, et cet air avait déterminé, ou du moins hâté la mort.

D'ordinaire, en effet, les animaux vivent plus longtemps, et nous avons pu suivre pendant plusieurs jours les modifications de leur rhythme respiratoire.

En voici un exemple :

Expérience II. — L'animal en expérience est une chienne de grande taille ; nous enregistrons les respirations au moyen de mon pneumographe. L'animal, attaché sur le dos, non chloroformé, est très-calme. On prépare les nerfs pneumogastriques, on les isole, et on passe dessous des fils qui permettront de les soulever sans tiraillements.

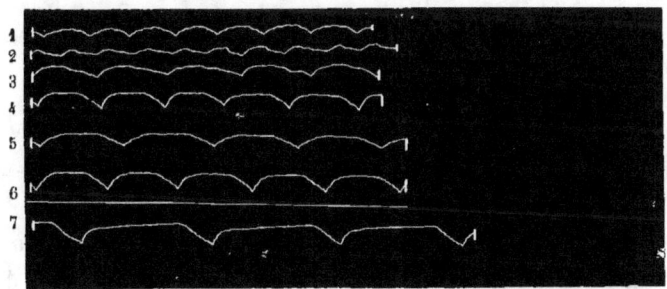

Fig. 113 ($\frac{12}{7}$). — Graphiques de la respiration après la section des nerfs pneumogastriques. — Chien (pneumographe).

A 3 h. 30 min., tracé fourni par l'animal intact (fig. 113, tracé n° 1) ;

A 3 h. 36 min., on coupe un des pneumogastriques; un peu de sensibilité et d'agitation. A 3 h. 39 min., section du second pneumogastrique; pas de mouvements. Pendant quatre minutes consécutives, on enregistre les tracés, qui n'indiquent aucune modification;

A 4 h. 45 min., il se fait un petit changement; l'inspiration s'allonge (tracé n° 2);

L'animal est alors soumis à diverses expériences non douloureuses, dont nous vous communiquerons les résultats dans la prochaine leçon.

A 5 h. 42 min., étant bien calme, il donne le tracé n° 3. La durée et l'amplitude ont augmenté.

Le lendemain, l'animal est très-bien portant; on l'attache de même que la veille; on place la ceinture du pneumographe à la même hauteur (les poils ont été coupés à la région thoracique suivant une ligne circulaire qui forme repère), et on la serre au même degré.

On obtient alors un tracé (tracé n° 4); d'après ses indications, la durée n'a pas augmenté depuis la veille, mais bien l'amplitude; de plus, l'inspiration est devenue relativement plus courte, et il existe une notable pause expiratoire.

Le troisième jour, on ne prend pas de tracé;

Le quatrième jour, on obtient le tracé n° 5;

Le cinquième jour (tracé n° 6), le mouvement est un peu plus fréquent, mais l'amplitude est plus grande;

Le sixième jour, on ne prend pas de tracés;

Le septième jour, l'animal paraît un peu malade; il fournit un tracé (tracé n° 7) dans lequel le ralentissement du rhythme, l'amplitude de l'inspiration, la durée de l'expiration, sont des plus accentués.

Cette longue durée de l'expiration n'est pas due à une véritable pause; la ligne horizontale placée au-dessus du tracé n° 7 montre, en effet, que le levier continue à monter, que l'expiration a lieu réellement pendant tout le temps. Les tremblements du levier indiquent les battements du cœur.

Le lendemain, l'animal est mort : il est mort dans la nuit, et je me permettrai de vous faire remarquer que cela nous est toujours arrivé. Je ne sais à quoi cela tient, mais c'est presque toujours la nuit que meurent les animaux opérés, et particulièrement ceux auxquels on a coupé les pneumogastriques.

Les deux poumons étaient congestionnés; le poumon droit était en véritable hépatisation; il n'y avait pas d'emphysème.

EXPÉRIENCE III. — Je vous présente un second exemple d'une survie de quelques jours. Le tracé n° 1 (fig. 114) a été fourni par l'animal sain.

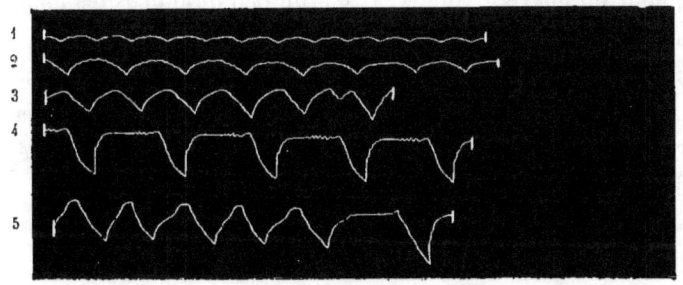

Fig. 114 (⅕). — Graphiques de la respiration après la section des nerfs pneumogastriques. — Chien (pneumographe).

Une minute après la section des deux pneumogastriques, il s'était notablement modifié (tracé n° 2).

Le lendemain, il y avait une beaucoup plus grande amplitude, sans augmentation de durée; l'animal ne paraissait pas malade (tracé n° 3).

Le troisième jour, tracé semblable ; même état général.

Mais le quatrième jour, l'animal est en fort mauvais état ; il salive beaucoup, a les yeux malades. Accroupi dans sa cage, il respire lentement, péniblement ; chaque expiration, très-brusque, est accompagnée d'un cri rauque et aigu très-singulier. Veuillez vous rappeler, à propos de ce cri, ce que je vous ai dit dans une leçon précédente (voy. page 364).

Le tracé n° 4 traduit ces phénomènes : la ligne verticale de l'expiration est en rapport avec le cri.

A un certain moment, l'animal cesse de pousser son cri habituel ; il donne alors un très-singulier tracé (tracé n° 5), que je vous présente afin de vous montrer quelle infinie diversité on rencontre dans ces phénomènes, que les livres vous décrivent, d'ordinaire, comme bien plus réguliers.

Le lendemain matin, l'animal est trouvé mort ; les poumons sont engoués, mais aucune de leurs parties ne s'enfonce dans l'eau ; ils ne reviennent que très-peu sur eux-mêmes quand on ouvre le thorax. Il y a un peu de mucosités dans les bronches ; pas d'emphysème.

Pour vous donner des exemples suffisamment démonstratifs des modifications si variées que subit le rhythme respiratoire après la section des nerfs pneumogastriques, je désire vous montrer encore quelques tracés.

EXPÉRIENCE IV. — Petit chien âgé de six semaines ; tube trachéal communiquant avec le levier enregistreur par l'intermédiaire d'une petite bonbonne.

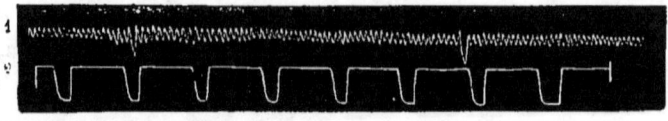

Fig. 115 (²⁄₇). — Graphiques de la respiration après la section des nerfs pneumogastriques. — Chien (trachée).

Dans ces conditions, l'animal respire avec une très-grande rapidité, comme le montre le tracé n° 1 (fig. 115).

On coupe les deux pneumogastriques l'un immédiatement après l'autre. Au bout de deux minutes, on recueille un tracé extraordinairement modifié (tracé n° 2).

Expérience V. — Chien adulte, disposé comme le précédent.

L'animal, très-calme, nous donne un tracé (tracé n° 1, fig. 116) assez singulier par l'existence d'une longue pose expiratoire.

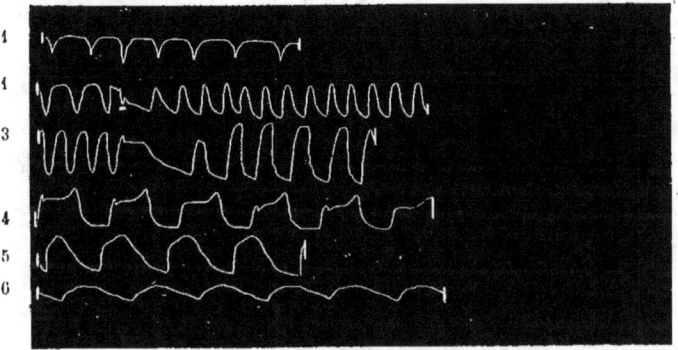

Fig. 116 (⅔). — Graphiques de la respiration après la section des nerfs pneumogastriques. — Chien (trachée).

On coupe un pneumogastrique (tracé n° 2, point marqué par un trait); la respiration s'accélère aussitôt :

Quelques minutes après, on coupe le deuxième pneumogastrique; les respirations deviennent immédiatement plus amples (tracé n° 3).

Au bout de trois minutes, on a le tracé n° 4.

Quinze minutes après la section, le tracé n° 5.

Le lendemain, il a la même physionomie; l'animal est en bon état.

Mais le quatrième jour, nous trouvons un tracé (tracé n° 6) dans lequel l'inspiration s'est beaucoup allongée.

L'animal est alors très-malade; je vous dirai dans la prochaine leçon le reste de son histoire.

Les exemples que je vous ai mis sous les yeux montrent que les troubles respiratoires peuvent survenir aussitôt après la section des pneumogastriques (exp. III et V), ou ne se manifester qu'après un temps plus ou moins long (exp. II, six minutes; exp. I, une demi-heure). Vous voyez encore que parfois les troubles survenus immédiatement disparaissent, pour faire place à un état de calme qui ne dure pas longtemps (exp. I).

On retrouve les mêmes différences, quant au temps, en agissant sur des animaux rendus insensibles par l'action du chloroforme. Je possède un grand nombre de tracés qui le prouvent; mais leur examen ne nous apprendrait rien de nouveau. Aussi, je ne vous en montrerai que quelques-uns.

Expérience VI. — Le premier est remarquable par la singularité des courbes qu'il présente, et de la soudaineté de de l'effet de la section nerveuse.

Le Chien dont il s'agit avait eu le pneumogastrique gauche coupé quatre jours avant. On l'endort complétement par le

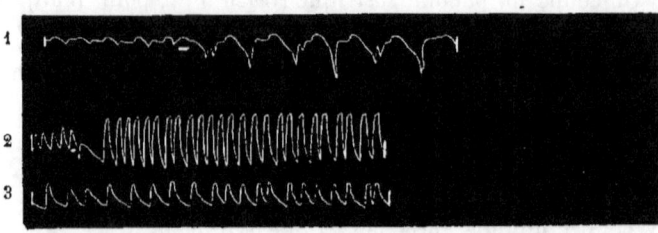

Fig. 117 ($\frac{1}{7}$). — Graphiques de la respiration après la section des nerfs pneumogastriques. — Chien (1. pneumographe; 2 et 3, trachée).

chloroforme, et on lie d'un coup le pneumogastrique droit.

La modification est immédiate (fig. 117, tracé n° 1), bien que l'animal semble insensible.

Expérience VII. — Pour le second, il a été recueilli sur un Chien dont l'un des pneumogastriques était coupé depuis deux mois ; la section du second (en —) produit une action immédiate; le trouble porte particulièrement sur l'amplitude, qui augmente aussitôt (fig. 117, tracé n° 2). Mais l'effet est très-peu durable ; au bout de deux minutes, le tracé a notablement changé (tracé n° 3); l'animal est tué par la section du bulbe, et on s'assure que la contractilité n'était pas revenue dans le poumon correspondant au nerf antérieurement coupé.

Expérience VIII. — Voici encore un graphique recueilli sur un Chien. Un des pneumogastriques avait été coupé ; on

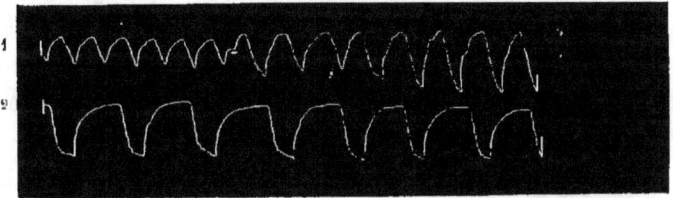

Fig. 118 (¹⁄₉). — Graphiques de la respiration après la section des nerfs pneumogastriques. — Chien (pneumographe).

coupe le second en — (fig. 118, tracé n° 1); troubles immédiats, qui vont en s'exagérant. Le tracé n° 2 représente la respiration deux minutes après.

Expérience IX. — Les graphiques suivants ont été fournis par un Lapin, auquel on a placé un tube dans la trachée ; puis il a été bien chloroformisé. Dans ces conditions, on coupe le premier pneumogastrique; la respiration aussitôt (fig. 119, tracé n° 1 ; section faite en —) se ralentit et s'allonge. Après quelques minutes, elle est revenue à peu près à l'état normal ; je coupe alors le deuxième pneumogastrique (tracé n° 2 ; section faite en —) ; l'allongement et le ralentissement sont encore immédiats, plus marqués même, et

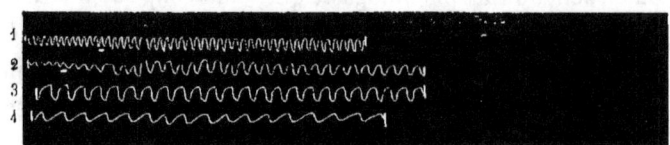

Fig. 119 ($\frac{1}{7}$). Graphiques de la respiration après la section des nerfs pneumogastriques. — Lapin (trachée).

surtout plus durables ; notons qu'il y a eu ici un peu d'agitation. Le tracé n° 3 est recueilli quarante-cinq minutes après la deuxième opération ; le tracé n° 4, le lendemain.

Vous voyez donc qu'il ne faut pas mettre les troubles immédiats, lorsqu'ils apparaissent, sur le compte de la sensibilité ou de l'angoisse morale de l'animal en expérience ; ils tiennent à la section même des nerfs.

Au milieu de toutes les variétés que présentent, après la section des nerfs pneumogastriques, les altérations du rhythme respiratoire, nous voyons se dégager deux caractères qui se reproduisent dans tous nos tracés : le nombre des respirations diminue, leur amplitude augmente. L'expiration s'allonge surtout, et l'on voit apparaître une véritable pause expiratoire ; très-souvent, le début de l'expiration est brusque, violent et s'accompagne même d'un cri, lorsque bien entendu la trachée est intacte. Quant à l'inspiration, plus profonde et un peu plus lente, sa durée ne devient que rarement prédominante dans le rhythme respiratoire. L'expérience V nous en a cependant présenté un exemple. Il me serait facile de vous donner en chiffres la valeur exacte de ces assertions ;

il suffirait pour cela de mesurer la longueur de la projection des différentes courbes sur la ligne horizontale. Mais l'examen direct des tracés vaut encore mieux que les expressions numériques.

En outre de ces faits, les graphiques vous montrent encore qu'on a des troubles semblables, soit qu'on ait ouvert la trachée, soit qu'on l'ait respectée. Chez les animaux adultes, la section des nerfs laryngés inférieurs n'est donc pour rien, ou pour presque rien dans les modifications du rhythme respiratoire.

Nous avons vu que lorsqu'on coupe le premier pneumogastrique, on influence souvent et aussitôt la respiration. Cette influence persiste lorsqu'on laisse ensuite l'animal tranquille. Elle est du même ordre, mais infiniment moindre dans ses effets, que celle de la section des deux nerfs.

Expérience X. — En voici un exemple : un Chien de grande taille, non endormi, donne avec le pneumographe le tracé n° 1 (fig. 120).

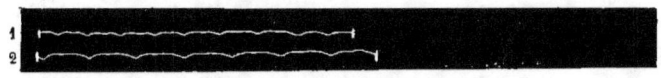

Fig. 120 ($\frac{12}{7}$). — Graphiques de la respiration après la section d'un seul nerf pneumogastrique. — Chien (pneumographe).

On l'endort, et on coupe le pneumogastrique gauche ; la section augmente aussitôt l'amplitude des respirations.

Le lendemain, nous obtenons le tracé n° 2.

Quatre jours après, ce tracé à rhythme un peu plus lent, à amplitude un peu plus grande, a persisté. On chloroformise alors l'animal, on coupe le second pneumogastrique et, aussitôt, apparaît une amplitude énorme, avec un peu d'accélération au bout de quelques secondes.

Jamais cette section d'un pneumogastrique n'est suivie d'accidents graves, même chez les très-jeunes animaux. Les altérations de rhythme dont je viens de vous montrer l'existence sont si faibles que l'observation à la vue simple ne les révèle pas, et l'animal paraît respirer très-tranquillement. Il en est tout autrement pour les effets de la section des deux nerfs, et, sans parler des jeunes animaux dont la suffocation immédiate a été expliquée par Legallois (1), les Chiens qui ont subi cette opération deviennent anxieux et malades dans un temps variable, et finissent toujours par périr.

Vous trouverez, en lisant les auteurs, de nombreuses différences dans les détails des descriptions qu'ils ont données des troubles respiratoires. Les tracés assez variés que je vous ai montrés vous prouvent qu'il n'y a pas, en effet, identité complète entre tous les cas, et reproduisent même quelques-unes des apparentes contradictions des expérimentateurs. Sans insister davantage sur ce sujet déjà tant étudié, je veux vous dire seulement que les Chiens survivent généralement plus longtemps qu'on ne le dit dans les livres. Il n'est pas rare de les conserver pendant dix jours, et l'aide naturaliste attaché à cette chaire, M. Philipeaux, en a opéré un qui a survécu trois semaines. Ces nerfs coupés, comme tous les autres nerfs, s'altèrent après la section, puis se rétablissent dans leurs fonctions normales ; on connaît des cas de survie après la section successive, à plusieurs mois de distance, des deux pneumogastriques.

Nous en possédons un en ce moment. C'est un métis de Chacal et de Chien, auquel M. Philipeaux a coupé l'année dernière le pneumogastrique gauche (l'animal avait alors trois mois). Nous avons coupé l'autre pneumogastrique

(1) CCVII, t. I, p. 171.

cinq mois et demi après; l'animal n'a pas paru en souffrir. Deux mois et demi plus tard, nous isolons le pneumogastrique gauche; son excitation arrête le cœur et la respiration. Nous le coupons; la respiration n'a pas semblé changer; il y a de cela un mois aujourd'hui, et l'animal est bien portant, et ne présente rien de particulier du côté de la respiration : il est trop farouche pour qu'on puisse lui attacher le pneumographe.

Fidèles à nos habitudes de comparaison, nous devons examiner encore quelques tracés relatifs aux effets de la section de ces nerfs chez des Oiseaux et chez des Tortues.

Expérience XI. — Voici le tracé fourni par un Canard adulte, très-vigoureux, dans la trachée duquel on a fixé un tube; les deux nerfs pneumogastriques ont été mis à nu, et un fil est passé dessous (fig. 121, tracé n° 1).

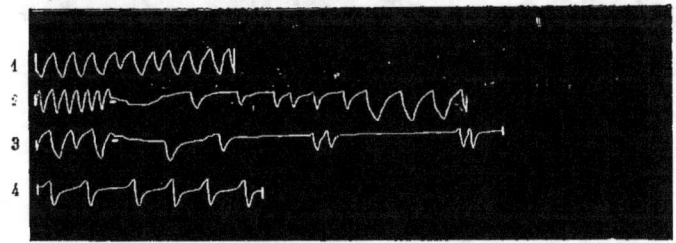

Fig. 121 (½). — Graphiques de la respiration après la section des nerfs pneumogastriques. — Canard (trachée).

Le pneumogastrique gauche étant lié vigoureusement, au moment de l'expiration (en —, tracé n° 2), on a une prolongation immédiate de l'expiration pendant sept secondes, puis, après une dizaine de respirations, le rhythme normal se rétablit avec un peu plus d'amplitude et de lenteur.

Quatre minutes après, l'animal étant très-calme, on lie le pneumogastrique de droite au moment de l'expiration (en —, tracé n° 3); il y a de même allongement, pendant cinq secondes, de l'expiration, puis au bout de quelques mouvements respiratoires apparaît un rhythme singulier. Alors la pause expiratoire diminue graduellement, le rhythme redoublé disparaît, et, au bout de sept minutes après la ligature du second nerf, on obtient le tracé n° 4.

L'animal est alors tué en lui serrant le larynx.

EXPÉRIENCE XII. — La durée de l'effet immédiat de l'opération est souvent plus longue. Voici, par exemple, un Canard auquel depuis une heure les deux nerfs pneumogastriques sont coupés. Il donne alors le tracé à phases très-allongées que voici (fig. 122, tracé n° 1).

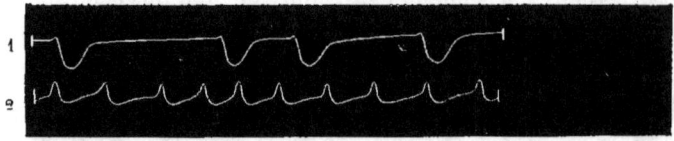

Fig. 122 ($\frac{2}{7}$). — Graphiques de la respiration après la section des nerfs pneumogastriques. — Canard (trachée).

Mais le lendemain, les expirations sont devenues moins longues (tracé n° 2).

EXPÉRIENCE XIII. — Autre Canard, dans la trachée duquel est fixé un tube de verre.

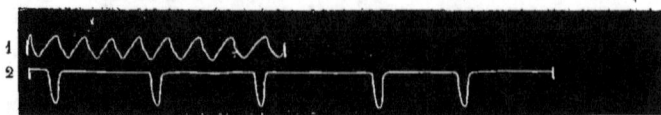

Fig. 123 ($\frac{12}{7}$). — Graphiques de la respiration après la section des nerfs pneumogastriques. — Canard (trachée).

Le tracé n° 1 est le tracé normal.

Le tracé n° 2 a été recueilli deux minutes après la section du second nerf pneumogastrique.

EXPÉRIENCE XIV. — Voici maintenant un Pigeon avec un tube dans la trachée (fig. 124).

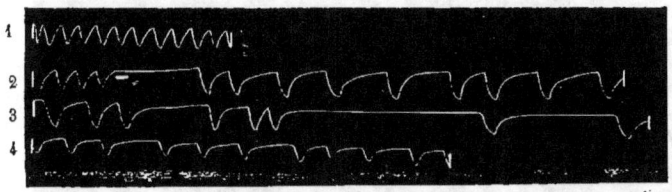

FIG. 124 (4/7). — Graphiques de la respiration après la section des nerfs pneumogastriques. — Pigeon (trachée).

Le tracé n° 1 est fourni par l'animal intact.

Pendant que s'enregistre le tracé n° 2, on coupe le pneumogastrique gauche, en —; arrêt assez long en expiration. Tracé n° 3 : section du pneumogastrique droit; il se fait un petit mouvement respiratoire, puis un très-long arrêt en expiration. Tracé n° 4 : recueilli le lendemain.

Les Reptiles fournissent des résultats analogues; mais l'irrégularité habituelle de leur respiration fait qu'il est beaucoup plus difficile d'obtenir des tracés présentables.

EXPÉRIENCE XV. — En voici cependant qu'a fournis une Tortue (voy. fig. 125). Les nerfs pneumogastriques ont été mis à nu; on a détaché sous la gorge la glotte en enlevant l'hyoïde, et l'on a fixé un tube dans la très-courte trachée de l'animal.

Ceci fait, un certain temps écoulé, la Tortue paraissant tranquille, on a obtenu le tracé n° 1.

On coupe alors les deux nerfs pneumogastriques, et après cinq minutes, le tracé est transformé (tracé n° 2).

L'observation est poursuivie pendant plusieurs jours.

450 EFFETS DE LA SECTION DES NERFS PNEUMOGASTRIQUES.

Le troisième jour, la physionomie du tracé est restée la même (tracé n° 3) ; la pause expiratoire est plus longue ; mais l'amplitude est généralement moindre.

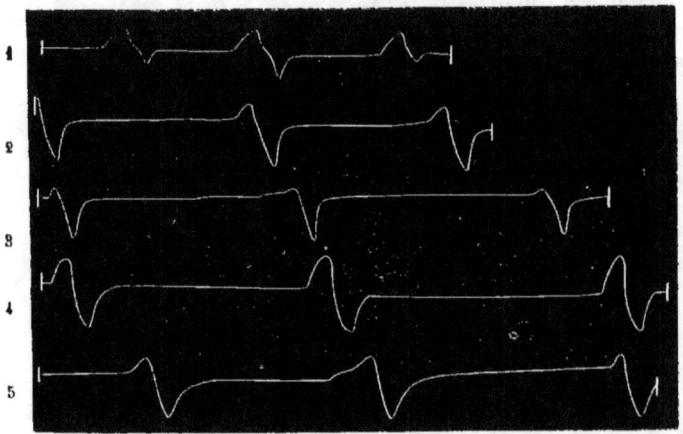

Fig. 125 ($\frac{4}{9}$). — Graphiques de la respiration après la section des nerfs pneumogastriques. — Tortue (trachée).

Le quatrième jour, on a le tracé n° 4, dans lequel les caractères de durée et d'amplitude sont encore augmentés.

Enfin, le sixième jour, même physionomie (trachée n° 5).

Les Oiseaux et les Reptiles survivent longtemps à la section des nerfs pneumogastriques. Mais il est intéressant de noter que les troubles respiratoires qui sont consécutifs à cette opération sont du même ordre que chez les Mammifères. Seulement, il semble que leur maximum d'intensité suit immédiatement la section ; dans les jours postérieurs, la respiration se rapproche davantage du type normal. Il en est tout autrement chez les Mammifères.

Legallois, comme je l'ai rappelé plus haut, a montré que la mort par suffocation presque immédiate, qui a lieu chez les jeunes Mammifères après la section des deux pneumogastriques, est due à la section des deux récurrents, d'où résulte la paralysie des cordes vocales et l'oblitération du larynx pendant l'inspiration. J'ai eu occasion de voir que le même effet se montre chez les Oiseaux jeunes encore, ou du moins chez de jeunes Canards ayant atteint à peu près les dimensions normales. Quand le larynx n'est pas complètement ossifié, il arrive que, à chaque inspiration, les deux lèvres de la glotte se rapprochent, et que la trachée se trouve oblitérée. Les nerfs dilatateurs de la glotte viennent donc physiologiquement des nerfs pneumogastriques. Mais, anatomiquement, ils proviennent du nerf hypoglosse, en un point où ce nerf, il est vrai, présente une grosse anastomose avec le nerf pneumogastrique. Il est donc probable que là se fait la réflexion des fibres dilatatrices de la glotte.

Puisque je suis amené à vous parler des nerfs récurrents, je vous dirai que, les ayant coupés plusieurs fois chez des Mammifères adultes, je n'ai pas constaté ces altérations du rhythme respiratoire dont a parlé Longet (1). En exemple et en preuve de ce que j'avance, je vous montre les tracés suivants (fig. 126) :

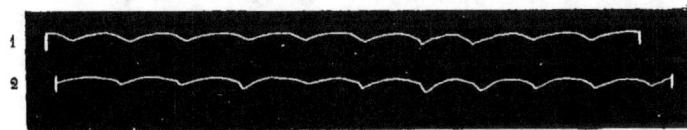

Fig. 126 (⁴⁄₇). — Graphiques de la respiration après la section des deux nerfs récurrents. — Chien (pneumographe).

Le tracé n° 1 est le tracé de la respiration d'un chien adulte, intact ; il a été obtenu à l'aide du pneumographe. Le tracé n° 2 est le tracé après la section des deux récur-

(1) CCVIII, t. II, p. 287.

rents; il n'y a pas, vous le voyez, de différences sensibles.

Ce que je dis des récurrents, il convient de le dire également des spinaux. Lorsqu'on arrache les deux spinaux dans le crâne, en employant chez des Chats ou des Lapins la méthode de Claude Bernard, on ne constate, au moment de l'arrachement, aucune modification dans la respiration, et celle-ci reste parfaitement intacte et régulière quand l'animal survit, ce qui est le cas général. Il faut, bien entendu, que cet animal soit adulte, sans quoi il meurt par suppression d'action de ses deux récurrents.

Divers expérimentateurs ont essayé de couper dans le crâne toutes les racines des nerfs pneumogastriques, et, lorsqu'ils sont parvenus à mener à bien cette opération laborieuse, ils ont constaté la suppression immédiate de la respiration et la mort rapide de leurs animaux. Claude Bernard (1), qui a fréquemment exécuté cette expérience avec le même résultat, fait remarquer avec raison qu'il est difficile de savoir si la perte de sang, la douleur, l'épuisement, ne sont pas, dans ce cas, les principales ou même les seules causes de la mort.

Pour résoudre ce petit problème, j'ai eu la pensée de mettre en expérience les animaux nouveau-nés, chez qui on n'a pas à redouter une mort subite pour des raisons semblables. Ayant donc mis à nu, puis enlevé chez des Chiens et des Chats de deux ou trois jours, l'écaille de l'occipital, il m'a été relativement facile, l'hémorrhagie étant un peu calmée, de détruire avec un petit crochet toutes les racines des deux pneumogastriques. Or, j'ai, dans toutes mes expériences, constaté, avec la preuve irrécusable donnée par l'appareil enregistreur, que nos animaux continuaient à respirer

---

(1) CCIX, t. II, p. 409.

pendant un temps assez long, pendant une heure par exemple, sans présenter d'autres troubles que ceux qui doivent suivre à la fois une énorme hémorrhagie et la section, au lieu ordinaire, des deux pneumogastriques. L'autopsie, dans ces circonstances, me montrait que la section des racines avait été bien complète.

Il est bon de dire, du reste, que la section des nerfs pneumogastriques a pour effet immédiat de rendre l'animal qui l'a subie beaucoup plus susceptible à la plupart des genres de mort. C'est ainsi, par exemple, que j'ai vu plusieurs fois un chien engourdi par le curare, mais dont la vie ne paraissait pas en péril, mourir rapidement si l'on sectionnait ses deux pneumogastriques. La susceptibilité des animaux ainsi opérés pour le chloroforme est des plus remarquables; il faut prendre les plus grandes précautions pour les anesthésier sans les tuer, mais on les anesthésie parfaitement : j'appuie sur ceci, parce que j'ai été profondément surpris de trouver, dans un récent travail d'un des médecins les plus érudits de Paris, cette assertion que le chloroforme n'agit plus sur les animaux à qui les deux pneumogastriques ont été coupés; il n'agit, au contraire, que trop énergiquement.

Je n'insisterai pas davantage sur ce sujet; je préfère donner des développements considérables à une autre question qui n'est livrée que depuis beaucoup moins longtemps aux disputes des physiologistes, et qui, cependant, présente un intérêt peut-être plus grand. Je veux parler des effets sur la respiration de l'excitation du nerf pneumogastrique, nerf auquel il faut adjoindre, comme nous le verrons, pour cette question spéciale, le nerf laryngé supérieur et le nerf nasal, c'est-à-dire les nerfs qui président à la sensibilité des orifices respiratoires.

VINGT-CINQUIÈME LEÇON

DES EFFETS DE L'EXCITATION DE CERTAINS NERFS SUR LA
RESPIRATION.

Suspension de la respiration par l'excitation du nerf pneumogastrique, du nerf laryngé supérieur et du nerf nasal. — Historique. — Expériences sur les Mammifères.

Messieurs,

Si les effets de la section des nerfs pneumogastriques sur le rhythme respiratoire ont été depuis longtemps remarqués, il n'en est pas de même de ceux de l'excitation de ces mêmes nerfs. Traube paraît être le premier qui se soit occupé de cette question. Dès 1847, il vit, dit Rosenthal (1), auquel j'emprunte cette indication, que l'excitation par un courant d'induction du bout central d'un nerf vague coupé arrête la respiration, que cet arrêt a lieu en inspiration par contraction durable du diaphragme, et, enfin, que cet effet est indépendant de la douleur.

En 1852, Claude Bernard (2), sans connaître les expériences de Traube, constata cet arrêt de la respiration par l'excitation du bout central du nerf pneumogastrique à l'aide d'une machine de Breton ; l'arrêt eut toujours lieu en inspi-

(1) CCX.
(2) CCIX, t. I, p. 371.

ration, et les mouvements reparurent pendant que l'on continuait l'excitation électro-magnétique.

Ces expériences, non plus que celles de Traube, ne paraissent pas avoir été connues des physiologistes ; car, en 1854, Eckhard (1) et Budge (2) déclarèrent que l'arrêt de la respiration par l'excitation du nerf vague, arrêt qu'ils crurent chacun avoir découvert, a lieu pendant la phase expiratoire. Budge est particulièrement affirmatif à ce sujet.

Plus tard, Budge (3) conclut qu'il existe deux centres nerveux respiratoires, l'un présidant à l'inspiration, l'autre à l'expiration. Ce dernier est en rapport avec les nerfs vagues, et quand on excite ceux-ci, on a une augmentation d'action du centre expiratoire : si l'excitation est légère, les mouvements sont diminués en nombre ; si elle est forte, ils sont arrêtés par prédominance du centre expiratoire.

Mais bientôt Snellen (4) énonça des conclusions différentes. Pour le physiologiste hollandais, l'excitation du pneumogastrique ou de son bout central arrête le diaphragme en un état permanent d'inspiration ; cela a même lieu chez les animaux rendus insensibles par l'action de l'éther.

Enfin, von Helmoltz (5) crut avoir établi qu'une excitation modérément énergique détermine la contraction des muscles inspirateurs, tandis qu'une excitation très-forte amène une contraction extraordinaire des muscles de l'expiration. Aubert et von Tschischwits (6) se rangèrent bientôt à cette opinion conciliatrice.

Cependant la question n'était pas jugée ; tandis que Löwin-

---

(1) CCXI.
(2) CCXII.
(3) CCXIII.
(4) CCXIV.
(5) CCXV.
(6) CCXVI.

sohn (1), par exemple, reproduisait l'opinion de Traube et de Cl. Bernard, Owsjannikow (2), au contraire, admettait avec Budge l'arrêt de la respiration pendant la phase expiratoire.

Enfin parurent les importants travaux par lesquels Rosenthal (3) tenta d'apporter la lumière dans cette obscure et difficile question.

Pour constater les modifications que la galvanisation du bout central du pneumogastrique apporte dans les actes respiratoires, ce physiologiste ne se contenta pas de l'observation extérieure des phénomènes. Il appela à son aide la méthode graphique, et pour mettre en évidence les mouvements du diaphragme sur lesquels portait particulièrement la controverse, il imagina un appareil qu'il décora du nom de *phrénographe*. Ce n'est autre chose qu'un levier coudé dans l'angle duquel est situé le centre de mouvement. La courte branche de ce levier est introduite par un petit trou fait aux parois abdominales, sous le diaphragme, à la concavité duquel sa forme lui permet de s'appliquer. La longue branche communique à l'aide de quatre tiges articulées avec une plume devant laquelle se déroule un papier sans fin. Les mouvements de la plume étant ainsi liés à ceux du diaphragme, elle inscrit sur le papier des courbes qui traduisent les phénomènes dans leurs phases et dans leurs détails.

Rosenthal a figuré, à titre d'exemple, quatre tracés ainsi obtenus dans des conditions diverses d'excitation, et il tire de ses expériences les conclusions suivantes :

1° Une faible excitation électrique du bout central du vague accélère la respiration ;

(1) CCXVII.
(2) CCXVIII.
(3) CCX.

2° Une excitation un peu plus forte amène un léger temps d'arrêt en inspiration, par contraction durable du diaphragme ;

3° Une excitation plus forte encore suspend complétement la respiration, et met le diaphragme dans un état de contraction tétanique qui dure autant que dure l'excitation.

Cependant, quand celle-ci est trop prolongée, le diaphragme fatigué se relâche, ou bien le pneumogastrique épuisé cesse d'agir sur le centre nerveux, et il survient de petits mouvements.

Dans la respiration normale des lapins, le diaphragme seul, dit Rosenthal, sert à l'inspiration ; mais il en est autrement chez les Chats et chez les Chiens, où le thorax participe aux mouvements inspiratoires. Or, Rosenthal a vu que les muscles du thorax se comportent comme le diaphragme ; comme lui, ils sont arrêtés en contraction durable par l'excitation électrique du vague, mais il est nécessaire, pour obtenir cet effet, d'employer des courants beaucoup plus forts, de telle sorte qu'on peut arriver, en graduant les courants, à une phase intermédiaire où le diaphragme est en tétanos, tandis que la respiration thoracique reste calme ou s'accélère un peu.

Rosenthal dit avoir remarqué que ces contractions permanentes sont beaucoup moins faciles à exciter lorsque les deux nerfs vagues sont coupés que lorsqu'ils sont intacts : dans ce dernier cas, dit-il, l'action propre et normale des nerfs s'ajoute à l'excitation artificielle donnée par l'électricité. Enfin, lorsque, par un procédé expérimental quelconque, et notamment par une respiration artificielle exagérée, on a fait disparaître les mouvements, soit du thorax (chien), soit du diaphragme (lapin), en supprimant le besoin de respirer, on ne peut pas le faire reparaître par l'excitation seule des nerfs pneumogastriques. Cette dernière assertion a été récemment appuyée par Mac-Gillavry (1).

En un mot, pour Rosenthal, l'excitation des nerfs pneumogastriques a pour effet, suivant son intensité, d'augmenter d'abord le nombre, puis la durée des contractions des muscles inspiratoires, enfin de les mettre en tétanos, en même temps que s'arrêtent les muscles expiratoires qui, auparavant, se contractaient rhythmiquement.

Les conclusions de cette partie du travail de Rosenthal paraissent avoir été acceptées par la plupart des physiologistes allemands. Elle sont enseignées dans les livres classiques, et, récemment, Czermak (2) a dit les avoir vérifiées sur lui-même, en comprimant plus ou moins énergiquement le nerf pneumogastrique en même temps que la carotide droite.

Mais comment tant d'observateurs habiles ont-ils pu déclarer que l'excitation du pneumogastrique arrête la respiration pendant la période expiratoire? Rosenthal explique leur erreur d'abord par la difficulté, plus grande qu'on ne se l'imagine, de constater exactement, sans employer les instruments enregistreurs, l'état où se trouvent chez un animal les muscles respirateurs. Mais il l'attribue surtout à l'emploi de courants électriques trop puissants qui, par dérivation, iraient exciter un autre nerf dont l'action serait exactement opposée à celle du pneumogastrique.

Cl. Bernard (3) avait depuis longtemps remarqué que si, chez un animal muni d'une canule trachéenne, on comprime le larynx au-dessus de la plaie, l'animal arrête sa respiration et son sang devient noir dans les artères, malgré la béance

(1) CCXXII.
(2) CCXIX.
(3) CCIX.

des voies respiratoires. Sans citer l'expérience de Cl. Bernard, Rosenthal a démontré que ce phénomène singulier dépend de l'excitation du nerf laryngé supérieur.

Employant alors pour ce nerf les procédés expérimentaux dont nous avons déjà parlé à propos du pneumogastrique, Rosenthal a obtenu des résultats que l'on peut ainsi résumer :

1° Une excitation faible du bout central du nerf laryngé supérieur diminue la fréquence de la respiration ;

2° Une excitation un peu plus forte allonge la pause expiratoire, par relâchement durable du diaphragme ;

3° Une excitation plus forte encore suspend complétement la respiration, paralyse entièrement le diaphragme, et tétanise d'une manière permanente les muscles expirateurs.

C'est, comme on le voit, exactement le contraire de ce que nous avons signalé en parlant du pneumogastrique ; aussi Rosenthal admet entre ces deux nerfs un antagonisme fonctionnel auquel il fait jouer un rôle capital dans la théorie du rhythme respiratoire. Quant à l'arrêt expiratoire constaté si souvent pendant l'excitation du pneumogastrique, il s'explique facilement, selon Rosenthal, par l'action des courants dérivés, d'autant plus que le laryngé supérieur est beaucoup plus excitable que le pneumogastrique.

Peu de temps après la publication du premier travail de Rosenthal, Moritz Schiff [1] déclara qu'il n'y avait là rien de spécial au nerf laryngé supérieur, et que chez les lapins, à l'état normal, on obtient une diminution du nombre des mouvements respiratoires, et un relâchement complet du diaphragme en excitant la plupart des nerfs cutanés de la tête et du thorax, mais à la condition de ne pas occasionner

---

[1] CCXX et CCXX *bis*.

de la douleur; car si les animaux souffrent, dit-il, ou même s'ils ont peur, les respirations deviennent plus fréquentes.

Chez les Chats et les Chiens, il est impossible, selon Schiff, d'obtenir la paralysie du diaphragme en irritant un autre nerf que le laryngé; mais si l'on chloroformise les animaux jusqu'à cessation de la respiration, et qu'on fasse revenir celle-ci artificiellement, ils présentent les mêmes phénomènes que les lapins à l'état normal. Enfin, chez les Grenouilles et les Lézards, une forte excitation des nerf lombaires met les animaux en expiration durable.

Rosenthal reconnut, du reste, l'exactitude des observations de Schiff pour ce qui a rapport aux narines, dont la compression entre les doigts relâche, dit-il, le diaphragme, mais pour moins de temps que ne le fait l'excitation du laryngé.

Mais qu'il s'agisse d'une propriété spéciale au laryngé, comme l'affirmait d'abord Rosenthal, ou d'une propriété générale dans les nerfs de sensibilité, selon l'opinion de M. Schiff, on voit que ces deux physiologistes sont d'accord pour admettre que l'arrêt de la respiration, quand il a lieu, se fait en expiration, par suite de la paralysie momentanée du diaphragme, et de la tétanisation des muscles expirateurs. Dans ces termes, l'opinion de Rosenthal a été généralement adoptée par les physiologistes; tout récemment encore, Bidder (1) déclara avoir constaté que l'excitation du pneumogastrique arrête la respiration pendant l'inspiration, tandis que celle du laryngé supérieur l'arrête pendant l'expiration; et dans la critique qu'il a faite de certaines conclusions de Bidder, Schiff ne paraît rien avoir changé à son ancienne manière de voir sur le fond de la question.

(1) CCXXI.

En présence de cette espèce d'unanimité des physiologistes allemands, devons-nous considérer comme démontré l'antagonisme fonctionnel du pneumogastrique d'une part, du laryngé supérieur avec ou sans les autres nerfs sensibles, d'autre part : le premier, présidant en quelque sorte à la contraction des muscles inspirateurs et spécialement du diaphragme ; le second, au relâchement de ces muscles et à la contraction des muscles expirateurs ? Devons-nous voir, comme Rosenthal, dans les sollicitations alternativement victorieuses que ces deux ordres de nerfs apportent au centre respiratoire, l'explication des mouvements rhythmés qui renouvellent l'air des poumons ?

Sans nous préoccuper de ce point de théorie, est-il vrai qu'une excitation faible augmente le nombre des mouvements respiratoires, quand elle est portée sur le pneumogastrique, et le diminue quand elle l'est sur le nerf laryngé ? Est-il vrai qu'une excitation énergique de ces nerfs arrête la respiration pendant la phase inspiratoire pour le premier, et, pour le second, pendant la phase expiratoire ?

Nous avons fait, messieurs, un grand nombre d'expériences qui ne nous permettent pas d'admettre les conclusions de Rosenthal dans leur élégante simplicité. Nous allons vous en exposer les résultats, et en répéter quelques-uns devant vous.

Expérience XVI. — Chien âgé de 35 jours, auquel depuis 26 jours le pneumogastrique droit a été coupé. L'animal ne paraît nullement en avoir souffert, et la plaie est depuis longtemps cicatrisée.

On met à découvert le pneumogastrique gauche et on le coupe ($4^h\ 32^m$) ; aussitôt l'animal étouffe, se débat, et fait entendre un fort râle laryngé. On ouvre alors la trachée dans laquelle on place un tube : le Chien se calme immédiatement. On met le tube en communication avec l'enregistreur.

10 minutes après la section du second pneumogastrique, on obtient le tracé n° 1 (fig. 127).

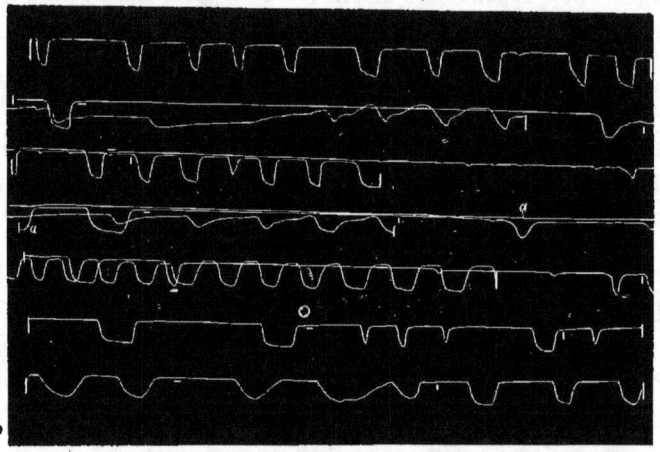

Fig. 127 (²⁄₇) (*). — Expérience XVI. — Chien (trachée).

Tracé n° 2. — 5 minutes après (4ʰ 47ᵐ), on serre fortement le larynx au moment de l'expiration : arrêt immédiat des mouvements respiratoires, au moment de l'expiration. Cet arrêt dure 52 secondes ; mais pendant que le levier reste ainsi immobile, l'animal exécute à des intervalles réguliers des mouvements que les assistants et moi-même nous n'aurions pas hésité à considérer comme des mouvements respiratoires énergiques : et cependant la ligne droite inflexible du tracé montre qu'il n'en est rien. Enfin, survient une inspiration

---

(*) Dans ce graphique et dans tous les suivants, le début de l'excitation est marqué par un trait horizontal; sa cessation, par un trait vertical.

Chaque tracé dure souvent deux ou plusieurs minutes ; il faut alors suivre la première ligne jusqu'au bout à droite, puis reprendre à gauche la ligne correspondante, la suivre jusqu'au bout, etc.

véritable suivie d'une expiration ; je lâche alors le larynx et l'on voit arriver une série de respirations lentes et irrégulières, qui reviennent peu à peu au rhythme primitif.

N° 3. — $5^h 5^m$. — Tout étant redevenu calme, on serre fortement le nez pendant l'expiration. La respiration s'arrête aussitôt, puis surviennent de petits mouvements inspiratoires qui vont grandissant; ils correspondent à des mouvements de l'animal qui paraîtraient avoir une efficacité beaucoup plus grande. Je cesse de serrer, et aussitôt la respiration reprend son type antérieur.

A plusieurs reprises, le serrement du nez ou du larynx donne un arrêt complet de la respiration, dans la phase expiratoire.

Nous employons alors la galvanisation du bout central des pneumogastriques; le courant induit est difficilement supportable entre les doigts mouillés. Le nerf, tiré à l'aide d'un fil, est galvanisé hors de la plaie.

N° 4. — $5^h 50^m$. — Le tracé représente les résultats de la galvanisation du pneumogastrique gauche, celui qui vient d'être coupé. L'excitation est portée pendant l'expiration ; l'animal reste immobile, comme foudroyé, arrêté en expiration pendant $1^m \frac{1}{2}$ (*); on lâche, l'animal paraissant sur le point de périr; les mouvements respiratoires reviennent avec un rhythme singulier.

N° 5. — $6^h 5^m$. — Galvanisation, avec un semblable courant, du même bout central; la galvanisation est appliquée au sommet de l'inspiration; brusquement, l'animal se met en expiration, et y reste, pendant 20 secondes environ, puis repart, nonobstant la galvanisation. On arrête celle-ci; les mouvements reviennent, fréquents d'abord, plus lents ensuite.

N° 6. — $6^h 40^m$. — Galvanisation du bout central du pneumo-

(*) Les lettres *aa* ont été placées pour aider à retrouver la première ligne du tracé.

gastrique droit, coupé depuis un mois ; courant plus faible ; un peu d'accélération.

N° 7. — 6ʰ 47ᵐ. — Galvanisation du pneumogastrique gauche ; courant plus faible ; peu d'effet, peut-être un peu de ralentissement.

En résumé, notre animal, non chloroformé, muni d'un tube dans la trachée, nous a présenté sous l'influence des excitations du nez, du larnyx, du nerf pneumogastrique, un arrêt plus ou moins long, mais toujours pendant l'expiration. Presque tous ces résultats pourraient être mis facilement en concordance avec la théorie de Rosenthal ; l'excitation du nez et du larnyx arrêtent en expiration ; celle du pneumogastrique (n°ˢ 4 et 5), de même, parce que le courant employé était trop fort. Mais que dire des tracés 6 et 7, où un courant un peu moins fort n'a produit presque aucun effet ? n'auraient-ils pas dû amener, au contraire, selon la théorie, un arrêt en inspiration, par excitation seule du pneumogastrique, ou au moins, un allongement notable de l'inspiration ?

Mais passons à d'autres expériences :

Exp. XVII. — Voici un Chien auquel les deux pneumogastriques ont été coupés la veille ; on lui a mis un tube dans la trachée. Il est attaché sur la table à expérience, tranquille, mais non endormi. Un petit tambour est disposé de manière à suivre les mouvements du thorax et à les transmettre à l'appareil enregistreur. Nous avons ainsi obtenu, par la trachée et par le thorax, deux mouvements qui se contrôlent l'un par l'autre ; ils doivent être et sont parfaitement simultanés, mais la disposition des appareils fait que les deux leviers marchent en sens inverse.

Tracé n° 1 (fig. 128). — Les choses étant disposées, le bout central du vague gauche amené doucement au dehors, et bien essuyé, nous le galvanisons avec un courant très-facile à supporter entre les doigts mouillés. Les respirations s'accélèrent un peu, comme vous le voyez ; quand on cesse l'excitation, elles reprennent leur type premier.

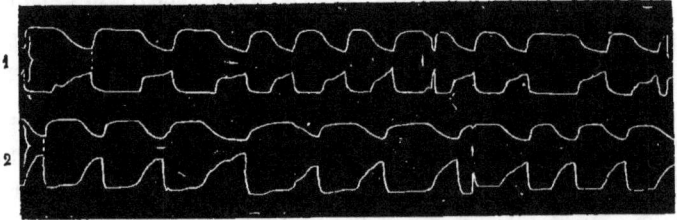

Fig. 128 ($\frac{4.2}{5}$). — Expérience XVII. — Chien (trachée et tambour).

N° 2. — Un quart d'heure s'est écoulé ; nous reprenons le même nerf ; il est disposé de même, et galvanisé, cette fois, avec un courant beaucoup plus fort et que j'ai peine à supporter entre mes doigts mouillés ; le résultat est une diminution du nombre des respirations, qui reviennent plus rapides quand l'excitation a cessé.

Résumé : excitation légère, accélération ; excitation plus forte, ralentissement des mouvements respiratoires.

Exp. XVIII. — J'opère devant nous sur un petit Chien âgé de deux jours. Il est attaché sur le dos ; sa tête est prise dans

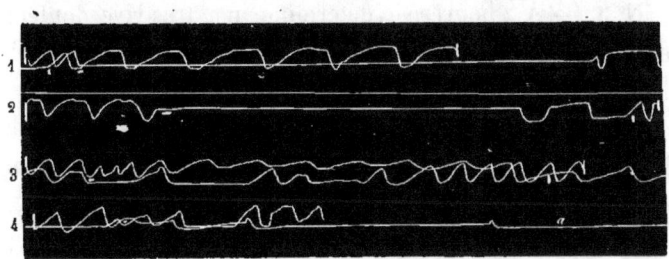

Fig. 129 ($\frac{4.2}{5}$). — Expérience XVIII. — Chien (muselière).

une poche de fort caoutchouc (voy. fig. 21, p. 206) qui serre et clôt hermétiquement en arrière des oreilles ; par surcroît de précaution, je barbouille le bord du caoutchouc avec une solution très-concentrée de gomme. La poche est munie d'un tube qui va à un vaste flacon et de là à l'enregistreur.

Fig. 129, tracé n° 1. — Les nerfs pneumogastriques étant mis à nu, sans être coupés, soulevés avec un fil et bien isolés des artères, je galvanise (1 h. 45 min.) avec un courant d'intensité très-supportable, le pneumogastrique gauche, en m'éloignant autant que possible du larynx ; la galvanisation est faite au moment où la courbe inspiratrice arrive à son sommet. Voyez, l'animal cesse immédiatement de respirer ; bien plus, son corps tout entier demeure immobile ; près d'une minute s'est écoulée, quand les mouvements respiratoires reparaissent ; je lâche le nerf, la respiration se rétablit en devenant très-ample.

N° 2. — A 1 h. 54 min., nous recommençons ; le courant induit est sensiblement le même ; cette fois, nous galvanisons le pneumogastrique droit, dans des conditions semblables, mais au milieu de l'expiration. Arrêt brusque de tout mouvement ; mais il dure moins que dans le premier cas. La ligne droite intermédiaire entre les tracés n° 1 et n° 2 est une ligne de repère tracée par le levier au repos.

N° 3. — A 2 heures, je détermine une très-vive douleur en écrasant avec des pinces plates la base de la queue : accélération au début, puis ralentissement de la respiration.

N° 4. — Enfin à 2 h. 10 min., je mets à nu le larynx, et le saisis en son milieu avec la pince qui transmet le courant électrique ; la respiration s'allonge et diminue d'amplitude. Je remonte la pince jusqu'au niveau du laryngé supérieur : aussitôt, arrêt, et arrêt en inspiration.

Résumé : avec un même courant assez énergique porté à deux reprises sur le nerf vague, arrêt au moment même de l'application de l'excitant, soit en inspiration, soit en expiration. On ne peut arguer, dans ce dernier cas, de l'action dérivée sur le laryngé, puisque l'excitation portée le plus près possible de ce nerf a précisément donné un arrêt en inspiration.

Exp. XIX. — Chienne adulte à laquelle les deux pneumogastriques ont été coupés l'avant-veille. Les mouvements respiratoires sont enregistrés avec le pneumographe.

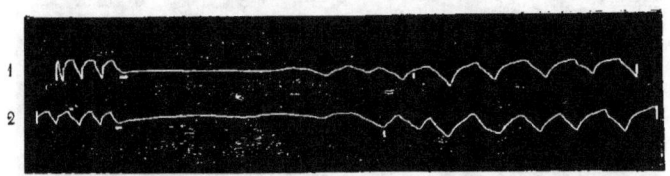

Fig. 130 ($\frac{4}{7}$). — Expérience XIX. — Chien (pneumographe).

Fig. 130, tracé n° 1. — Pincement léger d'une narine.
N° 2. — Pincement léger du larynx.

Dans les deux cas, l'effet est le même ; il y a arrêt immédiat de la respiration, arrêt à peu près au sommet de la phase inspiratoire. Le corps tout entier reste, en même temps, immobile ; par exemple, la queue, qui battait, s'arrête en même temps que la respiration.

L'avant-veille, immédiatement après la section des pneumogastriques, l'animal nous avait donné des tracés semblables en pinçant le nez ou le larynx ; et cependant, l'excitation simultanée des deux pneumogastriques par des courants électriques faibles ou forts, n'avait produit qu'un trouble très-médiocre, suivi d'une augmentation remarquable de la durée et de l'amplitude.

Résumé : arrêt en inspiration, par excitation du nasal et du laryngé supérieur.

Exp. XX. — Chien adulte, auquel le pneumogastrique

gauche est coupé depuis six jours. Mouvements enregistrés par le pneumographe.

On va à la recherche du pneumogastrique coupé, et l'on en lie le bout central, ce qui occasionne de l'agitation.

On coupe le deuxième pneumogastrique, ce qui donne lieu à une agitation immédiate et à des étouffements.

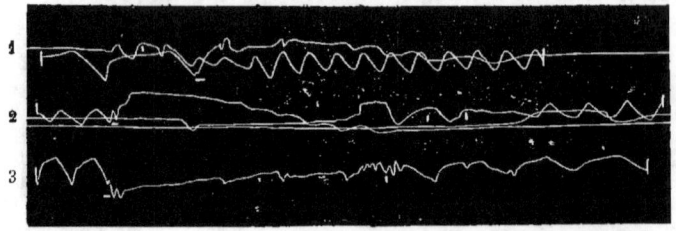

Fig. 131 ($\frac{4,2}{7}$). — Expérience XX. — Chien (pneumographe).

Fig. 131, tracé n° 1. — On galvanise avec un courant supportable aux doigts mouillés le pneumogastrique gauche au sommet de l'inspiration : l'animal se met aussitôt en expiration, passe un peu, par quelques mouvements irréguliers, en inspiration, et revient en expiration; quand on cesse la galvanisation, les respirations reparaissent régulières, mais plus rapides.

N° 2. — Avec le même courant, on agit, sept minutes après, sur le pneumogastrique du côté droit; l'application de l'excitant, faite au sommet de l'inspiration, et suivie d'une expiration très-forte, de laquelle l'animal passe, par une série de mouvements qui ne se laissent pas apercevoir sur le thorax, à une inspiration qui se prolonge pendant plus d'une minute.

On obtient encore un certain nombre de tracés semblables par l'intermédiaire de l'un ou de l'autre pneumogastrique. Puis, après un assez long repos, on met à nu le nerf laryngé supérieur du côté gauche, et on le galvanise en inspiration n° 3 ; l'inspiration se prolonge alors considérablement, et les mouvements ne reparaissent réguliers qu'un peu après la cessation de l'excitation galvanique.

Résumé : allongement des inspirations par la galvanisation du laryngé supérieur; troubles mal déterminés par la galvanisation du pneumogastrique.

Exp. XXI. — Un Chien très-excitable, haletant, est couché et attaché sur la table à opérations ; il a autour du corps mon pneumographe. Au moment où sont obtenus les tracés que je vous montre, les deux nerfs vagues ont été mis à nu avec soin, celui de droite a été coupé d'un seul coup de ciseaux, un fil est passé sous celui de gauche.

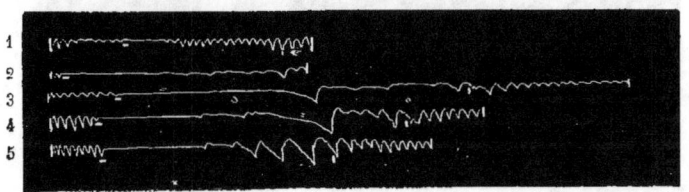

Fig. 132 ($\frac{12}{7.1}$). — Expérience XXI. — Chien (pneumographe).

Fig. 132, tracé n° 1. — A 2 h. 17 min., on soulève le fil; la respiration s'arrête aussitôt, comme vous voyez, en demi-expiration.

A 2 h. 19 min., on coupe le pneumogastrique ; puis à 2 h. 30 min., on place légèrement la main sur le cou de l'animal, sans serrer aucunement n° 2 ; aussitôt, arrêt en expiration.

N° 3. — A 2 h. 34 min., serré légèrement le larynx au niveau du nerf laryngé supérieur ; arrêt en demi-expiration.

N° 4. — A 3 h. 1 min., serré de même ; arrêt en expiration.

N° 5. — A 3 h. 14 min., pincement du larynx ; arrêt en demi-expiration.

Des tracés analogues ont été obtenus avec le même animal.

Résumé : animal très-impressionnable, nous a donné par le contact de la main sur le cou, par le tiraillement du vague, par le pincement modéré du larynx, des arrêts de la respiration dans tous les temps, hormis en inspiration complète.

Exp. XXII. — Mais en voici un autre qui nous a fourni, dans des conditions semblables, une série plus complète encore. Les deux pneumogastriques ont été coupés à 3 h. 39 min.

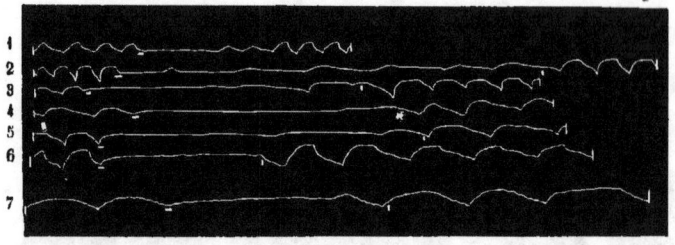

Fig. 133 ($\frac{4}{7}$). — Expérience XXII. — Chien (pneumographe).

Les tracés sont obtenus avec le pneumographe, l'animal attaché sur le dos.

Je ne vous donne aucun autre détail que les heures des expériences ; les tracés s'expliquent suffisamment d'eux-mêmes.

N° 1. — 4^h, passé la main devant les yeux ; arrêt en inspiration.

N° 2. — 4^h 24^m, mis la main devant les yeux ; arrêt immédiat en demi-inspiration.

N° 3. — 4^h 35^m, serré très-légèrement le larynx.

N° 4. — 4^h 40,   id.

N° 5. — 4^h 51,   id.

N° 6. — 5^h 35,   id.

Le lendemain, et pendant les six jours qui suivent, le serrement très-léger, l'attouchement, dirais-je, du larynx, nous donne les mêmes résultats, bien que moins énergiques. Je ne vous présente qu'un tracé obtenu le troisième jour après la section des pneumogastriques; c'est un arrêt en inspiration (voy. n° 7).

Au milieu de ces suspensions de la respiration, si variées dans leurs causes, leur durée, leur moment, vous voyez que l'arrêt en inspiration complète est le plus difficile à obtenir. Notez encore que, chaque fois que l'animal cesse de respirer, son corps tout entier reste complétement immobile.

Mais, dira-t-on, vous agissez sur des animaux éveillés, sensibles, et les émotions, les déterminations cérébrales, en un mot, sont la raison de tous ces arrêts divers; ils n'indiquent rien pour la spécialité d'action des nerfs.

Cela est évident pour ce qui a rapport aux deux derniers exemples cités, dont je ne vous ai guère montré les nombreux tracés que pour vous donner une idée de l'indéfinie variété de ces phénomènes qu'on a voulu réduire à une simplicité plus désirable que démontrée.

Mais je ne puis admettre qu'une simple impression morale soit la cause des arrêts respiratoires dans les autres expériences, car nous avons vu précisément que lorsque les excitations ne sont pas assez fortes, ou lorsqu'elles portent sur d'autres nerfs que le vague, le nasal, ou le laryngé, elles n'amènent pas les mêmes résultats.

Cependant, pour couper court aux objections, nous vous montrerons dans la prochaine leçon des exemples d'arrêts obtenus chez des animaux rendus tout à fait insensibles au moyen de l'éther ou du chloroforme.

VINGT-SIXIÈME LEÇON

DES EFFETS DE L'EXCITATION DE CERTAINS NERFS SUR LA RESPIRATION (SUITE).

Suspension de la respiration par l'excitation du nerf pneumogastrique, du nerf laryngé supérieur et du nerf nasal (suite). — Expériences sur des Mammifères endormis par le chloroforme.—Expériences sur des Reptiles et des Oiseaux.—Mort subite consécutive à ces excitations. — Conclusions. — Cause de la mort à la suite de la section des nerfs pneumogastriques.

Messieurs,

Après avoir passé en revue les opinions si contradictoires des auteurs sur les effets de l'excitation des nerfs pneumogastrique, laryngé supérieur et nasal, je vous ai présenté, dans la dernière leçon, les résultats d'expériences entreprises sur des animaux Mammifères. Ces résultats, vous l'avez vu, concordaient fort peu avec ce qui est enseigné depuis six ans dans les livres de physiologie. Mais les animaux sur lesquels nous opérions étaient éveillés, sensibles, et cette sensibilité prêtait à des objections de peu de valeur, à mon sens, mais à l'abri desquelles nous allons nous mettre en anesthésiant nos animaux à l'aide du chloroforme.

Exp. XXIII. — Voici les tracés fournis par un petit Chien épagneul, dans la trachée duquel on fixe un tube qui communique avec l'enregistreur par intermédiaire de tubes de caoutchouc et d'une boîte bien étanche. Cette boîte est destinée à diminuer l'énergie des mouvements que l'air inspiré ou expiré transmet à la membrane et au levier. L'animal, endormi par le chloroforme, a failli périr; la respiration artificielle longuement prolongée l'a seule sauvé.

Fig. 134, tracé n° 1. — Il était encore tout à fait insensible, et présentait cette anhélation si remarquable chez la plupart des chiens qui ont été trop chloroformisés, lorsque nous pinçons énergiquement le larynx au moment de l'inspiration. Remarquez cet arrêt instantané, prolongé, dans la phase inspiratoire, arrêt coïncidant avec l'immobilisation complète de l'animal.

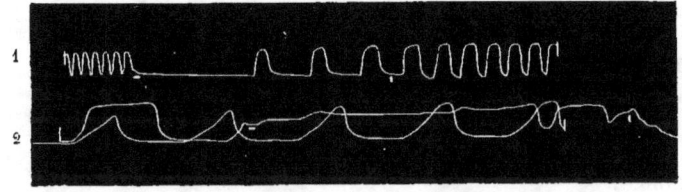

Fig. 134 ($\frac{4\cdot2}{9}$). — Expérience XXIII. — Chien (trachée).

Le pincement du nez ne produit aucun effet.

N° 2. — Pendant le même état d'insensibilité complète, on galvanise énergiquement le bout central d'un des pneumogastriques, au moment de l'expiration ; on obtient, comme vous le voyez, un long arrêt (27 sec.) dans la phase expiratoire, puis, selon l'habitude, une reprise des mouvements pendant l'excitation même, reprise qui donne lieu à un tracé assez bizarre.

J'appelle particulièrement votre attention sur la première expérience, dans laquelle on n'a pas employé l'électricité ; elle montre que l'excitation du larynx, c'est-à-dire des laryngés supérieurs, peut arrêter même en inspiration, avec contraction continue des muscles inspirateurs. La seconde donne un arrêt dans l'expiration par l'excitation électrique du pneumogastrique : dira-t-on qu'il y a eu courant dérivé sur le laryngé?

Je dois vous dire que je n'ai pas toujours trouvé exacte cette assertion de Rosenthal que le laryngé supérieur est plus excitable que le pneumogastrique. Plusieurs fois, en portant un certain excitant électrique sur le pneumogastrique, j'ai obtenu des troubles graves et même un arrêt de la respiration. Transportant aussitôt le même courant sur le tronc du laryngé mis à nu, je n'obtenais rien ou très-peu de chose ; revenant à mon pneumogastrique, je retrouvais mes premiers troubles.

Exp. XXIV. — Voici des tracés fournis par un Chien adulte dont je vous ai déjà parlé à propos des effets de la section des pneumogastriques (Exp. V, p. 441). Ces deux nerfs avaient été coupés la veille ; l'animal avait un tube dans la trachée.

On l'attache sur le dos, on l'endort à moitié avec du chloroforme. Les deux bouts centraux des nerfs vagues sont isolés, et attirés doucement au dehors :

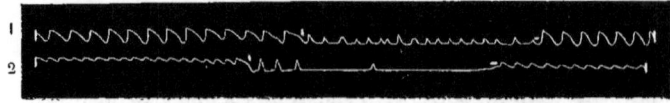

Fig. 135 ($\frac{45}{7}$) — Expérience XXIV. — Chien (trachée).

Fig. 135, tracé n° 1. — On galvanise d'abord le vague du côté droit, avec un courant très-fort, insupportable aux doigts mouillés ; l'animal cesse immédiatement de respirer et de se mouvoir ; l'arrêt est instantané, et le levier n'indique qu'une faible expiration passive. Puis les mouvements reviennent ; on cesse de galvaniser, et l'animal fait alors une grande inspiration, puis une série de petites respirations rapides, en restant presque complétement gonflé.

N° 2. — Après quelques minutes de repos, on galvanise alors le vague du côté gauche avec un courant faible, peu sensible aux doigts mouillés. Il y a aussitôt une sorte de suspension de l'inspiration ; les mouvements respiratoires se précipitent, deviennent moins amples, et restent du côté expiratoire; quand on lâche le nerf, le rhythme primitif apparaît.

Résumé : courant faible, porté sur le pneumogastrique, respirations plus fréquentes, amplitude des inspirations diminuée; courant très-fort, arrêt immédiat, en expiration, puis, amplitude des expirations diminuée.

Exp. XXV. — Je mets en expérience devant vous un petit Chien dont les deux pneumogastriques ont été coupés ; il a un tube dans la trachée, et ce tube communique avec une grande bonbonne. Auparavant nous avons devant vous fait plonger le tube trachéal dans un flacon plein d'éther. L'animal s'est rapidement endormi, sans agitation. Vous voyez, en passant, combien est erronée cette assertion que vous trouverez répétée par des auteurs de grande érudition, à savoir, que la section des pneumogastriques empêche l'anesthésie.

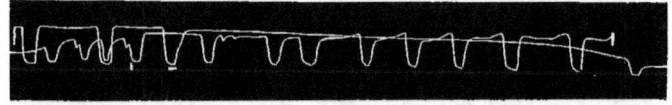

Fig. 136 ($\frac{4}{7}$). — Expérience XXV. — Chien (trachée).

L'animal étant engourdi, mais non complétement insensible, je galvanise avec un courant insupportable aux doigts mouillés le bout central d'un des pneumogastriques.

Le mouvement d'expiration était commencé ; il s'achève (fig. 136), puis l'animal reste immobile, en expiration ; après un certain temps, il recommence à respirer faiblement, puis reprend son rhythme régulier.

L'abaissement lent de la ligne nous fait soupçonner qu'il y a dans notre appareil quelque fuite ; nous n'insisterons donc pas davantage avec cet animal.

Résumé : arrêt en expiration par galvanisation forte du pneumogastrique.

Exp. XXVI. — Chienne adulte, chez qui le pneumogastrique du côté gauche a été coupé vingt-cinq jours auparavant. On la chloroformise, et on coupe l'autre pneumogastrique. Les mouvements respiratoires sont enregistrés à l'aide du pneumographe.

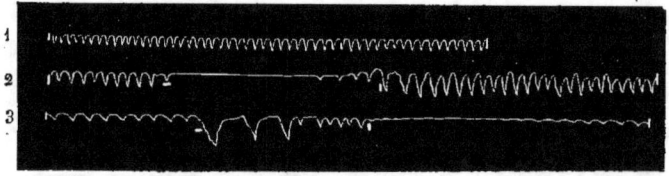

Fig. 137 ($\frac{4\cdot 2}{7}$). — Expérience XXVI. — Chien (pneumographe).

La section du deuxième pneumogastrique n'est pas suivie du ralentissement ordinaire. Au bout de quelques minutes, on galvanise le bout central du pneumogastrique gauche avec un courant insensible aux doigts mouillés ; il n'y a, comme le montre le tracé n° 1 (fig. 137), qu'un effet très-peu sensible.

N° 2. — J'augmente alors un peu la force du courant ; on commence à le sentir entre les doigts mouillés. Je l'applique sur le nerf au moment de l'expiration ; vous voyez qu'il y a eu arrêt, puis très-faible mouvement respiratoire, et enfin, arrêt prolongé pendant 14 secondes ; les mouvements reparaissent pendant la galvanisation, grandissent, et s'exagèrent lorsqu'elle a cessé.

Une galvanisation avec un courant insupportable m'a ensuite donné un tracé semblable.

Le pneumogastrique qui n'a été coupé que depuis quelques moments nous a donné des résultats analogues; mais j'ai préféré vous présenter les tracés précédents, plus purs du reste, et qui montrent ensuite que l'action des nerfs pneumogastriques sur la respiration n'est pas perdue dans leur bout central après vingt-cinq jours de section.

N° 3. — Le pneumogastrique droit, galvanisé par un courant si faible qu'on ne le sentait pas, appliqué sur la langue, nous a donné un tracé curieux, que je veux vous présenter : ralentissement du mouvement respiratoire, amplitude plus grande des respirations, retour à l'état normal, nous connaissons tout cela ; mais voici qu'après la cessation de la galvanisation, la respiration s'arrête pendant un temps assez long, et c'est là un de ces faits étranges qui montrent toute la complexité de ces phénomènes, et la difficulté de les grouper dans une formule commune.

Résumé: pneumogastrique coupé depuis 25 jours, excitation faible, rien ; plus forte, arrêt en inspiration.

Exp. XXVII. — Lapin dans la trachée duquel un tube à été placé, bien chloroformisé.

Les deux pneumogastriques viennent d'être coupés.

Fig. 138, tracé n° 1. — 5 h. 53 min. Je pince le larynx en inspiration, allongement et agrandissement des mouvements respiratoires.

N° 2. — 5 h. 58 m. Galvanisation, en inspiration, du bout central du pneumogastrique gauche, avec un courant très-supportable aux doigts mouillés ; arrêt en expiration, modifications du rhythme.

478 EFFETS DE L'EXCITATION DE CERTAINS NERFS.

N° 3. — 6 h. 12 min. Galvanisation, au même moment, du pneumogastrique droit, avec courant insupportable aux doigts mouillés, mais supportable aux doigts secs. Même effet.

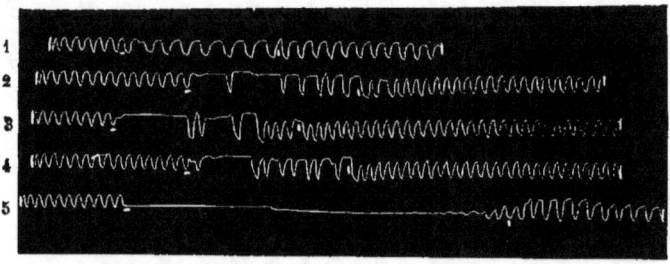

Fig. 138 ($\frac{42}{7}$). — Expérience XXVII. — Lapin (trachée).

N° 4. — 6 h. 16 m. Galvanisation, au même moment, du pneumogastrique gauche avec un courant insupportable aux doigts secs. Même effet.

N° 5. — 6 h. 23 min. Je mets à découvert les deux laryngés supérieurs, et porte à la fois, sur eux, en inspiration, un courant égal à celui qui m'a servi dans l'expérience n° 3. Soudain, arrêt et arrêt très-prolongé, en *inspiration*.

Résumé : arrêt en expiration avec excitation galvanique faible ou très-forte du pneumogastrique ; arrêt en inspiration avec excitation galvanique forte du laryngé supérieur.

Exp. XXVIII. — On obtient parfois, dans ces circonstances, de très-singulières modifications.

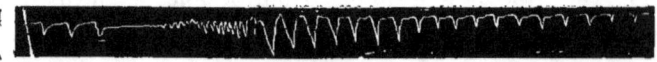

Fig. 139 ($\frac{42}{7}$). — Expérience XXVIII. — Chien (pucumographe).

Voici, par exemple (fig. 139), un tracé fourni par un petit Chien tout à fait chloroformisé, et dont j'ai galvanisé énergiquement le pneumogastrique. Vous constatez, après un arrêt de quelques secondes, arrêt soudain, une série de petites respirations très-rapides et très-courtes qui donnent un élégant tracé. Quand on cesse la galvanisation, les respirations deviennent très-amples et reprennent leur durée primitive.

Exp. XXIX. — En un autre cas, ce serait un ralentissement (fig. 140).

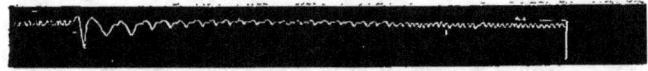

Fig. 140 ($\frac{4-2}{9}$). — Expérience XXIX. — Chien (pneumographe).

Exp. XXX. — Je termine, car il faut s'arrêter, en vous montrant ce tracé, obtenu chez un Chien chloroformisé, dans lequel le trouble, peu considérable pendant une galvanisation énergique, a succédé immédiatement à l'excitation cessée.

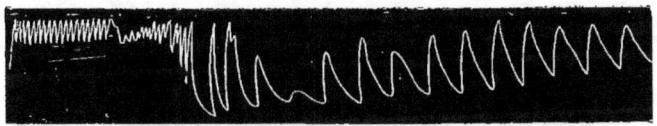

Fig. 141 ($\frac{4-2}{9}$). — Expérience XXX. — Chien (trachée).

Je n'ai pas expérimenté que sur les Mammifères : les Oiseaux m'ont donné des résultats intéressants, et aussi les Reptiles, bien que j'aie peu employé ces derniers.

Je ne vous montrerai que les tracés les plus caractéristiques.

Exp. XXXI. — Voici ceux qu'a fournis un Canard très-vigoureux, muni d'un tube à la partie moyenne de la trachée, et dont les deux nerfs pneumogastriques avaient été coupés la veille. Tous les courants employés sont sensiblement égaux et d'intensité supportable.

Or, voici trois tracés obtenus à quelques minutes de distance.

Fig. 142, tracé n° 1. — Galvanisation du bout central du pneumogastrique gauche, au début de l'expiration : expiration très-lente, avec arrêt prolongé ; la respiration reprend, on cesse l'excitation.

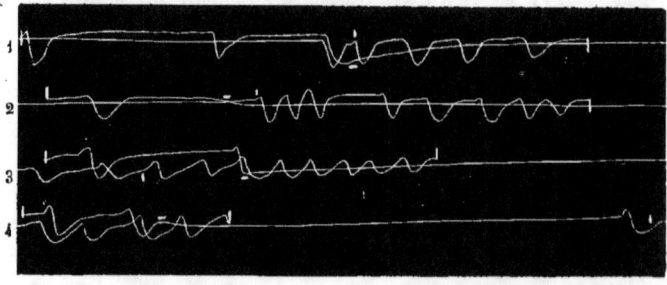

Fig. 142 (42/7). — Expérience XXXI. — Canard (trachée).

N° 2. — Galvanisation du même nerf au début de l'inspiration : arrêt qui dure plus d'une minute ; on cesse : la respiration reprend, très-rapide d'abord.

N° 3. — Galvanisation du bout central du pneumogastrique droit au sommet de l'inspiration : arrêt, la respiration recommence par une inspiration ; on cesse : accélération.

N° 4. — Galvanisation du bout central du pneumogastrique gauche, en demi-expiration : arrêt, la respiration reprend par une inspiration ; on cesse : accélération.

On a vu, en outre, sur ce Canard, que l'oblitération des narines arrête la respiration malgré la présence d'un tube dans la trachée ; malheureusement on n'a pas pris de tracé.

Résumé : l'arrêt de la respiration a eu lieu, soit en inspiration, soit en expiration, dans des conditions identiques, selon le moment où a été appliquée l'excitation. La galvanisation du pneumogastrique, en d'autres termes, a arrêté les mouvements respiratoires au moment même où elle a été appliquée.

Je vous fais remarquer encore que les mouvements généraux de l'animal ont été arrêtés en même temps que ses mouvements respiratoires; il est resté, pendant tout le temps de la galvanisation, immobile et comme foudroyé; je vous ai déjà signalé ce fait chez les Mammifères.

Je termine cet exposé de faits en vous citant, chez certains Reptiles, des exemples d'arrêt de la respiration par la galvanisation du nerf pneumogastrique. J'ai expérimenté sur les couleuvres; mais les tracés obtenus sont entachés d'une cause d'erreur difficile à éviter quand on tient à conserver vivant l'animal : je veux parler de petites fuites autour de la muselière employée. Je me contenterai de vous dire que j'ai, chez ces animaux, comme chez les Oiseaux, obtenu un arrêt complet de la respiration, au moment même où je portais l'excitant électrique sur le nerf. J'ai donc eu arrêt en inspiration et aussi en expiration; l'animal dans ces cas restait complétement immobile. Une fois, il demeura ainsi gonflé, en inspiration moyenne, pendant quatre minutes, durant lesquelles le levier passa toujours dans la même ligne. Je désire, à cause de ce fait étrange, vous montrer ce tracé, sous le bénéfice de l'observation déjà faite.

Exp. XXXII. — La Couleuvre, dans toutes ces expériences, était endormie par l'éther (fig. 143).

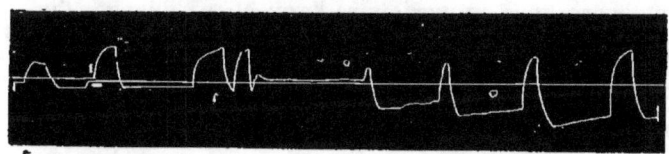

Fig. 143 ($\frac{4}{7}$). — Expérience XXXII. — Couleuvre (muselière).

On sait que, chez les Couleuvres, le poumon droit est extrêmement réduit. Il est très-remarquable de voir que l'excitation du bout central du nerf pneumogastrique de ce côté produit les mêmes effets que celle du nerf du côté opposé. J'aurais désiré me procurer, pour les mettre en expériences, quelque Vipère ou quelque autre Ophidien dont le poumon droit ait presque entièrement disparu : je ne l'ai pu, jusqu'à présent.

Influence d'un courant d'intensité croissante. — Il m'a paru intéressant de chercher quels seraient les troubles de la respiration dans le cas où l'on soumettrait un pneumogastrique à l'influence d'un courant dont l'intensité serait rapidement croissante.

Exp. XXXIII. — Je vous présente un des tracés obtenus sur un chien dans cet ordre de recherches (fig. 143).

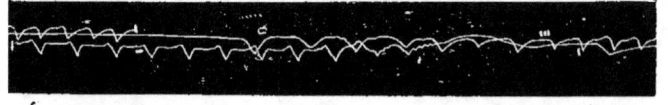

Fig. 143 ($\frac{12}{7}$). — Expérience XXXIII. — Chien (pneumographe).

L'excitation du début (I) est à peine sensible aux doigts mouillés ; le maximum du courant était insupportable aux doigts secs. L'animal était bien chloroformé ; le nerf, bien isolé sur une toile cirée. Au début, nul effet sensible. Quand nous approchons du maximum, l'expiration s'allonge, l'inspiration diminue ; enfin, au maximum (II), il y a arrêt dans l'expiration forcée ; la respiration reprend malgré la galvanisation ; on cesse celle-ci (III) : accélération.

Vous voyez que l'excitation, portée cependant sur le pneumogastrique isolé, n'a arrêté la respiration que dans la phase expiratoire. Ce fait est tout à fait inconciliable avec la théorie de Rosenthal.

Nerf spinal. — J'ai cherché à savoir si l'arrachement du nerf spinal aurait quelque influence sur la propriété du nerf pneumogastrique que nous venons d'étudier. Une assez singulière série de résultats négatifs m'avait presque amené à croire qu'après cette opération, le pneumogastrique excité n'arrêtait plus la respiration. Mais depuis j'ai obtenu, chez des Lapins et des Chats, des résultats qui ne permettent plus le doute. L'arrêt peut parfaitement avoir lieu, alors que l'absence d'action du pneumogastrique sur le cœur et sur la plus grande partie de l'œsophage montre bien que le spinal avait été parfaitement arraché.

Mort subite. — L'excitation galvanique ou mécanique des nerfs pneumogastriques, des nerfs du larynx ou de ceux des narines n'a pas seulement pour effet de troubler et même de suspendre les mouvements respiratoires et les mouvements généraux du corps. Il peut arriver, et il arrive souvent, qu'elle entraîne une mort rapide ; j'ai constaté maintes fois ce fait, et j'ai pu être assez heureux pour obtenir dans certaines circonstances des graphiques intéressants ; je veux vous en présenter quelques-uns.

Exp. XXXIV. — Voici d'abord un Mammifère ; c'est un Chien, dont je vous ai déjà parlé à deux reprises (voyez exp. XXIV). Nous sommes au quatrième jour de la section de ses deux nerfs pneumogastriques ; il est fort malade, et vient de donner les tracés représentés fig. 144, n° 1 et n° 2.

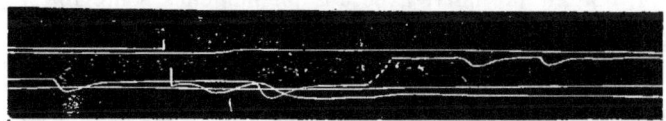

Fig. 144 ($\frac{4,2}{4}$). — Mort subite par galvanisation du nerf pneumogastrique. — Chien (trachée).

Tout étant prêt pour la galvanisation avec un courant insupportable aux doigts mouillés, le bout central du pneumogastrique gauche est sorti de la plaie et excité pendant une inspiration, arrêt soudain de tout mouvement (voy. fig. 144). On lâche le nerf: lentement, passivement, l'animal retombe à l'expiration (des points indiquent le déplacement du levier, pour éviter la confusion). Il est ainsi resté immobile près d'une minute et demie; les mouvements respiratoires reviennent alors, de moins en moins énergiques ; — puis une expiration, et l'animal meurt.

Exp. XXXV. — Ce tracé a été obtenu chez un chien curaré, dont les deux pneumogastriques venaient d'être coupés depuis quelques minutes ; l'animal ne paraissait nullement en danger d'une mort immédiate, quand on galvanisa par un courant assez fort le bout central l'un des pneumogastriques ; aussitôt les mouvements respiratoires diminuèrent d'amplitude, et après deux petites inspirations, suivies de trois inspirations encore plus faibles, survinrent l'immobilité et la mort (fig. 145).

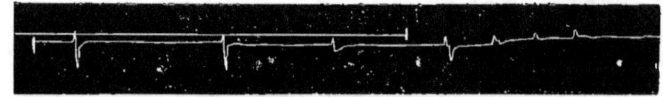

Fig. 145 ($\frac{4}{7}$). — Mort subite par galvanisation du nerf pneumogastrique. — Chien (pneumographe).

J'ai obtenu la mort, avec des phénomènes semblables, chez un Lapin vigoureux, qui était muni d'un tube dans la trachée, et auquel, depuis la veille, les deux nerfs pneumogastriques avaient été coupés. Ici la mort a été le résultat d'un pincement énergique du nez; j'ai malheureusement perdu les tracés.

J'ai observé chez les Oiseaux un plus grand nombre de faits de ce genre.

Exp. XXXVI. — Voici, par exemple (fig. 146), un Canard très-vigoureux, auquel on vient de couper les deux nerfs pneumogastriques; il a un tube dans la trachée.

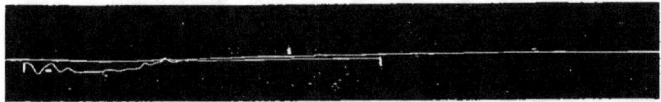

Fig. 146 ($\frac{4}{7}$). — Mort subite par galvanisation du nerf pneumogastrique. — Canard (trachée).

Nous avons galvanisé le bout central d'un des pneumogastriques; l'animal paraissait très-vigoureux, mais respirait lentement. Vous voyez qu'aussitôt il s'est agité un peu, s'est mis en expiration, puis a cessé tout mouvement; il est mort, et en vain avons-nous cessé l'excitation et cherché à rappeler l'animal à la vie.

Exp. XXXVII. — La mort est encore arrivée, dans des circonstances analogues, sur un Canard muni d'un tube trachéal, et dont les deux pneumogastriques venaient d'être coupés; animal extrêmement vigoureux, et qui, malgré une certaine angoisse, à de certains moments, paraissait devoir vivre longtemps.

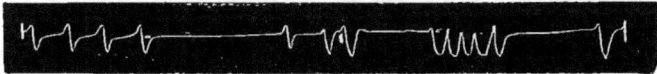

Fig. 147 ($\frac{4.2}{7}$). — Mort subite par excitation des nerfs laryngés. — Canard (trachée).

Il respirait très-librement, quand je serrai vigoureusement son larynx (fig. 147); aussitôt, arrêt quelques secondes en demi-expiration, puis la respiration reprend; je lâche alors; l'animal fait quelques mouvements respiratoires précipités, et nous cessons d'enregistrer, tant nous nous attendions peu à ce qui allait arriver. En effet, après une demi-minute environ, tout mouvement cesse ; nous reprenons l'enregistrement : mais la ligne reste droite, car l'animal est mort.

Exp. XXXVIII. — Je vous montre le graphique fourni par un troisième Canard (fig. 148). Les deux nerfs pneumogas-

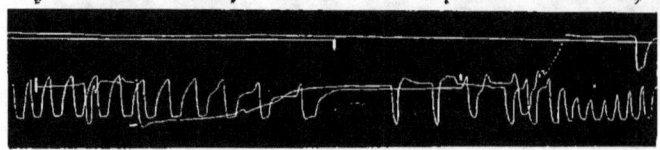

Fig. 148 ($\frac{1}{7}$). — Mort subite par galvanisation des nerfs pneumogastriques. — Canard (trachée).

triques sont coupés à la région inférieure du cou, aussi loin que possible de la tête ; il a un tube dans la trachée, et respire régulièrement. Nous portons sur les deux bouts centraux des pneumogastriques à la fois un courant induit d'une grande intensité. La galvanisation a été faite en inspiration ; il y a arrêt soudain, puis expiration lente, passive, qui ferait croire à une fuite dans les appareils, si je ne m'étais assuré du contraire. La respiration revient malgré la galvanisation ; on arrête celle-ci : surviennent quelques mouvements respiratoires, le dernier très-ample, véritable dernier soupir ; puis plus rien : l'animal est mort.

Exp. XXIX. — Enfin, voici les derniers tracés fournis par

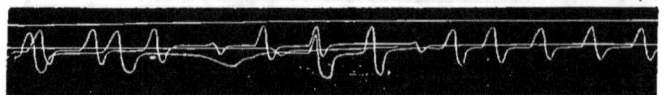

Fig. 149 ($\frac{4.4}{7}$). — Mort subite par galvanisation des nerfs pneumonastriques. — Poulet (trachée).

un Poulet bien endormi par l'éther, auquel on a placé un tube dans la trachée, et dont les deux pneumogastriques viennent d'être coupés.

Ses expirations se scindent en deux, et son rhythme respiratoire rappelle tout à fait celui des lézards et des tortues. On galvanise, avec un courant difficile à supporter entre les doigts secs, le bout central du pneumogastrique gauche. Le tracé montre un trouble immédiat; puis reviennent quelques respirations; on enlève l'excitant, mais en vain; l'Oiseau reste longtemps en expiration, sa crête noircit, puis survient une petite inspiration qui passe passivement à l'expiration; puis plus rien : l'animal est mort.

Il va sans dire que, dans tous ces cas, nous nous sommes assurés que les voies respiratoires étaient parfaitement perméables; souvent, en outre, nos animaux avaient un tube dans la trachée.

Veuillez remarquer la presque soudaineté de la mort; peu ou point de mouvements convulsifs, et après deux ou trois minutes au plus, cessation de tout mouvement réflexe, aux pattes et à l'œil.

Dans l'expérience XXXVIII, la sensibilité de l'œil avait disparu une demi-minute après la dernière inspiration; neuf minutes après, il n'y avait plus de contractilité musculaire, et la rigidité cadavérique avait commencé. Or, nous avons affaire à un Canard, et si nous l'eussions noyé ou étranglé, nous aurions eu des mouvements spontanés et réflexes pendant au moins sept ou huit minutes, comme je vous le dirai dans une prochaine leçon.

La mort subite ne peut donc être attribuée à une asphyxie.

Il n'est pas possible davantage de songer à une syncope par voie réflexe, puisque, dans nos expériences, les nerfs pneumogastriques étaient coupés. C'est même seulement dans cette circonstance que nous avons obtenu la mort.

Nous sommes amenés à considérer cette mort comme obtenue simplement par une sidération des centres nerveux, consécutive à leur excitation exagérée par voie centripète. Notez que je ne dis pas seulement des centres respiratoires, parce qu'il n'y a pas que les mouvements respiratoires d'arrêtés, mais aussi les mouvements généraux du corps. Il semble que l'animal soit frappé comme par la section du *nœud vital* de Flourens ; et vraiment, cette expression tant critiquée ne paraît pas aussi inexacte qu'on s'est plu à le dire. Vulpian (1) a déjà fait remarquer que la section du nœud vital entraîne l'immobilisation complète de l'animal. Son excitation par voie centripète, un peu trop forte, produit les mêmes effets transitoires ou définitifs. Dans le premier cas, l'animal revient à lui après une période d'arrêt plus ou moins prolongée ; dans le second, il meurt.

J'appelle particulièrement votre attention sur cette cause de mort subite dont les médecins ne se sont point encore occupés. Je suis persuadé que, dans beaucoup de cas où l'on a attribué la mort à l'asphyxie, à la syncope, la raison véritable en était dans cette sidération du nœud vital par excitation périphérique. C'est ce qui a pu arriver, par exemple, lors de l'introduction dans le larynx de certains corps étrangers qui, incapables par leur volume d'oblitérer les voies aériennes, n'en ont pas moins entraîné la mort. Vous avez pu voir, par ce que je vous ait dit dans une de nos dernières leçons, que le rétrécissement des voies respiratoires est compatible avec la vie, au moins pendant quelque temps ; il vous souvient sans doute de ce chien qui respira pendant deux heures, sans paraître beaucoup souffrir, à travers un tube de verre placé dans sa trachée, tube dont le calibre étaient seulement de 2^{mm} (voy. p. 411). Or, il doit ar-

(1) CCXXIII, p. 508.

river assez rarement qu'un haricot, par exemple, introduit dans le larynx d'un enfant, oblitère aussi complétement le passage de l'air, et c'est peut-être par l'excitation centripète du laryngé supérieur qu'il faut expliquer la mort subite. C'est peut-être encore la raison de la mort qu'on a parfois observée après la cautérisation ammoniacale du larynx. Peut-être la redoutable angine de poitrine trouve-t-elle dans cette excitation la cause de ses accès mortels. Enfin, je ne puis m'empêcher de rapprocher de ces faits la mort qui survient assez fréquemment à la suite de l'ingestion de boissons froides ou surtout de glaces ; il est permis de se demander si les rameaux stomacaux du pneumogastrique n'ont pas la même susceptibilité que ses rameaux bronchiques.

Résumé : J'ai tenu à vous exposer, au risque de fatiguer votre attention, un très-grand nombre de faits touchant les conséquences de l'excitation des nerfs respiratoires. C'est que, vous avez pu vous en convaincre, celles-ci se présentent avec des apparences extrêmement diverses, et dont la lecture des livres de physiologie ne saurait laisser soupçonner la singulière variété.

Je vais, moi aussi, à l'exemple de mes devanciers, essayer d'embrasser dans une formule commune tous ces résultats expérimentaux ; mais, du moins, les exemples nombreux que je vous ai cités vous permettront de juger de la valeur de mes généralisations. J'espère que les propositions suivantes, malgré leur forme aphoristique, vous paraîtront bien n'être qu'un fidèle résumé des faits.

1° La respiration peut être arrêtée par l'excitation des nerfs pneumogastriques (Traube), du larynx (Cl. Bernard), des narines (M. Schiff), de la plupart des nerfs de sensibilité (M. Schiff, assertion que je n'ai pu vérifier) ;

2° Cet arrêt peut avoir lieu soit en inspiration, soit en expiration, par un quelconque de ces nerfs, sans qu'on puisse accuser l'action des courants dérivés. (Voy. exp. XVI, XVIII, XIX, XXIV, XXXI, XXXIII ; remarquez particulièrement les expériences XXIII et XXVII, dans lesquelles on a obtenu arrêt en inspiration par l'excitation des nerfs laryngés.)

3° Une excitation faible accélère la respiration ; une excitation plus forte la ralentit ; une excitation très-forte l'arrête. Ces mots de « faible » et « fort » n'ayant, bien entendu, qu'un sens relatif, pour un animal donné, et dans des conditions données : ce qui est faible pour l'un sera fort pour l'autre, etc.

Je crois, contrairement à l'opinion de Rosenthal, que la section des pneumogastriques n'augmente pas la difficulté d'arrêter la respiration ; au moins, la mort par excitation arrive beaucoup plus aisément dans ce cas.

4° Quand les mouvements respiratoires sont complétement arrêtés, il en est toujours de même des mouvements généraux de l'animal, qui reste immobile.

5° La respiration revient pendant l'excitation même, et lorsqu'on cesse celle-ci, elle s'accélère presque toujours.

6° L'arrêt en expiration est plus facile à obtenir que l'arrêt en inspiration ; il y a même des animaux sur lesquels il est impossible d'obtenir celui-ci.

7° Si l'on emploie une excitation assez forte pour arrêter la respiration en inspiration, on peut faire cesser instantanément les mouvements respiratoires au moment même où l'excitant est appliqué (inspiration, demi-inspiration, expiration), soit en agissant sur le pneumogastrique, soit en agissant sur le laryngé.

Rapprochons maintenant ces conclusions de ce qu'on sait

de l'action de la douleur sur la respiration. Mantegazza (1) vient de publier sur ce sujet un travail plein d'intérêt ; or, son mémoire prouve qu'une excitation légèrement douloureuse augmente le nombre des mouvements respiratoires, tandis qu'une excitation très-douloureuse le diminue.

Les effets de l'excitation portée sur le pneumogastrique, le laryngé, le sous-orbitaire (nasal), ne sont pas dus à la douleur ; le pneumogastrique, d'abord, n'est que médiocrement sensible ; de plus, l'éthérisation n'empêche pas l'excitation de ces nerfs d'agir sur la respiration.

Mais il ne faut pas s'attacher aux mots *douleur* et *sensibilité*; ils n'expriment qu'une manifestation particulière de l'action centripète des nerfs, manifestation qui est en rapport avec la fonction des centres auxquels se rendent ces nerfs. Or, le pneumogastrique, qui revient des poumons, le laryngé et le nasal, qui veillent aux orifices par lesquels l'air pénètre, sont dans un rapport fonctionnel direct avec le centre respiratoire. Les impressions portées sur les autres nerfs de sensibilité générale n'ont avec lui que des relations indirectes, comme aussi les émotions qui réagissent seulement par voie cérébrale ; leur effet peut être d'accélérer ou de ralentir ses manifestations fonctionnelles, non de les arrêter complétement.

Nos expériences nous conduisent donc, en résumé, à rejeter le rapport que Rosenthal voulait établir entre les muscles inspirateurs et le pneumogastrique, d'une part ; entre les muscles expirateurs et le laryngé supérieur, d'autre part ; elles nous amènent, en les joignant à celles de M. Schiff et de Mantegazza, à établir la formule suivante :

Toute excitation faible des nerfs centripètes augmente le

(1) CCXXIV.

nombre des mouvements respiratoires ; toute excitation forte le diminue. Une excitation forte du pneumogastrique, du laryngé supérieur, de la branche nasale du sous-orbitaire, peut l'arrêter complétement ; si l'excitation est suffisamment énergique, l'arrêt a lieu au moment même où elle est appliquée. Enfin, la mort soudaine de l'animal peut être la conséquence d'une impression trop forte transmise ainsi au centre respiratoire : tout ceci étant vrai des Mammifères, des Oiseaux et des Reptiles.

De la mort consécutive à la section des deux nerfs pneumogastriques. — Après ces longues et pénibles études sur l'influence de la section et de l'excitation des nerfs pneumogastriques sur le rhythme respiratoire, peut-être penserez-vous qu'il nous est permis d'exposer notre opinion sur la cause prochaine de la mort qui suit toujours, après plus ou moins de temps, la section de ces deux nerfs. Si, comme je vous le rappelais, l'énumération seule des mémoires ou des livres où cette question est traitée pourrait remplir plusieurs pages, ce n'est pas exagérer que dire qu'il faudrait un petit volume pour exposer toutes les théories mises en avant dans le but de la résoudre. Pressés comme nous le sommes par le temps, nous laisserons de côté un historique dont les points principaux sont indiqués dans la plupart de nos traités de physiologie, et que vous pourrez trouver bien développé, avec une critique fort autorisée, dans l'important travail de Boddaert (1).

Les nerfs pneumogastriques vont aux poumons, au cœur, au tube digestif. Ils sont en rapport avec ces trois grands appareils par des nerfs moteurs et des nerfs sensitifs. Quand on coupe le tronc de ces nerfs à la région du cou, on sup-

(1) CCXXVI.

prime à la fois toutes ces communications centripètes et centrifuges. A l'interruption de laquelle faut-il attribuer la mort ?

L'appareil digestif, d'abord, doit être mis hors de cause. La mort par suspension des actes digestifs est beaucoup plus lente que celle qui suit la section des deux nerfs ; il s'en faut de beaucoup, en outre, que tous ces actes soient supprimés. Enfin, Claude Bernard (1) a pu couper, dans le thorax, tous les filets stomacaux des pneumogastriques sans que la mort de l'animal ait suivi nécessairement l'opération.

Pour ce qui est du cœur, les troubles notables que présentent ses mouvements quand les pneumogastriques sont coupés, ont pu être considérés comme la cause de la mort. Mais, d'abord, la section d'un seul de ces nerfs entraîne presque les mêmes troubles et n'est jamais suivie d'accidents. Ensuite, l'action *empêchante* du nerf sur les mouvements du cœur est, comme on le sait, due aux filets qu'il reçoit du spinal ; or, l'arrachement dans le crâne des deux nerfs spinaux, par la méthode de Claude Bernard, n'a jamais, chez les animaux adultes, de conséquences graves ni, à bien plus forte raison, mortelles. Quant aux filets sensitifs venant du cœur et contenus dans le pneumogastrique, leur existence, tout en paraissant vraisemblable, n'est pas encore complétement démontrée, et ils doivent être momentanément laissés de côté.

Restent donc les rameaux pulmonaires, sensitifs et moteurs : parlons d'abord de ces derniers. Leur paralysie aurait pour résultat, selon certains auteurs, de paralyser les muscles des bronches, selon d'autres, de laisser se distendre les capillaires du poumon, et, dans l'une ou l'autre hypo-

---

(1) CCIX, t. I, p. 328 ; t. II, p. 453.

thèse, d'occasionner des stagnations de mucosités ou de sang, qui expliqueraient parfaitement les gênes respiratoires constatées sur le vivant, les mucosités bronchiques, les congestions ou même les hépatisations pulmonaires rencontrées après la mort. Mais rappelez-vous ce que nous avons dit après avoir parlé de la contractilité pulmonaire (voy. p. 331). Sans doute elle disparaît lorsqu'on a coupé un pneumogastrique, dans le poumon correspondant ; mais après cette disparition, vous l'avez vu, le poumon reste parfaitement sain ; il ne s'engorge jamais, les mucosités n'y stagnent pas, les cils vibratiles continuent à y exécuter leurs mouvements habituels. Cela a lieu, qu'il s'agisse du pneumogastrique droit ou du pneumogastrique gauche. Il est donc bien certain que si les deux nerfs sont coupés à la fois, aucun des deux poumons ne devra être altéré par le fait de la perte de sa contractilité, car la section du nerf de droite ne modifie aucunement les conditions du poumon de gauche. Nous avons vu, en effet, que chaque pneumogastrique va exclusivement au poumon correspondant.

Nous nous trouvons donc seulement en présence des nerfs de sensibilité qui reviennent du poumon. Ces nerfs doivent apporter au centre respiratoire des sensations particulières, dépendant de l'impression exercée sur leurs terminaisons par la composition de l'atmosphère intra-pulmonaire, sensations qui déterminent ce centre à agir.

Ce n'est pas que la suppression de ces sollicitations centripètes fasse immédiatement cesser la respiration ; non, certes, nous avons vu qu'elle continue encore, et cela d'ordinaire pendant plusieurs jours. Mais il est certain que quand cette influence centripète est modifiée, le centre respiratoire réagit immédiatement et modifie le rhythme et l'amplitude des mouvements respiratoires ; c'est ce dont vous avez eu bien des preuves dans nos études sur l'excitation des nerfs pneumogastriques.

Le sommeil chloroformique, vous l'avez vu, n'empêche pas, au milieu de l'insensibilité générale, l'excitation des nerfs pneumogastriques d'agir sur la respiration. Le chloroforme paraît donc, chose singulière, n'agir que médiocrement sur les nerfs avec les extrémités desquels il est cependant en contact intime. Cependant, lorsque sa proportion est considérable dans l'air respiré, vous avez pu voir que l'animal a fourni des tracés (voy. fig. 107, p. 42.) qui ont des rapports frappants avec ceux des animaux à pneumogastriques coupés. L'anesthésie des pneumogastriques commençait à se faire, tout à la fois par les extrémités périphériques et par les terminaisons centrales.

On comprend très-bien comment l'excitation régulière due aux influences des pneumogastriques n'existant plus, et étant même remplacée par des excitations irrégulières dues à l'inflammation qui doit suivre leur section, il en résulte un trouble dans les mouvements respiratoires. On conçoit, mais ceci fait, je l'avoue, plutôt image que démonstration, on conçoit que le centre respiratoire n'étant plus averti par ses sentinelles habituelles de l'état de l'air intra-pulmonaire, ne se décide à agir que quand le sang qui lui arrive est lui-même notablement altéré ; il se trouve alors dans le cas d'asphyxie, et un énorme mouvement inspiratoire est la conséquence d'une réaction subite et exagérée. A leur tour ces mouvements exagérés deviennent l'origine des altérations pulmonaires qui sont, le plus souvent, la cause prochaine de la mort : ce dernier point a été parfaitement démontré par Cl. Bernard, par Boddaert, etc.

Que si l'on me demande, maintenant, comment il se fait que la suppression des deux nerfs ait toujours cette terrible conséquence, tandis que l'ablation d'un seul est absolument inoffensive, la réponse ne sera pas difficile. L'avertissement apporté par le pneumogastrique restant suffit, répondrai-je, pour déterminer la régularité des mouvements respiratoires, et ces mouvements, nécessairement, s'exécutent par les deux poumons à la fois; par suite, pas de troubles, pas de lésions, nulle conséquence grave. Il ne manque pas, en physiologie, de faits montrant ces réactions multiples consécutives à une excitation unique; c'est ainsi, par exemple, que chez un animal empoisonné par la strychnine, l'excitation d'un seul filet nerveux cutané suffit pour déterminer une convulsion générale.

Une difficulté demeure encore debout, difficulté signalée par Cl. Bernard (1). On voit quelquefois des animaux dont les deux pneumogastriques ont été coupés, mourir en quelques jours, sans que l'autopsie révèle aucune des altérations pulmonaires qui suivent ordinairement cette double opération. Mais aujourd'hui que nous avons vu l'excitation du bout central d'un nerf pneumogastrique coupé être fréquemment une cause de mort assez rapide pour ne pas laisser de lésions caractéristiques, nous nous étonnerons moins de ces faits. Il est fort possible, il est même très-vraisemblable, en effet, que la mort puisse être la conséquence d'une excitation trop forte du bout central coupé, par suite de tiraillements ou d'inflammations dus à l'opération et à ses suites. Je vous ai fait remarquer que la mort suit beaucoup plus facilement ces excitations exagérées chez les animaux dont les deux pneumogastriques ont préalablement été coupés.

Pour résumer en deux mots ce que je viens d'exposer avec quelques détails, je dirai qu'à mon avis la mort

(1) CCIX, t. II, p. 353.

consécutive à la section des nerfs pneumogastriques n'a pour raison ni la suppression des filets stomacaux, ni celle des filets cardiaques, ni même celle des filets moteurs pulmonaires; il faut l'attribuer exclusivement à la suppression des filets pulmonaires sensitifs ou, pour mieux dire, centripètes. Ces nerfs enlevés, le rhythme respiratoire est troublé et les lésions connues, apparaissant dans le poumon, deviennent la cause prochaine de la mort. Les morts sans lésions auraient pour déterminante une excitation exagérée des bouts centraux des nerfs coupés par suite de leur inflammation, de leur compression par les tissus, etc., etc.

VINGT-SEPTIÈME LEÇON

ASPHYXIE DANS UNE ATMOSPHÈRE CONFINÉE.

Altérations de l'air par la respiration : variations dans le rapport de l'acide carbonique produit à l'oxygène absorbé. — Influence de la taille sur la quantité de l'oxygène absorbé.
Les convulsions ne surviennent pas toujours dans l'asphyxie. — Hibernation provoquée par la désoxygénation de l'air. — Composition de l'air devenu mortel pour les animaux à sang chaud ou les Reptiles. — Quelle est la raison de la mort ? — L'acide carbonique n'est pas seulement un gaz irrespirable, mais un poison.

Messieurs,

Je dois vous déclarer que je ne vous parlerai point des altérations que la respiration fait éprouver à l'air. Mon silence sur ce point capital s'explique et sera excusé, je l'espère, par ce que j'avais l'honneur de vous dire en commençant ces leçons : mon but n'est pas de faire devant vous une histoire complète de la respiration. Je me permets donc de vous renvoyer, pour cette question, aux traités classiques de physiologie, où vous trouverez analysés les travaux de Lavoisier, de William Edwards, d'Andral et Gavarret, de Regnault et Reiset, de Wilhem Müller, de Valentin, de Sczelkow, de Pettenkoffer et Voit, etc., qui en ont avec tant de succès envisagé les faces diverses. Je n'ai rien d'important à ajouter aux résultats des recherches, pour la plupart déjà un peu anciennes, de ces expérimentateurs.

Si le temps et les conditions matérielles dans lesquelles je me trouve placé me l'eussent permis, j'aurais cherché à étudier comment sont modifiées ces altérations par l'influence de circonstances diverses ; je me serais attaché surtout à déterminer les valeurs différentes que ces circonstances donneraient au rapport $\frac{CO^2}{O}$ de la quantité d'acide carbonique exhalé à l'oxygène absorbé. C'est dans cette voie qu'ont particulièrement travaillé Regnault et Reiset, Sczelkow, Kowalwesky, etc., et cette voie est, en effet, d'une inépuisable fécondité. Les recherches de cet ordre n'intéressent pas seulement l'histoire de la respiration, c'est-à-dire des échanges gazeux de l'atmosphère et du sang, mais celle de la nutrition même des tissus.

Laissez-moi prendre un exemple : on sait depuis longtemps qu'un homme qui travaille consomme plus d'oxygène et produit plus d'acide carbonique qu'un homme au repos ; et c'est là un ordre de recherches où il n'y a plus grand chose à faire. Mais il importerait surtout de savoir si le rapport entre l'oxygène et l'acide carbonique est le même dans les deux cas, ou s'il a varié, et dans quelle façon. Or, Sczelkow (1) est venu montrer que, chez un animal au repos, le rapport $\frac{CO^2}{O}$ est notablement plus petit que chez un animal dont les membres postérieurs sont mis en contraction tétanique par l'action d'un courant induit. Si nous rapprochons ce résultat des faits du même ordre signalés autrefois par Regnault et Reiset, chez les Marmottes, suivant qu'elles sont éveillées ou engourdies par le sommeil hibernal, on en arrive à cette conséquence importante que, pendant une pé-

(1) CCXXVIII.
(2) XXVIII.

riode de repos, il se forme, dans l'organisme et spécialement dans les muscles, des produits d'oxydation non gazeux, qui ne donnent naissance à de l'acide carbonique que sous l'influence des modifications chimiques concomitantes à la contraction musculaire.

Vous voyez, messieurs, quel parti l'on pourrait tirer de semblables expériences dans lesquelles on étudierait d'un côté l'influence des circonstances extérieures à l'être vivant : température, pression, état hygrométrique de l'air, atmosphères de compositions diverses, etc., d'un autre côté, de circonstances provenant de cet être lui-même : digestion ou jeûne, nourritures diverses, inanition prolongée, refroidissement, perte de sang, immobilité ou agitation, empoisonnement par certaines substances, maladies naturelles ou artificiellement provoquées, etc., enfin différences spécifiques. Je le répète, il y a déjà beaucoup de faits ainsi constatés, mais il serait à désirer que toutes ces questions fussent étudiées d'ensemble, par un même expérimentateur, avec le même outillage instrumental.

Et cet outillage pourrait être des plus simples. Je ne crois pas indispensable de construire des appareils coûteux et compliqués, dont on ne peut avoir un nombre suffisant pour conduire simultanément plusieurs expériences comparatives, condition sur l'importance de laquelle nous avons souvent insisté. Pour la plupart des questions que j'ai ci-dessus indiquées, il suffirait d'employer des cloches semblables à celles dont nous nous sommes servis pour l'étude de la respiration des tissus (voy. page 42, fig. 2). En ayant soin que le volume des cloches soit assez considérable par rapport à celui des animaux, on peut arriver à faire vivre ceux-ci, sans souffrance, pendant un certain temps dans un espace clos dont les modifications sont alors très-facilement mesurables.

Je sais bien que, dans ces cas, l'atmosphère graduellement viciée introduit dans la question des conditions nouvelles; mais les expériences étant conduites semblablement et comparativement, ces conditions seront les mêmes pour tous les animaux, et par suite on ne peut leur attribuer les différences qui seront constatées entre les résultats. Nous retrouvons ici cette querelle entre l'absolu et le relatif sur laquelle je vous ai déjà exprimé mon opinion (voy. p. 38).

Je ne reproduirai pas ici ces réflexions, d'autant plus que, relativement à la question actuelle, je puis invoquer ma propre expérience. J'ai en effet, à l'aide de simples cloches ainsi disposées, retrouvé les différences dans la valeur du rapport $\frac{CO^2}{O}$ qu'avaient signalées Regnault et Reiset chez les animaux à jeun comparés aux animaux en digestion, chez les animaux en torpeur hibernale (j'employais les Lérots) comparés aux mêmes animaux parfaitement éveillés. Je devais commencer par cette espèce d'épreuve préliminaire de ma méthode expérimentale, afin de donner de l'autorité aux résultats nouveaux que j'aurais pu constater. Malheureusement j'en suis resté à cette phase d'études et de vérification, qui m'a seulement facilité le travail pour l'avenir.

Influence de la taille des animaux sur la consommation d'oxygène. — Il est cependant un résultat de ces recherches dont je veux vous entretenir, parce qu'il réfute une interprétation erronée qui paraît s'être glissée partout, d'expériences fort exactes. Je ne vous parlerai que de ce qui a trait à l'absorption d'oxygène, laissant de côté la question du rapport $\frac{CO^2}{O}$.

On sait, depuis les recherches de Letellier (1), et celles de

(1) CCXXXIV.

Regnault et Reiset (1), que la respiration des animaux de petite taille est, proportionnellement à leur poids, beaucoup plus active que celle des grands animaux. Ainsi, selon Regnault et Reiset, la quantité d'oxygène absorbé par 1 kilog. de Poule en 1 heure étant de $1^{gr},1$, celle du même gaz absorbé par 1 kilog. de petits Oiseaux a varié de $9^{gr},74$ à 14 grammes.

Ces derniers auteurs ont donné de ces différences énormes une explication d'ordre purement physique et fort simple. La respiration, disent-ils, augmente d'activité lorsque l'animal à sang chaud est obligé de soutenir sa chaleur propre, contre des causes de refroidissement qui augmentent elles-mêmes. Or, un petit animal a, par rapport à son poids, une surface cutanée beaucoup plus étendue qu'un gros animal de forme semblable (les volumes variant comme les cubes, les surfaces comme les carrés d'une des dimensions). De là, pour le petit animal, obligation de respirer davantage, pour faire face à une déperdition extérieure plus active.

L'explication donnée par Regnault et Reiset a été universellement acceptée. Mais les physiologistes ou les physiciens qui l'ont reproduite s'expriment comme s'ils pensaient que le refroidissement dû à la plus grande surface cutanée est la cause immédiate de l'activité respiratoire, et que l'animal obéit, en respirant davantage, à une sorte de sensation inconsciente, comme il ferait, du reste, si l'on abaissait simplement autour de lui la température de l'air.

Il est facile de montrer que cette interprétation est erronée. Pour cela, je prenais un Moineau franc et un Pigeon ; je les plaçais sous des cloches de dimensions proportionnées à leur taille, et renversées sur le mercure. L'air de ces cloches

(1) XXVII.

se trouvait à une température moyenne, et n'était pas saturé. Ayant déterminé la quantité d'oxygène consommé pendant un temps donné, je laissais mes animaux se reposer, et, quelques heures après, je les replaçais sous les cloches. Mais, cette fois, l'air avait été, au préalable, élevé à une température où la déperdition par contact était à peu près nulle ; on l'avait, de plus, saturé d'humidité, pour éviter la déperdition par évaporation pulmonaire et cutanée. Or, dans ces conditions, le Moineau continuait à absorber, quant à son poids, beaucoup plus d'oxygène que le Pigeon. Voici les détails d'une de ces doubles expériences :

Première phase : Le Moineau (25 grammes) fut placé dans une cloche de $1^l,100$; le Pigeon (385 grammes), dans une cloche de $16^l,340$; température 18 degrés. Ils y restèrent une vingtaine de minutes, pendant lesquelles le Moineau s'agita beaucoup, le Pigeon restant assez tranquille. Le résultat fut que :

100 gr. de Moineau avaient absorbé, en une heure, 1150 c. cub. d'oxygène.
100 gr. de Pigeon   118   —

Deuxième phase : une heure après, mêmes vases ; la température des cloches était d'environ 30 degrés. Le Pigeon s'agita beaucoup, tandis que le Moineau, par une opposition singulière, demeura complétement immobile. On vit alors que :

100 gr. de Moineau avaient absorbé, en une heure, 467 c. cub. d'oxygène
100 gr. de Pigeon. 234   —

Ainsi, à la température de 30 degrés, malgré le calme remarquable du Moineau, malgré l'agitation du Pigeon, celui-ci consomma encore moitié moins d'oxygène que ne fit le petit Oiseau.

Si donc les petits animaux absorbent, en un temps donné et pour un poids donné, plus d'oxygène que les gros, cela ne tient pas seulement au refroidissement incessant auquel leur petite taille les expose. Il n'y a pas seulement à cela une cause purement physique, mais encore une cause physiologique. Les tissus, normalement, consomment plus d'oxygène chez les petits animaux que chez les gros, et cet effet se produit en dehors même du refroidissement extérieur. Sans doute, celui-ci intervient et augmente les effets dus à la différence des propriétés des tissus ; mais un petit animal n'est pas absolument assimilable à un gros animal placé dans un milieu froid. Le phénomène qu'il présente n'est pas seulement une réaction contre un agent extérieur : ses raisons existent au plus intime de l'être. Mais ici comme toujours, nous trouvons à constater l'admirable harmonie qui unit les qualités propres de l'être avec les conditions où il vit, sans nous en étonner plus que de raison, puisqu'il faut bien que ce qui est ait sa raison d'être, que ce qui existe possède ses conditions d'existence.

ASPHYXIE DANS UNE ATMOSPHÈRE CONFINÉE. — Je me propose de vous entretenir maintenant d'une question qui a d'intimes relations avec celle des modifications de l'atmosphère par les échanges respiratoires, puisqu'elle a trait au degré de compatibilité de ces modifications avec ces échanges, ou pour parler plus clairement, à la composition de l'atmosphère altérée qui ne permet plus la respiration, la vie.

Quand un animal est enfermé dans un espace clos, il y périt au bout d'un certain temps. L'étude des causes de la mort a de tout temps, et particulièrement au siècle dernier, beaucoup préoccupé les physiologistes. Sans revenir sur les idées plus ou moins singulières qu'on s'est faites successivement pour leur explication, idées dont je vous ai dit quelques mots dans notre première leçon, nous pouvons dire aujourd'hui que la mort a lieu en présence d'une atmosphère appauvrie en oxygène et chargée d'acide carbonique. Quant à savoir auquel de ces deux facteurs il faut rapporter la cause de la mort, s'ils y concourent tous les deux, dans quelle mesure ils agissent, il serait aujourd'hui, je pense, malgré les travaux nombreux et importants de Collard de Martigny, de Snow, etc., assez difficile de se prononcer pertinemment.

Lorsqu'un animal est placé sous une cloche, on le voit, après un temps plus ou moins long, donner des signes de malaise ; son poil se hérisse, il s'agite dans le vase, si quelque fissure laisse entrer un peu d'air frais, il y applique avidemment ses narines. Sa respiration s'est accélérée, elle devient haletante. Puis elle se ralentit, en même temps que l'animal semble se calmer, ou du moins ne s'agite plus avec la même énergie ; plus lente, elle devient plus ample. Enfin, l'animal tombe au fond de la cloche ; il n'a plus que quelques rares mouvements ; la gêne respiratoire est maintenant de l'angoisse ; il ouvre béantes les narines et la bouche ; il fait d'énormes efforts ; ses pupilles se dilatent, son intelligence, sa sensibilité sont de moins en moins actives : enfin la mort survient.

Mais immédiatement avant la mort apparaît souvent un phénomène sur la valeur théorique, sur la présence ou l'absence duquel on a, à mon sens, beaucoup trop disserté : je veux parler des convulsions qui accompagnent d'ordinaire la mort par asphyxie, comme elles accompagnent la mort par hémorrhagie. Dans la grande majorité des cas, on constate ces convulsions ; elles manquent cependant parfois. Mais nous pouvons, à volonté, les obtenir ou non.

Devant vous sont placés, sous des cloches de capacité fort inégale, deux Sansonnets (*Sturnus vulgaris*, Lin.).

Tous deux sont morts asphyxiés au commencement de la séance ; mais leur mort a semblé bien différente.

Celui-ci, que renferme une petite cloche de 900 centimètres cubes, est mort en 45 minutes ; les signes de gêne respiratoire sont apparus très-vite ; les phases diverses de l'asphyxie ont été rapidement parcourues, et l'immobilité définitive a été précédée de convulsions très-violentes, que vous avez remarquées.

L'autre, placé depuis neuf heures et demie sous une cloche mesurant 14 litres, n'a commencé à souffrir que depuis deux ou trois heures ; tout, dans la marche des phénomènes asphyxiques, a été lent et graduel ; il est resté longtemps à peu près incapable de mouvement, étendu sur l'estrade qui le maintenait à une certaine hauteur ; ses respirations sont devenues de plus en plus lentes, de plus en plus faibles, et la limite fatale a été franchie sans qu'aucun mouvement convulsif en ait signalé le passage à votre attention. Si vous le touchez, vous constatez aisément que sa température est moins élevée que celle de l'autre oiseau, mort dans la petite cloche.

Ainsi, mort dans un vase étroit, convulsions ; mort dans une vaste enceinte, pas de convulsions. Ou encore, mort rapide, convulsions ; mort lente, pas de convulsions.

Or, si nous faisions l'analyse de l'air contenu dans ces deux vases, et dont la présence a causé la mort des Oiseaux, nous ne trouverions entre les deux vases que des différences incapables d'expliquer la différence des résultats. Il faut donc attribuer celles-ci à la lenteur ou à la rapidité de la mort, en des termes plus exacts, à l'état d'affaiblissement plus ou moins marqué dans lequel se trouvait l'animal (1).

Il résulte de ceci, que l'absence ou la présence des convulsions dans l'asphyxie n'ont point rapport à la composition de l'air respiré, ni, par conséquent à la proportion des gaz contenus dans le sang, mais au degré d'irritabilité des tissus nerveux centraux. Au reste, les mêmes différences se remarquent dans la mort par hémorrhagie (2).

Les animaux en état d'hibernation, notamment, périssent asphyxiés sans avoir présenté la moindre convulsion. J'ai vu périr ainsi sous une petite cloche (350^{cc}) un Lérot (*Mus nitela* Gm.) endormi, qui ne s'était pas même dérangé dans son nid. Il en eût été tout autrement si le même animal eût été réveillé ; il fût mort avec des convulsions ou tout au moins avec une agitation égale à celles qu'eût présentées un Rat dans les mêmes circonstances.

Il serait mort, j'appelle sur ceci votre attention, sans passer, au préalable, par une phase d'engourdissement plus ou moins semblable à l'état d'hibernation. C'est là un fait bien connu, et vous en trouverez, dans le travail si souvent cité de Regnault et Reiset, un exemple bien saisissant.

Mais je ne sache pas qu'on se soit préoccupé de chercher ce qui adviendrait si un animal hibernant étant laissé dans un espace fermé, on enlevait l'acide carbonique au fur et à mesure de sa formation, de manière à obtenir simplement une très-lente diminution de l'oxygène de l'air. J'ai fait cette expérience de la manière que voici :

Je plaçais dans une vaste cloche (16 litres), sur une espèce de trépied à claire-voie, un Lérot bien éveillé ; au-dessus de lui, des fragments de potasse humide absorbaient l'acide carbonique ; un petit orifice permettait à l'air de

(1) Voyez CCXXXI, p. 154.
(2) Voyez CCXXXII, p. 201.

remplir le vide ainsi fait, en telle sorte que l'épuisement de l'oxygène se faisait fort lentement. Le Lérot, quand je le plaçais sous la cloche, était très-vif; le surlendemain, un soleil ardent donnant sur la cloche (température extérieure 14 degrés), il était engourdi, en pleine hibernation. La cloche enlevée, il revint à la vie active. D'autres animaux de la même espèce, placés dans une cage, à l'ombre et dans un lieu beaucoup plus froid, ne s'étaient pas endormis.

J'ai répété cette expérience avec le même résultat, mais toujours dans le mois de mars. Il faudrait, cela est certain, la refaire en été : je n'y manquerai si je dispose encore d'animaux hibernants. Cependant les circonstances que je viens de vous indiquer font que je crois pouvoir considérer l'hibernation comme produite dans mes expériences par la privation d'oxygène, et c'est là, en soi, un fait intéressant.

Mais enfin, hibernants ou non, à sang chaud ou à sang froid, les animaux périssent dans l'enceinte confinée. Avec quel degré d'altération de l'air la vie est-elle incompatible, ou, si vous aimez mieux, quelle sera la composition de l'atmosphère où l'animal aura succombé?

D'une manière absolue, il est impossible de répondre à cette question. Maintes circonstances qui proviennent de l'animal en expérience ou qui lui sont étrangères agissent pour modifier la proportion de l'oxygène ou de l'acide carbonique dans l'atmosphère mortelle. Vous en verrez un certain nombre d'étudiées et d'analysées avec une haute sagacité dans les leçons de Claude Bernard (1).

On ne saurait trop fréquemment citer, à propos de questions relatives à des chiffres, ces paroles dont on a trop sou-

---

(1) LI, leçons VI, VII et VIII.

vent oublié la prudente sagesse : « On ne doit aborder ces
» questions physiologiques qu'avec la circonspection que
» commande le sentiment d'une variété infinie, variété que
» dissimulent les prétentions à l'exactitude du calcul (1). »

Nonobstant ces réserves ou à cause d'elles, peut-être, je désire mettre sous vos yeux un tableau des analyses nombreuses que j'ai faites d'atmosphères où avaient péri des animaux appartenant à diverses espèces. Ces chiffres seront des matériaux à joindre à ceux qu'ont fournis Claude Bernard, Wilhem Müller (2), Valentin (3), et d'autres expérimentateurs, pour l'étude de cette difficile question de l'asphyxie. Nous verrons qu'il est possible, au reste, d'en tirer quelques utiles conclusions.

Il s'agit, dans toutes ces expériences, d'animaux placés librement dans des cloches renversées sur la cuve à mercure, et haussés sur un support qui leur évitait le contact du métal.

(1) LI, p. 127.
(2) CCXXXV.
(3) CCXXXVI.

510 ASPHYXIE DANS UNE ATMOSPHÈRE CONFINÉE.

ORDRE	ANIMAUX	DATE. TEMPÉRATURE.	CAPACITÉ DES VASES (volume de l'air).	DURÉE DE LA VIE.	COMPOSITION centésimale de l'air après la mort.	
					O	CO^2
		MAMMIFÈRES.				
1	Chauve-souris Pipistrelle, 3 gram. 7	16 mars, 14°	230 c. c.	......	0	17,1
2	Chat, 1850 gram.	16 août, 25°	5 litres	25 min.	3,4	15
3	Chat jeune, 500 gram.	14 août, 26°	6 litres	2 heures	4,5	14
4	— 610 gram.	14 juillet	3 litres	4 h. 5 min.	5,5	10
5	Chat âgé de 5 jours, 130 gram.	13 avril, 15°	1 litre	Entre 4 h. ½ et 6 h. ½	6	16,6
6	— 20 heures, 110 gram.	10 février, 16°	435 c. c.	......	2	15
7	— 16 heures	18 février	478 c. c.	......	4	16,4
8	— 24 heures, 125 gram.	16 mars, 14°	435 c. c.	1 h. 15 min.	3,4	14,8
9	Idem	16 mars, 30°	435 c. c.	50 min.	3	14,8
10	Hérisson jeune, 115 gr.	15 juillet, 25°	1500 c. c.	1 h. 15 min.	4	14
11	Lérot en hibernation, 50 gram.	11 décembre, 12°	350 c. c.	Environ un jour.	2,2	14,6
12	Rat gris, 117 gram.	27 décembre, 8°	2 litres	2 h. 10 min.	2,3	15,8
13	Rat blanc, 115 gram.	22 novembre, 14°	450 c. c.	32 min.	3	14
14	— 125 gram.	22 novembre, 14°	500 c. c.	35 min.	1,2	16,5
15	— 125 gram.	22 novembre, 10°	2125 c. c.	3 h. 25 min.	0,25	17
16	— 125 gram.	10 juillet, 25°	1600 c. c.	Entre 2 et 3 h.	2,2	17,8
17	— 150 gram.	11 juillet, 25°	330 c. c.	Retiré mourant	2,2	16,8
18	Même animal, revenu à lui	11 juillet, 25°	330 c. c.	22 min.	4,1	14,6
19	Rat âgé d'une semaine	19 février, 14°	330 c. c.	40 min.	2,2	16
20	Rat âgé de 23 jours	7 juillet, 20°	600 c. c.	Plus de 6 heures.	1,9	17,5
21	Rat âgé de 3 jours, 5 gram.	3 août, 25°	100 c. c.	......	0,75	17
22	Rat blanc, adulte	26 mars, de 30 à 38°	2 litres	12 min.	14	6,2
23	Id.	27 mars, de 30 à 35°	2 litres	20 min.	11,8	6,5
24	Souris, 16 gram.	24 juillet, 25°	550 c. c.	......	2,5	15,5

COMPOSITION DE L'AIR DEVENU MORTEL.

25	— 12 gram.	28 juillet			2,3	16,2
26	Souris jeune, 5 gram.	1ᵉʳ août	20 c. c.		1,5	11,5
27	— 5 gram.	1ᵉʳ août, 22°	250 c. c.		1,5	11,5
28	Lapin jeune, 200 gram.	15 août, 25°	6 litres	Vivant, mais insensible après 6 h.	1,9	13,4

OISEAUX.

29	Moineau franc	18 décembre, 11°	1100 c. c.	1 h. 37 min.	4,4	14,1
30	—	7 janvier	308 c. c.	30 min.	....	....
31	— 23 gram.	23 mai, 16°	300 c. c.	1 heure	2,3	13,3
32	—	23 mai	900 c. c.	3 h. 13 min.	2,5	13
33	—	23 mai	2200 c. c.	3 h. 7 min.	Perdu.	
34	—	25 mai, 16°	300 c. c.	1 h. 30 min.	3,6	16
35	—	25 mai	2200 c. c.	3 h. 25 min.	4,3	12,7
36	— commençant à voler	4 août, 25°	800 c. c.		5	14
37	Pinson des Ardennes	3 décembre	2 litres	1 h. 50 min.	....	12,4
38	— 25 gram.	8 mars, 11°	428 c. c.	21 min.	5	11,3
39	—	8 mars	1854 c. c.	1 h. 10 min.	7,2	11,4
40	—	8 mars	6384 c. c.	3 h. 45 min.	8,1	13
41	Pigeon jeune, 250 gram.	9 mai	500 c. c.		3,5	14,2
42	—	9 mai	10 litres		4	9,1
43	—	9 mai	26 litres		9,1	12,1
44	Chevalier à pieds rouges	22 mai, 15°	10 litres		3,9	

REPTILES.

45	Lézard des souches (engourdi)	10 novembre, de 0° à 10°	775 c. c.	Meurt fin janvier	Traces.	15
				70 jours	Perdu.	
46	Lézard gris	10 août, 27°	250 c. c.	48 heures		
47	Grenouilles	30 juillet, 23°	550 c. c.	42 heures	13	6

La première indication générale à tirer de ce tableau, c'est que Mammifères et Oiseaux paraissent vivre et mourir dans des conditions à peu près semblables. Cependant, les Oiseaux ne nous ont jamais présenté une absorption de l'oxygène aussi considérable que celle qui est fréquente chez les Mammifères : leur chiffre minimum, en effet, est 2, 3 pour 100, tandis que les Mammifères nous ont donné fréquemment entre 1 et 2 et même au-dessous de 1 (0,25 ; exp. 15). Semblablement, les Oiseaux meurent après avoir formé une proportion d'acide carbonique un peu inférieure à celle qui existe dans l'atmosphère où périssent les Mammifères ; ceux-ci ont, en effet, présenté les chiffres de 16, 17, 18 pour 100 ; les Oiseaux ne se sont pas élevés au-dessus de 14.

Les animaux herbivores paraissent épuiser l'oxygène de l'air un peu plus que les carnivores, c'est au moins ce qui ressort des résultats fournis par les Chats, le Hérisson et la Chauve-Souris, comparés aux Lapins, aux Rats et aux Souris.

Les animaux hibernants, éveillés ou même endormis, ne paraissent rien avoir qui les caractérise. Le Lérot (n° 11), en plein engourdissement hibernal, n'a pas plus épuisé l'oxygène de l'air que ne l'eût fait un Rat en activité.

Il en est de même pour les animaux nouveau-nés, si comparables, sous beaucoup de rapports, aux animaux hibernants.

Une condition dont l'influence est difficile à déterminer, c'est la capacité des vases. Si nous nous en tenions aux expériences 33, 34, 35 d'un côté, 36, 37, 38 de l'autre, il faudrait prononcer avec la plupart des auteurs allemands, et notamment avec W. Müller, que plus l'enceinte est grande, moins l'animal peut en épuiser l'oxygène ; mais voici que le maximum d'épuisement nous a précisément été fourni par un Rat (exp. 15) qui mourut dans un vase de volume très-considérable pour son petit corps.

Je ne pourrais donc pas, sans réserve, accepter complétement les conclusions de W. Müller ; je n'ai pas non plus trouvé, comme lui, un épuisement à peu près complet d'oxygène dans l'air du plus petit espace qu'on puisse laisser à la respiration d'un animal, je veux dire dans l'air de ses poumons alors qu'on l'a étranglé ! Les chiffres suivants en sont la preuve ; j'avoue cependant qu'ils sont trop peu nombreux pour permettre de conclure définitivement :

	O.	CO^2
Chat étranglé : air des poumons	1,9	6,3
Idem	1,8	6,6
Coq; idem	3	13

Valentin avait vu mourir une Couleuvre en présence d'une atmosphère contenant encore O 11,70 et seulement CO^2 6,72, atmosphère qui n'aurait pour les Mammifères aucun inconvénient. Une Grenouille (exp. 47) nous a donné un résultat analogue. Mais quand les Reptiles sont en état d'hibernation, ils se comportent différemment et paraissent épuiser, presque jusqu'à ses dernières traces, l'oxygène de l'air ; c'est ce que nous a montré le Lézard n° 45.

Enfin, je vous préviens que j'appellerai tout à l'heure votre attention sur les résultats remarquables présentés par deux Rats (exp. 22 et 23) que j'avais placés dans une atmosphère d'une température élevée.

Malgré ces diverses remarques, vous voyez qu'il reste encore des différences importantes dont rien ne rend compte entre les résultats fournis par des animaux appartenant à la même espèce ; les Rats adultes, par exemple, ont, dans des vases sensiblement égaux, laissé des quantités d'oxygène qui ont varié de 3 à 1,1 pour 100, et des quantités d'acide carbonique qui ont varié de 11 à 16. Il est important d'insister sur ces différences, qui mettent en défiance contre des généralisations prématurées, et de se garder de les faire disparaître dans des moyennes illusoires.

Et maintenant, notre question se représente entière : pourquoi ces animaux sont-ils morts ? Qui faut-il accuser, de l'oxygène disparu, de l'acide carbonique accumulé ?

Mais celui-ci, d'abord, avons-nous le droit de l'incriminer ? Peut-il intervenir activement dans les phénomènes asphyxiques, ou bien n'est-il redoutable qu'à la façon de l'azote, de l'hydrogène, ou des autres gaz simplement irrespirables ?

Je ne crois pas, messieurs, qu'il soit possible, aujourd'hui, de soutenir que l'acide carbonique n'est pas un poison. Sa toxicité, démontrée, à mon sens, par les anciennes expériences de Collard de Martigny, a cependant été mise en doute, depuis le grand travail de Regnault et Reiset. Mais j'ai fait nombre d'expériences (1) qui ne me permettent pas d'hésiter à l'affirmer.

Les animaux adultes périssant avec une grande rapidité quand on les introduit soit dans un gaz simplement irrespirable (azote) soit dans l'acide carbonique, j'ai eu l'idée de mettre en expérience des animaux nouveau-nés, utilisant ainsi leur longue résistance à l'asphyxie.

Exp. I. — Rats albinos âgés de quatre ou cinq jours, pesant 6 à 7 gr. L'expérience est disposée comme il suit : le gaz étant renfermé dans une cloche de 120 c. cub., sur le mercure ; l'animal est passé rapidement à travers le métal, et introduit dans la cloche ; un large bouchon est immédiatement ajouté de la même façon, de manière à éviter au jeune Rat le contact refroidissant du liquide ; puis le tout est porté sur un

---

(1) CCXXXVII.

poêle où est entretenue une température d'environ 20 degrés.

N° 1. Hydrogène. L'animal fait des mouvements d'inspiration pendant 23^m.

N° 2. Azote. L'animal se débat pendant 1^m environ, puis tombe sur le flanc, et fait des mouvements d'inspiration pendant 16^m. Retiré, puis ouvert, on voit battre le cœur au contact de l'air.

N° 3. CO^2. L'animal tombe bientôt sur le flanc, et ne fait plus aucune inspiration au bout d'une ou deux minutes. Retiré à 20^m, le cœur ne bat plus à l'air.

N° 4. CO^2. L'animal s'agite pendant 1^m environ, puis tombe et ne fait plus aucune inspiration. Retiré à 10^m, le cœur ne bat plus à l'air.

Exp. II. — Rats du même âge à peu près que les précédents (sans poils encore, yeux fermés ; pesant 6^{gr}, 5).

N° 1. Azote. L'animal se débat pendant une minute environ, puis exécute des mouvements inspiratoires pendant 22^m. Retiré à 25^m, le cœur exposé à l'air bat encore et répond aux excitations.

N° 2. CO^2. Agitation 1^m ; mouvements respiratoires 2^m à 3^m. Retiré à 7^m. Le cœur ne bat plus.

Exp. III. — Rats un peu plus âgés que ceux de la 1re et de la 2e expérience (6 à 7 gr., commençant à avoir du poil, yeux fermés).

N° 1. Azote. Agitation 1^m. Fait trois ou quatre inspirations, reste immobile 3 ou 4^m, puis inspire à 6^{m}30^s, 9^m, 12^m, 13^m, 13^{m}30^s, 14^{m}30^s, 15^m. Retiré alors, il inspire encore : réchauffé, frictionné, il revient à la vie.

N° 2. CO^2. Agitation 1^m. Fait huit ou dix inspirations de moins en moins fortes jusqu'à 6^m où a lieu la dernière. Retiré à 10^m, déjà froid, le cœur exposé à l'air ne bat plus.

Exp. IV. — Faite sept jours après la 2°, sur des Rats de la même portée (poils déjà longs, yeux fermés, pesant 13^{gr}).

N° 1. Azote. Agitation 30^s. Mouvements d'inspiration réguliers. L'animal, retiré à $7^m 30^s$, réchauffé, revient à la vie.

N° 2. CO^2. Agitation 30^s ; à partir d'une minute, fait de nombreuses et petites inspirations dont la dernière a lieu à $3^m 40^s$.

Exp. V. — Chats nés de la veille.

N° 1. Hydrogène. Agitation 1^m ; retiré à 20^m, sensible, revient parfaitement à lui.

N° 2. Hydrogène. Agitation 1^m ; insensible à $18^m 30^s$; dernier mouvement à 33^m.

N° 3. CO^2. Agitation 1^m ; mouvements généraux 10^m ; retiré à 16^m, bien mort.

Nous devons donc considérer comme tout à fait démontré que l'acide carbonique agit non-seulement comme un gaz irrespirable, mais comme un gaz délétère, comme un véritable poison.

Cela ne prouve pas, cependant, tant s'en faut, que dans l'asphyxie en vases clos, l'acide carbonique, dont la proportion varie entre 11 et 18 pour 100, joue un rôle prépondérant ni même un rôle important. Nous devrons chercher s'il en est ainsi par un autre ordre d'expériences, dont l'exposition fera le sujet de notre prochaine leçon.

VINGT-HUITIÈME LEÇON

ASPHYXIE DANS UNE ATMOSPHÈRE CONFINÉE (SUITE).

Mort dans une atmosphère riche en oxygène, mais chargée d'acide carbonique. — Différences entre les animaux à sang chaud et les Reptiles : application à la Paléontologie. — L'acide carbonique n'empêche pas l'oxygène d'entrer dans le sang. — Dans l'air confiné, les animaux à sang chaud meurent par épuisement de l'oxygène, les Reptiles par augmentation de de l'acide carbonique.

MESSIEURS,

Nous allons, aujourd'hui, vous rendre compte d'expériences qui nous permettent, je l'espère, de résoudre enfin la question de savoir pour quelle raison meurt un animal dans un espace confiné.

Cl. Bernard (1) a montré qu'un animal placé dans une atmosphère très-oxygénée y périt, en laissant une quantité du gaz comburant bien supérieure souvent à celle qui existe dans l'air ordinaire, mais après avoir formé une proportion considérable d'acide carbonique.

J'ai répété assez souvent cette expérience, et je mets sous vos yeux un tableau indiquant les résultats de mes analyses. Je rapporte également des expériences dans lesquelles l'animal a été mis d'emblée dans une atmosphère riche en oxygène, mais où la proportion de CO^2 était déjà considérable.

(1) LI.

ATMOSPHÈRE SUR-OXYGÉNÉE.

ANIMAUX A SANG CHAUD.

ORDRE	ANIMAUX.	DATE TEMPÉRATURE.	CAPACITÉ DES VASES.	COMPOSITION centésimale de l'atmosphère avant l'expérience.			DURÉE DE LA VIE.	COMPOSITION centésimale de l'atmosphère après la mort.	
				O	Az			CO^2	O
1	Chien, 2 kil. 500..........	27 mai......	....	Très-oxygénée.			Plus de 12 h.	27	26
2	Chat jeune, 250 gram........	14 août, 25°..	1800 c. c..	55,5	44,5		3 h. 25 min.	31	16
3	— de 20 heures, 140 gram..	10 février, 16°.	375 c. c..	85	15		Plus de 3 h.	33	47
4	— encore les yeux fermés.	14 avril........	....	Très-oxygénée.			....	31	5,4
5		15 avril........	....	Très-oxygénée.			6 heures.	30	22
6	Rat adulte, 140 gram........	23 décembre, 14°	2 litres..	Très-oxygénée.			3 heures.	26	30
7	— 120 gram........	21 avril.......	1 litre...	55 environ.			1 h. 45 min...	30	20
8	— 80 gram........	17 décembre, 14°	500 c. c..	77	23		1 h. 45 min...	20	50
9	Id.	17 décembre.....	465 c. c..	77	Il 23		1 heure.....	49	48
10	Rat jeune, Id.	21 décembre, 20°.	425 c. c..	71	29		1 h. 20 min...	25,5	38
11	— 85 gram.....	21 décembre....	425 c. c..	70	H 30		25 min........	23,5	30
12	— 55 gram.....	22 décembre, 14°	125 c. c..	60	40		4 h. 40 min...	27	16
13	Rat de 6 semaines, 50 gram..	15 juillet, 25°.	530 c. c..	Très-oxygénée.			2 heures.....	26,5	26
14	Id.	15 juillet......	555 c. c..	66	34		18 h. 30 min...	29,5	
15	Rat de 4 jours............	3 août, 22°.....	120 c. c..	81	19		Plus de 5 h...	28,5	
16	Souris jeune, 5 gram.........	1er août, 22°...	170 c. c..	82	18			25,5	

TABLEAU D'EXPÉRIENCES.

N°	Animal	Date	Volume	O	CO²	Durée	CO²	O
17	Lapin adulte	1er juin	1400 c. c.	Très-oxygénée.	—	31 heures	33	20
18	— jeune, 200 gram.	15 août, 22°	—	71	29	Plus de 5 h.	43,5	11
19	Moineau jeune	4 août, 25°	750 c. c.	76	24	Plus de 5 h.	29	

ANIMAUX A SANG FROID.

N°	Animal	Date	Volume	O	CO²	Durée	CO²	O
20	Couleuvre à collier	13 février	875 c. c.	77	23	8 jours	13,5	61
21	Lézard gris	3 août, 27 à 29°	570 c. c.	79	21	70 heures	15,7	
22	Crapaud commun	16 mars, 6 à 7°	400 c. c.	Pur.		7 jours	17	81
23	Grenouilles	16 mars, 6 à 7°	400 c. c.	Pur.		9 jours	13,7	84

ATMOSPHÈRE SUR-OXYGÉNÉE ET SUR-CARBONIQUÉE.

ANIMAUX A SANG CHAUD.

N°	Animal	Date	Volume	O	CO²	Durée	CO²	O
24	Rat de 1 mois, 32 gram.	17 juillet, 25°	550 c. c.	90	10	4 heures	22,5	77,5
25	Rat de 1 mois, 32 gram.	17 juillet, 25°	600 c. c.	75	25	20 minutes	26,5	73,5
26	Rat de 3 jours, 5 gram.	3 août, 25°	150 c. c.	80	20	Plus de 5 h.	29,5	
27	Souris jeune, 5 gram.	1er août, 22°	235 c. c.	90	10	Plus de 5 h.	24,5	

ANIMAUX A SANG FROID.

N°	Animal	Date	Volume	O	CO²	Durée	CO²
28	Lézard gris	3 août, 25 à 29°	550 c. c.	90	10	26 heures	16
29	Grenouille	3 août, 25 à 29°	550 c. c.	90	10	20 heures	17

En examinant maintenant ces tableaux, nous constatons que la mort a eu lieu en présence d'une atmosphère souvent beaucoup plus riche en oxygène que l'air que nous respirons, puisque la proportion a été, dans un cas, de 77 pour 100 (exp. 24). Mais toujours nous rencontrons une proportion considérable d'acide carbonique.

Cette proportion semble fort variable; il faut sans doute chercher une des raisons de ces différences dans la richesse inégale en oxygène des divers milieux. Chose singulière, il semble que, pour des animaux de même espèce, la proportion d'acide carbonique est d'autant plus grande qu'il y a moins d'oxygène. Chez les Rats, par exemple, quand il reste 48 ou 50 pour 100 d'oxygène, on ne trouve que 19 et 20 d'acide carbonique (exp. 8 et 9); au contraire, le chiffre extrême de 30 pour 100 d'acide carbonique coïncide avec 20 pour 100 seulement d'oxygène (exp. 7). Mais pour pouvoir établir solidement ce fait et en chercher les conséquences, il faudrait répéter un nombre considérable d'expériences, et tenir compte de la capacité des vases, de la température, etc.

Si nous comparions la composition de l'atmosphère où sont morts les Rats et les Souris d'une part, avec celle où périrent les Chats, nous trouvons dans la première moins d'acide carbonique (19 à 30) que dans la seconde (30 à 33). Un Lapin (exp. 18) a laissé la proportion remarquable de 43 pour 100.

Mettant maintenant en parallèle les résultats consignés dans nos deux tableaux, nous voyons que la composition de l'atmosphère mortelle a été sensiblement la même, soit qu'on ait laissé l'animal produire l'acide carbonique qui devait le tuer, soit qu'on ait introduit à l'avance de l'acide carbonique artificiellement préparé. Les expériences 24 et 25 sont surtout instructives sous ce rapport.

La différence la plus remarquable que nous présentent nos tableaux est à coup sûr celle qui existe entre les animaux à sang chaud et les animaux à sang froid. Chez les premiers, la quantité d'acide carbonique n'est jamais descendue au dessous de 19, s'est élevée jusqu'à 43, et s'est maintenue d'ordinaire entre 25 et 30 pour 100 ; chez les Reptiles, au contraire, elle s'est abaissée jusqu'à 13 et n'a pas dépassé 17.

Ainsi les Reptiles redoutent beaucoup plus que les Mammifères et les Oiseaux l'influence de l'acide carbonique. C'est là un résultat singulier, que ne pouvait guère faire prévoir ce qu'on sait et ce qu'on dit de la lenteur de leur respiration, de leur résistance à l'asphyxie, en un mot, de leur infériorité respiratoire. Le fait est, cependant, et j'ai pu, dès que je l'ai eu constaté, lui trouver une application immédiate dans le domaine d'une autre science.

Certains paléontologistes, en effet, considérant que les Reptiles semblent être apparus à la surface de la terre avant les Oiseaux et les Mammifères, ont cru pouvoir rapporter ce fait à la présence dans l'air, aux époques géologiques primitives, d'une plus grande quantité d'acide carbonique, compatible seulement avec l'existence d'animaux à respiration peu active. En admettant même, comme définitivement démontrée, cette antériorité des Reptiles, il est évident qu'il ne faudrait pas l'attribuer à la cause invoquée, puisqu'une quantité d'acide carbonique mortelle pour eux paraît à peine gêner la respiration d'un animal à sang chaud.

En résumé, Mammifères, Oiseaux, Reptiles, périssent dans une atmosphère qui contient plus d'oxygène que l'air ordinaire, lorsqu'elle est en même temps chargée d'une forte proportion d'acide carbonique.

Ceci pourrait s'expliquer de deux façons : ou bien l'acide

carbonique a tué directement les animaux, et cela se peut, puisque, nous l'avons vu, c'est un véritable poison ; ou bien il a été cause indirecte de leur mort, en s'opposant à l'entrée de l'oxygène dans leur sang, et en les faisant ainsi périr d'asphyxie.

Cette dernière explication ne saurait être admise. En effet, Cl. Bernard a vu que la chair des animaux morts dans une atmosphère suroxygénée est d'un rose vif qui contraste singulièrement avec ce qu'on observe dans les asphyxies ordinaires. J'ai fréquemment observé le même fait, et constaté que cette couleur est due au sang, lequel est aussi rouge ou même plus rouge que le sang d'un animal vivant, respirant l'air en nature. Je vous ai déjà entretenu de ceci (voy. p. 140), et nous avons appris que la richesse en oxygène du sang était toujours en rapport avec sa rutilance ; il faut donc admettre que le sang d'un animal ainsi mort contient encore une quantité bien suffisante d'oxygène.

Dans l'asphyxie, au contraire, l'oxygène disparaît du sang presque complétement. La mort dans une atmosphère suroxygénée n'est donc pas une asphyxie, mais un véritable empoisonnement.

Quel est le mécanisme de cet empoisonnement? Il est fort simple, et Claude Bernard l'a depuis longtemps indiqué : l'acide carbonique de l'atmosphère, en proportion trop considérable, s'est opposé à la sortie de l'acide carbonique du sang, et l'animal est mort empoisonné par l'acide carbonique formé par ses tissus, absolument comme il serait mort empoisonné par l'acide urique si l'on eût enlevé se deux reins. Pour que l'acide carbonique du sang puisse s'échapper, il faut évidemment que la pression de la part de l'acide carbonique de l'atmosphère soit moindre que la force qui tend à le rejeter, que sa tension dans le sang, comme on dit en Allemagne. Quand la pression extérieure devient égale à la tension intérieure, cet acide reste nécessairement dans le sang, et agit alors comme une substance toxique. Rappelez-vous l'expérience dont je vous ai parlé (voy. p. 141), et dans laquelle un Oiseau, qui se mourait dans une atmosphère suroxygénée, a été soudain soulagé par quelques coups de piston de la machine pneumatique.

Nous comprenons maintenant une des raisons pour lesquelles les animaux à sang froid redoutent plus que les animaux à sang chaud l'influence de l'acide carbonique. La température élevée du corps chez ces derniers, est une des forces qui tendent à chasser au dehors l'acide carbonique du sang; chez les autres, au contraire, le sang est à la température de l'air, et toute modification dans la température agit en même temps sur la pression extérieure et sur la tension intérieure de l'acide carbonique. J'aurais désiré, mais je n'ai pu le faire, soumettre cette explication à la sanction de l'expérience, en étudiant les résultats de la mort d'un Mammifère hibernant dans une atmosphère suroxygénée.

Les recherches que nous venons de faire nous permettent maintenant de répondre à la question que nous nous sommes posée : dans l'asphyxie en vase clos, et, d'une manière générale, dans l'asphyxie (car dans la strangulation ou la noyade, le vase clos c'est le poumon), à quelle altération de l'atmosphère est due la mort : à l'oxygène disparu, à l'acide carbonique accumulé?

Nous répondrons, pour les animaux à sang chaud et dans les circonstances ordinaires : à l'oxygène disparu. La proportion de 11 à 14 pour 100, qui est la proportion ordinaire de l'acide carbonique, ne permet pas de croire que ce gaz joue un rôle véritablement actif. Nous avons vu, en effet, que pour déterminer la mort, l'atmosphère devait en contenir de 20 à 30 pour 100 ; et dans notre dernier tableau se trouve relatée une expérience (n° 24) dans laquelle un animal a respiré pendant plusieurs heures, sans trouble apparent, dans une atmosphère qui contenait au début 10 pour 100 d'acide carbonique. Son action, par conséquent, sans devoir être complétement négligée, est incontestablement secondaire. Elle doit prendre cependant plus d'importance dans certains cas inexpliqués, où la proportion s'élève à 16 ou même 18 pour 100 (1er tableau, expérience 1, 6, 16, 20). Enfin il est une circonstance où elle paraît prépondérante.

Reportez-vous aux expériences 22 et 23 du premier tableau (page 510). Les rats dont il est question sont morts dans une atmosphère contenant encore 12 et 14 pour 100 d'oxygène, avec seulement 6 ou 6,5 d'acide carbonique. Évidemment, ce n'est pas l'épuisement de l'oxygène qui les a tués. Or, ces animaux étaient soumis à l'influence d'une température élevée (de 30 à 38 degrés). Celle-ci augmentait considérablement la pression de l'acide carbonique contenu dans l'air, et cet acide a pu tuer les animaux qui sont morts ainsi, absolument comme s'ils avaient été placés dans une atmosphère très-riche à la fois en oxygène et en acide carbonique.

Ce que je viens de dire des animaux à sang chaud soumis à une température trop élevée, je le dirai également des animaux à sang froid, dans les circonstances ordinaires de température. Maintenus en vases clos, ils ne périssent pas parce qu'ils ont épuisé tout l'oxygène : voyez plutôt la Couleuvre de Valentin, qui avait laissé 11,70 pour 100 d'oxygène, et ma Grenouille (1er tableau, exp. 47), qui en a laissé 6. Ils périssent par l'influence de l'acide carbonique; l'air où la grenouille est morte en contenait 13 pour 100, et nous avons vu périr un animal de la même espèce dans une atmosphère où se trouvaient, à côté de 84 pour 100 d'oxygène, seulement 13,7 d'acide carbonique (2° tableau, exp. 23). Mais quand la température ambiante est très-basse, la pression extérieure de l'acide carbonique diminue, les tissus de l'animal, vraisemblablement, le redoutent moins, et le Reptile peut alors épuiser à peu près tout l'oxygène de l'air (1er tableau, exp. 45).

En résumé, la mort dans l'air confiné est déterminée, sauf des circonstances exceptionnelles : chez les animaux à sang chaud, par la privation d'oxygène ; chez les animaux à sang froid, par la présence en excès de l'acide carbonique.

VINGT-NEUVIÈME LEÇON

ASPHYXIE PAR SUBMERSION.

Mort par submersion. — Pénétration de l'eau dans les poumons. — Son influence sur la difficulté de rappeler les noyés à la vie. — Rapidité de l'absorption pulmonaire. — Théorie de Beau.

Messieurs,

L'asphyxie dont nous nous sommes occupés dans la dernière leçon, l'asphyxie par compression, est relativement lente, et n'est accompagnée d'aucune violence exercée contre l'animal qui la subit. Il en est autrement des deux autres genres principaux d'asphyxie, la submersion et la strangulation. Je n'ai pas fait d'études spéciales sur cette dernière, qui n'a du reste d'intérêt particulier qu'au point de vue de la médecine légale ; je ne vous en parlerai donc pas.

J'ai, au contraire, à vous faire part, touchant la mort par submersion, d'expériences personnelles ; j'insisterai donc sur cette question, et je le ferai d'autant plus volontiers que dans son étude sont compris des faits d'histoire naturelle et de physiologie comparée extrêmement curieux et encore inexpliqués. Je veux parler de cette faculté de plonger, de rester sous l'eau, sans respirer, pendant un temps parfois fort long, que présentent un certain nombre de

Mammifères : Phoques, Hippopotame, Cétacés, et, bien qu'à un beaucoup moindre degré, quelques Oiseaux.

Quand on plonge brusquement dans l'eau un Mammifère ou un Oiseau, il reste généralement calme pendant quelques secondes; mais bientôt il s'agite violemment et fait des efforts pour s'échapper : efforts intelligents, dans lesquels il cherche à se débarrasser de ses liens, à ouvrir la cage où il est retenu captif, etc... Si, à ce moment, on met la main sur la région du cœur, on sent cet organe ralentir et même arrêter ses battements pendant ces grands efforts; en même temps, l'animal rejette par les narines des bulles d'air sans trace d'écume.

Après un temps plus ou moins considérable, les efforts énergiques et intelligents de l'animal diminuent d'intensité; il tombe au fond de l'eau, les membres agités de petites convulsions, et alors on le voit exécuter une série de mouvements inspiratoires violents, dans lesquels il se courbe en arc d'une façon curieuse, et dont les derniers sont ordinairement suivis par l'expulsion d'écume qui finit par être sanguinolente. Ces mouvements sont spontanés et rhythmiques; mais ils peuvent être provoqués par les excitations, les pincements, etc.; la sensibilité ayant disparu, même à l'œil, souvent ils persistent encore; mais ils vont en s'affaiblissant, et enfin disparaissent. Le cœur bat encore quelque temps, et ses mouvements, qui étaient lents pendant la période précédente, deviennent de plus en plus faibles et précipités.

A l'autopsie, on trouve, en outre des ecchymoses pulmonaires, des congestions vasculaires veineuses, etc., sur lesquelles je ne veux pas insister; on trouve constamment, dis-je, de l'eau pure, ou tout au moins de l'eau écumeuse dans les bronches. Il paraît cependant que chez les noyés dans l'espèce humaine, on a constaté quelques cas où les bronches ne contenaient pas d'eau.

Cette eau a évidemment été introduite pendant la vie de l'animal, et elle ne peut l'avoir été que par des mouvements actifs de respiration.

A quels moments se sont faits ces mouvements? Rien de plus simple que de répondre à cette question. J'immerge devant vous un Rat adulte; il s'agite comme je viens de vous le dire, pendant une minute environ; puis il tombe au fond du vase, ayant perdu évidemment toute détermination intelligente. Aussitôt je le retire et lui tranche la tête. La trachée ne contient, vous le voyez, ni eau libre, ni écume.

En voici maintenant un second, que je plonge de même sous l'eau; même agitation, même perte de connaissance. Quand il est tombé au fond du vase, il fait deux mouvements inspiratoires violents; je le retire et le tue par la section du bulbe, opération pendant laquelle il donne des signes de sensibilité. Son cœur bat encore, son sang artériel est encore rouge, et déjà sa trachée, ses bronches, ses poumons mêmes sont, comme vous le voyez, pleins d'eau écumeuse.

Ainsi l'eau s'introduit dans l'appareil respiratoire au moment où l'animal, ayant perdu la conscience de ses actes, et ne résistant plus, se laisse aller, et commence la série des mouvements respiratoires que je vous ai signalés, mouvements fatals qui ne font que hâter et qu'assurer sa mort.

En effet, rien n'est plus facile à rappeler à la vie qu'un asphyxié ordinaire, alors que son cœur bat encore. Qu'il s'agisse d'un animal enfermé dans une enceinte ou même d'un animal strangulé, on les fait aisément sortir de l'état de mort apparente à l'aide de la respiration artificielle; au bout de peu d'instants, ils respirent d'eux-mêmes et sont toujours sauvés.

Tout autrement se comportent les animaux noyés, chez lesquels l'appareil pulmonaire contient une plus ou moins grande quantité d'eau ou d'écume. Combien de fois en ai-je vus retirés de l'eau, faire d'eux-mêmes plusieurs respirations énergiques, bruyantes, sans ralentir leur asphyxie! Combien de fois ai-je pratiqué la respiration artificielle longtemps, obtenant quelques mouvements spontanés, puis, abandonnant les animaux à eux-mêmes, les ai-je vus mourir!

C'est que l'air qui s'introduit ainsi dans les poumons n'est point utilisé pour l'hématose, ou ne l'est qu'en faible proportion; la plus grande partie s'arrête dans l'eau écumeuse des bronches en y augmentant la finesse des bulles. Aussi faut-il, quand on s'efforce de rappeler un noyé à la vie, non-seulement pratiquer longtemps la respiration artificielle, et en redoubler les manœuvres lorsque le noyé a commencé à respirer de lui-même, mais encore employer simultanément tous les moyens (frictions, chaleur) qui, activant la circulation, hâteront l'absorption de l'eau des bronches par les veines pulmonaires.

Heureusement cette absorption est d'une rapidité et d'une intensité qui semblent toujours prodigieuses, malgré qu'on réfléchisse à l'énorme surface où elle s'exécute, à la grande quantité de sang qui y est employée. Il y a longtemps que Goodwyn, Ségalas, Gohier, ont signalé des faits extraordinaires; ce dernier a pu, sans tuer l'animal en expérience, introduire dans la trachée d'un Cheval jusqu'à 32 litres d'eau, qui ont été absorbés. Colin (1) fit arriver dans la trachée d'un cheval un courant d'eau tiède débitant six litres à

---

(1) T. II, p. 39.

l'heure ; l'animal eut le flanc agité, la respiration profonde pendant les trois heures et demie que dura l'expérience. Il fut tué alors ; la trachée et les bronches étaient vides ; le liquide injecté, 21 litres, avait disparu.

Cette grande rapidité dans l'absorption pulmonaire est cause qu'on ne peut juger en aucune façon de la quantité d'eau qui a pénétré dans les poumons d'un animal noyé par celle qu'on y trouve en réalité. Il arrive parfois que de ses poumons on ne peut pas extraire une seule goutte d'eau à l'état liquide ; cela ne démontre pas du tout qu'il n'ait pas pénétré une certaine quantité d'eau dans l'organe.

Voici la preuve de cette assertion :

J'ai noyé un Chien de moyenne taille, et l'ai retiré immédiatement après son dernier mouvement respiratoire. Les poumons et la trachée sont pleins d'eau écumeuse qui s'en échappe à la section, sans qu'on puisse faire sortir d'eau libre en retournant l'organe. Le tout pèse 200 grammes ; après dessiccation, il reste 20 grammes de matière.

Je prends alors un chien de même taille que le précédent. Dans sa trachée, je fixe un tube de verre coudé, dont l'extrémité plonge dans un vase rempli d'une quantité connue d'eau. L'animal inspire régulièrement l'eau du vase, et expire à chaque fois de l'eau écumeuse. Quand il meurt, 375 grammes d'eau ont été aspirés. Les poumons, extraits de suite, présentent le même aspect que dans le cas précédent ; on n'en peut faire sortir que 4 grammes d'eau à l'état libre. Par une assez singulière coïncidence, ils pèsent, comme dans le premier cas, 200 grammes et laissent un résidu de 20 grammes de matière sèche.

Ainsi le premier Chien, qui n'avait pas d'eau libre dans la trachée, en a peut-être aspiré dans ses poumons 3 ou 400 grammes. Au reste, chez un Chien de 10 kilos, retiré de l'eau après six minutes d'immersion, les poumons pesaient 500 grammes, et j'ai pu, par une compression modérée, en faire sortir 200 grammes d'eau écumeuse et sanglante; desséchés, ils ne pesaient plus que 17 grammes. Enfin un autre chien, pesant 13 kilogrammes avant la submersion, en pesait 14 après la mort; l'œsophage, le prépuce, l'anus avaient été liés, oblitérés; et j'avais pris des précautions suffisantes pour que l'eau contenue dans les poils ne puisse pas apporter de notable cause d'erreur.

L'introduction de l'eau ainsi constatée dans les poumons des animaux noyés, il reste à savoir pourquoi elle ne pénètre qu'après la phase d'agitation consciente, au moment où l'animal a perdu l'intelligence, mais possède encore, notez-le bien, sa sensibilité; je laisse de côté, veuillez le remarquer, une première aspiration d'eau, aspiration de surprise, pourrait-on dire, que font parfois les animaux au moment même où on les submerge.

Dans un travail récent, Beau (1) a soutenu que, si les animaux submergés ne respirent pas, c'est à cause du contact de l'eau avec les orifices naturels des voies respiratoires et de l'avertissement qu'apportent ainsi aux centres nerveux les nerfs de la cinquième paire. « Alors, dit-il, les muscles » respirateurs ne peuvent plus se contracter, et il y a hy-» drophobie d'aspiration chez les noyés, comme il y a hy-» drophobie d'ingestion chez les enragés. »

Beau appuie son opinion sur le fait qu'un Chien continue à respirer quand on fixe dans sa trachée un tube qui plonge dans l'eau. Mais cette expérience ne prouve rien, sinon que le contact de l'eau avec les muqueuses trachéale, bronchique et pulmonaire n'empêche nullement l'animal

---

(1) CCXXXVIII.

d'exécuter les mouvements normaux de la respiration. J'ai fait autrefois une expérience qui renverse complétement la théorie de Beau, et que je répète devant vous parce qu'elle me paraît instructive.

Je prends un Chien de petite taille, et je fixe dans sa trachée préalablement divisée, un long tube un peu recourbé. J'immerge alors entièrement l'animal, et il ne sort de l'eau que l'extrémité du tube. Après quelques moments de résistance et d'agitation, notre Chien, vous le voyez, continue à respirer avec calme et régularité ; nous pourrions ainsi le conserver sous l'eau indéfiniment, sans que ses orifices respirateurs submergés l'aient en rien averti d'avoir à cesser ses mouvements respiratoires.

En résumé : pendant la première période de la submersion, agitation violente, mais cessation volontaire des mouvements respiratoires, l'animal ayant conscience du danger qu'il court, et sa glotte se fermant probablement à cause de l'eau qui en a touché la face supérieure; plus tard, perte de la volonté, mouvements respiratoires inconscients qui, la glotte cédant tôt ou tard, font pénétrer dans les poumons une quantité variable d'eau, dont une grande partie peut être absorbée par les veines pulmonaires ; tels sont les enseignements à tirer des expériences que je viens de vous rapporter ou d'exécuter sous vos yeux.

Quels que soient les phénomènes consécutifs à la submersion, quelle que soit la cause prochaine de la mort, les Mammifères et les Oiseaux, plongés sous l'eau, y périssent assez rapidement. Il existe cependant, entre les différentes espèces, des différences notables, quant à la durée de la vie. Je m'en suis assuré par une assez grande quantité d'expériences dont le tableau que je placerai sous vos yeux, dans notre leçon prochaine, vous donnera le résumé.

TRENTIÈME LEÇON

DE L'ACTE DU PLONGER CHEZ LES MAMMIFÈRES ET CHEZ LES OISEAUX.

Inégale durée de la vie, après submersion, chez différentes espèces de Mammifères et d'Oiseaux. — Animaux plongeurs ; explications anatomiques de cette faculté : théorie de Gratiolet. — Études comparatives sur le Canard et le Poulet, au point de vue de la théorie du plonger. — L'explication de cette faculté ne se trouve ni dans les dispositions anatomiques, ni dans les propriétés de tissus. — Quantité énorme de sang chez les animaux plongeurs.

Messieurs,

La mort consécutive à la submersion, qui ne tarde jamais beaucoup à arriver chez les Mammifères et chez les Oiseaux, ne survient pas toujours au bout d'un temps égal chez les différentes espèces. Les livres de physiologie, si vous les consultez sur ce point, ne vous donneront que des indications bien insuffisantes et parfois même erronées. Je désire vous présenter des tableaux où se trouvent succinctement exposées les expériences en nombre assez considérable que j'ai faites sur cette inégale résistance. Leur analyse nous servira ensuite d'entrée en matière pour l'étude des causes de la remarquable faculté que présentent certains Mammifères et même certains Oiseaux de pouvoir passer impunément sous l'eau un temps assez long.

MAMMIFÈRES.

ORDRE.	ANIMAUX.	DATE. TEMPÉRATURE.	DURÉE de l'agitation violente.	DURÉE des mouvements d'ensemble.	DERNIÈRE trace de sensibilité.	DERNIER mouvement.	DERNIER battement du cœur.	DERNIER mouvement; moyenne pour chaque espèce.
1	Chien..........	22 avril....	1 m. s.	....	......	4 m.....	....	
2	—	23 avril....	1 m. 10.	....	......	5 m.....	....	
3	—	27 avril....	1 m. 45.	....	3 m....	4 m. 15.	....	4 m. 25.
4	—	31 mars.....	1 m. 30.	....	1 m. 30.	....	4 m. 30.	
5	—	5 avril.....	45 sec.	Retiré à 1 m. 20 sec.; fait 3 grandes inspirations et meurt.	....	....	....	
6	—	5 avril.....	45 sec.	Retiré à 1 m. 10, survit.	....	....	....	
7	Chat, 2 mois...	25 juin.....	1 m.....	....	1 m. 5.	2 m. 50.	....	
8	— 1 mois et demi...	13 juillet...	45 sec.	....	50 sec..	3 m.....	....	2 m. 55.
9	— 1 mois, très malade...	24 juin, 22°	1 m. 30.	....	....	9 m. 50.	28 m....	
10	Phoque (1m de long) à jeun depuis 15 jours	10 septembre.	....	15 m....	....	....	....	
11	Lapin, à jeun depuis 24 h., 1 kil. 750..	12 décembre.	....	1 m.....	....	2 m. 30.	....	
12	—	12 décembre.	....	1 m. 30.	....	2 m. 30.	....	
13	—	12 décembre.	....	2 m.....	....	3 m. 30.	....	3 m.
14	—	25 décembre.	1 m. 15.	1 m. 45.	....	3 m. 20.	....	
15	—	25 décembre.	1 m.....	1 m. 30.	....	3 m. 45.	....	
16	—	19 décembre.	1 m.....	2 m.....	....	3 m. 45.	....	

RÉSISTANCE INÉGALE A LA SUBMERSION.

17	Lapin en digestion．	15 décembre．	.....	.....	4 m．．	.....
18	—	15 décembre．	.....	2 m．．	2 m. 30．	} 2 m. 53.
19	—	29 décembre．	.....	1 m. 30.	2 m. 15	
20	Cochon d'Inde．	12 juillet．	45 sec．．	1 m．．	2 m. 45．	2 m．．
21	Rat adulte．	5 août．	.....	50 sec．．	1 m. 40．	
22	—	22 avril．	1 m. 45．	.....	2 m. 45．	
23	—	22 avril．	1 m. 45．	.....	Retiré à 2 m. 10, survit.	
24	—	22 avril．	1 m. 30．	.....	Retiré à 2 m. 45, survit.	
25	Rat blanc, 25 jours．	28 septembre．	.....	.....	1 m. 30．	3 m. 10． } 2 m. 6...
26	— 2 mois．	28 septembre．	.....	.....	1 m. 30．	2 m. 30．
27	— mourant de maladie lente．	1ᵉʳ décembre, 18°．	45 sec．．	.....	2 m. 50．	.....
28	— mourant de péritonite．	22 décembre, 20°．	.....	.....	2 m. 20．	.....
29	Rat d'eau (*arvicola amphibius*), Linn．	18 novembre．	1 m. 30．	.....	2 m. 50．	.....
30	—	18 novembre．	.....	1 m．	1 m. 50．	..... } 2 m. 17...
31	—	18 novembre．	.....	1 m．	2 m．．	.....
32	—	18 novembre．	.....	1 m. 20.	2 m. 30．	.....

OISEAUX.

33	Chouette effraie (400 gr.), *Strix flammea*, Linn．	29 mai．	.....	1 m．．	2 m. 10．	2 m0. 1...
34	Moineau franc．	6 juillet．	.....	.....	40 sec．．	37 sec．．
35	—	6 juillet．	.....	.....	35 sec．．	35 sec．．
36	Alouette commune．	15 septembre．	.....	.....	30 sec．．	.....
37	—	15 septembre．	.....	.....	40 sec．．	.....
38	Alouette cochevis, *Al. cristata*, Linn．	15 septembre．	.....	.....	45 sec．．	45 sec．．
39	Roitelet huppé, *Regulus cristatus*, Linn．	12 décembre．	.....	.....	20 sec．．	20 sec．．

536 DE L'ACTE DU PLONGER.

ORDRE.	ANIMAUX.	DATE.	DURÉE de l'agitation violente.	DURÉE des mouvements d'ensemble.	DERNIÈRE trace de sensibilité.	DERNIER mouvement.	DERNIER battement du cœur.	DERNIER mouvement; moyenne pour chaque espèce.
40	Grimpereau familier, Certhia familiaris, Linn.	26 mai	15 sec.	20 sec.	. . .	28 sec.	34 sec.	34 sec.
41	Hirondelle de fenêtre (25 gram.), Hirundo urbica, Linn.	27 mai	. . .	. . .	. . .	45 sec.	. . .	45 sec.
42	Étourneau, Sturnus vulgaris, Linn.	15 septembre	30 sec.	. . .	. . .	1 m. 30.	. . .	1 m. 30.
43	Pigeon domestique	22 décembre	45 sec., lâche peu d'air.	. . .	. . .	1 m. 10.	. . .	
44	—	22 décembre	45 sec., lâche bonne. d'air.	. . .	. . .	1 m. 20.	. . .	1 m. 16.
45	—	15 décembre	. . .	1 m.	. . .	1 m. 20.	. . .	
46	—	15 décembre	. . .	45 sec.	. . .	1 m. 10.	. . .	
47	—	15 décembre	. . .	50 sec.	. . .	1 m. 20	. . .	
48	Poule	15 septembre	2 m. 30, lâche de l'air.	. . .	. . .	3 m. 30.	. . .	
49	—	15 septembre	id.	. . .	. . .	3 m.	. . .	
50	—	15 septembre	id.	. . .	. . .	3 m. 15.	. . .	3 m. 31.
51	—	22 novembre	3 min.	. . .	. . .	3 m. 30.	. . .	
52	— (coq de grande taille)	22 novembre	Peu de mouvements, lâche beaucoup d'air	. . .	. . .	4 m. 40.	. . .	
53	—	20 septembre	. . .	. . .	. . .	3 m. 15.	. . .	2 m. 30.
54	Dindon	20 septembre	. . .	45 sec.	. . .	2 m. 30.	. . .	2 m. 30.
55	Perdrix	14 septembre	. . .	. . .	. . .	2 m. 5.	. . .	2 m. 10.
56	—	14 septembre	. . .	. . .	. . .	2 m. 15.	. . .	
57	Chevalier à pieds verts, Totanus glareola, Temn.	15 septembre	. . .	. . .	. . .	1 m. 30.	2 m. 30.	1 m. 30.
58	Chevalier à pieds rouges, Totanus ochro=							

RÉSISTANCE INÉGALE A LA SUBMERSION.

59	Tourne-Pierre, *Strepsilas interpres*, Linn..	... septembre...	...	...	4 m. 30.	4 m. 30..
60	Râle d'eau, *Rallus aquaticus*, Linn...	15 septembre...	...	...	4 m...	4 m...
61	Râle marouette, *Rallus porzana*, Linn..	15 septembre...	...	...	4 m...	4 m. 43..
62	Goéland brun, *Larus fuscus*, Linn......	15 septembre...	N'a com. à se débattre qu'ap. 2 m.	...	...	...
63	Stercoraire (esp. inc.)............	23 septembre...	Peu d'ag.	...	4 m. 15.	7 m. 15..
64	Canard sarcelle, *Anas querquedula*, Linn.	15 septembre...	...	...	7 m. 15.	7 m. 15..
65	—	15 septembre...	...	...	7 m. 30.	
66	Canard domestique.............	15 septembre...	...	...	7 m. 30.	
67	— (1 kil. 500).....	3 novembre...	6 m. 30.	...	5 m...	8 m...
68	—	10 janv., eau tiède.	Reste très-tranquille.	...	...	16 m...
69	—					
70	— (2 kil. 250).....	11 septembre...	Calme pend. 2 m. 30.	...	7 m. 10.	10 m...
71	—	13 septembre...	Reste complètem. immobile, ne lâche pas d'air.	A 2 m. 30, 4 m, 5 m. 6 m. 30, 7 m.30, 8 m.	8 m, œil.	Se dégage brusq., et rev. auss. à lui.
72	—	5 heures après..	Agitat. viol. jusq. 7 m.; lâche beaucoup d'air.	...	5 m, œil.	8 m, n'a fait aucun mouv. respiratoire.
73	—	13 octobre......	Immob. pend. 13 m.	...	11 m, œil.	15 m...
74	Oie domestique............	20 décembre...	Calme 3 m.	...	7 m...	7 m. 30.
75	—	2 février.......	Mouv. viol. pend. 3 m.	...		8 m...
76	Grèbe castagneux, fatigué.........	18 novembre...	1 m...	...		2 m...	2 m. 43..
77	—	18 novembre...	1 m. 30.	...		2 m. 30.	
78	— vigoureux........	23 novembre...	Calme pend. 1 m. 40; agit. viol. de 1 m. 10 à 1 m. 50.	...		3 m. 40.	

Les résultats exprimés dans ces tableaux, bien qu'encore peu nombreux, prêtent à quelques considérations intéressantes au point de vue de l'histoire naturelle.

On voit d'abord que, d'une manière générale, les petits animaux meurent plus vite que les gros. Ainsi, la moyenne de la durée de la vie des Chiens a donné 4 min. 25 sec.; celle de la vie des Chats, 2 min. 55 sec.; celle de la vie des Rats, 2 min. 6 sec. Parmi les Oiseaux, nous voyons le minimum de résistance présenté par les petits Passereaux, et le plus petit oiseau de nos contrées, le Roitelet, a succombé en 20 secondes. C'est là, il faut bien le dire, quelque chose que rien n'explique ; on ne voit pas pourquoi l'équilibre d'un organisme vivant de petite taille se détruit en moins de temps que celui d'un organisme de dimensions plus grandes. Mais voit-on davantage pourquoi le développement des petits animaux se fait plus vite que celui des gros, ou pourquoi la durée de la vie des animaux est généralement en rapport avec la masse de leur corps ?

Si de cette vue générale nous passons à la comparaison des types spécifiques, nous voyons d'abord que certains animaux, considérés comme bons plongeurs par les naturalistes, ne méritent pas leur réputation. Tel est, parmi les Mammifères, le Rat d'eau, que Linné a nommé amphibie, qui ne résiste pas à la submersion une minute de plus que le Rat ordinaire.

Tels paraissent encore les Grèbes, vulgairement appelés Plongeons, et que, du reste, dans l'état de nature, je n'ai jamais vu rester une minute entière submergés.

Certains types d'Oiseaux révèlent, au contraire, une résistance singulière. Tel est le groupe des Râles, au moins de ceux qui habitent le bord des eaux ; la petite Marouette, moins grosse qu'une Grive, n'est morte qu'en quatre minutes ; je regrette de n'avoir pu mettre en expérience un Râle de genêt qui appartient au même genre, mais ne vit pas auprès de l'eau.

A côté des Râles, ou plutôt au dessus d'eux, se placent les Canards, qui m'ont toujours présenté une résistance singulière à la submersion ; la moyenne des expériences a donné 11 minutes 17 secondes.

L'analyse des expériences faites sur les Canards montre entre les extrêmes une distance énorme ; le minimum (n° 66) a été 7 minutes, le maximum (n° 69), qui dépasse de beaucoup la plupart des autres résultats, de 16 minutes. Remarquez ce Canard (n° 71) qui, retiré vivant et sensible de l'eau le matin, après 8 min., y mourut le soir au bout de 8 min. seulement de submersion. Ces faits sont instructifs et nous aurons à y revenir dans un moment. Ils nous montrent, pour l'instant, que les résultats consignés dans le tableau que je vous ai présenté sont des résultats bruts, qu'il faudrait beaucoup multiplier pour y introduire une analyse détaillée des circonstances. Mais cependant les conséquences générales que j'en viens de tirer me paraissent suffisamment établies.

J'ai eu, comme vous pouvez le voir dans le tableau (exp. 10), l'occasion de noyer un Phoque. C'était un jeune animal (un mètre de long) pris depuis quinze jours, sans blessures, mais fatigué par l'inanition. Je m'occupais alors fort peu de physiologie ; les constatations exactes que j'ai faites et consignées ici sont le résultat de la surprise que j'éprouvai à voir ce malheureux animal résister si peu de temps à la submersion. Je dois dire, du reste, que j'ai assez fréquemment chassé le Phoque et que son séjour sous l'eau, à l'état normal, dépasse rarement trois ou quatre minutes.

L'Hippopotame semblerait être, sous ce rapport, mieux

doué que le Phoque ; Gratiolet (1) déclare, en effet, avoir compté quinze minutes entre deux inspirations successives. D'autre part, tous les livres de physiologie rapportent, d'après Scoresby, qu'une baleine blessée peut rester sous l'eau pendant trente minutes.

A quoi peut être due cette faculté remarquable ? Les anatomistes comparateurs ont depuis longtemps cherché à résoudre la question. Ils ont, pour cela, étudié avec soin la structure de l'appareil respiratoire ou du système circulatoire de ces animaux plongeurs, et se sont efforcés de rattacher à l'explication de la faculté de plonger, toutes les particularités un peu saillantes de l'organisation. Ainsi a-t-on fait pour la prétendue communication des oreillettes cardiaques, annoncées à tort par Cl. Perrault; pour les vastes plexus artériels des Cétacés, pour les dilatations vraiment énormes que présentent dans l'abdomen les veines iliaques et la veine cave des Phoques, pour le singulier sphincter dont, chez ces derniers Mammifères, Burrow (2) a découvert l'existence autour de la veine cave inférieure, au moment où traverse le diaphragme : sphincter qui possède, comme je l'ai constaté (3), un muscle antagoniste qui doit se contracter énergiquement avec le diaphragme, au moment où le Phoque, après une longue immersion, fait enfin une inspiration. Mais, il faut bien le reconnaître, tout cela ne constituait que des indications isolées et insuffisantes. Gratiolet seul a vu la question d'ensemble et tenté d'établir une théorie.

Étudiant avec cette sagacité et cette patience, qui s'alliaient si bien chez lui avec les plus hautes tendances de

(1) CCXXXIX, p. 352.
(2) CCXL.
(3) CCXLI.

l'esprit, le système vasculaire de l'Hippopotame (1), Gratiolet y trouve des dilatations veineuses abdominales, un sphincter à la veine cave inférieure, comme chez le Phoque, et, en outre, une disposition fort curieuse qui peut permettre à l'animal d'oblitérer à volonté ses artères carotides.

Il interprète ainsi ces résultats curieux : « La veine cave
» inférieure s'oblitérant par la contraction de son sphincter
» musculaire, le sang qu'elle ramène n'arrivera point au
» cœur; il s'accumulera donc au fur et à mesure dans les
» plexus sous-cutanés, dans la dilatation de la veine cave,
» dans le grand sinus des veines hépatiques, dans le système
» entier des ramifications de la veine porte ; il gonflera les
» réseaux sanguins du foie et de la rate.

» Il n'en sera pas ainsi du sang que ramènent des parois
» musculaires du thorax, de la moelle épinière, du cerveau
» et des parties antérieures du corps, l'azygos et les autres
» veines qui se déversent dans le sinus de la veine cave su-
» périeure. Ce sang reviendra sans obstacle à l'oreillette et
» au ventricule droit, et sera chassé ensuite dans toute l'éten-
» due du système artériel.

» En conséquence, une partie de ce sang venu exclusive-
» ment de la veine cave supérieure passera dans les réseaux
» qui dépendent de la veine cave inférieure, et ne reviendra
» point au cœur; il s'ajoutera à la masse du sang empri-
» sonné dans les veines abdominales ; ce sera, en consé-
» quence, une nouvelle quantité de sang enlevé à la circu-
» lation pulmonaire. Or, les mouvements du cœur continuant,
» à chaque instant il se fera de la même manière une sous-
» traction nouvelle, et la quantité de sang qui circulera en-
» core entre certains appareils musculaires, les centres ner-

(1) CCXXXI.

» veux et le poumon, diminuera de plus en plus : ainsi, l'imminence de cette congestion des centres nerveux, qui est l'une des principales causes de la mort par asphyxie, sera de plus en plus éloignée à mesure que la submersion volontaire se prolongera davantage, conclusion au premier abord paradoxale, mais nécessaire, et par conséquent certaine. Rappelons enfin que la faculté que possède l'Hippopotame de comprimer et d'oblitérer ses artères carotides externes, au niveau de l'hyoïde vient en aide à ce résultat, en diminuant la quantité de sang artériel qui arrive à la chaîne des réseaux admirables crâniens et orbitaires.

» Mais cette curieuse organisation a encore une autre conséquence ; on sait que les Mammifères plongeurs ont des narines éminemment contractiles. Au moment où ils plongent, ils aspirent une grande quantité d'air, l'enferment en oblitérant leurs narines et l'emportent sous les eaux. Or, plus la quantité du sang qui parcourt le cercle de la circulation pulmonaire sera petite, plus son mouvement se ralentira, moins elle sera viciée par l'exhalation de l'acide carbonique ; la flamme se fait donc plus petite, si je puis ainsi dire, pour vivre plus longtemps dans une atmosphère limitée. ».

Cette théorie élégante manque, il faut bien l'avouer, de sanction expérimentale ; elle est le résultat du groupement habile de ces déductions anatomiques, dont nous avons appris à nous défier d'autant plus qu'elles paraissent plus vraisemblables. J'ai cru devoir vous la rapporter, parce qu'elle est encore ce que nous possédons de plus complet comme vue générale sur l'explication de la faculté de plonger. Mais mon respect affectueux pour la mémoire d'un maître ne doit pas m'entraîner jusqu'à vous dire que je la considère comme complétement démontée.

Gratiolet, du reste, ne prétendait point « avoir donné une » explication complète de la faculté merveilleuse des ani- » maux plongeurs. Il faudrait tenir compte, dit-il, de ces » idiosyncrasies mystérieuses qui font de chaque espèce » un monde à part dans la nature vivante ; mais ces don- » nées du problème... échappent en quelque sorte au do- » maine de l'expérience.... »

Tout en applaudissant à cette juste indication, je ne puis accepter, messieurs, la restriction qu'elle comporte : l'expérimentation est allée dans bien d'autres profondeurs porter la lumière, et je ne vois rien dans ces questions qui ne puisse être de son domaine.

Nous allons, joignant l'acte au précepte, chercher à notre tour, par voie purement expérimentale, en quoi peuvent consister ces idiosyncrasies, comme les appelait Gratiolet, terme dont le seul sens scientifique est d'exprimer les conditions organiques inhérentes à l'espèce animale considérée.

Il ne saurait nous être donné, de longtemps, de pouvoir prendre un Phoque ou un Hippopotame comme sujet de nos expériences. Fort heureusement, les faits consignés dans notre tableau nous signalent un animal qui n'est ni rare, ni précieux, et sur lequel nous pourrons, en toute facilité, expérimenter : je veux parler du Canard.

Comparons cet oiseau à un autre oiseau de taille à peu près égale, mais dont la résistance à la submersion est beaucoup moindre, le Poulet ; si nous ne laissons échapper aucun des faits que cette comparaison pourra nous fournir, peut-être arriverons-nous par cette voie, sinon à résoudre notre problème, du moins à préparer sa solution, et à écarter les explications erronées.

Prenons d'abord un animal de chacune de ces deux espèces, et noyons-les simultanément ; je les ai placés chacun dans une cage, où leurs mouvements sont assez libres, et ils sont immergés dans un aquarium à glaces transparentes.

A peine a-t-il senti l'eau, que le Poulet s'agite, s'efforce de fuir, et laisse échapper, d'une manière irrégulière, une certaine quantité d'air par ses narines ; au bout de deux minutes environ, ses mouvements cessent, l'animal tombe sur le flanc ; ses paupières ne se ferment plus quand on lui touche l'œil ; il fait une série de respirations dont la dernière, qu'accompagne une roideur générale du corps, a lieu un peu plus de trois minutes après l'immersion.

Le Canard, au contraire, immédiatement après son immersion, a fermé sa paupière clignotante, et il est resté calme pendant plus de trois minutes ; le Poulet était mort que le Canard ne donnait encore aucun signe de malaise. Le voici cependant qui fait, pour s'échapper, quelques mouvements violents ; ces mouvements s'affaiblissent ensuite. Sept minutes après l'immersion, je touche le globe oculaire, et les paupières se ferment ; le cœur qui battait avant l'immersion environ 100 fois par minute, ne donne plus que 14 battements réguliers et profonds. L'animal tombe bientôt au fond du vase ; au bout de dix minutes, il est pris d'un tremblement convulsif, lâche de l'air et expire.

Ainsi, en outre de la durée différente de la sensibilité et de la vie, le phénomène le plus saillant que nous ait présenté cette expérience comparative, c'est le calme du Canard opposé à l'agitation soudaine du Poulet submergé. C'est là, du reste, un fait général et qui n'a rien de bien extraordinaire ; les Oiseaux aquatiques, même les plus farouches (Canards, Grèbes, Goëlands, Râles..), se tiennent toujours tranquilles sous l'eau pendant un temps assez long. L'habitude qu'ils ont de ce milieu leur évite la surprise et la terreur que doivent éprouver des Oiseaux qui n'y plongent jamais.

Est-ce à dire que l'habitude explique tout, et qu'il faille nous retrancher derrière ce mot vague qui a servi si souvent à dissimuler les problèmes? Non, certes, messieurs. Je prends, en effet, un autre Canard et un autre Poulet; je mets à découvert leur trachée, et l'oblitère complétement avec un ruban serré. Or, vous les voyez périr en vous présentant des différences tout à fait semblables à celles que vous constatiez chez les Oiseaux submergés; c'est-à-dire que le Poulet est mort en $3^m,30^s$ et le Canard en $8^m,30^s$. Mais le Poulet est resté calme pendant 1 minute entière, tandis que l'immobilité du Canard a peut-être moins duré que dans la première expérience. Or, il n'est pas possible ici d'invoquer l'habitude.

L'importance de cette agitation sur la durée de la vie des animaux submergés ou étranglés est incontestable, et s'explique aisément. Le Coq (exp. 52) qui a vécu sous l'eau jusqu'à $4^m,40^s$ y était resté presque complétement immobile; le Canard (exp. 73) qui a survécu 15 minutes était resté pendant 13 minutes parfaitement tranquille, et celui de l'exp. 69, qui m'a présenté cette résistance vraiment extraordinaire de 16 minutes, n'avait fait pendant ce long temps que quatre ou cinq mouvements violents.

Mais cette influence n'a nulle part été plus manifeste que dans les deux expériences n°s 71 et 72, faites à cinq heures d'intervalle, sur le même animal. Un Canard submergé est resté, pendant huit minutes, parfaitement immobile, et sensible à l'œil; la sensibilité disparaît alors; après dix minutes, l'animal fait un brusque mouvement qui dégage sa tête; il respire aussitôt, et revient immédiatement à lui; il n'a pas lâché une bulle d'air. Cinq heures après, replongé dans des conditions identiques (il n'avait pas mangé dans l'intervalle), il s'agite après une minute et lâche une grande quantité de bulles d'air ; à cinq minutes, l'œil est insensible, agitation, bulles d'air ; à sept minutes, frémissements convulsifs ; retiré à huit minutes, il est mort. Cette différence remarquable ne peut guère être attribuée qu'aux mouvements, qui entraînent une grande consommation d'oxygène, et peut-être aussi à l'air expulsé prématurément de l'appareil respiratoire.

Examinons maintenant nos deux Oiseaux, au point de vue anatomique, et voyons si quelque chose, dans la structure de leurs appareils circulatoires ou respiratoires, pourra nous éclairer.

L'appareil vasculaire du Canard, d'abord, ne nous présente rien qui puisse être mis en ligne pour une explication ; sa veine cave inférieure est bien un peu dilatée avant d'arriver au niveau du foie, mais cette dilatation n'est pas comparable à ce qui existe chez le Phoque, et d'ailleurs il n'y a pas de sphincter pouvant oblitérer plus ou moins complétement la veine.

Une des idées les plus simples qui pouvaient venir à l'esprit pour expliquer la longue survie des Canards, était de supposer que leurs sacs aérifères extra-pulmonaires avaient une capacité plus grande que ceux des Poules ; de telle sorte qu'ils auraient à leur disposition un réservoir d'air plus considérable et dont l'influence serait évidente. Mais nous avons vu, dans une leçon précédente, qu'il n'en est rien (et que ces Oiseaux ont des poches aérifères de dimensions sensiblement égales (voy. p. 405).

Nous sommes ici, messieurs, en présence d'un problème qui ressemble beaucoup à celui que nous avons déjà étudié, de la survie plus ou moins longue de certains Poissons tirés de l'eau et exposés à l'air. Or, nous avons vu que l'explication de cette survie ne devait pas être cherchée dans quelque mécanisme anatomique, dans la structure de l'appareil branchial, etc., mais bien dans la différence des propriétés des tissus nerveux et musculaires chez les différents Poissons. Pour le dire d'avance, la résistance remarquable des nouveau-nés à l'asphyxie, résistance dont nous allons bientôt nous occuper, s'expliquera par des considérations semblables.

En serait-il ainsi pour le Canard comparé au Poulet? Les tissus du premier auraient-ils une propriété de résistance indépendante des mécanismes anatomiques? Expérimentons.

Il est de notion vulgaire qu'un Canard, la tête tranchée, peut encore parfois se tenir debout et même courir pendant quelques instants; un Poulet ne présente jamais ce phénomène. Il y a là quelque chose qui semble indiquer une différence dans les propriétés de tissu.

J'ai donc pris un Canard et un Poulet, et leur ai tranché le cou, environ au tiers supérieur. Le Poulet a exécuté des mouvements spontanés du corps pendant $1^m,30^s$; après $1^m,40^s$, il n'était plus possible d'obtenir de mouvements réflexes des pattes. Le mouvement réflexe des paupières avait disparu en 40 secondes. Moins de 12 minutes après la décollation, la galvanisation du nerf sciatique ne donnait plus de mouvements dans la patte. Aucun muscle n'était excitable par l'électricité, après $1^h,13^m$; la contractilité de l'iris sous l'influence d'un courant électrique s'était perdue en moins de 30 minutes.

Pour le Canard, les mouvements spontanés ont duré $3^m 30^s$; les mouvements réflexes, 3 min. 45 sec.; la sensibilité oculaire, 45 secondes; le nerf sciatique était encore un peu excitable après 16 minutes; mais les muscles avaient tous perdu leur contractilité entre 52 minutes, et 68 minutes après l'opération ; chose curieuse, l'iris continua à se contracter, quand on appliquait un courant électrique sur le globe de l'œil, pendant $1^h,45^m$.

J'ai plusieurs fois répété cette double expérience avec des résultats analogues, qui se résument ainsi : conservation un peu plus longue, chez le Canard, des propriétés de la moelle épinière, mais au contraire un peu moins de durée de la contractilité musculaire, à l'exception du muscle de l'iris qui reste contractile toujours fort longtemps.

Rapprochons le résultat présenté par les muscles de celui que nous avons constaté au début de ces leçons, touchant la quantité d'oxygène qu'ils peuvent consommer dans l'air. Les muscles de Canard, avons-nous dit (voy. p. 55), absorbent un peu plus d'oxygène que ceux de Poulet; leur contractilité, nous venons de le voir, dure un peu moins longtemps. Nous nous autoriserons de ce rapport en parlant tout à l'heure de la résistance à l'asphyxie des animaux nouveau-nés.

Et maintenant, trouvons-nous dans la différence de conservation des propriétés de la moelle épinière et des nerfs sensitifs ou moteurs des éléments suffisants pour expliquer la différence dans la résistance à l'asphyxie? Il y a bien là quelque chose, et nous n'avons pas le droit de négliger une différence de $1^m,30^s$. (Poulet) à $3^m,30^s$ (Canard), dans la conservation des mouvements spontanés et réflexes. Mais je ne crois pas que cela suffise pour la solution de notre problème.

D'ailleurs, dans le tronc de nos Oiseaux décapités, la circulation continue jusqu'à ce que l'hémorrhagie ait emporté tout le sang, ce qui met longtemps à s'accomplir; la moelle est donc irriguée et non isolée du sang : et si la cause de la résistance résidait dans ce sang?

Il se pourrait, d'abord, que le sang du Canard fût plus riche en oxygène que celui du Poulet. Ce serait alors, on le comprend, un réservoir oxygéné plus long à épuiser, et par conséquent, une cause de résistance évidente à l'asphyxie. Mais nous avons vu que l'expérience nous a donné précisément le contraire, et que dans le sang artériel du Poulet nous avons toujours trouvé plus d'oxygène que dans celui du Canard (voy. p. 146). Malgré certaines réserves qu'il est prudent de faire sur la généralisation de ces résultats, à cause de la quantité de sang très-variable que paraissent présenter les Oiseaux, je crois que ce n'est pas là qu'il faut chercher la raison de la résistance.

Rappelez-vous, cependant, l'expérience dans laquelle nous avons trouvé dans le sang du cœur droit d'un Canard beaucoup moins d'oxygène que dans celui du cœur droit d'un Chien (voy. p. 148). Il semble en résulter que les tissus du Canard utilisent beaucoup plus l'oxygène contenu dans le sang que ne le font ceux du Chien. Peut-être y a-t-il là quelque chose dont on pourrait tirer parti. Mais il faudrait d'abord faire des expériences comparatives non avec le Chien, mais avec le Poulet, ce dont je n'ai pu venir à bout.

En extrayant du sang pour ces diverses analyses, j'avais été frappé de ce fait que les tissus du Canard contiennent beaucoup plus de sang que ceux du Poulet. Chez ce dernier, on arrive aisément, sans encombre, à l'artère fémorale; chez le premier, on a toujours à se défendre contre des hémorrhagies. Les tissus d'un Poulet paraissent exsangues à côté de ceux d'un Canard. La différence est importante : j'ai dû l'étudier avec précision.

J'ai pris des Oiseaux de ces deux espèces, et les ai saignés à la veine jugulaire; j'ai alors recueilli le sang qui sortait, jusqu'à la mort, qui arriva assez rapidement. Voici les résultats d'un certain nombre de ces expériences.

Expérience I. — Un Canard pesant 906^{gr} a fourni ainsi 56^{gr} de sang ; le poids du sang représente donc $\frac{1}{16}$ du poids du corps.

Un Poulet pesant 782^{gr} a donné 17^{gr} de sang : rapport du poids du sang au poids du corps, $\frac{1}{46}$.

Expérience II. — Canard pesant 790^{gr} ; le sang pèse 45^{gr}, 5 : rapport $\frac{1}{10}$.

Poulet pesant 858^{gr} ; le sang pèse 28^{gr} : rapport $\frac{1}{30}$.

On a fait dessécher semblablement le sang de ces deux animaux ; celui du Canard a laissé 8^{gr} de résidu, celui du Poulet 5^{gr}. Le rapport du poids de ce résidu au poids total du corps était donc de $\frac{1}{98}$ pour le Canard, de $\frac{1}{170}$ pour le Poulet. Comme la plus grande partie de ce résidu est formé par l'hémoglobine des globules sanguins, cette pesée a la plus grande importance.

Expérience III. — Canard pesant 1247^{gr} ; sang, 87^{gr} : rapport $\frac{1}{14}$.

Poulet pesant 1155^{gr} ; sang, 55^{gr} : rapport $\frac{1}{21}$.

On a laissé le sang se prendre en caillot dans deux vases de formes identiques ; les caillots ont ensuite été imparfaitement desséchés. On a trouvé alors pour leur poids : Canard 15^{gr}, 5 ; Poulet 8^{gr}, 5. Rapport du poids du caillot sec au poids du corps : Canard $\frac{1}{80}$, Poulet $\frac{1}{136}$.

Expérience IV. — Canard 1222^{gr} ; sang 73^{gr} : rapport $\frac{1}{16}$.

Poulet 1190^{gr} ; sang 55^{gr} : rapport $\frac{1}{22}$.

Expérience V. — Canard 630^{gr} ; sang 29^{gr} : rapport $\frac{1}{21}$.

Poulet 800^{gr} ; sang 27^{gr} : rapport $\frac{1}{29}$.

On laisse le sang se coaguler dans des conditions identiques, et l'on trouve pour le poids du caillot mou, bien essuyé :

Canard $14^{gr},2$; Poulet $9^{gr},2$; d'où résulte pour le rapport du poids du caillot mou au poids du corps : Canard $\frac{1}{44}$, Poulet $\frac{1}{86}$.

Expérience VI. — Canard 2219^{gr}; sang 73^{gr}, rapport $\frac{1}{30}$.

Poulet 1448^{gr}; sang 52^{gr}; rapport $\frac{1}{27}$.

Voici le premier exemple d'un Canard fournissant moins de sang qu'un Poulet. Mais la chose n'a pas d'importance; en effet, ayant laissé se coaguler le sang dans des vases de forme semblable, et ayant ensuite fait dessécher à côté l'un de l'autre les deux caillots, nous avons trouvé les nombres suivants :

Poids du caillot sec : Canard $13^{gr},5$; Poulet 6^{gr}.

Rapport du poids du caillot sec au poids du corps : Canard $\frac{1}{164}$; Poulet $\frac{1}{241}$.

La richesse réelle du sang du Canard se révèle donc même dans ce cas.

Ainsi toutes ces expériences concordent pour nous montrer dans le Canard une quantité de sang, ou tout au moins une proportion des parties actives du sang, beaucoup plus considérables que dans le Poulet. Le rapport du poids au sang du poids du corps (en laissant de côté l'expérience VI), a été, chez le Canard, de $\frac{1}{14}$, $\frac{1}{16}$, $\frac{1}{16}$, $\frac{1}{17}$, $\frac{1}{21}$, et chez le Poulet de $\frac{1}{21}$, $\frac{1}{22}$, $\frac{1}{29}$, $\frac{1}{30}$, $\frac{1}{46}$. Un Canard a ainsi environ de un tiers à moitié plus de sang qu'un Poulet, et les détails des expériences montrent que la proportion du principe le plus important à considérer en ce moment, de l'hémoglobine, doit être plus considérable encore.

Voici donc enfin trouvé ce réservoir d'oxygène dans lequel le Canard peut pendant longtemps puiser, à l'aide duquel il peut résister à l'asphyxie. Ce réservoir, c'est son sang, et nous revenons à l'idée que nos analyses des gaz du sang nous avaient fait momentanément abandonner. Quant à ces analyses, leur importance nous paraîtra moindre qu'autrefois, maintenant que nous savons quelles grandes variations dans la richesse sanguine nous trouvons chez les Oiseaux d'une même espèce, variations qui n'ont pas leurs semblables chez les Mammifères. Chez les Chiens, par exemple, des hémorrhagies mortelles ont varié seulement de $\frac{1}{16}$ à $\frac{1}{19}$ du poids du corps dans un bon nombre d'expériences que j'ai faites sur des animaux bien portants, à jeun ou en digestion. Chez les Canards, elles ont varié de $\frac{1}{14}$ à $\frac{1}{30}$; chez les Poulets, de $\frac{1}{24}$ à $\frac{1}{46}$, c'est-à-dire plus que du simple au double. Nos analyses n'ont pas été assez nombreuses pour nous mettre à l'abri de cette cause d'erreur, que nous ne soupçonnions pas alors.

Pour démontrer d'une manière plus évidente que la grande richesse du sang est la cause principale de la longue résistance des Canards à l'asphyxie, je n'ai eu qu'à faire une expérience bien simple.

J'ai pris un Canard pesant 1315 grammes ; je lui ai retiré par l'artère fémorale, en 6 ou 7 minutes, 42 grammes de sang, soit environ un trente et unième du poids de son corps ; l'oiseau ne parut nullement affaibli par cette opération ; il continua de chanter et de marcher en boitant. Un quart d'heure après, je le plaçai dans une grande cage, que j'immergeai tout entière. Le canard demeura très-calme pendant deux minutes et demie ; puis survint une agitation médiocre, dont le dernier mouvement eut lieu cinq minutes après l'immersion ; on retira l'oiseau à six minutes, son cœur ne battait même plus.

Ainsi, ce Canard, privé d'environ de la moitié de son sang, et ramené à peu près sous ce rapport aux conditions ordinaires d'un Poulet, n'a pas survécu à l'immersion beaucoup plus longtemps qu'un Poulet qui fût, comme lui, resté tranquille, puisque nous en avons vu un donner signe de vie jusqu'à 4 min. 40 sec.

Cette richesse relative du sang chez le Canard est-elle un fait isolé parmi les animaux plongeurs? Tant s'en faut. Les pêcheurs, les voyageurs, les anatomistes ont tous remarqué l'énorme quantité de sang que contiennent les Phoques, les Marsouins, les Baleines. Il est à regretter qu'on n'ait jamais fait de pesées exactes. Mais Burdach (1) a pu dire avec raison : « Ils ont une énorme quantité de sang, même dans le tissu adipeux, et en quelque point de leur corps qu'on fasse une entaille, il s'écoule comme d'une poche. »

C'est à cette grande quantité de sang, à ce magasin d'oxygène combiné que j'attribue la plus grande part dans leur résistance à l'asphyxie. Peut-être y a-t-il encore quelque chose due aux propriétés mêmes des tissus nerveux; mais cela n'est pas démontré, car notre Canard décapité avait encore plus de sang que le Poulet décapité. Sans doute aussi, les dispositions anatomiques dont nous avons parlé, les grands sinus sanguins, les sphincters vasculaires doivent jouer un rôle dans l'explication de cette faculté remarquable. Il faut en dire autant de la puissance du diaphragme, de l'existence des sphincters nasaux, qui permettent de maintenir l'air sans efforts. Mais ce rôle est secondaire ; ces dispositions ne constituent que des perfectionnements harmoniques, comme nous l'avons déjà vu par la structure de l'appareil operculaire chez les Poissons à longue survie dans l'air. La raison principale est plus intime, elle touche de plus près aux conditions essentielles de l'être que ne le font ces simples mécanismes anatomiques.

(1) CXCVII, t. VI, p. 122.

TRENTE ET UNIÈME LEÇON

RÉSISTANCE A L'ASPHYXIE DES ANIMAUX NOUVEAU-NÉS.

Problème de Harvey. — Solution tirée de la perméabilité des orifices circulatoires fœtaux (P. Bérard). — Nouveau-nés qui résistent, ces orifices étant fermés ; Nouveau-nés qui ne résistent pas, ces orifices étant béants. — Différences dans les propriétés des éléments anatomiques. — Résumé sur l'explication de la résistance à l'asphyxie : Plongeurs, Nouveau-nés.

MESSIEURS,

La conclusion générale par laquelle nous terminions notre dernière Leçon, nous allons avoir à la reproduire, avec plus de force encore, après avoir étudié une question dont se sont occupés des hommes éminents, et qui, posée par Harvey, a mérité, par son importance, de recevoir le nom de « problème de Harvey » : je veux parler de la longue résistance à l'asphyxie que présentent certains mammifères nouveau-nés.

Le véritable problème de Harvey était celui-ci : Pourquoi un fœtus laissé dans le liquide de l'amnios, ou plongé dans l'eau avant d'avoir respiré, peut-il continuer à vivre pendant un temps très-long, faculté qu'il perd après avoir fait une seule inspiration dans l'air? Ce problème était posé en des termes inexacts. Il est certain, disait avec raison Haller (1), que s'il pouvait s'opérer un changement aussi subit,

(1) V, p. 316.

il faudrait désespérer d'expliquer jamais cet étrange phénomène.

Les expériences bien connues de Haller, de Buffon et de Legallois ont montré d'une manière évidente que la faculté de résister à l'asphyxie ne se perd pas immédiatement après la première respiration, mais qu'au contraire elle persiste, bien qu'en diminuant graduellement, dans les jours qui suivent la naissance.

Cette résistance à l'asphyxie est vraiment des plus remarquables, et l'on ne saurait trop fréquemment en citer des exemples. Des petits Chiens naissants ont pu, dans les expériences de Haller et de Buffon, rester pendant une demi-heure immergés dans l'eau tiède, et en être retirés vivants. C'est à peu près la même durée pour les Chats et les Rats naissants, sur lesquels j'ai fait de nombreuses expériences.

Au reste, cette durée varie avec diverses circonstances, notamment avec la température. Ainsi, j'ai immergé quatre Chats de la même portée dans des vases pleins d'eau, à différentes températures. Dans l'eau à 14 degrés, le petit Chat est mort au bout de $27^m 30^s$; dans l'eau à 20 degrés, de 26 minutes; à 26 degrés, de 18 minutes; à 36 degrés, de $11^m 30^s$.

Ceci, pour le dire en passant, doit servir d'enseignement aux médecins de n'avoir pas tant à se préoccuper du réchauffement, soit dans les cas d'opération césarienne sur le cadavre, soit dans le cas de mort apparente des nouveau-nés. Plus on augmentera la température, plus on augmentera aussi les causes de mort.

Vous voyez, d'autre part, que toutes les fois qu'on rapportera des faits de cet ordre, il conviendra d'indiquer avec soin la température à laquelle on a opéré. Toutes les expériences que je rapporterai par la suite ont été faites à la température de 18 à 22 degrés.

Les jeunes Mammifères ne présentent pas seuls cette remarquable faculté de résistance. Il en est de même pour certains Oiseaux, comme je m'en suis assuré, pour les Passereaux, notamment, et probablement pour tous ceux qui viennent au monde nus, et pour lesquels Charles Bonaparte avait établi sa sous-classe des *Altrices*. Nous verrons qu'il en est tout autrement pour les Gallinacés et les Palmipèdes de la sous-classe des *Præcoces*.

A quoi est due cette résistance, plus remarquable encore qu'aucune de celles présentées par les animaux plongeurs? Si vous cherchez dans les livres de physiologie, vous verrez que tous les auteurs acceptent d'une manière plus ou moins formelle une explication adoptée dès le siècle dernier; explication qui se rattache aux théories dont je vous ai parlé, et où l'asphyxie était attribuée à l'imperméabilité du poumon par le sang.

Personne n'a mieux que P. Bérard (1) développé cette théorie; voici ses propres paroles : « Soient un Mammifère, une Chienne, par exemple, et son nouveau-né, submergés immédiatement après la parturition. La première aura succombé au bout de deux minutes et demie, tandis que le nouveau-né sera retiré vivant du liquide après une demi-heure; pourquoi cette différence? C'est que pour se mouvoir circulairement, et pour passer des cavités droites du cœur dans les cavités gauches, pour passer du système veineux général dans le système aortique, il n'y a qu'un chemin chez l'adulte, c'est le poumon; tandis que chez le nouveau-né il y a trois routes : le poumon, si ce

---

(1) XXI, p. 450.

» nouveau-né respire, et, s'il ne respire pas, le trou de
» Botal et le canal artériel. La circulation est donc assurée
» chez ce dernier. Si la respiration lui manque, il mourra
» sans doute, mais il mourra une demi-heure ou une heure
» plus tard, par le fait de la véritable asphyxie ; tandis que
» l'adulte, n'ayant point la ressource d'un trou de Botal et
» d'un canal artériel, aura succombé en deux ou trois mi-
» nutes, par embarras de la circulation. Si l'on ne voulait
» pas admettre cette explication, il faudrait supposer que le
» manque d'oxygénation du sang est plus prochainement
» nuisible à l'adulte qu'au nouveau-né. J'aime mieux m'en
» tenir à l'opinion que le sang traverse moins facilement le
» poumon quand la circulation est interrompue. »

« Ainsi, ajoute-t-il, la faculté de résister à la suppression
» de la respiration est *incontestablement* liée à l'existence
» du trou de Botal et du canal artériel. »

Mais s'il en était ainsi, comment expliquer que les animaux nouveau-nés résistent si longtemps non-seulement à l'asphyxie brutale par submersion ou par strangulation, mais à l'asphyxie lente et graduelle par respiration d'un gaz incapable d'entretenir la vie. Rappelez-vous ces Rats âgés déjà de quatre ou cinq jours, dont je vous citais l'observation dans notre leçon dernière, et qui donnèrent des signes de vie pendant plus de vingt minutes dans une atmosphère d'azote. Un Rat adulte y serait mort en dix fois moins de temps ; cependant rien ne s'opposait au passage du sang à travers le poumon, et les orifices fœtaux ne donnaient aux jeunes animaux aucun avantage sur l'adulte.

Mais laissons-là les raisonnements et allons droit à l'expérience. Dans les jours qui suivent la naissance, on voit d'un côté diminuer graduellement, puis se perdre, la faculté de résistance, et d'autre part, s'oblitérer le trou de Botal et le canal artériel. Il n'en fallait pas davantage pour servir d'argument nouveau à ceux qui veulent établir entre ces phénomènes concomitants les relations de cause à effet. Mais cette apparente coïncidence est-elle toujours bien exacte? Pour m'en assurer, j'ai examiné avec un soin minutieux ce que m'ont présenté de jeunes Rats sur lesquels j'ai expérimenté. Ces animaux appartenaient à deux portées; je les ai noyés dans de l'eau tiède à la température moyenne de 20 degrés.

Le tableau que je mets sous vos yeux résume les résultats de ces expériences.

N° 1, Rat âgé de 12 à 15 heures, fait un dernier mouvement à 30 minut.
N° 2............ 3 jours........................... 27 —
N° 3............ 3 .... 20 —
N° 4............ 6 .... 15 —
N° 5............ 7 .... 12 —
N° 6............ 10 .... $11^m,30^s$
N° 7............ 13 .... $7^m,20^s$
N° 8............ 14 .... $4^m,45^s$
N° 9............ 20 .... $1^m,35^s$

Ainsi, après vingt jours, un jeune Rat périt sous l'eau à peu près dans le même temps qu'un Rat adulte. Cet âge est, veuillez le remarquer, celui où le jeune animal mangeant seul, commence à s'éloigner de sa mère, et à vivre d'une vie tout à fait indépendante.

Si maintenant nous comparons aux faits rapportés dans le tableau, les résultats des autopsies faites avec soin, nous voyons que dans les n°⁵ 1, 2, 3, 4, les conduits et orifices fœtaux étaient encore béants, bien que de moins en moins larges, tandis que dans le n° 5 leur perméabilité était au moins douteuse, et que dans le n° 6, c'est-à-dire à partir du dixième jour, elle avait très-certainement disparu.

Or, ce n° 6, dont la circulation se faisait exactement comme celle d'un adulte, a vécu plus de onze minutes là où l'adulte n'aurait certes pas dépassé deux minutes et demie.

Voilà des faits qui montrent la résistance à l'asphyxie persistant après que les voies circulatoires fœtales ont été oblitérées; en voici d'autres maintenant qui montrent, en sens inverse, de jeunes animaux, avec leurs voies circulatoires fœtales béantes, et qui succombent beaucoup plus vite que les adultes à l'influence de la privation d'air.

C'est ce que présentent les jeunes Poulets et les jeunes Canards au sortir de l'œuf, ou dans l'œuf lui-même, quelques jours avant l'éclosion.

Nous avons vu, en effet, qu'un Poulet adulte périt, en moyenne, sous l'eau, au bout de trois minutes; or, prenez un Poussin qui vient d'éclore, ou même cassez la coquille d'un œuf qui n'éclora que dans deux ou trois jours et submergez le jeune Oiseau, il périra en une minute vingt secondes ou une minute trente secondes au plus. Cela est encore bien plus saisissant quand on expérimente avec un jeune Canard. J'en ai pris un éclos depuis six heures, je l'ai plongé dans de l'eau à 25 degrés; après une minute et demie, toute sensibilité, tout mouvement avait disparu; retiré à deux minutes, il ne donna plus aucun signe de vie. Un Canard adulte aurait pu vivre peut-être dix minutes encore. Or, chez tous ces jeunes Oiseaux, les orifices fœtaux étaient largement perméables.

Il serait inutile d'insister davantage; et, bien évidemment, l'explication regardée par P. Bérard comme incontestable n'a pu soutenir la critique expérimentale.

Mais si cette explication ne peut plus être admise, quelle autre convient-il de lui substituer?

Il ne saurait être ici question de chercher parmi les différences dans les mécanismes anatomiques; le nouveau-né est, en effet, sauf les dimensions et la proportion des parties, semblable à l'animal adulte. Invoquerons-nous la quantité de sang ? pas davantage : vous avez, en effet, sous les yeux un Rat âgé de deux jours, auquel on vient d'ouvrir la poitrine, et d'enlever le cœur; tout son sang s'est écoulé, et cependant il donnera pendant plus de quinze minutes des signes de sensibilité. Or, chez un animal adulte de la même espèce, ces signes auraient disparu quelques secondes après l'opération.

Nous touchons ici à la véritable explication de la résistance à l'asphyxie; elle n'est pas autre que celle invoquée par nous pour rendre compte de la longue survie dans l'air de certains Poissons. Ce n'est pas, vous disais-je, dans la structure anatomique différente des branchies que vous trouverez la solution du problème, puisque la même inégalité dans la persistance des phénomènes de la vie se retrouve entre des animaux décapités. Il en est ici de même, et la différence est encore plus saisissante peut-être. Tranchez la tête d'un Rat adulte : en quelques secondes auront disparu les mouvements réflexes et par conséquent la manifestation des propriétés de la moelle épinière; chez un nouveau-né, au contraire, vous pourrez obtenir ces mouvements pendant plus d'un quart-d'heure. La persistance des propriétés motrices des nerfs, celle de la contractilité musculaire auront lieu, chez les deux animaux en expérience, avec une durée tout aussi inégale.

Ces faits sont connus depuis fort longtemps; comment se fait-il qu'on n'en ait point tiré parti? Les préoccupations dominantes de l'école qui voulait asservir la physiologie à l'anatomie, d'une part; d'autre part, l'influence de l'antique théorie sur l'explication de l'asphyxie par l'imperméabilité des poumons, théorie qui, battue en brèche par Bichat, avait été reproduite par J. P. Kay (1), et acceptée même par P. Bérard, donnent la raison de cette inattention singulière. Il fallait cependant que ces idées fausses prédominassent singulièrement dans les esprits, pour que l'on continuât à expliquer, par une disposition particulière de l'appareil circulatoire, une différence qui persiste alors même que cet appareil est enlevé.

Pour nous, c'est dans la résistance vitale inégale des divers tissus ou éléments anatomiques que nous trouvons l'explication de la différence qui existe entre les animaux adultes et les nouveau-nés. Un nerf, un muscle, séparés du corps, se conduisent différemment, quant à la persistance de leurs manifestations physiologiques suivant qu'ils appartiennent à l'un ou à l'autre de ces êtres. Ce fait explique suffisamment que cette persistance soit inégale encore lorsque l'organisme vivant tout entier est soumis à des causes de mort.

Je dis à dessein « des causes »; nous avons vu, en effet, que cette résistance remarquable des nouveau-nés n'a pas lieu seulement en présence de l'asphyxie, mais encore de diverses substances toxiques. Telle est, il vous en souvient, la strychnine à laquelle le nouveau-né ne succombe que sous l'influence d'une dose décuple (eu égard à son poids) de celle qui peut tuer un adulte.

Je ne reviendrai pas sur les réflexions que je vous ai exposées à ce propos en parlant de la survie des Poissons (voy. page 262), mais je me demanderai maintenant comme alors : Pouvons-nous aller plus loin ? Pouvons-nous trouver un phénomène qui soit en rapport plus direct avec la cause prochaine de cette inégalité que nous constatons dans la ré-

(1) CCXLII.

sistance vitale des éléments? Je crois pouvoir répondre qu'en étudiant la respiration des tissus, nous avons appris à connaître un semblable phénomène.

Nous avons vu, en effet, que les muscles des animaux nouveau-nés consomment, à poids égal, et dans le même temps, une quantité d'oxygène beaucoup moindre que ne le font les animaux adultes. Dans l'expérience que je vous ai citée (voy. page 54), la différence a été comme 47 est à 29. Veuillez remarquer que cette différence se fût probablement exagérée si les fragments musculaires, au lieu de rester à la température du laboratoire, avaient été maintenus à la température où ils se trouvaient dans le corps des animaux.

Les tissus anatomiques de l'adulte consommant beaucoup plus d'oxygène que ceux du nouveau-né, on comprend que la privation d'oxygène leur soit beaucoup plus rapidement sensible. Nous pouvons donc rattacher ce fait à la cause prochaine de la résistance vitale. Mais ce n'est que le premier pas fait dans une direction qui peut être féconde en résultats importants.

Résumé. — Si maintenant, pour résumer sous une forme plus saisissante ce que nous avons dit dans ces deux dernières leçons touchant la résistance à l'asphyxie, nous mettons en face l'un de l'autre deux animaux qui présentent cette résistance à des degrés remarquables, bien qu'un peu inégaux, un Canard et un Rat nouveau-né, la différence nécessaire d'explications qu'on a voulu rendre semblables frappe aussitôt l'esprit.

Nous trouvons dans le Canard un animal actif, vigoureux, d'une température élevée et parfaitement constante, un Oiseau que rien ne distingue des autres Oiseaux non plongeurs. Le Rat nouveau-né, au contraire, nu, aveugle, sourd, rampant, suivant presque sans résistance les oscillations de la température ambiante, est un être débile dans lequel rien n'annonce, pour ainsi dire, ce que sera l'animal adulte.

Si nous étudions les actes chimiques de leur respiration, nous voyons le Canard consommer autant et même plus d'oxygène, en un temps donné, que les autres Oiseaux, et cette consommation augmenter encore si l'on abaisse autour de lui la température de l'air. Le nouveau-né, au contraire, absorbera beaucoup moins d'oxygène, eu égard à son poids, que ne l'eût fait l'adulte, et cette absorption diminuera quand s'abaissera la température ambiante.

Tranchons-leur à tous deux la tête. Après deux ou trois minutes le Canard demeure immobile et ne répond plus aux excitations venues du dehors ; bientôt, ses nerfs moteurs, ses muscles eux-mêmes refuseront d'agir, à peu près en même temps, un peu plus vite même que s'il s'agissait d'un Oiseau non plongeur, d'un Poulet par exemple. Quant au nouveau-né, son corps décapité donnera pendant plus d'un quart d'heure des signes de sensibilité, et ses muscles se contracteront encore longtemps après qu'un adulte semblablement opéré sera en rigidité complète.

Enlevant maintenant des fragments musculaires et les plaçant sous des cloches pleines d'air, nous trouverons que les muscles du Canard consomment autant et même un peu plus d'oxygène que ceux d'un Poulet pris pour terme de comparaison ; les muscles du nouveau-né, au contraire, consommeront beaucoup moins d'oxygène que ceux d'un animal adulte.

Chez le premier, en un mot, activité intense ; chez le second, dépression, ralentissement des phénomènes vitaux.

Comment a-t-on pu, *à priori*, chercher pour les deux cas l'explication de la résistance dans quelque modification analogue, au fond, de la disposition ordinaire de l'appareil circulatoire ?

Cette explication, nous l'avons trouvée par voie expérimentale, par *à posteriori*, chez le Canard, dans la quantité énorme de sang qu'il contient ; chez le nouveau-né, dans la *résistance vitale* plus grande de ses éléments anatomiques. Il nous reste à savoir ce que veut dire exactement ce terme de résistance vitale, qui exprime, mais n'explique pas l'ensemble des phénomènes : tâche difficile, mais à laquelle nous nous efforcerons de ne pas faillir.

Veuillez remarquer que tout ce que nous avons dit de l'animal nouveau-né, nous aurions pu, tout aussi bien, le dire du Reptile, surtout pendant la saison froide : même engourdissement général, docilité plus grande encore à suivre les modifications de la température ambiante, résistance vitale plus étonnante encore des éléments anatomiques. Nous revenons donc par une autre voie à cette assimilation, « in- » stinctivement acceptée, suivant l'expression de Gratiolet, » dès l'enfance de la physiologie » ; mais cette assimilation n'a pas conservé sa base antique de la communication des cavités du cœur : elle se fonde, au contraire, sur ce qu'il y a de plus intime dans l'être vivant, sur les propriétés de ses éléments anatomiques.

Messieurs,

Nous sommes arrivés au terme de ces leçons ; permettez-moi de jeter un regard en arrière sur le terrain parcouru, et d'examiner rapidement, avant de nous séparer, les faits principaux parmi ceux sur lesquels j'ai appelé votre attention.

Je serai extrêmement concis ; laissant de côté les faits isolés, les questions de détail, je désire ne vous présenter qu'un simple résumé, une sorte de table des matières pour les résultats les plus importants de nos travaux de cet hiver.

Respiration des tissus. — La première question que nous ayons expérimentalement étudiée est celle que l'on peut désigner abréviativement sous le nom de respiration des tissus ; indiquée par Spallanzani, cette question n'avait plus été le sujet que de recherches relatives au tissu musculaire, et des travaux publiés tout récemment en Allemagne tendaient, à mon sens, à en fausser l'interprétation. Après l'énumération de quelques faits relatifs aux tissus végétaux, nous avons constaté que :

1° Les tissus de nature différente, pris chez un même animal, respirent avec une inégale activité ; en tête vient le tissu musculaire, puis le tissu nerveux, etc.

2° La respiration de tissus semblables peut être influencée par la composition, la température, etc., de l'atmosphère ambiante.

3° Des tissus de même nature, pris sur des animaux appartenant à des groupes zoologiques différents, respirent inégalement.

De ces faits nous avons tiré des conclusions relatives à la consommation normale de l'oxygène dans les divers points de l'organisme, à l'explication de certains phénomènes présentés par les Reptiles, les animaux nouveau-nés, etc.

Gaz du sang. — Après une étude historique et dogmatique qui sortait un peu du plan de ce cours, mais dont les développements m'ont paru nécessaires à cause du peu de renseignements contenus sur ce sujet dans les livres publiés en France, nous avons analysé expérimentalement l'influence de certaines conditions sur la richesse en oxygène du sang artériel. Nos principaux résultats ont été les suivants :

1° La quantité d'oxygène contenue dans le sang augmente ou diminue avec la proportion de ce gaz dans l'atmosphère respirable ou, en d'autres termes, avec la pression extérieure de ce gaz : de là nous avons pu tirer des inductions légitimes sur les effets de la respiration dans les régions élevées, montagnes, etc., inductions qui pourront être prochainement, grâce à l'intervention et au concours de M. le docteur Jourdanet, soumises au jugement de l'expérience.

2° Le sang d'un animal à jeun est plus riche en oxygène que le sang d'un animal en digestion.

3° L'oxygène augmente pendant le sommeil dû à l'action du chloroforme, ce qui détruit l'assimilation erronée établie par quelques auteurs entre cette action et l'asphyxie.

4° Il existe, entre la richesse oxygénée du sang chez divers Mammifères et chez divers Oiseaux, des différences que je vous rappelle seulement, n'ayant pas le temps de les analyser ici.

Milieux respirables. — *Eau.* — Nous avons déterminé expérimentalement quelques-unes des raisons pour lesquelles la plupart des animaux aquatiques meurent quand on les transporte de l'eau de mer dans l'eau douce, et réciproquement, mort qui est, le plus souvent, une véritable asphyxie.

Air. — Nous avons vu que l'air des alvéoles pulmonaires, en présence duquel se passent réellement les échanges respiratoires, est très-chargé d'acide carbonique et très-pauvre en oxygène.

Mécanismes respiratoires dans la série animale entière. — Ce vaste sujet méritait de nous retenir et nous a retenus longtemps.

Après l'indication des conditions générales auxquelles doit satisfaire un appareil respiratoire, nous avons rapidement passé en revue l'étude des mécanismes qui servent à la *respiration aquatique* chez les animaux invertébrés. Puis, après une digression nécessaire sur l'exposition de la méthode graphique, nous avons appliqué celle-ci à l'étude de la respiration chez les Poissons, et relevé sur ce point spécial quelques erreurs accréditées dans la science.

Passant ensuite à l'étude de la *respiration aérienne*, nous avons eu d'abord à expliquer l'inégale durée de la survie de divers Poissons lorsqu'on les retire de l'eau ; cette inégale résistance, nous en avons trouvé la raison, non point comme on l'enseigne partout, dans des modifications anatomiques des appareils, mais dans les différences des propriétés des tissus.

Arrivés aux Vertébrés aériens, nous avons fait un constant usage de la méthode graphique qui nous a été doublement utile, d'une part, pour mettre en lumière des détails inaccessibles à l'observation directe, d'autre part pour constater d'une manière indéniable les faits que nous observions.

Grâce à elle, nous avons pu analyser les mouvements respiratoires des Batraciens ; démontrer que les Tortues ne déglutissent pas l'air, comme on l'enseigne partout, mais l'inspirent par dilatation thoracique ; donner une analyse exacte et détaillée des rhythmes respiratoires si curieux des Tortues, des Serpents, des Lézards, des Crocodiles, des Oiseaux.

Chez les Mammifères, nous avons employé cette méthode à l'étude de certaines questions et à la solution de certains problèmes de détail : je citerai, par exemple, les changements que les actes respiratoires apportent dans la pression intra-abdominale ; l'action tant controversée de la contraction du diaphragme sur les côtes inférieures, la découverte de son action sur les côtes supérieures ; l'influence des battements du cœur sur la pression de l'air contenu dans les poumons ; les modifications de la respiration pendant le cri, le chant ; la part des puissances contractiles et celle des puissances élastiques dans l'expiration, etc.

Contractilité pulmonaire. — La méthode graphique nous a encore permis de mettre hors de doute deux faits plus importants. Le premier, c'est l'existence de la contractilité du tissu pulmonaire et les relations de cette propriété avec les nerfs pneumogastriques, qui seuls la mettent en jeu ; après cette section, elle se perd, sans que la fonction respiratoire se trouve, pour cela, compromise. J'ai constaté la contraction du poumon chez tous les Reptiles et chez les Mammifères.

Le second fait est la diminution de pression, diminution réelle et non point seulement virtuelle, qui se fait dans le poumon pendant l'inspiration et l'augmentation de pression qui a lieu pendant la phase inverse ; fait dont nous n'avons pas manqué d'indiquer les conséquences relatives à la théorie de la respiration.

Nombre des mouvements respiratoires. — L'étude du

nombre des mouvements respiratoires chez les animaux d'espèces différentes, étude basée sur une certaine quantité d'observations faites sur des Mammifères, des Oiseaux, des Poissons et des Mollusques, nous a fournis, entre autres résultats intéressants, les suivants : 1.º Les Oiseaux respirent beaucoup moins fréquemment que les Mammifères (à taille sensiblement égale) ; 2° les Mammifères carnassiers moins que les herbivores ; 3° le nombre des mouvements respiratoires est en rapport inverse avec la taille, mais seulement dans un même groupe zoologique, et, chez les Poissons, dans une même espèce. Nous avons vu, en outre, à ce propos, que la capacité des poumons diffère chez des Mammifères de même taille, mais appartenant à des groupes différents.

Influence de certaines conditions sur le rhythme respiratoire. — Reprenant ensuite la méthode graphique, nous avons étudié l'influence de certaines conditions sur le rhythme de la respiration d'un même animal ; j'ai ainsi recueilli et vous ai présenté un très-grand nombre de tracés représentant les altérations de ce rhythme, en présence d'obstacles apportés à l'entrée ou à la sortie de l'air, à la suite de certains empoisonnements (strychnine, curare, acide phénique, chloroforme, etc.), et sous l'influence de l'asphyxie ou de l'hémorrhagie poussées jusqu'à la mort. Chemin faisant, nous avons constaté la résistance extraordinaire que présentent à l'action de certains poisons les animaux nouveau-nés, résistance telle qu'il faut, pour les tuer lentement par la strychnine, décupler la dose qui foudroierait un adulte.

Influence de la section des nerfs pneumogastriques sur le rhythme respiratoire. — L'influence de la section des nerfs pneumogastriques sur la respiration, étudiée depuis si longtemps par de si nombreux auteurs, a été analysée par nous chez les Mammifères, les Oiseaux et les Reptiles, par la méthode graphique, et nous a fourni des résultats fort curieux. Nous vous avons présenté un très-grand nombre de tracés qui montrent ce qu'il y a de général et ce qu'il y a de variable dans les résultats de cette section, et donnent parfaitement la clef des apparentes contradictions des auteurs.

Influence de l'excitation de certains nerfs (pneumogastrique, laryngé supérieur, nasal) sur le rhythme respiratoire. — Mais là où la méthode graphique nous a rendu les plus signalés services, c'est dans l'étude des modifications que l'excitation de certains nerfs apporte dans le rhythme respiratoire. Ici, nous l'avons invoquée surtout pour obtenir et pouvoir présenter une preuve irrécusable de la nature du trouble survenu et de ses rapports avec le moment même de l'excitation. Grâce à elle, et aussi, permettez-moi de le dire, grâce à la patience avec laquelle nous avons multiplié les expériences sur des Mammifères, des Oiseaux et des Reptiles, nous avons pu résoudre une question dont les plus éminents physiologistes avaient donné des solutions tout à fait différentes, et, ce que j'estime au moins autant, nous avons pu donner la raison de ces apparentes contradictions.

L'excitation du nerf pneumogastrique, celle du nerf laryngé supérieur, celle du nerf nasal, sont susceptibles d'arrêter la respiration au moment même où elles sont appliquées au nerf, et l'antagonisme entre le pneumogastrique et les deux autres nerfs, antagonisme que Rosenthal consacra presque un volume à exposer et à défendre, ne peut plus être admis : en même temps s'écroulent maintes théories hâtivement édifiées pour l'explication du rhythme respiratoire.

Quand cette excitation est forte, elle peut tuer instantanément l'animal, par une espèce de foudroiement centripète arrivant au *nœud vital*. Nous avons trouvé, dans la constatation fréquemment renouvelée de ces faits, une explication probable de certaines morts subites, attribuées probablement à tort à la syncope, à l'oblitération des voies respiratoires, etc.

Ces recherches sur les nerfs pneumogastriques nous ont permis d'émettre une opinion sur la cause de la mort qui, chez tous les Vertébrés aériens, suit la section de ces nerfs. Cette mort, avons-nous dit, n'est due ni à la suppression des filets cardiaques, ni à celle des filets intestinaux, ni à celle des filets moteurs des muscles bronchiques, mais à celle des filets sensitifs venant des poumons.

Asphyxie dans une atmosphère confinée. — Dans nos dernières leçons nous avons étudié les phénomènes que présente la mort par asphyxie dans une atmosphère confinée. Pour éclairer la question de savoir si la mort est due à la diminution de l'oxygène ou à l'accumulation de l'acide carbonique, nous avons employé comme milieu respirable, tantôt l'air ordinaire, tantôt une atmosphère suroxygénée ou surcarboniquée; nous avons mis, de plus, en expérience, des Mammifères, des Reptiles, des Oiseaux. Ces expériences nombreuses, dont nous vous avons présenté le résumé sous forme de tableaux, nous ont permis de déclarer que :

1.° Si les gros animaux consomment moins d'oxygène proportionnellement à leur taille que les petits, cela ne s'explique pas seulement par la raison purement physique universellement invoquée, mais que cela tient à quelque raison physiologique plus intime.

2° L'acide carbonique n'est pas seulement un gaz irrespirable, mais un véritable poison.

3° Les Reptiles redoutent beaucoup plus l'acide carbonique que les animaux à sang chaud.

4° La mort dans l'air confiné est déterminée, dans les circonstances ordinaires de température, etc., chez les animaux à sang chaud, par l'appauvrissement du milieu en oxygène; chez les Reptiles, par la présence en excès de l'acide carbonique.

Asphyxie par submersion. — *Résistance inégale des divers animaux.* — Cherchant à analyser les divers phénomènes que présente un animal submergé, nous l'avons vu arrêter ses mouvements respiratoires, non point sous l'influence d'un avertissement apporté par la cinquième paire, comme Beau l'avait prétendu, mais volontairement; puis, perdant l'intelligence et bientôt la sensibilité, exécuter des mouvements respiratoires qui introduisent de l'eau dans ses poumons.

Ces diverses phases ont une durée qui varie notablement chez les divers animaux, et je vous ai présenté un tableau résumant les résultats d'un assez grand nombre d'expériences faites sur les Mammifères et les Oiseaux. Celles-ci nous ont révélé dans le type des Canards une faculté de résistance vraiment extraordinaire qui a pu aller jusqu'à 16 minutes, et nous a permis d'établir alors une nouvelle série d'expériences.

Résistance à l'asphyxie des animaux plongeurs. — Nous avons pu en effet, comparant l'un à l'autre un Oiseau non plongeur, comme un Poulet, avec un Canard, chercher la raison de la différence énorme dans la résistance que ces deux animaux présentent à l'asphyxie par submersion ou strangulation. Nous avons vu qu'aucun mécanisme anatomique n'en rend compte, ce qui nous a mis en garde contre des explications séduisantes tirées de l'anatomie au sujet des

Mammifères plongeurs. Nous avons constaté de plus qu'il ne faut point invoquer ici les propriétés de tissu ; mais que la raison de cette différence réside dans la quantité énorme de sang que contiennent les vaisseaux des animaux plongeurs, sang que constitue alors un réservoir d'oxygène beaucoup plus considérable. On peut, par une saignée médiocre, ramener un Canard, sous ce rapport, aux conditions d'un Poulet.

Résistance à l'asphyxie des animaux nouveau-nés. — L'explication de cette résistance, non moins remarquable que la précédente, ne se tire pas de la même cause. Ce n'est pas qu'il faille la chercher, avec tous les auteurs classiques, dans la persistance des orifices circulatoires fœtaux, pendant les jours qui suivent la naissance : nous avons vu en effet que chez certains animaux (Rats), la résistance se manifeste encore après que ces voies sont oblitérées, tandis que chez d'autres (Canards), les jeunes animaux, avec ces voies ouvertes, périssent beaucoup plus vite que les adultes.

Nous avons montré expérimentalement qu'il faut l'attribuer à ce qu'on peut appeler, pour abréger, la résistance vitale des tissus anatomiques. Ceux-ci, en effet, séparés du corps, conservent pendant très-longtemps leurs propriétés (neurilité, contractilité) ; et nous avons trouvé un phénomène antérieur à cette résistance vitale dans la faible quantité d'oxygène que consomme, en un temps donné, un poids donné de muscles d'animal nouveau-né, comparé au même poids d'un muscle d'un animal adulte.

Telle est l'énumération des faits que les recherches expérimentales nous ont permis de constater, et dont l'exposition a fait le sujet du cours de cette année. Ce résumé succinct m'a entraîné plus loin que je ne le pensais, et cependant je ne voudrais pas terminer cette dernière leçon par la sèche et aride analyse que vous venez d'entendre.

Envisageant nos recherches d'un autre point de vue, j'aperçois certaines idées générales se dégager de ces fatigantes énumérations de faits qu'un philosophe illustre déclarait tant haïr. Ces idées, nous les avons déjà exposées à propos de certaines questions particulières ; mais il ne paraîtra peut-être pas inutile de les rappeler ici.

Celle sur laquelle j'appellerai d'abord votre attention pourrait se formuler ainsi : dans les questions de rhythme, les irrégularités apparentes sont le plus souvent le résultat de rhythmes plus compliqués. J'ai fait ressortir plusieurs exemples de ce principe, en parlant de la respiration des Poissons, de la chorée des Chiens, de l'action du curare ; la méthode graphique m'en a donné d'autres encore dont je n'ai pas cru devoir vous parler. C'est toujours une chose remarquable et qui frappe l'esprit, de voir des phénomènes d'apparence irrégulière, désordonnée, capricieuse pourrait-on dire, soumis en réalité à une loi inconnue qui leur impose un rhythme régulier. Ce que nous appelons irrégularité dans la nature n'est souvent que le résultat de lois rhythmiques compliquées et dont la période nous échappe.

Dans la même région d'idées, nous rencontrons encore un principe que je vous ai énoncé à propos de la longue survie dans l'air présentée par certains Poissons. L'explication de cette survie, nous l'avons vu, se trouve non dans les mécacanismes anatomiques, non dans la structure des opercules ou des branchies, mais dans les propriétés mêmes des tissus vivants. C'est dans la résistance vitale considérable de ses tissus que gît la qualité dominatrice qui fait qu'une Anguille ou qu'une Lamproie vit beaucoup plus longtemps dans l'air qu'une Ablette ou une Sardine. Or, cette qualité dominatrice est en même temps une qualité directrice. Quand, chez un animal donné, une certaine faculté très-caractéristique apparaît, elle prend pour ainsi dire la tête, et toutes les autres lui faisant cortége, convergent vers le but où elle tend, l'aident, en quelque sorte, à l'atteindre. A côté de la propriété de résistance des tissus de l'Anguille, viennent se placer la structure du diaphragme branchial, la forme du sac operculaire, la position reculée de son orifice étroit, et jusqu'à la configuration générale du corps du Poisson, qui facilitent sa survie dans l'air. Les mêmes réflexions se présentent si l'on considère les animaux plongeurs. Je crois avoir établi, je vous le rappelais il y a un instant, qu'ils doivent cette propriété remarquable à la grande quantité de sang qu'ils possèdent; mais à cette qualité physiologique dominatrice, voici que les mécanismes circulatoires, les détails de structure de l'appareil respiratoire, et encore ici, la forme générale du corps, apportent un utile concours.

Il y a, dans cette harmonie dirigée, comme une sorte d'orientation de l'organisme, à laquelle il serait téméraire d'appliquer le mot de loi, dont on a fait un si étrange abus dans le domaine des sciences naturelles, mais qui me semble mériter celui de tendance que Milne Edwards a, le premier, dans des questions semblables, si judicieusement employé.

Cette espèce de consensus organique devait avoir des conséquences graves au point de vue de l'explication des actes. Toutes les qualités de l'animal convergeant vers un même but, il en résulte qu'on a pu prendre, pour ainsi dire, une quelconque d'entre elles pour servir à l'explication. C'est ce qui est arrivé pour la forme des opercules, chez les Poissons, pour certains détails de l'appareil circulatoire, chez les Mammifères plongeurs; notez qu'on aurait pu invoquer également la forme même des corps pour expliquer et le plonger sous l'eau et ce qu'on pourrait appeler le plonger dans l'air.

Pourquoi ne l'a-t-on pas fait? C'est qu'on a compris qu'il y a entre les propriétés physiologiques, plus encore peut-être qu'entre les caractères anatomiques, une véritable subordination. Or, il est évident que les raisons qui tiennent aux propriétés mêmes des tissus sont d'un ordre supérieur à celles qui reposent sur de simples mécanismes anatomiques.

Ces considérations nous amènent facilement à une vue générale d'un tout autre ordre, vue souvent développée par Claude Bernard et dont nous avons eu bien fréquemment, cette année, l'occasion de constater la justesse.

On a cru pendant longtemps que la physiologie a pour rôle de venir expliquer les faits constatés par l'anatomie, qu'elle n'est qu'une conséquence de celle-ci, et peut fréquemment s'en déduire. Je ne veux pas entrer dans cette discussion qui nous entraînerait trop loin, et d'ailleurs, Claude Bernard a fait bonne justice de cette idée erronée. Mais les faits que je viens de vous rappeler touchant les branchies des Poissons qui survivent dans l'air, les vaisseaux sanguins des Plongeurs, ne font-ils pas naître cette réflexion, que ces erreurs ont eu leur source principale dans les préoccupations anatomiques, dans le besoin de demander à la structure des parties l'explication des fonctions; préoccupations, besoin, qui, de nos jours, ont quitté le domaine du scalpel pour se réfugier dans celui du microscope. Les nouveau-nés résistent à l'asphyxie ; on cherche par voie anatomique, et l'on trouve une communication persistante du cœur gauche avec le cœur droit : la circulation peut ainsi se faire, l'explication est trouvée. Mais quoi! la même résistance s'observe quand on a enlevé le cœur.

Que faut-il donc faire, et qu'avons-nous fait? Laisser au second rang les inductions anatomiques et procéder d'abord par voie expérimentale. Et notez que ces interprétations erronées ne se présentent pas seulement dans ces questions difficiles où les inconnues fondamentales du problème vital, si l'on peut ainsi parler, doivent entrer en jeu. Non, dans de simples questions de mécanisme, on s'est trompé du tout au tout, pour avoir voulu déduire anatomiquement, au lieu de chercher expérimentalement. Rappelez-vous, entre autres exemples, ce que nous avons dit à propos de l'action qu'exerce la contraction du diaphragme sur les côtes ; rappelez-vous surtout cet antagonisme curieux entre l'anatomiste et l'expérimentateur à propos de la respiration des Tortues : le thorax ne peut se dilater, et la Tortue déglutit l'air, affirme le premier ; le thorax se dilate et la Tortue ne déglutit pas, déclare et prouve le second. Jusque dans les détails qui relèvent le plus de l'anatomie, jusque dans les mécanismes les plus simples en apparence, il convient de n'acccepter les déductions anatomiques qu'après qu'elles ont reçu la sanction de l'expérience.

Je vous ai souvent dit ces choses ; pardonnez cette insistance à un homme dont la première éducation scientifique a été consacrée au culte de l'anatomie et des explications d'ordre anatomique, et que la toute-puissance de la méthode expérimentale a contraint plus tard de reconnaître l'insuffisance de son premier point de vue.

D'autres considérations générales se présentent encore à nous, à propos des faits rappelés dans ce cours. Je n'en énoncerai qu'une, car il faut se borner. Elle a rapport à une question de méthode.

Dans l'étude d'un certain nombre de questions (respiration des tissus, gaz du sang, asphyxie dans l'air confiné), nous avons vu en présence deux méthodes : l'une, cherchant par la complication des appareils, par la mesure minutieuse des circonstances physiques, par la rigueur des calculs, à déterminer la valeur numérique qui exprime certains faits, avec une exactitude qui tend à l'absolu. L'autre, tenant moins de compte de l'exactitude mathématique et physique que des conditions physiologiques introduites parfois à l'insu de l'expérimentateur, et cherchant à déterminer avant tout le rôle de celles-ci, dans la persuasion que leur intervention connue ou inconnue rend illusoire la prétendue exactitude des calculs. La première, s'efforçant de se mettre à l'abri des causes d'erreur en multipliant les expériences isolées, et en faisant disparaître dans des moyennes les divergences parfois énormes que présentent leurs résultats. La seconde, opérant toujours par voie comparative, n'invoquant que des expériences simultanément conduites où toutes les causes inconnues ont dû agir également ; préférant au grand nombre de faits patiemment recueillis un seul fait rigoureusement observé ; rejetant enfin le système des moyennes comme inutile ou dangereux : inutile, si la moyenne n'exprime réellement que le résultat habituel, moyen, de l'expérience ; dangereux, si elle dissimule des écarts qu'il faudrait expliquer et non effacer, et si elle fournit ainsi des résultats qui, dans la réalité des choses, n'ont jamais été rencontrés par l'expérimentateur. Entre ces deux méthodes, notre choix, nous n'avons pas besoin de vous le rappeler, n'a pas été douteux.

Ce n'est pas que le grand nombre des expériences sur une question donnée ne soit un excellent élément d'étude. Le bon sens universel l'a de tout temps proclamé : on ne se trompe le plus souvent que parce qu'on conclut trop vite de faits trop peu nombreux pour révéler des causes d'erreur demeurées inconnues. Nos recherches sur l'influence que l'excitation de certains nerfs exerce sur la respiration nous ont fourni de cette vérité une nouvelle preuve. Certes, tous les faits allégués étaient exacts ; nous avons pu, en multipliant les expériences, les reproduire tous et fournir ainsi des aliments aux théories les plus opposées. Celles-ci seules étaient prématurées. Bien mieux : cette méthode du grand nombre nous a permis de trouver le motif de la divergence entre ces conclusions diamétralement contradictoires, et cependant logiquement tirées de faits également bien observés. Et c'est là le point le plus important. Claude Bernard (1) l'a dit excellemment, et je ne puis faire que de vous rappeler, en terminant, ces remarquables paroles : « La » critique ne consiste pas à prouver que d'autres se sont » trompés, et quand même on prouverait qu'un homme » éminent s'est trompé, ce ne serait pas une grande décou- » verte ; cela ne peut devenir un travail profitable pour la » science, qu'autant que l'on montre comment cet homme » s'est trompé... C'est ainsi que la critique équivaut à une » découverte ; c'est quand elle explique tout sans rien nier, » et qu'elle trouve le déterminisme exact des faits en appa- » rence contradictoires. Par ce déterminisme tout se réduit, » tout devient lumineux, et alors, comme dit Leibnitz, la » science en s'étendant s'éclaire et se simplifie. »

(1) CCXLIII, p. 312.

FIN.

ERRATA

Page 5, lignes 15 et 16, *au lieu de* 12 et 10, *lisez* 18 et 16.

Page 191, ligne 16, *au lieu de* Dans les types inférieurs ARTICULÉS des *Crustacés*, *lisez* ARTICULÉS. Dans les types inférieurs des *Crustacés*.

Page 217, en note, *au lieu de* CXIII, p. 202, *lisez* CXIII, p. 146.

Page 220, explication de la figure 34, *au lieu de* (1), *lisez* (2).

Page 348, ligne 17, à il n'y a pas d'entrecroisement, *ajoutez* ou du moins d'entrecroisement complet.

Page 395, ligne 18, *au lieu de* id., *lisez* P. Bert.

Page 455, ligne 21, *au lieu de* Helmoltz, *lisez* Helmolt.

Page 483, ligne 25, *au lieu de* les tracés représentés fig. 144, n° 1 et n° 2, *lisez* le tracé représenté fig. 116, n° 6, p. 441.

Les figures 105 (p. 423) et 135 (p. 474) ont été retournées à l'envers.

Les figures 39, 40, 41 doivent être accompagnées du symbole ($\frac{1}{1}$); les figures 88, 96, 107, 109, 126, du symbole ($\frac{21}{1}$).; les figures 61, 75, 93, 94, 108, 110, 111, 125, du symbole ($\frac{42}{1}$). (Voyez, pour l'explication de ces symboles, la page 210.)

TABLE DES MATIÈRES

Dédicace	v
Avant-propos	vii
Table des figures	xiii
Bibliographie	xix

PREMIÈRE LEÇON.

REVUE HISTORIQUE.

Nécessité de la présence et du renouvellement de l'air pour la vie des animaux (Robert Boyle). — Théories mécaniques de la respiration. — Théories physiques. — Théories dynamiques. — Théories chimiques (J. Mayow, J. Black, Priestley, Lavoisier)........................... 1

DEUXIÈME LEÇON.

REVUE HISTORIQUE (suite).

Lavoisier, Lagrange, Spallanzani, William Edwards. — Extraction des gaz du sang. — Températures comparées du cœur gauche et du cœur droit (Cl. Bernard) : Expérience. — Explications physiques et chimiques des échanges respiratoires (Brünner et Valentin, Vierordt, Robin et Verdeil).. 15

TROISIÈME LEÇON.

RESPIRATION DES TISSUS.

Respiration des tissus végétaux : Expériences. — Respiration des tissus animaux. — Spallanzani, Cl. Bernard, Georges Liebig, Matteucci, Valentin, Hermann. — Expériences : Méthode....................... 30

QUATRIÈME LEÇON.

RESPIRATION DES TISSUS (suite).

Altération de l'air ou du sang en présence des différents tissus d'un même animal : Expériences. — Échanges gazeux de tissus semblables en présence d'atmosphères de composition différente : Expériences. — Altérations de l'air par des tissus de même nature, mais pris sur des animaux d'espèces différentes : Expériences. — Objections aux idées d'Hermann sur la respiration des tissus. — Conséquences des expériences précédentes.... 44

CINQUIÈME LEÇON.

DU SANG.

Respiration des tissus dans le sang (Pasteur). — Composition du sang. — Hémato-cristalline. — Absorption par le sang de certains rayons du spectre solaire : Expériences. — Gaz du sang (J. Mayow.... Magnus).... 66

SIXIÈME LEÇON.

GAZ DU SANG (ANALYSES QUALITATIVES).

L'oxygène et l'acide carbonique sont en partie à l'état de dissolution, en partie à l'état de combustion (Fernet). — L'oxygène est combiné avec les globules, l'acide carbonique avec les sels du plasma (Fernet). — Combinaison de l'oxygène avec l'hémato-cristalline. — Elle paraît jouer le rôle d'un acide (Preyer). — Une dissolution d'oxy-hémato-cristalline dans du sérum ne peut ramener à la vie un animal rendu exsangue : Expériences........ 81

SEPTIÈME LEÇON

GAZ DU SANG (ANALYSES QUANTITATIVES).

Magnus. — Lothar Meyer. — Emploi et description de la pompe à gaz : Perfectionnement dû à Gréhant. — Les élèves de Ludwig. — Discussion. — Emploi de l'oxyde de carbone (Claude Bernard ; Nawrocki).... 99

HUITIÈME LEÇON.

GAZ DU SANG (ANALYSES QUANTITATIVES ; SUITE).

Sang de provenances diverses. — Sang artériel aux différents points de son parcours (Estor et Saint-Pierre).
Influences de conditions diverses sur la quantité absolue et relative des gaz contenus dans le sang. — Température. — Pression barométrique : théorie de Jourdanet. — Richesse oxygénée du milieu : Expériences. — État de digestion et d'abstinence : Expériences................. 115

TABLE DES MATIÈRES.

NEUVIÈME LEÇON.

GAZ DU SANG (ANALYSES QUANTITATIVES; SUITE).

Influences de conditions diverses sur la quantité absolue et relative des gaz contenus dans le sang (suite). — Accélérations dans la circulation. — Diminution de la nutrition des tissus. — Richesse oxygénée du sang pendant l'anesthésie due au chloroforme : Expériences. — Mouvements violents de l'animal. — Asphyxie. — Asphyxie dans l'oxygène : Expériences. — Sang rouge dans les veines, après la mort par cessation des phénomènes nutritifs.
Espèces animales différentes; animaux adultes ou nouveau-nés : Expériences. — Sang des Mollusques céphalopodes et sang des Crustacés décapodes; leurs changements de couleurs sous l'influence de l'oxygène : Expérience.................................... 135

DIXIÈME LEÇON.

DES MILIEUX RESPIRABLES.

Résumé sur les gaz du sang.
Des milieux où s'opère la respiration. — Eau : Ses gaz; respiration à de grandes profondeurs. Mort dans l'eau douce des animaux marins : Expériences. — Air : Composition de l'air des alvéoles pulmonaires. — Rupture du thorax d'un chien sous la pression atmosphérique........ 152

ONZIÈME LEÇON

DES MÉCANISMES RESPIRATOIRES.

Échanges gazeux à travers une membrane sans ouverture. — Conditions de perfectionnement d'une membrane respiratoire. — Définition d'un appareil respiratoire. — Respiration aquatique, respiration aérienne.
Respiration aquatique : AMORPHOZOAIRES. — RADIAIRES : Échinodermes. — MOLLUSQUES : Molluscoïdes, Brachiopodes, Lamellibranches, Gastéropodes, Céphalopodes, Ptéropodes............................ 165

DOUZIÈME LEÇON

DES MÉCANISMES RESPIRATOIRES (SUITE).

ANNELÉS : Vers, Annélides. — ARTICULÉS : Crustacés, larves d'Insectes.
Utilité de la méthode graphique. — Description des appareils enregistreurs en général et des instruments qui seront employés par la suite pour inscrire les mouvements respiratoires des animaux vertébrés..... 189

TABLE DES MATIÈRES.

TREIZIÈME LEÇON

DES MÉCANISMES RESPIRATOIRES (suite).

Poissons. — Amphioxus. — Poissons Cyclostomes. — Poissons Téléostiens. —Enregistrement des mouvements respiratoires chez un Cyprin (*Cyprinus barbus*, Lin.).. 211

QUATORZIÈME LEÇON

DES MÉCANISMES RESPIRATOIRES (suite).

Poissons (suite) : Poissons Plagiostomes. — Batraciens : Respiration branchiale et respiration cutanée.
Appareils de respiration aérienne : Adaptation des appareils de respiration aquatique ; Invertébrés.. 233

QUINZIÈME LEÇON

DES MÉCANISMES RESPIRATOIRES (suite).

Adaptation des appareils de respiration aquatique à la respiration aérienne. — Raison de la longue survie hors de l'eau de certains poissons (Anguille, Carpe, Lamproie, etc.); elle n'est pas due à la structure de leurs appareils respiratoires, mais aux propriétés de leurs éléments anatomiques. — Respiration aérienne de certains poissons. — Vessie natatoire (Armand Moreau)... 255

SEIZIÈME LEÇON

DES MÉCANISMES RESPIRATOIRES (suite).

Articulés. — Respiration trachéenne. — Trachées des Insectes; structure non encore décrite de certaines d'entre elles : Vésicules dites pulmonaires des Scorpions.
Batraciens. — Respiration cutanée. — Respiration pulmonaire. — Les Batraciens déglutissent l'air. — Graphiques de la respiration des Grenouilles... 270

DIX-SEPTIÈME LEÇON

DES MÉCANISMES RESPIRATOIRES (suite).

Reptiles. — *Chéloniens*. — Les Tortues ne déglutissent par l'air, mais l'aspirent. — Rapports des mouvements des membres avec la respiration. — *Ophidiens*. — *Sauriens*. *Crocodiliens*. — Résumé sur la respiration des Reptiles.. 286

DIX-HUITIÈME LEÇON.

DES MÉCANISMES RESPIRATOIRES (SUITE).

Oiseaux. — Poumons, sacs extra-pulmonaires. — Extension sous-cutanée de ceux-ci chez divers oiseaux. — Pneumaticité de certains os. — Rhythme de la respiration : Expériences. — Antagonisme du jeu des sacs intra-thoraciques et des sacs sous-cutanés : Expériences. — Usages divers attribués aux sacs pulmonaires.................................... 311

DIX-NEUVIÈME LEÇON.

DES MÉCANISMES RESPIRATOIRES (SUITE).

Animaux mammifères. — Rhythme respiratoire : pas de repos en inspiration ni en expiration. — Tracés obtenus par diverses méthodes. — Changements dans la pression intra-pulmonaire dus aux battements du cœur. — Changements opérés par la respiration dans la pression intra-abdominale..................................... 332

VINGTIÈME LEÇON.

DIAPHRAGME. — DE L'EXPIRATION.

Origines et distribution des nerfs phréniques. — Action du diaphragme sur le diamètre transversal du thorax. — Sa contraction l'augmente dans la région inférieure et le diminue dans la région supérieure.
Élasticité du tissu pulmonaire. — Son rôle prédominant dans le mécanisme de l'expiration. — Diverses modifications de celle-ci. — De l'expiration pendant le cri et le chant. — De l'expiration chez les Vertébrés aériens autres que les Mammifères..................................... 347

VINGT ET UNIÈME LEÇON.

CONTRACTILITÉ PULMONAIRE. — DE LA PRESSION INTRA-PULMONAIRE.

Contractilité du tissu pulmonaire. — Discussion sur son existence. — Démonstration de cette existence chez les Mammifères, les Tortues, les Lézards, les Serpents. — Elle est sous la dépendance des nerfs pneumogastriques et disparaît après la section de ces nerfs. — La structure et les fonctions du poumon ne sont point altérées par sa suppression.
L'orifice glottique ne suffit au débit de la pompe respiratoire ni pendant l'inspiration, ni pendant l'expiration : modifications qui s'ensuivent dans la pression intra-thoracique.................................... 369

VINGT-DEUXIÈME LEÇON.

NOMBRE DES MOUVEMENTS RESPIRATOIRES CHEZ DIVERS ANIMAUX.

Rapports du nombre des mouvements respiratoires avec la taille et le groupe zoologique : Mammifères, Oiseaux, Poissons. — Les Oiseaux respirent moins fréquemment que les Mammifères. — L'influence de la taille ne se fait sentir qu'entre animaux appartenant au même groupe naturel. — Inégalités dans la capacité pulmonaire. — Canard, Oiseau plongeur, comparé sous ce rapport au Poulet........................... 390

VINGT-TROISIÈME LEÇON.

INFLUENCE DE CERTAINES CONDITIONS SUR LE RHYTHME RESPIRATOIRE.

Influence d'obstacles à la libre circulation de l'air dans les poumons. — Influence de certains poisons (curare, strychnine, etc.) — Résistance singulière des mammifères nouveau-nés à l'action de la strychnine. — Influence de l'asphyxie et de l'hémorrhagie. — Du dernier soupir........... 407

VINGT-QUATRIÈME LEÇON.

EFFETS DE LA SECTION DES NERFS PNEUMOGASTRIQUES.

Action sur le rhythme respiratoire de la section des nerfs pneumogastriques : Mammifères, Oiseaux, Reptiles. — Section des racines des nerfs pneumogastriques dans le crâne............................... 433

VINGT-CINQUIÈME LEÇON.

DES EFFETS DE L'EXCITATION DE CERTAINS NERFS SUR LA RESPIRATION.

Suspension de la respiration par l'excitation du nerf pneumogastrique, du nerf laryngé supérieur et du nerf nasal. — Historique. — Expériences sur les Mammifères.. 454

VINGT-SIXIÈME LEÇON.

DES EFFETS DE L'EXCITATION DE CERTAINS NERFS SUR LA RESPIRATION (suite).

Suspension de la respiration par l'excitation du nerf pneumogastrique, du nerf laryngé supérieur et du nerf nasal (suite). — Expériences sur des

Mammifères endormis par le chloroforme.—Expériences sur des Reptiles et des Oiseaux.—Mort subite consécutive à ces excitations. — Conclusions. — Cause de la mort à la suite de la section des nerfs pneumogastriques. 472

VINGT-SEPTIÈME LEÇON.

ASPHYXIE DANS UNE ATMOSPHÈRE CONFINÉE.

Altérations de l'air par la respiration : variations dans le rapport de l'acide carbonique produit à l'oxygène absorbé. — Influence de la taille sur la quantité de l'oxygène absorbé.
Les convulsions ne surviennent pas toujours dans l'asphyxie. — Hibernation provoquée par la désoxygénation de l'air. — Composition de l'air devenu mortel pour les animaux à sang chaud ou les Reptiles. — Quelle est la raison de la mort ? — L'acide carbonique n'est pas seulement un gaz irrespirable, mais un poison.................................. 498

VINGT-HUITIÈME LEÇON.

ASPHYXIE DANS UNE ATMOSPHÈRE CONFINÉE (SUITE).

Mort dans une atmosphère riche en oxygène, mais chargée d'acide carbonique. — Différences entre les animaux à sang chaud et les Reptiles : application à la Paléontologie. — L'acide carbonique n'empêche pas l'oxygène d'entrer dans le sang. — Dans l'air confiné, les animaux à sang chaud meurent par épuisement de l'oxygène, les Reptiles par augmentation de l'acide carbonique.................................. 517

VINGT-NEUVIÈME LEÇON.

ASPHYXIE PAR SUBMERSION.

Mor par submersion. — Pénétration de l'eau dans les poumons. — Son influence sur la difficulté de rappeler les noyés à la vie. — Rapidité de l'absorption pulmonaire. — Théorie de Beau................. 526

TRENTIÈME LEÇON.

DE L'ACTE DU PLONGER CHEZ LES MAMMIFÈRES ET CHEZ LES OISEAUX.

Inégale durée de la vie, après submersion, chez différentes espèces de Mammifères et d'Oiseaux. — Animaux plongeurs ; explications anatomiques de cette faculté : théorie de Gratiolet. — Études comparatives sur le Canard et le Poulet au point de vue de la théorie du plonger. — L'explication de cette faculté ne se trouve ni dans les dispositions anatomiques, ni dans les propriétés de tissus. — Quantité énorme de sang chez les animaux plongeurs... 533

TRENTE ET UNIÈME LEÇON.

RÉSISTANCE A L'ASPHYXIE DES ANIMAUX NOUVEAU-NÉS.

Problème de Harvey. — Solution tirée de la perméabilité des orifices circulatoires fœtaux (P. Bérard). — Nouveau-nés qui résistent, ces orifices étant fermés ; nouveau-nés qui ne résistent pas, ces orifices étant béants. — Différences dans les propriétés des éléments anatomiques. — Résumé sur l'explication de la résistance à l'asphyxie : Plongeurs, Nouveau-nés... 554

FIN DE LA TABLE DES MATIÈRES.

Paris. — Imprimerie de E. Martinet, rue Mignon, 2.

CATALOGUE

DES

LIVRES DE MÉDECINE

CHIRURGIE, ANATOMIE, PHYSIOLOGIE,

HISTOIRE NATURELLE MÉDICALE, CHIMIE MÉDICALE,

PHARMACIE, ART VÉTÉRINAIRE,

QUI SE TROUVENT CHEZ

J.-B. BAILLIÈRE et FILS

LIBRAIRES DE L'ACADÉMIE IMPÉRIALE DE MÉDECINE

Rue Hautefeuille, 19

(PRÈS DU BOULEVARD SAINT-GERMAIN)

A PARIS.

NOTA. Une correspondance suivie avec l'Angleterre et l'Allemagne permet à MM. J.-B. BAILLIÈRE et FILS d'exécuter dans un bref délai toutes les commissions de librairie qui leur seront confiées. (*Écrire franco*.)

Tous les ouvrages portés dans ce Catalogue sont expédiés par la poste, dans les départements et en Algérie, *franco* et sans augmentation sur les prix désignés. — Prière de joindre à la demande des *timbres-poste* ou un *mandat* sur Paris.

Londres,	New-York,
HIPPOLYTE BAILLIÈRE, 219, REGENT STREET;	BAILLIÈRE BROTHERS, 12, WEST FOURTH STREET

MADRID, CARLOS BAILLY-BAILLIÈRE, PLAZA TOPETE, 8.

N° 21.   JUILLET 1869

Sous presse pour paraître prochainement :

Nouveaux éléments de l'art des accouchements, par NAEGELE et GRENSER. Traduction française sur la 6ᵉ édition allemande par AUBENAS, professeur agrégé à la Faculté de médecine de Strasbourg, avec une Introduction par STOLTZ, doyen de la Faculté de médecine de Strasbourg. 1 vol. gr. in-8 de 880 pages, avec 200 fig.

Nouveaux éléments de physique médicale, par W. WUNDT, professeur à l'Université de Heidelberg, trad. de l'allemand avec des notes, par Ferd. MONOYER, professeur agrégé à la Faculté de médecine de Strasbourg. 1 vol. in-8 de 700 pages, avec 300 figures.

Thérapeutique des maladies chirurgicales des enfants, par T. HOLMES, chirurgien de Saint-Georges Hospital, à Londres. Traduction française, augmentée de notes par O. LARCHER. 1 vol. gr. in-8 de 600 pages, avec 250 figures.

Traité de physiologie comparée des animaux domestiques, par G. COLIN, professeur à l'Ecole vétérinaire d'Alfort, membre de l'Académie de médecine. 2ᵉ édit., 2 vol. in-8, avec 150 figures.

Traité d'anatomie comparée des animaux domestiques, par A. CHAUVEAU, professeur à l'école vétérinaire de Lyon. *Deuxième édition*, revue et augmentée avec la collaboration de M. ARLOING. Paris, 1869, 1 vol. in-8 avec 200 figures.

Traité d'histologie pathologique, par RINDFLEISCH, professeur à l'Université de Bonn, traduit par le docteur GROSS, professeur agrégé à la Faculté de médecine de Strasbourg. Paris, 1869, 1 vol. in-8, avec figures.

De l'abus des boissons alcooliques, Dangers et inconvénients de l'ivrognerie pour les individus, la famille et la société ; Moyens d'en modérer les ravages, par L. F. BERGERET, 2ᵉ édition. 1 vol. in-18 jésus de 200 pages.

De la pyémie ou fièvre suppurative, par P. M. BRAIDWOOD, traduction française par M. E. ALLING, interne des hôpitaux. Paris, 1869, in-8, 300 p. avec pl., chromolithographiées.

Éducation physique et morale de l'enfant, depuis sa naissance jusqu'à l'achèvement de sa première dentition, par Ph. GYOUX, médecin des hôpitaux de Bordeaux. 1 vol. in-18 jésus, de 300 pages.

Histoire générale des sciences médicales, Résumé du Cours fait au Collége de France, par Ch. DAREMBERG, chargé du cours d'histoire de la médecine au Collége de France, membre de l'Académie de médecine. 1 vol. in-8 de 500 pages.

Hygiène des gens du monde, par le docteur Al. DONNÉ, recteur de l'Académie de Montpellier. 1 vol. in-18 jésus, de 400 pages.

L'art de vivre longtemps, ou la Macrobiotique, par HUFELAND, nouvelle traduction française, faite sur la 8ᵉ *édition* allemande, augmentée de notes et d'une introduction sur la vie et les travaux, par J. PELLAGOT. 1 vol. in-18 jésus, d'environ 500 pages.

Nouveau Dictionnaire de médecine et de chirurgie pratiques, illustré de figures intercalées dans le texte, rédigé par B. ANGER, E. BAILLY, A. M. BARRALLIER, BERNUTZ, P. BERT, BOECKEL, BUIGNET, CUSCO, DEMARQUAY, DENUCÉ, DESNOS, DESORMEAUX, DEVILLIERS, Alf. FOURNIER, GALLARD, H. GINTRAC, GOMBAULT, GOSSELIN, Alphonse GUÉRIN, A. HARDY, HEURTAUX, HIRTZ, JACCOUD, JACQUEMET, JEANNEL, KOEBERLÉ, O. LANNELONGUE, S. LAUGIER, LEDENTU, LIEBREICH, P. LORAIN, LUNIER, LUTON, Léon MARCHAND, A. NÉLATON, Aug. OLLIVIER, ORÉ, PANAS, RAYNAUD, RICHEY, Ph. RICORD, Jules ROCHARD (de Lorient), Z. ROUSSIN, SAINT-GERMAIN, Ch. SARAZIN, Germain SÉE, Jules SIMON, SIREDEY, STOLTZ, Ambroise TARDIEU, S. TARNIER, TROUSSEAU, VALETTE, Auguste VOISIN. — Directeur de la rédaction, le docteur JACCOUD.

Le *Nouveau Dictionnaire de médecine et de chirurgie pratiques*, illustré de figures intercalées dans le texte, se composera d'environ 25 volumes grand in-8 cavalier de 800 pages. Prix de chaque volume de 800 pages, avec figures dans le texte.   10 fr.

Le Tome XI comprendra 800 pages avec 150 figures. Les principaux articles sont : **Délire, Démence,** par FOVILLE ; **Dent,** par SARAZIN ; **Diabète,** par JACCOUD ; **Diarrhée,** par GOMBAULT ; **Diathèse,** par M. RAYNAUD ; **Diète,** par HIRTZ ; **Digestion,** par BERT ; **Diphthérie,** par LORAIN ; **Dysentérie,** par BARRALLIER ; **Dyspepsie,** par LUTON ; **Dystocie,** par STOLTZ ; **Eau,** par BUIGNET ; **Eaux minérales,** par BUIGNET et VERJON.

Les volumes sont envoyés *franco* par la poste, aussitôt leur publication, aux souscripteurs des départements, sans augmentation sur le prix fixé.

LIVRES DE FONDS.

ACADÉMIE IMPÉRIALE DE MÉDECINE (ANNUAIRE DE L'). Paris, 1862, in-12, 204 pages.   1 fr. 50

Première partie : Ordonnances constitutives de l'Académie impériale de médecine, arrêtés ministériels, règlements, legs faits à l'Académie, prix décernés et à décerner, lauréats de l'Académie, publications, etc. — Deuxième partie : Tableau général des nominations, des promotions et des extinctions qui ont eu lieu dans le sein de l'Académie, depuis sa fondation jusqu'à ce jour. État actuel du personnel de l'Académie.

† **ACADÉMIE IMPÉRIALE DE MÉDECINE (BULLETIN DE L'),** rédigé sous la direction de MM. F. Dubois, secrétaire perpétuel, et J. Béclard, secrétaire annuel. — Paraissant régulièrement tous les quinze jours, par cahiers de 3 feuilles (48 pages in-8), et contenant exactement tous les travaux de chaque séance.

Prix de l'abonnement pour un an *franco* pour toute la France :   15 fr.
Collection du 1er octobre 1836 au 31 décembre 1868 : trente-deux années formant 33 forts volumes in-8 de chacun 1100 pages (396 fr.).   160 fr.
Chaque année séparée in-8 de 1100 pages.   12 fr.

Ce *Bulletin officiel* rend un compte exact et impartial des séances de l'Académie impériale de médecine, et présentant le tableau fidèle de ses travaux, il offre l'ensemble de toutes les questions importantes que les progrès de la médecine peuvent faire naître ; l'Académie étant devenue le centre d'une correspondance presque universelle, c'est par les documents qui lui sont transmis que tous les médecins peuvent suivre les mouvements de la science dans tous les lieux où elle peut être cultivée, en connaître, presque au moment où elles naissent, les inventions et les découvertes. — L'ordre du *Bulletin* est celui des séances : on inscrit d'abord la correspondance soit officielle, soit manuscrite, soit imprimée ; à côté de chaque pièce, on lit les noms des commissaires chargés d'en rendre compte à la Compagnie. Le rapport est-il lu, approuvé, les rédacteurs le donnent en totalité, quelles que soient son importance et son étendue : est-il suivi de discussion, ils s'appliquent avec la même impartialité à les reproduire dans ce qu'elles offrent d'essentiel, principalement sous le rapport pratique. C'est dans le *Bulletin* seulement que sont reproduites dans tous leurs détails les discussions relatives à l'*Empyème*, l'*Introduction de l'air dans les veines*, au *Système nerveux*, l'*Empoisonnement par l'arsenic*, l'*Organisation de la pharmacie*, la *Ténotomie*, le *Cancer des mamelles*, l'*Ophthalmie*, les *Injections iodées*, la *Peste et les Quarantaines*, la *Taille et la Lithotritie*, les *Fièvres intermittentes*, les *Maladies de la matrice*, le *Crétinisme*, la *Syphilisation*, la *Surdi-mutité*, les *Kystes de l'ovaire*, la *Méthode sous-cutanée*, la *Fièvre puerpérale*, les *Eaux potables*, la *Syphilis vaccinale*, les *Troubles du langage*, la *Thoracentèse*, la *Mortalité des enfants*, la *Tuberculose*, etc. Ainsi, tout correspondant, tout médecin, tout savant qui soumettra un écrit quelconque à l'Académie, en pourra suivre les discussions et connaître exactement le jugement qui en est porté.

ACADÉMIE IMPÉRIALE DE MÉDECINE (MÉMOIRES DE L'). Tome I, Paris, 1828. — Tome II, 1832. — Tome III, 1833. — Tome IV, 1835. — Tome V, 1836. — Tome VI, 1837. — Tome VII, 1838. — Tome VIII, 1840. — Tome IX, 1841. — Tome X, 1843. — Tome XI, 1845. — Tome XII, 1846. — Tome XIII, 1848. — Tome XIV, 1849. — Tome XV, 1850. — Tome XVI, 1852. — Tome XVII, 1853. — Tome XVIII, 1854. — Tome XIX, 1855. — Tome XX, 1856. — Tome XXI, 1857. — Tome XXII, 1858. — Tome XXIII, 1859. — Tome XXIV, 1860. — Tome XXV, 1861. — Tome XXVI, 1863. — Tome XXVII, 1865-1866. — Tome XXVIII, 1867-68. — Tome XXIX, 1869-70. — 29 forts vol. in-4, avec pl. Prix de la collection complète des 29 volumes pris *ensemble*, au lieu de 580 fr. :   340 fr.

Chaque volume séparément :   20 fr.

Cette nouvelle Collection peut être considérée comme la suite et le complément des *Mémoires de la Société royale de médecine et de l'Académie royale de chirurgie*. Ces deux sociétés célèbres sont représentées dans la nouvelle Académie par ce que la science a de médecins et de chirurgiens distingués, soit à Paris, dans les départements ou à l'étranger. Par cette publication, l'Académie a répondu à l'attente de tous les médecins jaloux de suivre les progrès de la science.

Le tome Ier comprend : Ordonnances et règlements de l'Académie, mémoires de MM. Paritet, Double, Itard, Esquirol, Villermé, Léveillé, Larrey, Dupuytren, Dugès, Vauquelin, Laugier, Virey, Chomel, Orfila, Boullay, Lemaire.

Le tome II contient des mémoires de MM. Pariset, Breschet, Lisfranc, Ricord, Itard, Husson, Duval, Duchesne, P. Dubois, Dubois (d'Amiens), Mélier, Hervez de Chégoin, Priou, Toulmouche.

Le tome III contient des mémoires de MM. Pariset, Breschet, Marc, Velpeau, Planche, Pravaz, Chevallier, Lisfranc, Bonastre, Cullerier, Soubeiran, Paul Dubois, Reveillé-Parise, Roux, Chomel, Dugès, Dizé, Henry, Villeneuve, Dupuy, Fodéré, Ollivier, André, Goyrand, Sanson, Fleury.

Le tome IV contient des mémoires de MM. Pariset, Bourgeois, Hamont, Girard, Mirault, Lauth, Reynaud, Salmade, Roux, Lepelletier, Pravaz, Ségalas, Civiale, Bouley, Bourdois, Delamotte, Ravin, Silvy, Larrey, P. Dubois, Kæmpfen, Blanchard.

Le tome V contient des mémoires de MM. Pariset, Gérardin, Goyrand, Pinel, Kéraudren, Macartney, Amussat, Stoltz, Martin-Solon, Malgaigne, Henry, Boutron-Charlard, Leroy (d'Etiolles), Breschet, Itard, Dubois (d'Amiens), Bousquet.

Le tome VI contient des mémoires de MM. Piorry, Trousseau et Belloc, Risueno d'Amador, C. Saucerotte, Planche et P. Rayer.

Le tome VII contient des mémoires de MM. Pariset, Husson, Mérat, Piorry, Gaultier de Claubry, Montault, Bouvier, Malgaigne, Dupuy, Duval, Gontier Saint-Martin, Leuret, Mirault, Malle, Froriep.

Le tome VIII contient des mémoires de MM. Bousquet, Pariset, Prus, Thorstensen, Souberbielle, Cornuel, Baillarger, J. Pelletan, Orfila, J. Sédillot, Lecanu, Jobert.

Le tome IX contient des mémoires de MM. Pariset, Bricheteau, Bégin, Orfila, Jobert, A. Colson, Deguise, Gaetani-Bey, Brierre de Boismont, Cerise, Raciborski, Leuret, Foville, Aubert, Gaillard.

Le tome X contient des mémoires par MM. Pariset, Arnal et Martin, Robert, Bégin, Poilroux, Royer-Collard, Mélier, A. Devergie, Rufz, Foville, Parrot, Rollet, Gibert, Michéa, R. Prus.

Le tome XI contient des mémoires de MM. Bousquet, Pariset, Dubois (d'Amiens), Ségalas, Prus, Valleix, Gintrac, Ch. Baron, Brierre de Boismont, Payan, Delafond, H. Larrey.

Le tome XII contient des mémoires de MM. Pariset, Dubois (d'Amiens), de Castelnau et Ducrest, Bally, Michéa, Baillarger, Jobert (de Lamballe), Kéraudren, H. Larrey, Jolly, Mélier.

Le tome XIII contient des mémoires de MM. Bousquet, Fr. Dubois (d'Amiens), Malgaigne, Fauconneau-Dufresne, A. Robert, J. Roux, Fleury, Brierre de Boismont, Trousseau, Mélier, Baillarger.

Le tome XIV contient des mémoires de MM. Fr. Dubois, Gaultier de Claubry, Bally, Royer-Collard, Murville, Joret, Arnal, Huguier, Lebert.

Le tome XV (1850) contient des mémoires de MM. Fr. Dubois, Gaultier de Claubry, Patissier, Guisard, Second, Piedvache, Germain Sée, Huguier.

Le tome XVI (1852) contient des mémoires de MM. Dubois (d'Amiens), Gibert, Gaultier de Claubry, Bouchardat, Henot, H. Larrey, Gosselin, Hutin, Broca.

Le tome XVII (1853) contient des mémoires de MM. Dubois (d'Amiens), Michel Lévy, Gaultier de Claubry, J. Guérin, A. Richet, Bouvier, Lerebouillet, Depaul.

Le tome XVIII (1854) contient des mémoires de MM. Dubois, Gibert, Cap, Gaultier de Claubry, J. Moreau, Aug. Millet, Patissier, Collineau, Bousquet.

Le tome XIX (1855) contient des mémoires de MM. Dubois, Gibert, Gaultier de Claubry, Notta, Peixoto, Aubergier, Carrière, E. Marchand, Delioux, Bach, Hutin, Blache.

Le tome XX (1856) contient des mémoires de MM. Fr. Dubois, Depaul, Guérard, Barth, Imbert-Gourbeyre, Jules Rochard, Chapel, Dutroulau, Pinel, Puel.

Le tome XXI (1857) contient des mémoires, de MM. Fr. Dubois, A. Guérard, Barth, Bayle, P. Silbert, d'Aix, Michel, Poterin du Motel, Hecquet.

Le tome XXII (1858) contient des mémoires, de MM. Fr. Dubois, A. Trousseau, A. Guérard, Max Simon, Mordret, Dutroulau, Reynal, Gubler, Blondlot, Borie, Zurkowski.

Le tome XXIII (1859) contient des mémoires de MM. Fr. Dubois, A. Trousseau, Guérard, Laugier, A. Devergie, Bauchet, Gaillard, J. Rochard, Sappey, Huguier (avec 15 planches).

Le tome XXIV (1860) contient des mémoires de MM. Fr. Dubois, A. Trousseau, A. Guérard, Marcé, H. Roger, Duchaussoy, Ch. Robin, Moutard-Martin, Depaul, Jules Roux, avec 6 pl.

Le tome XXV (1861) contient des mémoires de MM. F. Dubois, Jolly, A. Tardieu, Imbert-Gourbeyre, Ch. Robin, Semelaigne, Hipp. Bourdon, Bourgeois, Léon Lefort.

Le tome XXVI (1863-1864) contient des mémoires de MM. Fr. Dubois (d'Amiens), J. Béclard, A. Tardieu, P. Jolly, Mélier, J. Lefort, J. Reynal et Lanquetin, A. Chauveau et Marey, Bouchardat, Kergaradec, Chalvet, A. Ollivier et Ranvier.

Le tome XXVII (1865-66) contient des mémoires de MM. Jules Béclard, Dubois (d'Amiens), Bouchardat, Kergaradec, Joulin, Decaisne, U. Trélat, L. Legouest, E. Bourguet, V. Legros, Pidoux, Cornil, Marmy.

Le tome XXVIII (1867-68) contient : Éloge de Gerdy, par M. Jules Béclard ; Rapport sur les prix, par M. Dubois d'Amiens) ; Rapport sur les épidémies, par M. E. Bergeron ; Rapport sur les eaux minérales, par M. Guérard ; Expériences sur le vaccin animal et le cow-pox, par M. Depaul, avec 5 pl. ; Rapport sur le choléra, par M. Briquet ; Éloge de Rostan, par M. Jules Béclard ; Rapport sur les épidémies, par M. Bergeron ; Rapport sur les Eaux minérales, par M. Béhier ; Histoire clinique des tumeurs fibro-plastiques, par M. Martial Lanelongue ; De la mélanose, par V. Cornil et Trasbot (avec 20 fig.) ; De l'absorption par les plaies, par J. N. Demarquay.

Le tome XXIX (1869-70) contient : Éloge de Velpeau, par M. Jules Béclard ; Rapport sur les prix, par M. Dubois (d'Amiens) ; Rapport sur les épidémies, par M. Briquet ; Rapport sur les eaux minérales, par M. Devergie ; Des phénomènes psychologiques, avant, pendant et après l'anesthésie provoquée, par M. Lacassagne ; Des fractures indirectes de la colonne vertébrale, par M. Chedevergne ; De l'uranoplastie, par M. Ehrmann.

ALLIOT. La vie dans la nature et dans l'homme, rôle de l'électricité dans la vie universelle, par E. ALLIOT. Paris, 1869, 1 vol. in-18 de 340 pages, avec fig. 4 fr.

AMETTE. Code médical, ou Recueil des Lois, Décrets et Règlements sur l'étude, l'enseignement et l'exercice de la médecine civile et militaire en France, par AMÉDÉE AMETTE, secrétaire de la Faculté de médecine de Paris. *Troisième édition*, augmentée. Paris, 1859. 1 vol. in-12 de 560 pages. 4 fr.

<small>Ouvrage traitant des droits et des devoirs des médecins. Il s'adresse à tous ceux qui étudient, enseignent ou exercent la médecine, et renferme dans un ordre méthodique toutes les dispositions législatives et réglementaires qui les concernent.</small>

ANGER. Nouveaux éléments d'anatomie chirurgicale, par Benjamin ANGER, chirurgien des hôpitaux, ex-prosecteur de l'amphithéâtre des hôpitaux de Paris, lauréat de l'Institut (Académie des sciences). Paris, 1869, ouvrage complet, 1 vol. in-8 de 1055 pages, avec 1079 figures et Atlas in-4, de 12 planches dessinées d'après nature, gravées sur acier et imprimées en couleur, et représentant les régions de la tête, du cou, de la poitrine, de l'abdomen, de la fosse iliaque interne, du périnée et du bassin, avec texte explicatif, cartonné. 40 fr.
— *Séparément*, le texte, 1 vol. in-18. 20 fr.
— *Séparément*, l'atlas, 1 vol. in-4. 25 fr.

ANGLADA (Ch.). **Études sur les maladies éteintes et les maladies nouvelles**, pour servir à l'histoire des évolutions séculaires de la pathologie, par Charles ANGLADA, professeur de pathologie médicale à la Faculté de Montpellier. Paris, 1869, 1 vol. de 700 pages. 8 fr.

ANGLADA (Ch.). **Traité de la contagion** pour servir à l'histoire des maladies contagieuses et des épidémies. Paris, 1853, 2 vol. in-8. 12 fr.

† **ANNALES D'HYGIÈNE PUBLIQUE ET DE MÉDECINE LÉGALE**, par MM. ANDRAL, BEAUGRAND, J. BERGERON, BRIERRE DE BOISMONT, CHEVALLIER, DELPECH, DEVERGIE, FONSSAGRIVES, GALLARD, GAULTIER DE CLAUBRY, Michel LÉVY, DE PIETRA SANTA, Z. ROUSSIN, Ambr. TARDIEU, VERNOIS, avec une revue des travaux français et étrangers, par MM. O. DUMESNIL et STROHL.

La **seconde série**, commencée avec le cahier de janvier 1854, paraît régulièrement tous les trois mois par cahiers de 15 feuilles in-8 (240 pages), avec des planches gravées.
Prix de l'abonnement annuel pour Paris : 18 fr.
Pour les départements : 20 fr. — Pour l'étranger : 24 fr.
Première série, collection complète (1829 à 1853), dont il ne reste que peu d'exemplaires, 50 vol. in-8, avec figures et planches. 450 fr.
Chacune des dernières années séparément : 18 fr.
Tables alphabétiques par ordre des matières et des noms d'auteurs des tomes I à L (1829 à 1853). Paris, 1855. in-8 de 136 pages à 2 colonnes. 3 fr. 50

† **ANNUAIRE DE L'ASSOCIATION GÉNÉRALE DE PRÉVOYANCE** et de secours mutuels des médecins de France, publié par le conseil général de l'association. Première année, 1858-1861. Paris, 1862. — 2ᵉ année, 1862. Paris, 1863. — 3ᵉ année, 1863. Paris, 1864. — 4ᵉ année, 1864. Paris, 1865. — 5ᵉ année, 1865. Paris, 1866. — 6ᵉ année, 1866. Paris, 1867. — 7ᵉ année, 1867. Paris, 1868. — 8ᵉ année, 1868. Paris, 1869. Prix de chaque année formant 1 vol. in-18 jésus de 700 p. 1 fr.
— Chaque année, franco par la poste. 1 fr. 50

ANNUAIRE DE CHIMIE, comprenant les applications de cette science à la médecine et à la pharmacie, ou Répertoire des découvertes et des nouveaux travaux en chimie faits dans les diverses parties de l'Europe; par MM. E. MILLON et J. REISET. Paris, 1845-1851, 7 vol. in-8 de chacun 700 à 800 pages. 7 fr.
Séparément, années 1845, 1846, 1847, chaque volume. 1 fr. 50

ANNUAIRE PHARMACEUTIQUE, fondé par O. REVEIL et L. PARISEL, ou Exposé analytique des travaux de pharmacie, physique, chimie, histoire naturelle médicale, thérapeutique, hygiène, toxicologie et pharmacie légale.
— Première année. Paris, 1863, 1 vol. in-18 jésus de 400 pages. 1 fr. 50
— Deuxième année. Paris, 1864, 1 vol. in-18 jésus, avec figures. 1 fr. 50
— Troisième année. Paris, 1865, 1 vol. in-18 jésus. 1 fr. 50

— Quatrième année. Paris, 1866, in-18 jésus de 400 pages. 1 fr. 50
— Cinquième année. Paris, 1867, 1 vol. in-18 jésus de 400 pages. 1 fr. 50
— Sixième année. Paris, 1868, 1 vol. in-18 jésus. 1 fr. 50
— Septième année. Paris, 1869, 1 vol. in-18 jésus. 1 fr. 50

† **ARCHIVES DE MÉDECINE NAVALE**, rédigées sous la surveillance de l'inspection générale du service de santé de la marine. Directeur de la rédaction, M. le docteur LE ROY DE MÉRICOURT.

Les *Archives de médecine navale* paraissent depuis le 1er janvier 1864, mensuellement par numéro de 80 pages, avec planches et figures, et forment chaque année 2 vol. in-8 de chacun 500 pages. Prix de l'abonnement annuel pour Paris. 12 fr.
— Pour les départements. 14 fr.
— Pour l'étranger d'après les tarifs de la convention postale.
Les tomes I à XII (1864-69), sont en vente.

ARCHIVES ET JOURNAL DE LA MÉDECINE HOMOEOPATHIQUE, publiés par une société de médecins de Paris. *Collection complète.* Paris, 1834-1837. 6 vol. in-8. 30 fr.

AUZIAS-TURENNE. Les virus au tribunal de l'Académie et dans la presse, par le docteur AUZIAS-TURENNE. Paris, 1868, in-8 de 366 pages. 6 fr.

BACHELIER (JULES). **Exposé critique et méthodique de l'hydrothérapie**, ou Traitement des maladies par l'eau froide, avec la traduction de l'ouvrage allemand qui a pour titre : *Die Wasserkur zu Græfenberg*, par Jules Frisch. Pont-à-Mousson, 1843, in-8-VIII, 254 pages. 3 fr. 50

BAER. Histoire du développement des animaux, traduit par G. BRESCHET. Paris, 1826, in-4. 4 fr.

BAILLARGER (J.). Recherches sur la structure de la couche corticale des circonvolutions du cerveau, par M. J. BAILLARGER, médecin de la Salpêtrière, membre de l'Académie de médecine. Paris, 1840, in-4, 33 pages, avec 2 planches. 1 fr. 50

BAILLARGER (J.). Des hallucinations, des causes qui les produisent et des maladies qu'elles caractérisent. Paris, 1846, 1 vol. in-4 de 400 pages. 5 fr.

BALDOU. Instruction pratique sur l'hydrothérapie, étudiée au point de vue : 1° de l'analyse clinique ; 2° de la thérapeutique générale ; 3° de la thérapeutique comparée ; 4° de ses indications et contre-indications. *Nouvelle édition*, Paris, 1857, in-8 de 691 pages. 5 fr.

BAUCHET (J. L.). Histoire anatomo-pathologique des kystes, par J. L. BAUCHET, professeur agrégé de la Faculté de médecine, chirurgien des hôpitaux. Paris, 1857, 1 vol. in-4. 8 fr.

BAUCHET (J. L.). Anatomie pathologique des kystes de l'ovaire, et de ses conséquences pour le diagnostic et le traitement de ces affections. Paris, 1859, 1 vol. in-4. 5 fr.

BAYLE. Bibliothèque de thérapeutique, ou Recueil de mémoires originaux et des travaux anciens et modernes sur le traitement des maladies et l'emploi des médicaments, recueillis et publiés par A. L. J. BAYLE, D. M. P., agrégé et sous-bibliothécaire à la Faculté de médecine. Paris, 1828-1837, 4 vol. in-8. 12 fr.

BAZIN. Du système nerveux, de la vie animale et de la vie végétative, de leurs connexions anatomiques et des rapports physiologiques, psychologiques et zoologiques qui existent entre eux, par A. BAZIN, professeur à la Faculté des sciences de Bordeaux, etc. Paris, 1841, in-4, avec 5 planches lithographiées. 3 fr.

BEALE. De l'urine, des dépôts urinaires et des calculs, de leur composition chimique, de leurs caractères physiologiques et pathologiques et des indications thérapeutiques qu'ils fournissent dans le traitement des maladies, par Lionel BEALE, médecin et professeur au King's College Hospital. Traduit de l'anglais sur la seconde édition et annoté par MM. Auguste Ollivier, médecin des hôpitaux, et Georges Bergeron, interne des hôpitaux. Paris, 1865. 1 vol. in-18 jésus, de XXX-540 pages avec 163 figures. 7 fr.

BEAU. Traité expérimental et clinique d'auscultation appliquée à l'étude des maladies du poumon et du cœur, par le docteur J. H. S. BEAU, médecin de l'hôpital de la Charité. Paris, 1856, 1 vol. in-8 de XII, 626 pages. 7 fr. 50

BEAUNIS et BOUCHARD. **Nouveaux éléments d'anatomie descriptive, et d'embryologie**, par H. BEAUNIS et H. BOUCHARD, professeurs agrégés à la Faculté de médecine de Strasbourg, médecins-majors, répétiteurs à l'École de médecine militaire à Strasbourg. Paris, 1868, 1 vol. grand in-8 de XVI-1050 pages avec 404 figures dessinées d'après nature, cartonné. 18 fr.

BEAUVAIS. **Effets toxiques et pathogénétiques de plusieurs médicaments** sur l'économie animale dans l'état de santé, par le docteur BEAUVAIS (de Saint-Gratien). Paris, 1845, in-8 de 420 pages. Avec huit tableaux in-folio. 7 fr.

BEAUVAIS. **Clinique homœopathique**, ou Recueil de toutes les observations pratiques publiées jusqu'à nos jours, et traitées par la méthode homœopathique. *Ouvrage complet*. Paris, 1836-1840, 9 forts vol. in-8. 45 fr.

BECQUEREL. **Recherches cliniques sur la méningite des enfants**, par Alfred BECQUEREL, médecin des hôpitaux. Paris, 1838, in-8, 128 pages. 1 fr.

BÉGIN. **Études sur le service de santé militaire en France, son passé, son présent et son avenir.** par le docteur L. J. BÉGIN, chirurgien-inspecteur, membre du Conseil de santé des armées. Paris, 1849, in-8 de 370 pages. 4 fr. 50

BÉGIN. **Nouveaux éléments de chirurgie et de médecine opératoire.** 2ᵉ édition. Paris, 1838, 3 vol. in-8. 20 fr.

BELMAS. **Traité de la cystotomie sus-pubienne.** Ouvrage basé sur près de cent observations tirées de la pratique du docteur Souberbielle. Paris, 1827, in-8. fig. 2 fr.

BERGERET (L. F.). **Des fraudes dans l'accomplissement des fonctions génératrices**, dangers et inconvénients pour les individus, la famille et la société, par L. F. BERGERET, médecin en chef de l'hôpital d'Arbois (Jura). Paris, 1868, in-18 jésus de 210 pages. 2 fr.

BERNARD. **Leçons de physiologie expérimentale appliquée à la médecine**, faites au Collège de France, par Cl. BERNARD, sénateur, membre de l'Institut de France (Académie des sciences et Académie française), professeur au Collège de France, professeur de physiologie générale à la Faculté des sciences. Paris, 1855-1856, 2 vol. in-8, avec fig. 14 fr.

BERNARD (Cl.). **Leçons sur les effets des substances toxiques et médicamenteuses.** Paris, 1857, 1 vol. in-8, avec figures. 7 fr.

BERNARD (Cl.). **Leçons sur la physiologie et la pathologie du système nerveux.** Paris, 1858, 2 vol. in-8, avec figures. 14 fr.

BERNARD (Cl.). **Leçons sur les propriétés physiologiques et les altérations pathologiques des liquides de l'organisme.** Paris, 1859, 2 vol. in-8 avec 32 fig. 14 fr.

BERNARD (Cl.). **Introduction à l'étude de la médecine expérimentale.** Paris, 1865, in-8, 400 pages. 7 fr.

BERNARD (Cl.). Leçons de pathologie expérimentale et de physiologie opératoire, professées en 1859-1860. Paris, 1869, 1 vol. in-8 de 600 p. avec figures

BERNARD (Cl.) et HUETTE. **Précis iconographique de médecine opératoire et d'anatomie chirurgicale.** Paris, 1866, 1 vol. in-18 jésus, 495 pages, avec 113 pl. figures noires. Cartonné. 24 fr.
Le même, figures coloriées, cart. 48 fr.

BISCHOFF (T. L. G.). **Traité du développement de l'homme et des mammifères**, suivi d'une Histoire du développement de l'œuf du lapin. Paris, 1843, in-8 avec un atlas in-4 de 16 planches. 7 fr. 50

BLANDIN. **Anatomie du système dentaire**, considérée dans l'homme et les animaux. Paris, 1836, in-8, avec une planche. 2 fr. 50

† BLONDEL et SER. **Rapport sur les hôpitaux civils de la ville de Londres** au point de vue de la comparaison de ces établissements avec les hôpitaux de la ville de Paris; par M. BLONDEL, inspecteur principal, et M. L. SER, ingénieur de l'administration de l'assistance publique. Paris, 1862, in-4, 238 pages. 10 fr.
Publication de l'administration de l'Assistance publique.

BOENNINGHAUSEN. **Manuel de thérapeutique médicale homœopathique**, pour servir de guide au lit des malades et à l'étude de la matière médicale pure. Traduit de l'allemand par le docteur D. ROTH. Paris, 1846, in-12 de 600 pages. 7 fr.

BOIVIN. Mémorial de l'art des accouchements, ou Principes fondés sur la pratique de l'hospice de la Maternité de Paris, et sur celle des plus célèbres praticiens nationaux et étrangers, par madame BOIVIN, sage-femme en chef. *Quatrième édition, augmentée.* Paris, 1836, 2 vol. in-8 avec 143 figures. 6 fr.
Ouvrage adopté comme classique pour les élèves de l'École d'accouchements de Paris.

BOIVIN. Nouvelles recherches sur l'origine, la nature et le traitement de la môle vésiculaire, ou Grossesse hydatique. Paris, 1827, in-8 avec fig. 50 c.

BOIVIN. Recherches sur une des causes les plus fréquentes et les moins connues de l'avortement, suivies d'un mémoire sur l'intro-pelvimètre, ou mensurateur interne du bassin ; par madame BOIVIN. Paris, 1828, in-8, fig. 1 fr.

BOIVIN et DUGÈS. Anatomie pathologique de l'utérus et de ses annexes, fondée sur un grand nombre d'observations cliniques ; par madame BOIVIN, docteur en médecine, sage-femme en chef de la Maison impériale de santé, et A. DUGÈS, professeur à la Faculté de médecine de Montpellier. Paris, 1866, atlas in-folio de 41 planches, gravées et coloriées, *représentant les principales altérations morbides des organes génitaux de la femme*, avec explication. 45 fr.

BONNAFONT. Traité pratique des maladies de l'oreille et des organes de l'audition. Paris, 1860, in-8 de 650 pages, avec 22 figures. 9 fr.

BONNET (A.). Traité des maladies des articulations, par le docteur A. BONNET, chirurgien en chef de l'Hôtel-Dieu de Lyon, professeur de clinique chirurgicale à l'École de médecine. Paris, 1845, 2 vol. in-8, et atlas de 16 pl. in-4. — **Traité de thérapeutique des maladies articulaires.** Paris, 1853, 1 vol. de 700 pages, in-8, avec 97 figures. 29 fr.

— Séparément, *Traité de thérapeutique des maladies articulaires*, in-8. 9 fr.

Cet ouvrage doit être considéré comme la suite et le complément du *Traité des maladies des articulations*, auquel l'auteur renvoie pour l'étiologie, le diagnostic et l'anatomie pathologique. Consacré exclusivement aux questions thérapeutiques, il offre une exposition complète des méthodes et des nombreux procédés introduits soit par lui-même, soit par les praticiens les plus expérimentés dans le traitement des maladies si compliquées des articulations.

BONNET (A.). Nouvelles méthodes de traitement des maladies articulaires. *Seconde édition*, revue et augmentée d'une notice historique, accompagnée d'observations sur la rupture de l'ankylose, par MM. BARRIER, BERNE, PHILIPEAUX et BONNES. Paris, 1860, in-8 de 356 pages, avec 17 fig. 4 fr. 50

BOUCHARDAT. Du diabète sucré, ou glucosurie, son traitement hygiénique, par M. BOUCHARDAT, membre de l'Académie impériale de médecine, professeur à la Faculté de médecine de Paris. Paris, 1852, 1 vol. in-4. 4 fr. 50

BOUCHUT. Traité pratique des maladies des nouveau-nés, des enfants à la mamelle et de la seconde enfance, par le docteur E. BOUCHUT, professeur agrégé à la Faculté de médecine, médecin de l'hôpital des Enfants malades. *Cinquième édition*, corrigée et augmentée. Paris, 1867, 1 vol. in-8 de 1024 p., avec 257 fig. 14 fr.
Ouvrage couronné par l'Institut de France.

Après une longue pratique et plusieurs années d'enseignement clinique à l'hôpital des Enfants de Sainte-Eugénie, M. Bouchut, pour répondre à la faveur publique, a étendu son cadre et complété son œuvre, en y faisant entrer indistinctement toutes les maladies de l'enfance jusqu'à la puberté. On trouvera dans son livre la médecine et la chirurgie du premier âge.

BOUCHUT (E.). Hygiène de la première enfance, comprenant la naissance, l'allaitement, le sevrage, les maladies pouvant amener un changement de nourrices, les maladies et la mortalité des nouveau-nés, l'éducation physique de la seconde enfance. *Cinquième édition.* Paris, 1866, in-18 de 400 pages, avec 49 figures. 4 fr.

BOUCHUT (E.). Nouveaux éléments de pathologie générale et de sémiologie. comprenant : la nature de l'homme ; l'histoire générale de la maladie, les différentes classes de maladie, l'anatomie pathologique générale et l'histologie pathologique, le pronostic ; la thérapeutique générale ; les éléments du diagnostic par l'étude des symptômes et l'emploi des moyens physiques : auscultation, percussion, cérébroscopie, laryngoscopie, microscopie, chimie pathologique, spirométrie, etc. *Deuxième édition*, revue et augmentée. Paris, 1869, 1 vol. gr. in-8 de 1312 pages, avec 282 fig. 18 fr.
— Le même, cartonné en toile. 20 fr.

BOUCHUT (E.). La vie et ses attributs, dans leurs rapports avec la philosophie, l'histoire naturelle et la médecine. Paris, 1862, in-18 de 350 pages. 3 fr. 50

BOUCHUT (E.). Traité des signes de la mort et des moyens de prévenir les enterrements prématurés. Paris, 1849, in-12 de 400 pages. 3 fr. 50
Ouvrage couronné par l'Institut de France.

BOUCHUT. De l'état nerveux aigu et chronique, ou Nervosisme, appelé névropathie aiguë cérébro-pneumogastrique, diathèse nerveuse, fièvre nerveuse, cachexie nerveuse, névropathie protéiforme, névrospasmie; et confondu avec les vapeurs, la surexcitabilité nerveuse, l'hystéricisme, l'hystérie, l'hypochondrie, l'anémie, la gastralgie, etc., professé à la Faculté de médecine en 1857, et lu à l'Académie impériale de médecine en 1858, par E. Bouchut. Paris, 1860. 1 vol. in-8 de 348 p. 5 fr.

BOUDIN. Traité de géographie et de statistique médicales, et des maladies endémiques, comprenant la météorologie et la géologie médicales, les lois statistiques de la population et de la mortalité, la distribution géographique des maladies, et la pathologie comparée des races humaines, par le docteur J. Ch. M. Boudin, médecin en chef de l'hôpital militaire Saint-Martin. Paris, 1857, 2 vol. gr. in-8, avec 9 cartes et tableaux. 20 fr.

Dans son rapport à l'Académie des sciences, M. Rayer dit : «L'attention de la commission, déjà fixée » par l'intérêt du sujet, l'a été aussi par le mérite du livre. *Sans précédent ni modèle dans la litté-* » *rature médicale de la France*, cet ouvrage abonde en faits et en renseignements; tous les docu- » ments français ou étrangers qui sont relatifs à la distribution géographique des maladies, ont été » consultés, examinés, discutés par l'auteur. Plusieurs affections dont le nom figure à peine dans nos » Traités de pathologie, sont là décrites avec toute l'exactitude que comporte l'état de la science. »

BOUDIN. Souvenirs de la campagne d'Italie, observations topographiques et médicales. Études nouvelles sur la Pellagre. Paris, 1861, in-8, avec une carte. 2 fr. 50

BOUDIN. Études d'hygiène publique sur l'état sanitaire, les maladies et la mortalité des armées anglaises de terre et de mer en Angleterre et dans les colonies, traduit de l'anglais d'après les documents officiels. Paris, 1846, in-8 de 190 pages. 3 fr.

BOUILLAUD. Traité de nosographie médicale, par J. Bouillaud, membre de l'Institut, professeur de clinique médicale à la Faculté de médecine de Paris, médecin de l'hôpital de la Charité. Paris, 1846, 5 vol. in-8 de chacun 700 p. 35 fr.

BOUILLAUD. Clinique médicale de l'hôpital de la Charité, ou Exposition statistique des diverses maladies traitées à la Clinique de cet hôpital. Paris, 1837, 3 v. in-8. 21 fr.

BOUILLAUD. Traité clinique des maladies du cœur, précédé de recherches nouvelles sur l'anatomie et la physiologie de cet organe. *Deuxième édition augmentée.* Paris, 1841, 2 forts vol. in-8, avec 8 planches gravées. 16 fr.
Ouvrage auquel l'Institut de France a accordé le grand prix de médecine.

BOUILLAUD. Traité clinique du rhumatisme articulaire, et de la loi de coïncidence des inflammations du cœur avec cette maladie. Paris, 1840, in-8. 7 fr. 50
Ouvrage servant de complément au *Traité des maladies du cœur.*

BOUILLAUD. Essai sur la philosophie médicale et sur les généralités de la clinique médicale, précédé d'un Résumé philosophique des principaux progrès de la médecine. Paris, 1837, in-8. 6 fr.

BOUILLAUD. Traité clinique et expérimental des fièvres dites essentielles; par J. Bouillaud. Paris, 1826, in-8. 7 fr.

BOUILLAUD. De l'introduction de l'air dans les veines. Paris, 1838, in-8. 2 fr.

BOUILLAUD. Discours sur le vitalisme et l'organicisme, et sur les rapports des sciences physiques en général avec la médecine. Paris, 1860, in-8. 1 fr. 50

BOUILLAUD. De la congestion cérébrale apoplectiforme, dans ses rapports avec l'épilepsie. Paris, 1861, in-8. 2 fr.

BOUILLIER. Du principe vital et de l'âme pensante, ou Examen des diverses doctrines médicales et psychologiques sur les rapports de l'âme et de la vie, par F. Bouillier, correspondant de l'Institut, inspecteur général de l'Université. Paris, 1862. 1 vol. in-8, 432 pages. 6 fr.

BOUISSON. Traité de la méthode anesthésique appliquée à la chirurgie et aux différentes branches de l'art de guérir, par le docteur E. F. Bouisson, professeur à la Faculté de médecine de Montpellier, chirurgien en chef de l'hôpital Saint-Éloi, etc. Paris, 1850, in-8 de 560 pages. 7 fr. 50

BOURGEOIS. De l'influence des maladies de la femme pendant la grossesse sur la constitution et la santé de l'enfant, par le docteur L. X. Bourgeois, médecin à Tourcoing. Paris, 1861, 1 vol. in-4. 3 fr. 50

BOUSQUET. Nouveau traité de la vaccine et des éruptions varioleuses ou varioliformes ; par le docteur J.-B. Bousquet, membre de l'Académie impériale de médecine, chargé des vaccinations gratuites. Paris, 1848, in-8 de 600 pages. 7 fr.
Ouvrage couronné par l'Institut de France.

BOUSQUET. Notice sur le cow-pox, ou petite vérole des vaches, découvert à Passy en 1836, par J. B. Bousquet. Paris, 1839, in-4, avec une grande planche. 50 c.

BOUVIER (H.). Leçons cliniques sur les maladies chroniques de l'appareil locomoteur, professées à l'hôpital des Enfants pendant les années 1855, 1856, 1857, par le docteur H. Bouvier, médecin de l'hôpital des Enfants, membre de l'Académie impériale de médecine. Paris, 1858, 1 vol. in-8 viii, 532 pages. 7 fr.

BOUVIER (H.). Atlas des leçons sur les maladies chroniques de l'appareil locomoteur, comprenant les **Déviations de la colonne vertébrale.** Paris, 1858. Atlas de 20 planches in-folio. 18 fr.

BOUVIER (H.). Mémoire sur la section du tendon d'Achille dans le traitement des pieds bots. Paris, 1838, 1 vol. in-4° de 72 pages avec une planche lithogr. 2 fr.

BRAIDWOOD. Traité de la pyémie ou fièvre suppurative, par P. M. Braidwood; traduction française par M. E. Alling, interne des hôpitaux. Paris, 1869, 1 vol. in-8 de 300 p., avec 12 planches chromolithographiées.

BRAINARD. Mémoire sur le traitement des fractures non réunies et des difformités des os, par Daniel Brainard, professeur de chirurgie au collège médical de l'Illinois. Paris, 1854, grand in-8, 72 pages avec 2 planches comprenant 19 fig. 3 fr.

BREMSER. Traité zoologique et physiologique des vers intestinaux de l'homme, par le docteur Bremser ; traduit de l'allemand, par M. Grundler. Revu et augmenté par M. de Blainville, professeur au Muséum d'histoire naturelle. Paris, 1837, avec atlas in-4 de 15 planches. 13 fr.

BRESCHET. Mémoires chirurgicaux sur différentes espèces d'**anévrysmes**, par G. Breschet, professeur d'anatomie à la Faculté de médecine de Paris, chirurgien de l'Hôtel-Dieu. Paris, 1834, in-4, avec six planches in-fol. 6 fr.

BRESCHET. Recherches anatomiques et physiologiques sur l'**Organe de l'ouïe et sur l'Audition dans l'homme et les animaux vertébrés** ; par G. Breschet. Paris, 1836, in-4, avec 13 *planches gravées.* 5 fr.

BRESCHET (G.). Études anatomiques, physiologiques et pathologiques de l'œuf dans l'espèce humaine et dans quelques-unes des principales familles des animaux vertébrés. Paris, 1835, 1 vol. in-4° de 144 pages avec 6 planches lithogr. 5 fr.

BRESCHET. Recherches anatomiques et physiologiques sur l'**organe de l'ouïe des poissons** ; par G. Breschet. Paris, 1838, in-4, avec 17 planches gravées. 5 fr.

BRIAND et CHAUDÉ. Manuel complet de médecine légale, ou Résumé des meilleurs ouvrages publiés jusqu'à ce jour sur cette matière, et des jugements et arrêts les plus récents, par J. Briand, docteur en médecine de la Faculté de Paris, et Ernest Chaudé, docteur en droit ; et contenant un *Manuel de chimie légale,* par J. Bouis, professeur agrégé à l'École de pharmacie de Paris. *Huitième édition.* Paris, 1869, 1 vol. gr. in-8 de 1048 pages, avec 3 pl. gravées et 34 fig. 14 fr.

BRIERRE DE BOISMONT. Du délire aigu observé dans les établissements d'aliénés, par M. Brierre de Boismont. Paris, 1845, 1 vol. in-4 de 120 pages. 3 fr. 50

BRIERRE DE BOISMONT. De l'emploi des bains prolongés et des irrigations continues dans le traitement des formes aiguës de la folie, et en particulier de la manie. Paris, 1847, 1 vol. in-4 de 62 pages. 1 fr. 50

BRIQUET. Traité clinique et thérapeutique de l'Hystérie, par le docteur P. Briquet, médecin de l'hôpital de la Charité, membre de l'Académie impériale de médecine de Paris. Paris, 1859, 1 vol. in-8 de 624 pages. 8 fr.

BRIQUET. Rapport sur les épidémies du choléra-morbus qui ont régné de 1817 à 1850, fait au nom d'une Commission, par M. Briquet, membre de l'Académie impériale de médecine, médecin honoraire des hôpitaux et hospices civils de Paris. Paris, 1868, 1 vol. in-4 de 235 pages. 6 fr.

BROCA. Anatomie pathologique du cancer, par Paul Broca, professeur à la Faculté de médecine. Paris, 1852, 1 vol. in-4 avec une planche lithographiée. 3 fr. 50

BROUSSAIS. De l'irritation et de la folie, ouvrage dans lequel les rapports du physique et du moral sont établis sur les bases de la médecine physiologique. *Deuxième édition.* Paris, 1839, 2 vol. in-8. 2 fr. 50

BROUSSAIS. Cours de phrénologie, professé à la Faculté de médecine de Paris. Paris, 1836, 1 vol. in-8 de 850 pages, avec pl. 4 fr. 50

BROWN-SÉQUARD. Propriétés et fonctions de la moelle épinière. Rapport sur quelques expériences de M. Brown-Séquard, lu à la Société de biologie par M. Paul Broca, professeur à la Faculté de médecine. Paris, 1856, in-8. 1 fr.

BRUCKE. Des Couleurs au point de vue physique, physiologique, artistique et industriel, par Ernest Brucke, professeur de physiologie à l'Université de Vienne, traduit de l'allemand sous les yeux de l'auteur par Paul Schützenberger. Paris, 1866, 1 vol. in-18 jésus de 344 pag., avec 46 figures. 4 fr.

CABANIS. Rapport du physique et du moral de l'homme, et Lettre sur les causes premières, par P. J. G. Cabanis, précédé d'une Table analytique, par Destutt de Tracy, *huitième édition*, augmentée de Notes, et précédée d'une Notice historique et philosophique sur la vie, les travaux et les doctrines de Cabanis, par L. Peisse. Paris, 1844, in-8 de 780 pages. 6 fr.

La notice biographique, composée sur des renseignements authentiques fournis en partie par la famille même de Cabanis, est à la fois la plus complète et la plus exacte qui ait été publiée. Cette édition est la seule qui contienne la *Lettre sur les causes premières*.

CAILLAULT. Traité pratique des maladies de la peau chez les enfants, par le docteur Ch. Caillault. Paris, 1859, 1 vol. in-18 de 400 pages. 3 fr. 50

CALMEIL. Traité des maladies inflammatoires du cerveau, ou Histoire anatomo-pathologique des congestions encéphaliques, du délire aigu, de la paralysie générale ou périencéphalite chronique diffuse à l'état simple ou compliqué, du ramollissement cérébral ou local aigu et chronique, de l'hémorrhagie cérébrale localisée récente ou non récente, par le docteur L. F. Calmeil, médecin en chef de la Maison impériale de Charenton. Paris, 1859, 2 forts volumes in-8. 17 fr.

Table des matières. — Chap. I. Des attaques de congestion encéphalique. — Chap. II. Du délire aigu. — Chap. III. De la paralysie générale. — Chap. IV. De la paralysie générale complète. — Chap. V. Du ramollissement cérébral local aigu. — Chap. VI. Du ramollissement cérébral à l'état chronique. Chap. VII. De l'hémorrhagie encéphalique. — Chap. VIII. Des foyers hémorrhagiques non récents. — Chap. IX. Du traitement des maladies inflammatoires des centres nerveux encéphaliques.

CALMEIL. De la folie considérée sous le point de vue pathologique, philosophique, historique et judiciaire, depuis la renaissance des sciences en Europe jusqu'au XIXe siècle; description des grandes épidémies de délire simple ou compliqué qui ont atteint les populations d'autrefois et régné dans les monastères; exposé des condamnations auxquelles la folie méconnue a donné lieu. Paris, 1845, 2 vol. in-8. 14 fr.

CALMEIL. De la paralysie considérée chez les aliénés. Paris, 1823, in-8. 6 fr. 50

CARRIÈRE (Ed.). Fondements et organisation de la climatologie médicale. Paris, 1869, in-8, 96 pages. 2 fr. 50

CARRIÈRE (Ed.). Le climat de l'Italie, sous le rapport hygiénique et médical, par le docteur Ed. Carrière. Paris, 1849. 1 vol. in-8 de 600 pages. 7 fr. 50

Ouvrage couronné par l'Institut de France.

Cet ouvrage est ainsi divisé : Du climat de l'Italie en général, topographie et géologie, les eaux, l'atmosphère, les vents, la température. — *Climatologie de la région méridionale de l'Italie* : Salerne, Caprée, Massa, Sorrente, Castellamare, Torre del Greco, Resina, Portici, rive orientale du golfe de Naples, climat de Naples; rive septentrionale du golfe de Naples (Pouzzoles et Baïa, Ischia), golfe de Gaëte. — *Climatologie de la région moyenne de l'Italie* : Marais-Pontins et Maremmes de la Toscane; climat de Rome, de Sienne, de Pise, de Florence. — *Climat de la région septentrionale de l'Italie* : Venise, Milan et les lacs, Gênes, Menton et Villefranche, Nice, Hyères.

CARUS (C.-C.). Traité élémentaire d'anatomie comparée, suivi de Recherches d'anatomie philosophique ou transcendante sur les parties primaires du système nerveux et du squelette intérieur et extérieur; traduit de l'allemand et précédé d'une *Esquisse historique et bibliographique de l'Anatomie comparée*, par A. J. L. Jourdan. Paris, 1835. 3 volumes in-8 avec Atlas de 31 planches gr. in-4 gravées. 10 fr.

CASTELNAU et DUCREST. Recherches sur les abcès multiples, comparés sous leurs différents rapports. Paris, 1846, in-4. 1 fr.

CAUVET. Nouveaux éléments d'histoire naturelle médicale, comprenant des notions générales sur la zoologie, la botanique et la minéralogie, l'histoire et les propriétés des animaux et des végétaux utiles ou nuisibles à l'homme, soit par eux-mêmes, soit par leurs produits, par D. CAUVET, professeur agrégé à l'École supérieure de pharmacie de Strasbourg. Paris, 1869, 2 vol. in-18 jésus, avec 790 fig. 12 fr.

L'histoire des animaux, des végétaux et des minéraux utiles ou nuisibles à l'homme a été faite selon l'ordre des séries naturelles, en suivant les classifications le plus généralement adoptées. Les produits de ces différents êtres ont été étudiés soigneusement, au double point de vue de leurs caractères et de leurs propriétés médicinales. Pour les médecins, l'auteur fait connaître les propriétés physiologiques des médicaments simples les plus usités; pour les pharmaciens, il donne les caractères distinctifs des drogues et les propriétés chimiques de leurs principes actifs.

Ce livre comprend les matières exigées pour le troisième examen de doctorat en médecine et le deuxième examen de maîtrise en pharmacie.

CAZAUVIEILH. Du suicide, de l'aliénation mentale et des crimes contre les personnes, comparés dans leurs rapports réciproques. Recherches sur ce premier penchant chez les habitants des campagnes, par J.-B. CAZAUVIEILH, médecin de l'hospice de Liancourt, ancien interne de l'hospice de la Salpêtrière. Paris, 1840, in-8. 2 fr. 50

CAZENAVE. Traité des maladies du cuir chevelu, suivi de conseils hygiéniques sur les soins à donner à la chevelure, par le docteur A. CAZENAVE, médecin de l'hôpital Saint-Louis, etc. Paris, 1850, 1 vol. in-8, avec 8 planches coloriées. 8 fr.

Table des matières. — Introduction. Coup d'œil historique sur la chevelure. — Première partie. Considérations anatomiques et physiologiques sur les cheveux. — Deuxième partie. Pathologie du cuir chevelu. — Troisième partie. Hygiène.

CELSE (A. C.). De la médecine, traduit en français par Fouquier et F. S. Ratier. Paris, 1824, 1 vol. in-18. 2 fr.

CELSI (A. C.). De re medica libri octo, editio nova, curantibus P. FOUQUIER, in Facultate Parisiensi professore, et F.-S. RATIER. Parisiis, 1823, in-18. 1 fr. 50

CERISE. Déterminer l'influence de l'éducation physique et morale sur la production de la surexcitation du système nerveux et des maladies qui sont un effet consécutif de cette surexcitation. Paris, 1841, 1 vol. in-4 de 370 pages. 3 fr.

CHAILLY. Traité pratique de l'art des accouchements, par CHAILLY-HONORÉ, membre de l'Académie impériale de médecine. *Cinquième édition*, revue et corrigée. Paris, 1867, 1 vol. in-8 de XXIV-1036 pages, avec 282 figures. 10 fr.

Ouvrage adopté par le Conseil de l'instruction publique pour les Facultés de médecine, les écoles préparatoires et les cours institués pour les sages-femmes.

CHAMBERT. Des effets physiologiques et thérapeutiques des éthers, par le docteur H. CHAMBERT. Paris, 1848, in-8 de 260 pages. 75 cent.

CHARPENTIER. Des accidents fébriles qui surviennent chez les nouvelles accouchées, par L. A. Alph. CHARPENTIER, chef de clinique d'accouchements de la Faculté. Paris, 1863, gr. in-8. 1 fr. 50

CHAUFFARD. Essai sur les doctrines médicales, suivi de quelques considérations sur les fièvres, par le docteur P. E. CHAUFFARD, professeur agrégé à la Faculté de médecine de Paris. Paris, 1846, in-8 de 130 pages. 1 fr.

CHAUSIT. Traité élémentaire des maladies de la peau, par M. le docteur CHAUSIT, d'après l'enseignement théorique et les leçons cliniques de M. le docteur A. Cazenave, médecin de l'hôpital Saint-Louis. Paris, 1853, 1 vol. in-8, XII-448 pag. 3 fr.

CHURCHILL (Fleetwood). Traité pratique des maladies des femmes, hors de l'état de grossesse, pendant la grossesse et après l'accouchement, par Fleetwood CHURCHILL, professeur d'accouchements, de maladies des femmes et des enfants à l'Université de Dublin. Traduit de l'anglais sur la *Cinquième édition*, par MM. Alexandre WIELAND et Jules DUBRISAY, anciens internes des hôpitaux, et contenant l'Exposé des travaux français et étrangers les plus récents. Paris, 1866, 1 vol. grand in-8, xvi-1227 pages avec 291 figures. 18 fr.

En présentant le livre de M. Churchill aux médecins français, les traducteurs ont pensé que, sans porter atteinte à l'originalité de l'œuvre, et tout en conservant à l'auteur la responsabilité et le mérite de ses opinions personnelles, ils devaient compléter les quelques points de détail qui avaient pu échapper à ses investigations, ou qui avaient reçu un jour nouveau de travaux postérieurs à la publication de la dernière édition anglaise, et ils se sont particulièrement attachés à mettre en lumière les études modernes des auteurs français et étrangers qui méritaient d'être portées à la connaissance du médecin et du chirurgien, et qui pouvaient l'être utilement pour les besoins de la pratique.

CIVIALE. Traité pratique sur les maladies des organes génito-urinaires. *Troisième édition* augmentée. Paris, 1858-1860, 3 vol. in-8 avec figures. 24 fr.

Cet ouvrage, le plus pratique et le plus complet sur la matière, est ainsi divisé :
Tome I. Maladies de l'urèthre. Tome II. Maladies du col de la vessie et de la prostate. Tome III. Maladies du corps de la vessie.

CIVIALE. Traité pratique et historique de la lithotritie, par le docteur CIVIALE, membre de l'Institut, de l'Académie impériale de médecine. Paris, 1847, 1 vol. in-8, de 600 pages avec 8 planches. 8 fr.

CIVIALE. De l'uréthrotomie ou de quelques procédés peu usités de traiter les rétrécissements de l'urèthre. Paris, 1849, in-8 de 124 pages avec une planche. 2 fr. 50

CIVIALE. Parallèles des divers moyens de traiter les calculeux, contenant l'examen comparatif de la lithotritie et de la cystotomie, sous le rapport de leurs divers procédés, de leurs modes d'application, de leurs avantages ou inconvénients respectifs. Paris, in-8, fig.

COCTEAU. Des fistules uréthrales chez l'homme, par COCTEAU, professeur agrégé de la Faculté de médecine. Paris, 1869, in-8, 128 p. 2 fr. 50

†CODEX MEDICAMENTARIUS. Pharmacopée française, rédigée par ordre du gouvernement, la commission de rédaction étant composée de professeurs de la Faculté de médecine et de l'Ecole supérieure de pharmacie de Paris, de membres de l'Académie impériale de médecine et de la Société de pharmacie de Paris. Paris, 1866, 1 vol. grand in-8, xlviii-784 pages, cartonné à l'anglaise. 9 fr. 50
Franco par la poste. 11 fr. 50
Le même, interfolié de papier réglé et solidement relié en demi-maroquin. 16 fr. 50

Le nouveau Codex medicamentarius, Pharmacopée française, édition de 1866, sera et demeurera obligatoire pour les Pharmaciens à partir du 1er janvier 1867.
(*Décret impérial du 5 décembre 1866.*)

— **Commentaires thérapeutiques du Codex medicamentarius,** ou Histoire de l'action physiologique et des effets thérapeutiques des médicaments inscrits dans la pharmacopée française, par Ad. GUBLER, professeur de thérapeutique à la Faculté de médecine, membre de l'Académie de médecine. Paris, 1868, 1 vol. grand in-8, 780 pages, format du Codex, cart. 12 fr.

Cet ouvrage forme le complément indispensable du Codex.

COLLADON. Histoire naturelle et médicale des casses, et particulièrement de la casse et des sénés employés en médecine. Montpellier, 1816. In-4, avec 19 pl. 6 fr.

COLLINEAU. Analyse physiologique de l'entendement humain, d'après l'ordre dans lequel se manifestent, se développent et s'opèrent les mouvements sensitifs, intellectuels, affectifs et moraux. Paris, 1843, in-8. 1 fr. 50

COMTE (A.). Cours de philosophie positive, par Auguste COMTE, répétiteur d'analyse transcendante et de mécanique rationnelle à l'École polytechnique. *Troisième édition*, augmentée d'une préface par E. LITTRÉ, et d'une table alphabétique des matières. Paris, 1869, 6 vol. in-8. 45 fr.

Tome I. Préliminaires généraux et philosophie mathématique. — Tome II. Philosophie astronomique et philosophie physique. — Tome III. Philosophie chimique et philosophie biologique. — Tome IV. Philosophie sociale (partie dogmatique). — Tome V. Philosophie sociale (partie historique : état théologique et état métaphysique). — Tome VI. Philosophie sociale (complément de la partie historique) et conclusions générales.

COMTE (A.). Principes de philosophie positive, précédés de la préface d'un disciple, par E. LITTRÉ. Paris, 1868, 1 vol. in-18 jésus, 208 pages. 2 fr. 50

Les *Principes de philosophie positive* sont destinés à servir d'introduction à l'étude du *Cours de philosophie*, ils contiennent : 1° l'exposition du but du cours, ou considérations générales sur la nature et l'importance de la philosophie positive; 2° l'exposition du plan du cours, ou considérations générales sur la hiérarchie des sciences.

Congrès médico-chirurgical de France. Première session, tenue à ROUEN, du 30 septembre au 3 octobre 1863. Paris, 1863, in-8 de 412 pag. avec planches. 5 fr.

Congrès médical de France. Deuxième session, tenue à LYON, du 26 septembre au 1er octobre 1864. Paris, 1865, in-8 de 688 pages avec planches. 9 fr.

Table des matières. — 1. Des concrétions sanguines dans le cœur et les vaisseaux, par MM. Th. Perrin, Perroud, Courty, Leudet, etc. — 2. Paralysie atrophique progressive, ataxie locomotrice, par MM. Duménil, Tessier, Bouchard, Leudet. — 3. Curabilité de la phthisie, par MM. Leudet, Chatin, Gourdin, Verneuil. — 4. Traitement des ankyloses, par MM. Palasciano, Delore, Philipeaux, Pravaz. — 5. Chirurgie du système osseux, par MM. Marmy, Desgranges, Ollier, Verneuil. — 6. Des moyens de diérèse, par MM. Philipeaux, Verneuil, Barrier, Ollier. — 7. De la consanguinité, par MM. Rodet, Faivre, Sanson, Morel, Diday. — 8. Genèse des parasites, par MM. Rodet, Diday, Gailleton. — 9. Contagion de la syphilis, par MM. Rollet, Diday, Viennois. — 10. Du forceps, par MM. Chassagny, Bouchacourt, Berne. — 11. Asiles d'aliénés, par MM. Mundy, Motet, Turck, Morel, Billod, etc.

Congrès médical de France. Troisième session, tenue à BORDEAUX du 2 au 7 octobre 1865. Paris, 1866, in-8, XII-916 pages. 9 fr.

COOPER (ASTLEY). Œuvres chirurgicales complètes, traduites de l'anglais, avec des notes par E. CHASSAIGNAC et G. RICHELOT. Paris, 1837, gr. in-8. 4 fr. 50

CORLIEU (A.). Aide-mémoire de médecine, de chirurgie et d'accouchements, vade-mecum du praticien, par le docteur A. CORLIEU. Paris, 1869, 1 vol. in-18 jésus de XX-624 pages, avec 439 figures, cart. 6 fr.

CORLIEU (A.). Voyez SAINT VINCENT.

CORNARO. De la sobriété, *voyez* École de Salerne, p. 16.

CRUVEILHIER. Anatomie pathologique du corps humain, ou Descriptions, avec figures lithographiées et coloriées, des diverses altérations morbides dont le corps humain est susceptible; par J. CRUVEILHIER, professeur d'anatomie pathologique à la Faculté de médecine de Paris. Paris, 1830-1842. 2 vol. in-folio, avec 230 planches coloriées. 456 fr.

Demi-reliure des 2 vol. grand in-folio, dos de maroquin, non rognés. 24 fr.

Ce bel *ouvrage est complet*; il a été publié en 41 livraisons, chacune contenant 6 feuilles de texte in-folio grand-raisin vélin, caractère neuf de F. Didot, avec 5 planches coloriées avec le plus grand soin, et 6 planches lorsqu'il n'y a que quatre planches de coloriées. Chaque livraison est de 11 fr.

CRUVEILHIER (J.). Traité d'Anatomie pathologique générale. Ouvrage complet. Paris, 1849-1864, 5 vol. in-8. 35 fr.

Tome V et dernier, Dégénérations aréolaires et gélatiniformes, dégénérations cancéreuses proprement dites par J. CRUVEILHIER; pseudo-cancers et tables alphabétiques par CH. HOUEL. Paris, 1864, 1 vol. in-8 de 420 pages. 7 fr.

Cet ouvrage est l'exposition du Cours d'anatomie pathologique que M. Cruveilhier fait à la Faculté de médecine de Paris. Comme son enseignement, il est divisé en XVIII classes, savoir: tome I, 1° solutions de continuité; 2° adhésions; 3° luxations; 4° invaginations; 5° hernies; 6° déviations; — tome II, 7° corps étrangers; 8° rétrécissements et oblitérations; 9° lésions de canalisation par communication accidentelle; 10° dilatations; — tome III, 11° hypertrophies; 12° atrophies; 13° métamorphoses et productions organiques analogues; — tome IV, 14° hydropisies et flux; 15° hémorrhagies; 16° gangrènes; 17° inflammations ou phlegmasies; 18° lésions strumeuses, et lésions carcinomateuses; — tome V, 19° dégénérations organiques.

CZERMAK. Du laryngoscope et de son emploi en physiologie et en médecine, par le docteur J. N. CZERMAK, professeur de physiologie à l'université de Pesth. Paris, 1860, in-8 avec deux planches gravées et 31 figures. 3 fr. 50

DAGONET (H.). Traité élémentaire et pratique des maladies mentales, suivi de considérations sur l'administration des asiles d'aliénés. Paris, 1862, in-8 de 816 p. avec une carte. 10 fr.

DARCET. Recherches sur les abcès multiples et sur les accidents qu'amène la présence du pus dans le système vasculaire, suivies de remarques sur les altérations du sang, par le docteur F. DARCET. Paris, 1845. In-4 de 88 pages. 75 c.

DAREMBERG. Glossulæ quatuor magistrorum super chirurgiam Rogerii et Rolandi et de Secretis mulierum, de chirurgia, de modo medendi libri septem, poema medicum; nunc primum ad fidem codicis Mazarinei, edidit doctor Ch. DAREMBERG. Napoli, 1854. In-8 de 64-228-178 pages. 8 fr.

DAREMBERG. Notices et extraits des manuscrits médicaux grecs, latins et français des principales bibliothèques de l'Europe, par le docteur Ch. DAREMBERG, bibliothécaire de la bibliothèque Mazarine, professeur au Collége de France. Première partie : Manuscrits grecs d'Angleterre, suivis d'un fragment inédit de Gilles de Corbeil et de scolies inédites sur Hippocrate. Paris, 1853, in-8, 243 pages. 7 fr.

DAREMBERG. Voy. GALIEN, ORIBASE.

DAVAINE. Traité des entozoaires et des maladies vermineuses de l'homme et des animaux domestiques, par le docteur C. DAVAINE, membre de l'Académie de médecine. Paris, 1860, 1 vol. in-8 de 950 pages, avec 88 figures. 12 fr.
Ouvrage couronné par l'Institut de France.

DAVASSE. La Syphilis, ses formes et son unité, par J. DAVASSE, ancien interne des hôpitaux de Paris. Paris, 1865. 1 vol. in-8 de 570 pages. 8 fr.

DAVID (Th.). De la grossesse au point de vue de son influence sur la constitution physiologique et pathologique de la femme, par Th. DAVID, docteur en médecine. Paris, 1868, 1 vol. in-8, 122 pages. 2 fr. 50

DE LA RIVE. Traité d'électricité théorique et appliquée; par A. DE LA RIVE, membre correspondant de l'Institut de France, professeur émérite de l'Académie de Genève. Paris, 1854-58, 3 vol. in-8, avec 447 figures. 27 fr.
Séparément, tomes II et III. Prix de chaque volume. 9 fr.

DELPECH (A.). Nouvelles recherches sur l'intoxication spéciale que détermine le sulfure de carbone. L'industrie du caoutchouc soufflé, par A. DELPECH, professeur agrégé à la Faculté de médecine de Paris, médecin de l'hôpital Necker, membre de l'Académie de médecine. Paris, 1863, in-8 de 128 pages. 2 fr. 50

DELPECH (A.). Les trichines et la trichinose chez l'homme et chez les animaux. Paris, 1866, in-8 de 104 pages. 2 fr. 50

DELPECH (A.). De la ladrerie du porc au point de vue de l'hygiène privée et publique. Mémoire lu à l'Académie impériale de médecine. Paris, 1864, in-8 de 107 pages. 2 fr. 50

DEMARQUAY. Essai de pneumatologie médicale. Recherches physiologiques, cliniques et thérapeutiques sur les gaz, par J. N. DEMARQUAY, chirurgien de la Maison municipale de santé. Paris, 1866, in-8, XVI, 861 pages avec figures. 9 fr.

DEPAUL. Expériences faites avec le cow-pox ou vaccin animal, par M. DEPAUL, membre de l'Académie impériale de médecine, directeur de la vaccine, professeur à la Faculté de médecine de Paris. Paris, 1867, in-4, de 54 pages, avec 3 pl. chromolithographiées. 3 fr.

DESAYVRE. Études sur les maladies des ouvriers de la manufacture d'armes de Chatellerault. Paris, 1856, in-8 de 116 pages. 2 fr. 50

DESLANDES. De l'onanisme et des autres abus vénériens considérés dans leurs rapports avec la santé, par le docteur L. DESLANDES. Paris, 1835. In-8. 7 fr.

DESORMEAUX. De l'endoscope, de ses applications au diagnostic et au traitement des affections de l'urèthre et de la vessie, leçons à l'hôpital Necker, par A. J. DESORMEAUX, chirurgien de l'hôpital Necker. Paris, 1865, in-8 de 190 pages avec 3 pl. chromolithographiées et 10 figures. 4 fr. 50

DEZEIMERIS. Dictionnaire historique de la médecine. Paris, 1828-1836, 4 vol. en 7 parties, in-8. 10 fr.

DICTIONNAIRE (NOUVEAU) DE MÉDECINE ET DE CHIRURGIE PRATIQUES, illustré de figures intercalées dans le texte, rédigé par Benjamin ANGER, E. BAILLY, BARRALLIER, BERNUTZ, P. BERT, BOECKEL, BUIGNET, CUSCO, DEMARQUAY, DENUCÉ, DESNOS, DESORMEAUX, DEVILLIERS, Alfred FOURNIER, GALLARD, H. GINTRAC, GOMBAULT-GOSSELIN, Alphonse GUÉRIN, A. HARDY, HEURTAUX, HIRTZ, JACCOUD, JACQUEMET, JEANNEL, KOEBERLÉ, LANNELONGUE, S. LAUGIER, LEDENTU, LIEBREICH, P. LORAIN, LUTON, Léon MARCHAND, A. NÉLATON, A. OLLIVIER, ORÉ, PANAS, Maurice RAYNAUD, RICHET, Ph. RICORD, J. ROCHARD (de Lorient), Z. ROUSSIN, SAINT-GERMAIN, Ch. SARAZIN, Germain SÉE, Jules SIMON, SIREDEY, STOLTZ, A. TARDIEU, S. TARNIER, TROUSSEAU, VALETTE, VERJON, Aug. VOISIN. Directeur de la rédaction, le docteur JACCOUD.

Le *Nouveau Dictionnaire de médecine et de chirurgie pratiques*, illustré de figures intercalées dans le texte, se composera d'environ 20 volumes grand in-8 cavalier de 800 pages. Il sera publié trois volumes par an. *Les tomes I à XI sont en vente.*

Prix de chaque volume de 800 pages avec figures intercalées dans le texte.   10 fr.

Les volumes seront envoyés *franco* par la poste, aussitôt leur publication, aux souscripteurs des départements, sans augmentation sur le prix fixé.

Le tome I, 812 pages avec 36 figures, comprend : **Introduction**, par JACCOUD ; **Absorption**, par BERT ; **Acclimatement**, par Jules ROCHARD ; **Accommodation**, par LIEBREICH ; **Accouchement**, par STOLTZ et LORAIN ; **Albuminurie**, par JACCOUD ; **Amaurose, Amblyopie**, par LIEBREICH ; etc.

Le tome II, 800 pages avec 60 figures, comprend : **Amputations**, par A. GUÉRIN ; **Amyloïde** (dégénérescence), par JACCOUD ; **Anévrysmes**, par RICHET ; **Angine de poitrine**, par JACCOUD ; **Anus**, par GOSSELIN, GIRALDÈS et LAUGIER ; etc.

Le tome III, 828 pages avec 92 figures, comprend : **Artères**, par NÉLATON et Maurice RAYNAUD ; **Asphyxie**, par BERT et TARDIEU ; **Asthénopie, Astigmatisme**, par LIEBREICH ; **Asthme**, par GERMAIN SÉE ; **Ataxie locomotrice**, par TROUSSEAU ; etc.

Le tome IV, 786 pages avec 127 figures, comprend : **Auscultation**, par LUTON ; **Autopsie**, par A. TARDIEU ; **Avant-bras**, par DEMARQUAY ; **Balanite, Balano-posthite**, par A. FOURNIER ; **Bassin**, par E. BAILLY ; **Belladone**, par MARCHAND et HIRTZ, etc.

Le tome V, 800 pages avec 90 figures, comprend : **Bile**, par JACCOUD ; **Biliaires** (Voies), par LUTON ; **Blennorrhagie**, par Alfred FOURNIER ; **Blessures**, par A. TARDIEU ; **Bronzée** (maladie), par JACCOUD ; **Bubon**, par Alfred FOURNIER, etc.

Le tome VI, 832 pages avec 175 figures, comprend : **Cancer et Cancroïde**, par HEURTAUX ; **Carbone**, par BUIGNET et BARRALLIER ; **Carotide**, par RICHET ; **Cartilages**, par E. BOECKEL ; **Cataracte**, par R. LIEBREICH ; **Catarrhe**, par LUTON ; **Césarienne** (opération), par STOLTZ ; **Chaleur**, par BUIGNET, BERT, HIRTZ et DEMARQUAY, etc.

Le tome VII, 775 pages avec 93 figures, comprend : **Champignons**, par Léon MARCHAND et Z. ROUSSIN ; **Chancre**, par A. FOURNIER ; **Chauffage**, par T. GALLARD ; **Chlorose**, par P. LORAIN ; **Choléra**, par DESNOS, GOMBAULT et P. LORAIN ; **Cicatrices**, par PANAS ; **Circulation**, par LUTON, etc.

Le tome VIII, 800 pages avec 100 figures, comprend : **Clavicule**, par RICHET ; **Climat**, par J. ROCHARD ; **Cœur**, par LUTON et Maurice RAYNAUD, etc.

Le tome IX, 800 pages avec 150 figures comprend : **Congestion**, par LUTON ; **Consanguinité**, par GALLARD ; **Constitution**, par BERNUTZ ; **Contagion**, par GALLARD ; **Contracture**, par Jules SIMON ; **Contusion**, par LAUGIER ; **Convalescence**, par FERNET ; **Coqueluche**, par DEVILLIERS ; **Cordon ombilical**, par TARNIER ; **Cornée**, par LANNELONGUE ; **Côtes**, par DEMARQUAY ; **Cou**, par SARAZIN ; **Couches**, par STOLTZ ; **Coude**, par DENUCÉ, etc.

Le tome X, 800 pages avec 150 figures, comprend : **Coxalgie**, par VALETTE ; **Crâne**, par SAINT-GERMAIN et LUNIER ; **Crétin et Crétinisme**, par LUNIER ; **Crise**, par HIRTZ ; **Cristallin**, par F. MONOYER ; **Croissance**, par GOMBAULT ; **Croup**, par Jules SIMON ; **Crurales (région et hernie)**, par GOSSELIN ; **Cuisse**, par LAUGIER ; **Cuivre**, par ROUSSIN et BARRALLIER ; **Curare**, par BERT et Aug. VOISIN ; **Cyanose**, par GINTRAC ; **Cystite, Cystocèle**, par VALETTE ; **Daltonisme**, par E. JAVAL ; **Dartre et affections dartreuses**, par HARDY ; **Datura**, par MARCHAND et HIRTZ ; **Défécation**, par BERT ; **Dégénérescence**, par BOECKEL ; **Déglutition**, par ORÉ.

DICTIONNAIRE GÉNÉRAL DES EAUX MINÉRALES ET D'HYDROLOGIE MÉDICALE comprenant la géographie et les stations thermales, la pathologie thérapeutique, la chimie analytique, l'histoire naturelle, l'aménagement des sources, l'administration thermale, etc., par MM. DURAND-FARDEL, inspecteur des sources d'Hauterive à Vichy, E. LE BRET, inspecteur des eaux minérales de Baréges, J. LEFORT, pharmacien, avec la collaboration de M. JULES FRANÇOIS, ingénieur en chef des mines, pour

les applications de la science de l'Ingénieur à l'hydrologie médicale. Paris, 1860. 2 forts volumes in-8 de chacun 750 pages. 20 fr.
Ouvrage couronné par l'Académie de médecine.

Ce n'est pas une compilation de tout ce qui a été publié sur la matière depuis cinquante ou soixante ans : un esprit fécond de doctrine et de critique domine ce livre, et tout eu profitant des travaux d'hydrologie médicale publiés en France, en Angleterre, en Allemagne, en Suisse, en Italie, etc., les auteurs ont su trouver dans leurs études personnelles et dans leur pratique journalière, le sujet d'observations nouvelles et de découvertes originales.

DICTIONNAIRE UNIVERSEL DE MATIÈRE MÉDICALE ET DE THÉRAPEUTIQUE GÉNÉRALE, contenant l'indication, la description et l'emploi de tous les médicaments connus dans les diverses parties du globe; par F. V. MÉRAT et A. J. DELENS, membres de l'Académie impériale de médecine. *Ouvrage complet.* Paris, 1829-1846. 7 vol. in-8, y compris le **Supplément**. 36 fr.
Le *Tome VII* ou *Supplément*, Paris, 1846, 1 vol. in-8 de 800 pages, ne se vend pas séparément. — Les tomes I à VI, séparément. 12 fr.

DICTIONNAIRE DE MÉDECINE, DE CHIRURGIE, DE PHARMACIE ET DES SCIENCES ACCESSOIRES. Publié par J.-B. Baillière et fils. *Douzième édition*, entièrement refondue, par E. LITTRÉ, membre de l'Institut de France, et Ch. ROBIN, professeur à la Faculté de médecine de Paris ; ouvrage contenant la synonymie *grecque, latine, anglaise, allemande, italienne et espagnole*, et le Glossaire de ces diverses langues. Paris, 1865, 1 beau volume grand in-8 de 1800 pages à deux colonnes, avec 531 figures intercalées dans le texte. 18 fr.
Demi-reliure maroquin, plats en toile. 3 fr.
Demi-reliure maroquin à nerfs, plats en toile, très-soignée. 4 fr.

Il y aura bientôt soixante ans que parut pour la première fois cet ouvrage longtemps connu sous le nom de *Dictionnaire de médecine de Nysten* et devenu classique par un succès de onze éditions. Les progrès incessants de la science rendaient nécessaires, pour cette *douzième édition*, de nombreuses additions, une révision générale de l'ouvrage, et plus d'unité dans l'ensemble des mots consacrés aux théories nouvelles et aux faits nouveaux que l'emploi du microscope, les progrès de l'anatomie générale, normale et pathologique, de la physiologie, de la pathologie, de l'art vétérinaire, etc., ont créés. M. Littré, connu par sa vaste érudition et par son savoir étendu dans la littérature medicale, nationale et étrangère, et M. le professeur Ch. Robin, que de récents travaux ont placé si haut dans la science, se sont chargés de cette tâche importante. Une addition importante, qui sera justement appréciée, c'est la Synonymie *grecque, latine, anglaise, allemande, italienne, espagnole*, qui est ajoutée à cette *douzième édition*, et qui, avec les vocabulaires, en fait un Dictionnaire polyglotte.

DIDAY. Exposition critique et pratique des nouvelles doctrines sur la syphilis, suivie d'un Essai sur de nouveaux moyens préservatifs des maladies vénériennes, par le docteur P. DIDAY, ex-chirurgien en chef de l'Antiquaille, secrétaire général de la Société de médecine de Lyon. Paris, 1858. 1 vol. in-18 jésus de 560 pages. 4 fr.

DONNÉ. Conseils aux mères sur la manière d'élever les enfants nouveau-nés, par Al. DONNÉ, recteur de l'Académie de Montpellier. *Quatrième édition*, revue, corrigée et augmentée. Paris, 1869, in-12, 350 pages. 3 fr.

DONNÉ. Cours de microscopie complémentaire des études médicales : Anatomie microscopique et physiologie des fluides de l'économie ; par le docteur A. DONNÉ, recteur de l'Académie de Montpellier, ancien chef de clinique à la Faculté de médecine de Paris, professeur de microscopie. Paris, 1844. In-8 de 500 pages. 7 fr. 50

DONNÉ. Atlas du Cours de microscopie, exécuté d'après nature au microscope-daguerréotype, par le docteur A. DONNÉ et L. FOUCAULT, membre de l'Institut (Académie des sciences). Paris, 1846. In-folio de 20 planches, contenant 80 figures gravées avec le plus grand soin, avec un texte descriptif. 30 fr.

DUBOIS (Fr.). Histoire philosophique de l'hypochondrie et de l'hystérie, par F. DUBOIS (d'Amiens), secrétaire perpétuel de l'Académie impériale de médecine. Paris, 1837. In-8. 2 fr.

DUBOIS (Fr.). Préleçons de pathologie expérimentale. Observations et expériences sur l'hyperhémie capillaire. Paris, 1841, in-8, avec 3 planches. 1 fr. 50

DUBOIS (Fr.) et BURDIN. Histoire académique du magnétisme animal, accompagnée de notes et de remarques critiques sur toutes les observations et expériences faites jusqu'à ce jour. Paris, 1841. In-8 de 700 pages. 3 fr.

DUBOIS (P.). Convient-il dans les présentations vicieuses du fœtus de revenir à la version sur la tête? par Paul Dubois, professeur d'accouchements à la Faculté de médecine de Paris, chirurgien en chef de l'hospice de la Maternité. Paris, 1833, in-4 de 50 pages. 1 fr. 50

DUBOIS (P.). Mémoire sur la cause des présentations de la tête pendant l'accouchement et sur les déterminations instinctives ou volontaires du fœtus humain. Paris, 1833, in-4 de 27 pages. 1 fr.

DUBRUEIL. Des anomalies artérielles considérées dans leur rapport avec la pathologie et les opérations chirurgicales, par le docteur J. Dubrueil, professeur d'anatomie à la Faculté de médecine de Montpellier. Paris, 1847. 1 vol. in-8 et atlas in-4 de 17 planches coloriées. 5 fr.

DUCHAUSSOY. Anatomie pathologique des étranglements internes et conséquences pratiques qui en découlent, par A. P. Duchaussoy, professeur agrégé à la Faculté de médecine de Paris, etc. Paris, 1860, 1 vol. in-4 de 294 pages, avec une planche lithographiée. 5 fr.

DUCHENNE (G. B.). De l'électrisation localisée et de son application à la pathologie et à la thérapeutique; par le docteur G. B. Duchenne (de Boulogne), lauréat de l'Institut de France. *Troisième édition,* entièrement refondue. Paris, 1870, 1 fort vol. in-8 avec 179 figures et une planche coloriée. 14 fr.

DUCHENNE (G. B.). Album de photographies pathologiques, complémentaire de l'ouvrage ci-dessus. Paris, 1862, in-4 de 17 pl., avec 20 pages de texte descriptif explicatif, cartonné. 25 fr.

DUCHENNE (G. B.). Physiologie des mouvements, démontrée à l'aide de l'expérimentation électrique et de l'observation clinique, et applicable à l'étude des paralysies et des déformations. Paris, 1867, 1 vol. in-8 de XVI-872 pages, avec 101 figures. 14 fr.

DUGAT. Études sur le traité de médecine d'Aboudjafar Ah'Mad, intitulé : *Zad Al Mocafir*, « la Provision du voyageur, » par G. Dugat, membre de la Société asiatique. Paris, 1853, in-8 de 64 pages. 1 fr.

DUPUYTREN (G.). Mémoire sur une nouvelle manière de pratiquer l'opération de la pierre, par le baron G. Dupuytren, terminé et publié par M. L. J. Sanson, chirurgien de l'Hôtel-Dieu, et L. J. Bégin. Paris, 1836. 1 vol. grand in-folio, accompagné de 10 belles planches lithographiées, représentant l'anatomie chirurgicale des diverses régions intéressées dans cette opération. 10 fr.

DUPUYTREN (G.). Mémoire sur une méthode nouvelle pour traiter les anus accidentels. Paris, 1828, 1 vol. in-4 de 57 pages, avec 3 planches. 3 fr.

DURAND-FARDEL, LE BRET, LEFORT. Voyez Dictionnaire des eaux minérales.

DUTROULAU. Traité des maladies des Européens dans les pays chauds (régions intertropicales), climatologie et maladies communes, maladies endémiques, par le docteur A.-F. Dutroulau, premier médecin en chef de la marine. *Deuxième édition, revue et corrigée.* Paris, 1868, in-8, 650 pages. 8 fr.

<small>Outre de nombreuses additions de détail, nous citerons trois chapitres nouveaux relatifs à la Cochinchine, à la Nouvelle-Calédonie, et au choléra.</small>

ÉCOLE DE SALERNE (L'). Traduction en vers français, par Ch. Meaux Saint-Marc, avec le texte latin en regard (1870 vers), précédée d'une introduction par M. le docteur Ch. Daremberg.—**De la sobriété,** conseils pour vivre longtemps, par L. Cornaro, traduction nouvelle. Paris, 1861, 1 joli vol. in-18 jésus de LXXII-344 pages, avec 5 vignettes. 3 fr. 50

ENCYCLOPÉDIE ANATOMIQUE, comprenant l'Anatomie descriptive, l'Anatomie générale, l'Anatomie pathologique, l'histoire du Développement, par G.-T. Bischoff, J. Henle, E. Huschke, T.-G. Sœmmerring, F.-G. Theile, G. Valentin, J. Vogel, G. et E. Weber; traduit de l'allemand, par A.-J.-L. Jourdan, membre de l'Académie impériale de médecine. Paris, 1843-1847. 8 forts vol. in-8, avec deux atlas in-4. Prix, en prenant tout l'ouvrage. 32 fr.

On peut se procurer chaque Traité séparément, savoir :

1° **Ostéologie et syndesmologie,** par S. T. Sœmmerring. — Mécanique des organes de la locomotion chez l'homme, par G. et E. Weber. In-8 avec Atlas in-4 de 17 planches. 6 fr.

2° **Traité de myologie et d'angéiologie**, par F. G. THEILE. 1 vol. in-8. 4 fr.
3° **Traité de névrologie**, par G. VALENTIN. 1 vol. in-8, avec figures. 4 fr.
4° **Traité de splanchnologie des organes des sens**, par E. HUSCHKE. Paris, 1845. In-8 de 850 pages, avec 5 planches gravées. 5 fr.
5° **Traité d'anatomie générale**, ou Histoire des tissus de la composition chimique du corps humain, par HENLE. 2 vol. in-8, avec 5 planches gravées. 8 fr.
6° **Traité du développement de l'homme et des mammifères**, suivi d'une *Histoire du développement de l'œuf du lapin*, par le docteur T. L. G. BISCHOFF. 1 vol. in-8, avec atlas in-4 de 16 planches. 7 fr. 50
7° **Anatomie pathologique générale**, par J. VOGEL. Paris, 1846. 1 vol. in-8. 4 fr.

ESPANET (A.). **Traité méthodique et pratique de matière médicale et de thérapeutique**, basé sur la loi des semblables. Paris, 1861, in-8 de 808 pages. 9 fr.

ESQUIROL. **Des maladies mentales**, considérées sous les rapports médical, hygiénique et médico-légal, par E. ESQUIROL, médecin en chef de la Maison des aliénés de Charenton. Paris, 1838, 2 vol. in-8, avec un atlas de 27 planches gravées. 20 fr.

FALRET. **Des maladies mentales et des asiles d'aliénés**. Leçons cliniques et considérations générales par J. P. FALRET, médecin de l'hospice de la Salpêtrière, membre de l'Académie impériale de médecine. Paris, 1864. In-8, LXX-800 pages, avec 1 planche. 11 fr.

FAU. **Anatomie artistique élémentaire du corps humain**, par le docteur J. FAU. Paris, 1865. in-8 avec 17 pl. figures noires. 4 fr.
— Le même, figures coloriées. 10 fr.

FAUCONNEAU-DUFRESNE (V. A.). **La bile et ses maladies**. Paris, 1847, 1 vol. in-4 de 450 pages. 8 fr.

FAUVEL (A.). **Le choléra, étiologie et prophylaxie**, origine, endémicité, transmissibilité, propagation, mesures d'hygiène, mesures de quarantaine et mesures spéciales à prendre en Orient pour prévenir de nouvelles invasions du choléra en Europe, exposé des travaux de la Conférence sanitaire internationale de Constantinople, mis en ordre et précédé d'une introduction par A. FAUVEL, délégué du gouvernement français à la Conférence, inspecteur-général des services sanitaires. Paris, 1868, 1 vol. in-8, 673 pages avec une carte coloriée indiquant la marche du choléra en 1865. 10 fr.

FERNET. **De la diathèse urique**, par le docteur Charles FERNET, ancien interne (médaille d'or) des hôpitaux. Paris, 1869, in-8 de 68 pages. 2 fr.

FEUCHTERSLEBEN. **Hygiène de l'âme**, par E. DE FEUCHTERSLEBEN, professeur à la Faculté de médecine de Vienne, sous-secrétaire d'État au ministère de l'instruction publique en Autriche, traduit de l'allemand, sur la *vingtième édition*, par le docteur *Schlesinger-Rahier*. DEUXIÈME ÉDITION, précédée d'une étude biographique et littéraire. Paris, 1860. 1 vol. in-18 de 260 pages. 2 fr.

<small>L'auteur a voulu, par une alliance de la morale et de l'hygiène, étudier, au point de vue pratique, l'influence de l'âme sur le corps humain et ses maladies. Exposé avec ordre et clarté, et empreint de cette douce philosophie morale qui caractérise les œuvres des penseurs allemands, cet ouvrage n'a pas d'analogue en France; il sera lu et médité par toutes les classes de la société.</small>

FIÉVÉE. **Mémoires de médecine pratique**, comprenant : 1° De la fièvre typhoïde et de son traitement ; 2° De la saignée chez les vieillards comme condition de santé ; 3° Considérations étiologiques et thérapeutiques sur les maladies de l'utérus ; 4° De la goutte et de son traitement spécifique par les préparations de colchique. Par le docteur FIÉVÉE (de Jeumont). Paris, 1845, in-8. 50 cent.

FIÈVRE PUERPÉRALE (De la), de sa nature et de son traitement. Communications à l'Académie impériale de médecine, par MM. GUÉRARD, DEPAUL, BEAU, PIORRY, HERVEZ DE CHÉGOIN, TROUSSEAU, P. DUBOIS, CRUVEILHIER, CAZEAUX, DANYAU, BOUILLAUD, VELPEAU, J. GUÉRIN, etc., précédées de l'indication bibliographique des principaux écrits publiés sur la fièvre puerpérale. Paris, 1858. In-8 de 464 p. 6 fr.

FLOURENS (P.). **Recherches sur les fonctions et les propriétés du système nerveux dans les animaux vertébrés**, par P. FLOURENS, professeur au Muséum d'histoire naturelle et au Collége de France, secrétaire perpétuel de l'Académie des sciences, etc. *Deuxième édition augmentée*. Paris, 1842, in-8. 3 fr

FLOURENS. Cours de physiologie comparée. De l'ontologie ou étude des êtres. Leçons professées au Muséum d'histoire naturelle par P. FLOURENS, recueillies et rédigées par CH. ROUX, et revues par le professeur. Paris, 1856, in-8. 1 fr. 50

FLOURENS. Mémoires d'anatomie et de physiologie comparées, contenant des recherches sur 1° les lois de la symétrie dans le règne animal; 2° le mécanisme de la rumination; 3° le mécanisme de la respiration des poissons; 4° les rapports des extrémités antérieures et postérieures dans l'homme, les quadrupèdes et les oiseaux. Paris, 1844; grand in-4, avec 8 planches gravées et coloriées. 9 fr.

FLOURENS. Théorie expérimentale de la formation des os, par P. FLOURENS. Paris, 1847, in-8, avec 7 planches gravées. 3 fr.

FOISSAC. Hygiène philosophique de l'âme, par le docteur P. FOISSAC. *Deuxième édition*, revue et augmentée. Paris, 1863, in-8. 7 fr. 50

FOISSAC. De l'influence des climats sur l'homme et des agents physiques sur le moral. Paris, 1867, 2 vol. in-8. 15 fr.

FONSSAGRIVES. Traité d'hygiène navale, ou De l'influence des conditions physiques et morales dans lesquelles l'homme de mer est appelé à vivre, et des moyens de conserver sa santé, par le docteur J. B. FONSSAGRIVES, médecin en chef de la marine. Paris, 1856, in-8 de 800 pages, avec 57 fig. 10 fr.

FONSSAGRIVES. Hygiène alimentaire des malades, des convalescents et des valétudinaires, ou Du régime envisagé comme moyen thérapeutique, par le docteur J. B. FONSSAGRIVES, professeur à la Faculté de Montpellier, etc. 2e *édition* revue et corrigée. Paris, 1867, 1 vol. in-8 de XXXII-698 pages. 9 fr.

FONSSAGRIVES. Thérapeutique de la phthisie pulmonaire, basée sur les indications, ou l'art de prolonger la vie des phthisiques, par les ressources combinées de l'hygiène et de la matière médicale. Paris, 1866, in-8, XXXVI-423 pages. 7 fr.

FORGET. Traité de l'entérite folliculeuse (fièvre typhoïde), par le docteur C. P. FORGET, professeur de clinique médicale à la Faculté de médecine de Strasbourg, etc. Paris, 1841, in-8 de 856 pages.

FORMULAIRE A L'USAGE DES HOPITAUX ET HOSPICES CIVILS DE PARIS, publié par l'administration de l'Assistance publique. 1 vol. in-8, de 154 pages. 4 fr.

FOURNET. Recherches cliniques sur l'auscultation des organes respiratoires et sur la première période de la phthisie pulmonaire, faites dans le service de M. le professeur ANDRAL, par le docteur J. FOURNET, chef de clinique de la Faculté de médecine de Paris, etc. Paris, 1839. 2 vol. in-8. 3 fr.

FRANK. Traité de médecine pratique de J. P. FRANK, traduit du latin par J. M. C. GOUDAREAU, docteur en médecine; *deuxième édition revue*, *augmentée* des Observations et Réflexions pratiques contenues dans l'INTERPRETATIONES CLINICÆ, accompagné d'une *Introduction* par M. le docteur DOUBLE, membre de l'Institut. Paris, 1842, 2 forts volumes grand in-8 à deux colonnes. 24 fr.

FRÉDAULT (F.). Des rapports de la doctrine médicale homœopathique avec le passé de la thérapeutique. Paris, 1852, in-8 de 84 pages. 1 fr. 50

FRÉDAULT (F.). Physiologie générale. Traité d'Anthropologie physiologique et philosophique. Paris, 1863. Un volume in-8 de XVI-854 pages. 11 fr.

FREGIER. Des classes dangereuses de la population dans les grandes villes et des moyens de les rendre meilleures; ouvrage récompensé en 1838 par l'Institut de France (Académie des sciences morales et politiques); par A. FRÉGIER, chef de bureau à la préfecture de la Seine. Paris, 1840, 2 beaux vol. in-8. 14 fr.

FRERICHS. Traité pratique des maladies du foie et des voies biliaires, par Fr. Th. FRERICHS, professeur de clinique médicale à l'Université de Berlin, traduit de l'allemand par les docteurs Louis DUMENIL ET PELLAGOT. *Deuxième édition*, revue et corrigée avec des additions nouvelles de l'auteur. Paris, 1866, 1 vol. in-8 de 900 pages avec 158 figures. 12 fr.

Ouvrage couronné par l'Institut de France.

Atlas in-4, 1866, 2 cahiers contenant 26 planches coloriées. 44 fr.

FURNARI. Traité pratique des maladies des yeux, contenant : 1° l'histoire de l'ophthalmologie; 2° l'exposition et le traitement raisonné de toutes les maladies de l'œil et de ses annexes; 3° l'indication des moyens hygiéniques pour préserver l'œil de l'action nuisible des agents physiques et chimiques mis en usage dans les diverses professions; les nouveaux procédés et les instruments pour la guérison du strabisme; des instructions pour l'emploi des lunettes et l'application de l'œil artificiel; suivi de conseils hygiéniques et thérapeutiques sur les maladies des yeux, qui affectent particulièrement les hommes d'État, les gens de lettres et tous ceux qui s'occupent de travaux de cabinet et de bureau. Paris, 1841, in-8, avec pl. 6 fr.

GALANTE (H.). **De l'emploi du caoutchouc vulcanisé** dans la thérapeutique médico-chirurgicale. Paris, 1869, in-8, 355 pages avec 128 figures. 5 fr.

GALEZOWSKI (X.). **Du diagnostic des maladies des yeux** par la chromatoscopie rétinienne, précédé d'une étude sur les lois physiques et physiologiques des couleurs, par X. GALEZOWSKI, professeur libre d'ophthalmologie à l'École pratique de la Faculté de Paris. Paris, 1868, 1 vol. in-8 de 267 pages, avec 31 figures, une échelle chromatique comprenant 44 teintes et cinq échelles typographiques tirées en noir et en couleurs. 7 fr.

GALIEN. **Œuvres anatomiques, physiologiques et médicales de Galien**, traduites sur les textes imprimés et manuscrits; accompagnées de sommaires, de notes, de planches, par le docteur CH. DAREMBERG, chargé de cours au Collège de France, bibliothécaire à la bibliothèque Mazarine. Paris, 1854-1857. 2 vol. grand in-8 de 800 pages. 20 fr.
— Séparément, le tome II. 10 fr.

Cette importante publication comprend : 1o Que le bon médecin est philosophe ; 2o Exhortations à l'étude des arts ; 3o Que les mœurs de l'âme sont la conséquence des tempéraments du corps ; 4o des Habitudes ; 5o De l'utilité des parties du corps humain ; 6o des Facultés naturelles ; 7o du Mouvement des muscles ; 8o des Sectes, aux étudiants ; 9o De la meilleure secte, à Thrasybule; 10o des Lieux affectés ; 11o de la Méthode thérapeutique, à Glaucon.

GALISSET et MIGNON. **Nouveau traité des vices rédhibitoires, ou Jurisprudence vétérinaire**, contenant la législation et la garantie dans les ventes et échanges d'animaux domestiques, d'après les principes du Code Napoléon et la loi modificatrice du 20 mai 1838, la procédure à suivre, la description des vices rédhibitoires, le formulaire des expertises, procès-verbaux et rapports judiciaires, et un précis des législations étrangères, par Ch. M. GALISSET, ancien avocat au Conseil d'État et à la Cour de cassation, et J. MIGNON, ex-chef du service à l'École impériale vétérinaire d'Alfort. *Troisième édition*, mise au courant de la jurisprudence et augmentée d'un appendice sur les épizooties et l'exercice de la médecine vétérinaire. Paris, 1864, in-18 jésus de 542 pages. 6 fr.

GALL. **Sur les fonctions du cerveau** et sur celles de chacune de ses parties, avec des observations sur la possibilité de reconnaître les instincts, les penchants, les talents, ou les dispositions morales et intellectuelles des hommes et des animaux, par la configuration de leur cerveau et de leur tête. Paris, 1825, 6 vol. in-8 (42 fr.). 15 fr.

GALL et SPURZHEIM. **Anatomie et physiologie du système nerveux** en général et du cerveau en particulier, par F. GALL et SPURZHEIM. Paris, 1810-1819, 4 vol. in-folio de texte et atlas in-folio de 100 planches gravées, cartonnés. 150 fr.
Le même, 4 vol. in-4 et atlas in-folio de 100 planches gravées. 120 fr.

GALTIER (C. P.). **Traité de pharmacologie et de l'art de formuler**. Paris, 1841, in-8. 4 fr. 50

GALTIER (C. P.). **Traité de matière médicale** et des indications thérapeutiques des médicaments, par le même. Paris, 1841, 2 vol. in-8. 10 fr.

GALTIER (C. P.). **Traité de toxicologie** générale et spéciale, médicale, chimique et légale, par le même. Paris, 1855, 3 vol. in-8. Au lieu de 19 fr. 50. 10 fr.
— Séparément, *Traité de toxicologie générale*, in-8. Au lieu de 5 fr. 3 fr.

GAUJOT (G.) et SPILLMANN (E.). **Arsenal de la chirurgie contemporaine**, description, mode d'emploi et appréciation des appareils et instruments en usage pour le diagnostic et le traitement des maladies chirurgicales, l'orthopédie, la prothèse, les opérations simples, générales, spéciales et obstétricales, par G. GAUJOT et E. SPILLMANN, médecins-majors, professeurs agrégés à l'École impériale de médecine militaire (Val-de-Grâce). Paris, 1867-70, 2 vol. in-8 de 800 pages, avec 800 figures.
En vente: Tome Ier, par GAUJOT, 1867, 1 vol. in-8, xxvi-772 p. avec 410 fig. 12 fr.
Sous presse: Tome II, par E. SPILLMANN.

GAULTIER DE CLAUBRY. De l'identité du typhus et de la fièvre typhoïde. Paris, 1844, in-8 de 500 pages. 1 fr. 25

GEOFFROY SAINT-HILAIRE. Histoire générale et particulière des **Anomalies de l'organisation chez l'homme et les animaux**, ouvrage comprenant des recherches sur les caractères, la classification, l'influence physiologique et pathologique, les rapports généraux, les lois et causes des **Monstruosités**, des variétés et vices de conformation ou *Traité de tératologie*; par Isid. GEOFFROY SAINT-HILAIRE, D. M. P., membre de l'Institut, professeur au Muséum d'histoire naturelle. Paris, 1832-1836. 3 vol. in-8 et atlas de 20 planches lithog. 27 fr.
— Séparément les tomes II et III. 16 fr.

GEORGET. Discussion médico-légale sur la folie ou Aliénation mentale. Paris, 1826, in-8. 1 fr.

GERDY (P. N.). **Traité des bandages, des pansements et de leurs appareils.** Paris, 1837-1839, 2 vol. in-8 et atlas de 20 planches in-4. 6 fr.

GERVAIS et VAN BENEDEN. Zoologie médicale. Exposé méthodique du règne animal basé sur l'anatomie, l'embryogénie et la paléontologie, comprenant la description des espèces employées en médecine, de celles qui sont venimeuses et de celles qui sont parasites de l'homme et des animaux, par PAUL GERVAIS, professeur au Muséum d'histoire naturelle, et J. VAN BENEDEN, professeur de l'Université de Louvain. Paris, 1859, 2 vol. in-8, avec 195 figures. 15 fr.

GINTRAC. Mémoire sur l'influence de l'hérédité sur la production de la surexcitation nerveuse sur les maladies qui en résultent, et des moyens de les guérir, par E. GINTRAC, professeur de clinique interne à l'École de médecine de Bordeaux. Paris, 1845, 1 vol. in-4 de 189 pages. 3 fr. 50

GIRARD (H.). **Études pratiques sur les maladies nerveuses et mentales**, accompagnées de tableaux statistiques, suivies du rapport à M. le sénateur préfet de la Seine sur les aliénés traités dans les asiles de Bicêtre et de la Salpêtrière, et de considérations générales sur l'ensemble du service des aliénés du département de la Seine, par le docteur H. GIRARD DE CAILLEUX, inspecteur général du service des aliénés de la Seine. Paris, 1863. 1 vol. grand in-8 de 234 pages. 12 fr.

GIRARD (H.). Considérations physiologiques et pathologiques sur les **affections nerveuses** dites *hystériques*. Paris, 1841, in-8. 50 c.

GODDE. Manuel pratique des maladies vénériennes des hommes, des femmes et des enfants, suivi d'une pharmacopée syphilitique, par GODDE, de Liancourt, D. M. Paris, 1834, in-18. 1 fr.

GOFFRES. Précis iconographique de bandages, pansements et appareils, par M. le docteur GOFFRES, médecin principal des armées. Paris, 1866, in-18 jésus, 596 p. avec 84 pl. dessinées d'après nature et gravées sur acier, fig. noires; cartonné. 18 fr.
— Le même, figures coloriées, cartonné. 36 fr.

GOSSELIN. Recherches sur les kystes synoviaux de la main et du poignet, par L. GOSSELIN, professeur à la Faculté de médecine de Paris, chirurgien des hôpitaux. Paris, 1852, in-4. 2 fr.

GRAEFE. Clinique ophthalmologique, par A. de GRAEFE, professeur à la faculté de médecine de l'université de Berlin. Édition française, publiée avec le concours de l'auteur, par M. le docteur E. Meyer. Du traitement de la cataracte par l'extraction linéaire modifiée; Leçons sur l'amblyopie et l'amaurose; de l'inflammation du nerf optique; de la nevro-rétinite; de l'ophthalmie sympathique; observations ophthalmologiques chez les cholériques; notice sur le cysticerque, etc. Paris, 1867, in-8, 372 p., avec fig. 8 fr.
Séparément : DEUXIÈME PARTIE. Leçons sur l'amblyopie et l'amaurose. — De l'inflammation du nerf optique dans ses rapports avec les affections cérébrales. — De la nevro-rétinite et de certains cas de cécité soudaine. 1 vol. in-8 avec fig. 4 fr. 50

GRANIER (MICHEL). **Des homœopathes et de leurs droits.** Paris, 1860, in-8, 172 pages. 2 fr. 50

GRANIER (MICHEL). **Conférences sur l'homœopathie.** Paris, 1858, 524 pages. 5 fr.

GRATIOLET. Anatomie du système nerveux. Voyez LEURET et GRATIOLET, page 31.

GRIESSELICH. Manuel pour servir à l'étude critique de l'homœopathie, par le docteur GRIESSELICH, traduit de l'allemand, par le docteur SCHLESINGER. Paris, 1849. 1 vol. in-12. 3 fr.

GRIESINGER Traité des maladies infectieuses. Maladies des marais, fièvre jaune, maladies typhoïdes (fièvre pétéchiale ou typhus des armées, fièvre typhoïde, fièvre récurrente ou à rechutes, typhoïde bilieuse, peste), choléra, par W. GRIESINGER, professeur à la Faculté de médecine de l'Université de Berlin, traduit d'après la 2ᵉ édition allemande, et annoté par le docteur G. Lemattre, ancien interne des hôpitaux de Paris. Paris, 1868, in-8, VIII, 556 pages. 8 fr.

GRISOLLE. Traité de la pneumonie, par A. GRISOLLE, professeur à la Faculté de médecine de Paris, médecin de l'Hôtel-Dieu, etc. *Deuxième édition*, refondue et considérablement augmentée. Paris, 1864, in-8, XIV-744 pages. 9 fr.
Ouvrage couronné par l'Académie des sciences et l'Académie de médecine (Prix Itard).

GUARDIA (J. M.). La médecine à travers les siècles. Histoire et philosophie, par J. M. GUARDIA, docteur en médecine et docteur ès lettres. Paris, 1865. 1 vol. in-8 de 800 pages. 10 fr.

Table des matières. — HISTOIRE. La tradition médicale; la médecine grecque avant Hippocrate; la légende hippocratique; classification des écrits hippocratiques; documents pour servir à l'histoire de l'art. — PHILOSOPHIE. Questions de philosophie médicale; évolution de la science; des systèmes philosophiques; nos philosophes naturalistes; sciences anthropologiques; Buffon; la philosophie positive et ses représentants; la métaphysique médicale; Asclépiade fondateur du méthodisme; esquisse des progrès de la physiologie cérébrale; de l'enseignement de l'anatomie générale; méthode expérimentale de la physiologie; les vivisections à l'Académie de médecine; des misères des animaux; abcès de la méthode expérimentale; philosophie sociale.

GUBLER. Commentaires thérapeutiques du Codex medicamentarius, ou Histoire de l'action physiologique et des effets thérapeutiques des médicaments inscrits dans la pharmacopée française, par Adolphe GUBLER, professeur de thérapeutique à la Faculté de médecine, médecin de l'hôpital Beaujon, membre de l'Académie de médecine. Paris, 1868, 1 vol. gr. in-8, format du Codex, de 780 pages, cart. 12 fr.

GUIBOURT. Histoire naturelle des drogues simples, ou Cours d'histoire naturelle professé à l'École de pharmacie de Paris, par J. B. GUIBOURT, professeur à l'École de pharmacie, membre de l'Académie impériale de médecine. *Sixième édition*, corrigée et augmentée par G. PLANCHON, professeur à l'École supérieure de pharmacie de Paris. Paris, 1869-70, 4 forts volumes in-8, avec 900 figures. 32 fr.

GUIBOURT. Pharmacopée raisonnée, ou Traité de pharmacie pratique et théorique, par N. E. HENRY et J. B. GUIBOURT; *troisième édition*, revue et considérablement augmentée, par J. B. GUIBOURT. Paris, 1847, in-8 de 800 pages à deux colonnes, avec 22 planches. 8 fr.

GUIBOURT. Manuel légal des pharmaciens et des élèves en pharmacie, ou Recueil des lois, arrêtés, règlements et instructions concernant l'enseignement, les études et l'exercice de la pharmacie, et comprenant le Programme des cours de l'École de pharmacie de Paris. Paris, 1852, 1 vol. in-12 de 230 pages. 2 fr.

HAAS. Mémorial du médecin homœopathe, ou Répertoire alphabétique de traitements et d'expériences homœopathiques, pour servir de guide dans l'application de l'homœopathie au lit du malade. *Deuxième édit*. Paris, 1850, in-18. 3 fr.

HAHNEMANN. Exposition de la doctrine médicale homœopathique, ou Organon de l'art de guérir, par S. HAHNEMANN; traduit de l'allemand, sur la dernière édition, par le docteur A. J. L. JOURDAN. *Quatrième édition*, augmentée de **Commentaires**, et précédée d'une notice sur la vie, les travaux et la doctrine de l'auteur, par le docteur LÉON SIMON, avec le portrait de S. Hahnemann, gravé sur acier. Paris, 1856. 1 vol. in-8 de 568 pages. 8 fr.

HAHNEMANN. Doctrine et traitement homœopathique des maladies chroniques, par S. HAHNEMANN; traduit de l'allemand sur la dernière édition, par A. J. L. JOURDAN. *Deuxième édition* entièrement refondue. Paris, 1846, 3 vol. in-8. 23 fr.

HAHNEMANN. Études de médecine homœopathique, par le docteur HAHNEMANN. Opuscules servant de complément à ses œuvres. Paris, 1855, 2 séries publiées chacune en 1 vol. in-8 de 600 pages. Prix de chaque. 7 fr.

HARTMANN. Thérapeutique homœopathique des maladies des enfants, par le docteur F. HARTMANN, traduit de l'allemand par le docteur LÉON SIMON fils, membre de la Société médicale homœopathique de France. Paris, 1853, 1 vol. in-8 de 600 pages. 8 fr.

BATIN. Petit traité de médecine opératoire et Recueil de formules à l'usage des sages-femmes. *Deuxième édition*, augmentée. Paris, 1837, in-18, fig. 2 fr. 50

HAUFF. Mémoire sur l'usage des pompes dans la pratique médicale et chirurgicale, par le docteur HAUFF, professeur à l'Université de Gand. Paris, 1836, in 8. 1 fr.

HAUSSMANN. Des substances de la France, du blutage et du rendement des farines et de la composition du pain de munition; par N. V. HAUSSMANN, intendant militaire. Paris, 1848, in-8 de 76 pages. 75 c.

HEIDENHAIN et EHRENBERG. Exposition des méthodes hydriatiques de Priestnitz dans les diverses espèces de maladies, considérées en elles-mêmes et comparées avec celles de la médecine allopathique. Paris, 1842, in-18. 1 fr. 50

HENLE (J.). Traité d'anatomie générale, ou Histoire des tissus et de la composition chimique du corps humain. Paris, 1843, 2 vol. in-8 avec 5 pl. gravées. 8 fr.

HENOT. Mémoire sur la désarticulation coxo-fémorale, à l'occasion d'une opération de ce genre pratiquée avec succès, le sujet étant soumis à l'éthérisation, par HÉNOT, chirurgien principal de 1re classe. Paris, 1851, in-4, 64 pag. avec 2 pl. 75 c.

HÉRING. Médecine homœopathique domestique, par le docteur C. HÉRING. Traduction nouvelle sur la douzième édition allemande, augmentée d'indications nombreuses et précédée de conseils d'hygiène et de thérapeutique générale, par le docteur Léon SIMON fils. Paris, 1867, in-12 de XII-738 pages avec 168 figures. Cartonné. 7 fr.

HERPIN (Th.). Du pronostic et du traitement curatif de l'épilepsie, par le docteur TH. HERPIN, docteur en médecine de la Faculté de Paris et de Genève, lauréat de la Faculté de médecine de Paris, ancien vice-président de la Faculté de médecine et du Conseil de santé de Genève, etc. *Ouvrage couronné par l'Institut de France.* Paris, 1852, 1 vol. in-8 de 650 pages. 7 fr. 50

HERPIN (Th.). Des Accès incomplets d'épilepsie. Paris, 1867, in-8, XIV-208 pages. 3 fr. 50

HEYFELDER. Traité des résections, par le docteur O. HEYFELDER, médecin-major au service de la Russie, traduit de l'allemand, avec additions et notes, par le docteur Eug. Bœckel, professeur agrégé et chef des travaux anatomiques de la Faculté de Strasbourg. Strasbourg, 1863, in-8, 310 pages, avec 8 planches. 7 fr.

HIFFELSHEIM. Des applications médicales de la pile de Volta, précédées d'un exposé critique des différentes méthodes d'électrisation, par le docteur HIFFELSHEIM, lauréat de l'Institut, membre de la Société de biologie. Paris, 1861, in-8 de 152 p. 3 fr.

HIPPOCRATE. OEuvres complètes, traduction nouvelle, *avec le texte grec en regard*, collationné sur les manuscrits et toutes les éditions; accompagnée d'une introduction, de commentaires médicaux, de variantes et de notes philologiques; suivie d'une table des matières, par E. LITTRÉ, membre de l'Institut de France.— **Ouvrage complet**, Paris, 1839-1861. 10 forts vol. in-8, de 700 pages chacun. 100 fr.

Séparément les derniers volumes. Prix de chaque. 10 fr.

Il a été tiré quelques exemplaires sur jésus vélin. Prix de chaque volume. 20 fr.

HIPPOCRATE. Aphorismes, traduction nouvelle *avec le texte grec en regard*, collationnée sur les manuscrits et toutes les éditions, précédée d'un argument interprétatif, par E. LITTRÉ, membre de l'Institut de France. Paris, 1844, gr. in-18. 3 fr.

HIRSCHEL. Guide du médecin homœopathe au lit du malade, et Répertoire de thérapeutique homœopathique, par le docteur HIRSCHEL, traduit de l'allemand par le docteur LÉON SIMON fils. Paris, 1858, 1 vol. in-18 jésus de 344 pages. 3 fr. 50

HOFFBAUER. Médecine légale relative aux aliénés, aux sourds-muets, ou les lois appliquées aux désordres de l'intelligence; par HOFFBAUER; traduit de l'allemand, par CHAMBEYRON, D.-M.-P., avec des notes par ESQUIROL et ITARD. Paris, 1827, in-8. 2 fr. 50

HOUDART (M. S.). Histoire de la médecine grecque, depuis Esculape jusqu'à Hippocrate exclusivement. Paris, 1856, in-8 de 230 pages. 3 fr.

HUBERT-VALLEROUX. Mémoire sur le catarrhe de l'oreille moyenne et sur la surdité qui en est la suite, avec l'indication d'un nouveau mode de traitement, appuyé d'observations pratiques. *Deuxième édition* augmentée. Paris, 1845, in-8. 1 fr.

HUGUIER. De l'hystérométrie et du cathétérisme utérin, de leurs applications au diagnostic et au traitement des maladies de l'utérus et de ses annexes et de leur emploi en obstétrique; leçons professées à l'hôpital Beaujon, par P. C. HUGUIER, chirurgien honoraire des hôpitaux et hospices civils de Paris, professeur agrégé à la Faculté de médecine, membre de l'Académie impériale de médecine. Paris, 1865, in-8 de 400 pages avec 4 planches lithographiées. 6 fr.

HUGUIER. Mémoires sur les allongements hypertrophiques du col de l'utérus dans les affections désignées sous les noms de *descente*, de *précipitation de cet organe*, et sur leur traitement par la résection ou l'amputation de la totalité du col suivant la variété de cette maladie. Paris, 1860, in-4, 231 pages, avec 13 planches lithographiées. 15 fr.

HUGUIER. Mémoire sur l'esthiomène de la vulve ou dartre rongeante de la région vulvo-anale. Paris, 1849, in-4 avec 4 pl. 5 fr.

HUGUIER. Mémoire sur les maladies des appareils sécréteurs des organes génitaux de la femme. Paris, 1850, in-4 avec 5 pl. 8 fr.

HUMBERT. Traité des difformités du système osseux, ou De l'emploi des moyens mécaniques et gymnastiques dans le traitement de ces affections. Paris, 1838, 4 vol. in-8, et atlas de 174 pl. in-4. 20 fr.

HUMBERT et JACQUIER. Essai et observations sur la manière de réduire les luxations spontanées ou symptomatiques de l'articulation ilio-fémorale, méthode applicable aux luxations congénitales et aux luxations anciennes par causes externes. Bar-le-Duc, 1835, in-8, atlas de 20 planches in-4. 6 fr.

HUNTER (J.). Œuvres complètes, traduites de l'anglais sur l'édition de J. Palmer, par le docteur G. RICHELOT. Paris, 1843. 4 forts vol. in-8, avec atlas in-4 de 64 planches. 40 fr.

HUNTER. Traité de la maladie vénérienne, par J. HUNTER, traduit de l'anglais par G. RICHELOT, avec des notes et des additions par le docteur PH. RICORD, chirurgien de l'hospice des Vénériens. *Troisième édition*, corrigée et augmentée. Paris, 1859, in-8 de 800 pages, avec 9 planches. 9 fr.

HUSCHKE (E.). Traité de splanchnologie et des organes des sens. Paris, 1845, in-8 de 870 pages, avec 5 planches. 5 fr.

†**HUSSON. Étude sur les hôpitaux** considérés sous le rapport de la construction, de la distribution de leurs bâtiments, de l'ameublement, de l'hygiène et du service des malades, par M. Armand HUSSON, directeur de l'assistance publique, membre de l'Institut (Académie des sciences morales). Paris, 1863, in-4, 609 pag., avec 24 pl., tableaux et figures. 25 fr.

<small>Publication de l'administration de l'assistance publique.</small>

HUXLEY. La place de l'homme dans la nature, par M. Th. HUXLEY, membre de la Société royale de Londres, traduit, annoté, précédé d'une introduction et suivi d'un compte rendu des travaux anthropologiques du Congrès international d'anthrologie et d'archéologie préhistoriques, tenu à Paris (session de 1867), par le docteur E. Dally, secrétaire général adjoint de la Société d'anthropologie, avec une préface de l'auteur. Paris, 1868, in-8, de 368 pages, avec 68 figures. 7 fr.

IMBERT-GOURBEYRE. De l'albuminurie puerpérale et de ses rapports avec l'éclampsie, par M. le docteur IMBERT-GOURBEYRE, professeur à l'Ecole de médecine de Clermont-Ferrand. Paris, 1856, 1 vol. in-4 de 73 pages. 2 fr. 50

IMBERT – GOURBEYRE. Des paralysies puerpérales. Paris, 1861, 1 vol. in-4 de 80 pages. 2 fr. 50

ITARD. Traité des maladies de l'oreille et de l'audition, par J.-M. ITARD, médecin de l'institution des Sourds-Muets de Paris. *Deuxième édition*, augmentée et publiée par les soins de l'Académie de médecine. Paris, 1842, 2 vol. in-8 avec 3 planches. 14 fr.

JAHR. Principes et règles qui doivent guider dans la pratique de l'homœopathie. Exposition raisonnée des points essentiels de la doctrine médicale de HAHNEMANN. Paris, 1857, in-8 de 528 pages. 7 fr.

JAHR. Du traitement homœopathique des maladies des organes de la digestion, comprenant un précis d'hygiène générale et suivi d'un répertoire diététique à l'usage de tous ceux qui veulent suivre le régime rationnel de la méthode Hahnemann. Paris, 1859, 1 vol. in-18 jésus de 520 pages. 6 fr.

JAHR. Du traitement homœopathique des maladies des femmes, par le docteur G. H. G. JAHR. Paris, 1856, 1 vol. in-12, vii-496 pages. 6 fr.

JAHR. Du traitement homœopathique des affections nerveuses et des maladies mentales. Paris, 1854, 1 vol. in-12 de 600 pages. 6 fr.

JAHR. Du traitement homœopathique des maladies de la peau et des lésions extérieures en général, par G. H. G. JAHR. Paris, 1850, 1 vol. in-8 de 608 pages. 8 fr.

JAHR. Du traitement homœopathique du choléra, avec l'indication des moyens de s'en préserver, pouvant servir de conseils aux familles en l'absence du médecin, par le docteur G. H. G. JAHR. *Nouveau tirage.* Paris, 1868, 1 vol. in-12. 4 fr. 50

JAHR. Nouveau Manuel de médecine homœopathique, divisé en deux parties : 1° Manuel de matière médicale, ou Résumé des principaux effets des médicaments homœopathiques, avec indication des observations cliniques; 2° Répertoire thérapeutique et symptomatologique, ou Table alphabétique des principaux symptômes des médicaments homœopathiques, avec des avis cliniques, par le docteur G. H. G. JAHR. *Septième édition* revue et augmentée. Paris, 1862, 4 vol. gr. in-12. 18 fr.

JAHR. Notions élémentaires d'homœopathie. Manière de la pratiquer, avec les effets les plus importants de dix des principaux remèdes homœopathiques, à l'usage de tous les hommes de bonne foi qui veulent se convaincre par des essais de la vérité de cette doctrine. *Quatrième édition.* Paris, 1861, in-18 de 144 pages. 1 fr. 25

JAHR et CATELLAN. Nouvelle pharmacopée homœopathique, ou Histoire naturelle, Préparation et Posologie ou administration des doses des médicaments homœopathiques, par le docteur G. H. G. JAHR et MM. CATELLAN frères, pharmaciens homœopathes. *Troisième édition*, revue et augmentée. Paris, 1862, in-12 de 430 p. avec 144 fig. 7 fr.

JAQUEMET. De l'entraînement chez l'homme au point de vue physiologique, prophylactique et curatif, par le docteur Hippolyte JAQUEMET. Paris, 1868, 1 vol. in-8 de 120 pages. 2 fr. 50

JAQUEMET. Des hôpitaux et des hospices, des conditions que doivent présenter ces établissements au point de vue de l'hygiène et des intérêts des populations, par H. JAQUEMET. Paris, 1866. In-8 de 184 pages, avec figures. 3 fr. 50

JEANNEL. De la prostitution dans les grandes villes, au XIX° siècle, et de l'extinction des maladies vénériennes ; questions générales d'hygiène, de moralité publique et de légalité, mesures prophylactiques internationales, réformes à opérer dans le service sanitaire ; discussion des règlements exécutés dans les principales villes de l'Europe. Ouvrage précédé de documents relatifs à la prostitution dans l'Antiquité, par J. JEANNEL, professeur à l'École impériale de médecine de Bordeaux, médecin en chef du dispensaire de Bordeaux. Paris, 1868, 1 vol. in-18 jésus, avec figures. 4 fr. 50

Table des matières. — Première partie. Prostitution dans l'antiquité, et particulièrement à Rome. — Deuxième partie. De la prostitution dans les grandes villes au XIX° siècle, et de l'extinction des maladies vénériennes : 1re section, questions générales d'hygiène, de moralité publique, et de légalité, qui se rattachent à la prostitution ; 2° section, examen des règlements relatifs à la prostitution, qui sont actuellement exécutés dans quelques villes importantes, en vue de justifier et de formuler un règlement uniforme applicable à la répression des scandales et des dangers de la prostitution ; études des divers moyens prophylactiques de la contagion vénérienne qui peuvent être réglementés par l'administration publique ; 3° section, moyens prophylactiques généraux.

JEANNEL (J.). La vie. Paris, 1869, in-18 de 36 pages. 30 c.

JOBERT. De la réunion en chirurgie, par A. J. JOBERT (de Lamballe), chirurgien de l'Hôtel-Dieu, professeur de clinique chirurgicale à la Faculté de médecine de Paris, membre de l'Institut de France et de l'Académie de médecine. Paris, 1864, 1 vol. in-8 avec 7 planches col.   12 fr.

Les planches, qui ont été dessinées d'après nature, représentent l'autoplastic du cou et de la face, les résultats obtenus par la section du tendon d'Achille chez l'homme, les chevaux et les chiens. La castration et la périnéoplastie y figurent, et, enfin, les corps étrangers articulaires se trouvent représentés dans les dernières planches, ainsi que le mode opératoire destiné à déloger le corps étranger et à le placer dans un nouveau domicile jusqu'à l'époque de son extraction définitive.

JOBERT. Traité de chirurgie plastique. Paris, 1849. 2 vol. in-8 et atlas de 18 planches in-fol. grav. et color. d'après nature.   50 fr.

JOBERT. Traité des fistules vésico-utérines, vésico-utéro-vaginales, entéro-vaginales et recto-vaginales. Paris, 1852, in-8 avec 10 figures.   7 fr. 50

Ouvrage *faisant suite et servant de Complément* au TRAITÉ DE CHIRURGIE PLASTIQUE.

JOURDAN. Pharmacopée universelle, ou Conspectus des pharmacopées, ouvrage contenant les caractères essentiels et la synonymie de toutes les substances, avec l'indication, à chaque préparation, de ceux qui l'ont adoptée, des procédés divers recommandés pour l'exécution, des variantes qu'elle présente dans les différents formulaires, des noms officinaux sous lesquels on la désigne dans divers pays, et des doses auxquelles on l'administre; par A. J. L. JOURDAN. *Deuxième édition.* Paris, 1840. 2 forts volumes in-8 de chacun près de 800 pages à deux colonnes.   15 fr.

JOURNAL DES CONNAISSANCES MÉDICALES PRATIQUES ET DE PHARMACOLOGIE, par MM. P. L. CAFFE, E. BEAUGRAND et HEBERT. Paraît les 10, 20 et 30 de chaque mois. Abonnement annuel pour Paris et les départements   10 fr.
Pour l'étranger, le port postal en plus.
— La trente-sixième année est en cours de publication.

JOUSSET (P.). Éléments de médecine pratique, contenant le traitement homœopathique de chaque maladie. Paris, 1868, 2 vol. in-8 de chacun 550 pages.   15 fr.

KOEBERLÉ. De l'ovariotomie, par E. KOEBERLÉ, professeur agrégé à la Faculté de médecine de Strasbourg. Paris, 1864. Deux parties, in-8 avec 6 pl. lithographiées.   7 fr. 50

KRAUSE (N.) et TELGMANN (J.). Les anomalies dans le parcours des nerfs chez l'homme, traduit par S.-H. DE LA HARPE. Paris, 1869, in-8 de 70 pages.   2 fr.

LACAUCHIE. Études hydrotomiques et micrographiques. Paris, 1844, in-8 avec 4 planches.   1 fr.

LACAUCHIE. Traité d'hydrotomie, ou Des injections d'eau continues dans les recherches anatomiques, par le docteur LACAUCHIE, ancien professeur d'anatomie à l'hôpital du Val-de-Grâce. Paris, 1853, in-8, avec 6 planches.   1 fr. 50

LALLEMAND. Des pertes séminales involontaires, par F. LALLEMAND, professeur à la Faculté de médecine de Montpellier, membre de l'Institut. Paris, 1836-1842. 3 vol. in-8, publiés en 5 parties.   25 fr.
On peut se procurer séparément le tome II, en deux parties.   9 fr.
— Le tome III, 1842, in-8.   7 fr.

LANCEREAUX. Traité historique et pratique de la syphilis, par le docteur E. LANCEREAUX, chef de clinique de la Faculté de médecine de Paris. Paris, 1866, 1 vol. gr. in-8 de 800 pages avec 3 planches gravées et coloriées.   15 fr.

LANGLEBERT. Guide pratique, scientifique et administratif de l'étudiant en médecine, ou Conseils aux élèves sur la direction qu'ils doivent donner à leurs études; suivi des règlements universitaires, relatifs à l'enseignement de la médecine dans les facultés, les écoles préparatoires, et des conditions d'admission dans le service de santé de l'armée et de la marine; 2ᵉ *édition, corrigée et entièrement refondue;* par le docteur ED. LANGLEBERT. Paris, 1852. Un beau vol. in-18 de 340 pag. 2 fr. 50

LA POMMERAIS. Cours d'homœopathie, par le docteur Edm. COUTY de la POMMERAIS. Paris, 1863, in-8, 555 pages.   (7 fr.) 4 fr.

LARREY. Mémoire sur l'adénite cervicale observée dans les hôpitaux militaires, et sur l'extirpation des tumeurs ganglionnaires du cou, par Hipp. LARREY, inspecteur du service de santé des armées, membre de l'Académie impériale de médecine. Paris, 1852, 1 vol. in-4 de 92 pages. **2 fr.**

LEBERT. Traité d'anatomie pathologique générale et spéciale, ou Description et iconographie pathologique des affections morbides, tant liquides que solides, observées dans le corps humain, par le docteur H. LEBERT, professeur de clinique médicale à l'Université de Breslau, membre des Sociétés anatomique, de biologie, de chirurgie et médicale d'observation de Paris. *Ouvrage complet.* Paris, 1855-1861. 2 vol. in-fol. de texte, et 2 vol. in-fol. comprenant 200 planches dessinées d'après nature, gravées et coloriées. **615 fr.**

Le tome Ier (livraisons 1 à XX) comprend, texte, 760 pages, et planches 1 à 94.

Le tome II (livraisons XXI à XLI) comprend, texte 734 pages, et planches 95 à 200.

On peut toujours souscrire en retirant régulièrement plusieurs livraisons.

Chaque livraison est composée de 30 à 40 pages de texte, sur beau papier vélin, et de 5 planches in-folio gravées et coloriées. Prix de la livraison : **15 fr.**

Demi-reliure maroquin des 4 vol. grand in-folio, non rognés, dorés en tête. **6 fr.**

Cet ouvrage est le fruit de plus de douze années d'observations dans les nombreux hôpitaux de Paris. Aidé du bienveillant concours des médecins et des chirurgiens de ces établissements, trouvant aussi des matériaux précieux et une source féconde dans les communications et les discussions des Sociétés anatomique, de biologie, de chirurgie et médicale d'observation, M. Lebert réunissait tous les éléments pour entreprendre un travail aussi considérable. Placé maintenant à la tête du service médical d'un grand hôpital à Breslau, dans les salles duquel il a constamment cent malades, l'auteur continue à recueillir des faits pour cet ouvrage, vérifie et contrôle les résultats de son observation dans les hôpitaux de Paris par celle des faits nouveaux à mesure qu'ils se produisent sous ses yeux.

Cet ouvrage se compose de deux parties.

Après avoir dans une INTRODUCTION rapide présenté l'histoire de l'anatomie pathologique depuis le XVIe siècle jusqu'à nos jours, M. Lebert embrasse dans la *première partie* l'ANATOMIE PATHOLOGIQUE GÉNÉRALE. Il passe successivement en revue l'Hyperémie et l'Inflammation, l'Ulcération et la Gangrène, l'Hémorrhagie, l'Atrophie, l'Hypertrophie en général et l'Hypertrophie glandulaire en particulier, les TUMEURS (qu'il divise en productions Hypertrophiques, Homœomorphes hétérotopiques, Hétéromorphes et Parasitiques), enfin les modifications congénitales de conformation. Cette première partie comprend les pages 1 à 426 du tome Ier, et les planches 1 à 61.

La *deuxième partie*, sous le nom d'ANATOMIE PATHOLOGIQUE SPÉCIALE, traite des lésions considérées dans chaque organe en particulier. M. Lebert étudie successivement dans le livre I (pages 427 à 581, et planches 62 à 78) les maladies du Cœur, des Vaisseaux sanguins et lymphatiques.

Dans le livre II, les maladies du Larynx et de la Trachée, des Bronches, de la Plèvre, de la Glande thyroïde et du Thymus (pages 582 à 755 et planches 79 à 94). Telles sont les matières décrites dans le Ier volume de texte et figurées dans le tome Ier de l'atlas.

Avec le tome II commence le livre III, qui comprend (pages 1 à 132 et planches 95 à 104) les maladies du Système nerveux, de l'Encéphale, de la Moelle épinière, des Nerfs, etc.

Le livre IV (pages 133 à 327 et planches 105 à 135) est consacré aux maladies du Tube digestif et de ses annexes (maladies du Foie et de la Rate, du Pancréas, du Péritoine, altérations qui frappent le Tissu cellulaire rétro-péritonéal, Hémorrhoïdes).

Le livre V (pages 328 à 381 et planches 136 à 142) traite des maladies des Voies urinaires (maladies des Reins, des Capsules surrénales, altérations de la Vessie, altérations de l'Urèthre).

Le livre VI (pages 382 à 484 et planches 143 à 164), sous le titre de Maladies des organes génitaux, comprend deux sections : 1° Altérations anatomiques des Organes génitaux de l'homme (altérations du Pénis et du Scrotum, maladies de la Prostate, des Glandes de Méry et des Vésicules séminales, altérations du Testicule); 2° Maladies des Organes génitaux de la femme (Vulve, Vagin, etc.).

Le livre VII (pages 485 à 604 et planches 165 à 182) traite des maladies des Os et des Articulations.

Livre VIII (pages 605 à 658, et planches 183 à 196). Anatomie pathologique de la peau.

Livre IX (pages 662 à 696 et planches 197 à 200). Changements moléculaires que les maladies produisent dans les tissus et les organes du corps humain. — TABLE GÉNÉRALE ALPHABÉTIQUE, 38 pages.

Après l'examen des planches de M. Lebert, un des professeurs les plus compétents et les plus illustres de la Faculté de Paris écrivait : « J'ai admiré l'exactitude, la beauté, la nouveauté des planches qui composent la majeure partie de cet ouvrage; j'ai été frappé de l'immensité des recherches originales et toutes propres à l'auteur qu'il a dû exiger. *Cet ouvrage n'a pas d'analogue en France ni dans aucun pays.* »

LEBERT (H.). Physiologie pathologique, ou Recherches cliniques, expérimentales et microscopiques sur l'inflammation, la tuberculisation, les tumeurs, la formation du cal, etc. Paris, 1845, 2 vol. in-8, avec atlas de 22 planches gravées (23 fr.). **15 fr.**

LEBERT (H.). **Traité pratique des maladies scrofuleuses et tuberculeuses,** Ouvrage couronné par *l'Académie de médecine.* Paris, 1849, 1 volume in-8 de 820 pages. 9 fr.

LEBERT (H.). Traité pratique des maladies cancéreuses et des affections curables confondues avec le cancer. Paris, 1851, 1 vol. in-8 de 892 pages. 9 fr.

LEBLANC et TROUSSEAU. Anatomie chirurgicale des principaux animaux domestiques, ou Recueil de 30 planches représentant : 1° l'anatomie des régions du cheval, du bœuf, du mouton, etc., sur lesquelles on pratique les observations les plus graves ; 2° les divers états des dents du cheval, du bœuf, du mouton, du chien, indiquant l'âge de ces animaux ; 3° les instruments de chirurgie vétérinaire ; 4° un texte explicatif ; par U. Leblanc, médecin vétérinaire, ancien répétiteur de l'École vétérinaire d'Alfort, et A. Trousseau, professeur à la Faculté de Paris. Paris, 1828, grand in-fol. composé de 30 planches gravées et coloriées avec soin. 42 fr.

LECONTE. Études chimiques et physiques sur les eaux thermales de Luxeuil. Description de l'établissement et des sources, par M. le docteur Leconte, professeur agrégé à la Faculté de Paris. Paris, 1860, in-8 de 180 pages. 3 fr. 50

LEDENTU. Des anomalies du testicule, par le docteur A. Ledentu, professeur agrégé de la Faculté de médecine. Paris, 1869, in-8, 168 p. avec fig. 3 fr. 50

LEFEVRE (A.). Histoire du service de santé de la marine militaire et des écoles de médecine navale en France, depuis le règne de Louis XIV jusqu'à nos jours (1666-1867). Paris, 1867, 1 vol. in-8, 500 pages, avec 13 plans, cartes et fac-simile. 8 fr.

LEFORT. De la résection de la hanche dans les cas de coxalgie et de plaies par armes à feu, par M. Léon Le Fort, professeur agrégé à la Faculté de médecine de Paris, etc. Paris, 1861, in-4, 140 pages. 4 fr.

LE GENDRE. De la chute de l'utérus. Paris, 1860, in-8, avec 8 planches dessinées d'après nature. 3 fr. 50

LE GENDRE. Anatomie chirurgicale homalographique, ou Description et figures des principales régions du corps humain représentées de grandeur naturelle et d'après des sections planes faites sur des cadavres congelés, par le docteur E. Q. Le Gendre, prosecteur de l'amphithéâtre des hôpitaux. Paris, 1858, 1 vol. in-fol. de 25 planches avec un texte descriptif et raisonné. 20 fr.

LEGOUEST. Traité de chirurgie d'armée, par L. Legouest, médecin principal de l'armée, professeur de clinique chirurgicale à l'École impériale d'application de la médecine et de la pharmacie militaires (Val-de-Grâce). Paris, 1863. 1 fort vol. in-8 de 1000 pages, avec 128 figures. 12 fr.

Ce livre est le résultat d'une expérience acquise par une pratique de vingt ans dans l'armée et par dix années de campagnes en Afrique, en Orient et en Italie. Il se termine par de nombreux documents inédits sur le mode de fonctionnement du service de santé en campagne, sur le service dont il dispose en personnel, en moyens chirurgicaux, en matériel, en moyens de transport pour les blessés.

LÉLUT. Du démon de Socrate, spécimen d'une application de la science psychologique à celle de l'histoire, par le docteur L. F. Lélut, membre de l'Institut, et de l'Académie de médecine. *Nouvelle édition* revue, corrigée et augmentée d'une préface. Paris, 1856, in-18 de 348 pages. 3 fr. 50

LÉLUT. L'Amulette de Pascal, pour servir à l'histoire des hallucinations. Paris, 1846, in-8. 6 fr.

LÉLUT. Qu'est-ce que la phrénologie ? ou Essai sur la signification et la valeur des Systèmes de psychologie en général, et de celui de Gall en particulier. Paris, 1836, in-8. 1 fr.

LÉLUT. De l'organe phrénologique de la destruction chez les animaux, ou Examen de cette question : Les animaux carnassiers ou féroces ont-ils, à l'endroit des tempes, le cerveau et par suite le crâne plus large proportionnellement à sa longueur que ne l'ont les animaux d'une nature opposée. Paris, 1838, in-8, avec une planche. 50 c.

LEMOINE. Du sommeil, au point de vue physiologique et psychologique, par Albert Lemoine, maître de conférences à l'École normale. *Ouvrage couronné par l'Institut de France (Académie des sciences morales et politiques).* Paris, 1855, in-12 de 410 p. 3 fr. 50

LEROY. Médecine maternelle, ou l'Art d'élever et de conserver les enfants, par Alphonse Leroy, professeur de la Faculté de médecine de Paris. *Seconde édition.* Paris, 1830, in-8. 6 fr.

LEROY (D'ETIOLLES). Exposé des divers procédés employés jusqu'à ce jour pour guérir de la pierre sans avoir recours à l'opération de la taille; par J. Leroy (d'Etiolles). Paris, 1825, in-8 avec 3 planches. 4 fr.

LEROY (D'ETIOLLES). Des paralysies des membres inférieurs ou paraplégies. Recherches sur leur nature, leur forme et leur traitement, par le docteur R. Leroy (d'Etiolles) fils. Première partie. Paris, 1856, in-8, 325 pages. 5 fr.

Ouvrage couronné par l'Académie impériale de médecine.

LEROY (D'ETIOLLES). Traité pratique de la gravelle et des calculs urinaires, par le docteur R. Leroy (d'Etiolles) fils. 2ᵉ *édition*. Paris, 1869, 1 vol. in-8 de 552 p. avec 120 gravures. 8 fr.

LE ROY DE MÉRICOURT. Mémoire sur la chromhidrose ou chromocrinie cutanée, par le docteur Le Roy de Méricourt, professeur aux Écoles de médecine navale, rédacteur en chef des *Archives de médecine navale*, suivi de l'étude microscopique et chimique de la substance colorante de la chromhidrose, par Ch. Robin, et d'une note sur le même sujet, par le docteur Ordonez. Paris, 1864, in-8, 179 pages. 3 fr.

LEURET. Du traitement moral de la folie, par F. Leuret, médecin en chef de l'hospice de Bicêtre. Paris, 1840, in-8. 6 fr.

LEURET et GRATIOLET. Anatomie comparée du système nerveux considéré dans ses rapports avec l'intelligence, par Fr. Leuret, médecin de l'hospice de Bicêtre, et P. Gratiolet, professeur à la Faculté des sciences de Paris. Paris, 1839-1857. Ouvrage complet. 2 vol. in-8 et atlas de 32 planches in-fol., dessinées d'après nature et gravées avec le plus grand soin. Figures noires. 48 fr.

Le même, figures coloriées. 96 fr.

Tome I, par Leuret, comprend la description de l'encéphale et de la moelle rachidienne, le volume, le poids, la structure de ces organes chez les animaux vertébrés, l'histoire du système ganglionnaire des animaux articulés et des mollusques, et l'exposé de la relation qui existe entre la perfection progressive de ces centres nerveux et l'état des facultés instinctives, intellectuelles et morales.

Tome II, par Gratiolet, comprend l'anatomie du cerveau de l'homme et des singes, des recherches nouvelles sur le développement du crâne et du cerveau, et une analyse comparée des fonctions de l'intelligence humaine.

Séparément le tome II. Paris, 1857, in-8 de 692 pages, avec atlas de 16 planches dessinées d'après nature, gravées. Figures noires. 24 fr.

Figures coloriées. 48 fr.

LÉVY. Traité d'hygiène publique et privée, par le docteur Michel Lévy, directeur de l'École impériale de médecine et de pharmacie militaires du Val-de-Grâce, membre de l'Académie impériale de médecine. *Cinquième édition,* revue, corrigée et augmentée. Paris, 1869, 2 vol. gr. in-8. Ensemble, 1900 p. avec fig. 20 fr.

LÉVY. Rapport sur le traitement de la gale, adressé au ministre de la guerre par le Conseil de santé des armées, M. Lévy, *rapporteur*. Paris, 1852, in-8. 1 fr. 25

LIND. Essais sur les maladies des Européens dans les pays chauds, et les moyens d'en prévenir les suites. Traduit de l'anglais par Thion de la Chaume. Paris, 1785, 2 vol. in-12. 6 fr.

LITTRÉ et ROBIN. Voyez **Dictionnaire de médecine,** *douzième édition,* page 16.

LORAIN. Études de médecine clinique et de physiologie pathologique. Le Choléra observé à l'hôpital Saint-Antoine par P. Lorain, professeur agrégé de la Faculté de médecine de Paris, médecin de l'hôpital Saint-Antoine. Paris, 1868, 1 vol. in-8 de 220 pages, avec planches graphiques, coloriées. 7 fr.

Ouvrage couronné par l'Institut (Académie des sciences).

LORAIN. De l'albuminurie. Paris, 1860, in-8. 2 fr. 50

LORAIN. Voyez VALLEIX, *Guide du médecin praticien*, page 46.

LOUIS. Éloges lus dans les séances publiques de l'Académie royale de chirurgie de 1750 à 1792, par A. LOUIS, recueillis et publiés pour la première fois, au nom de l'Académie impériale de médecine, et d'après les manuscrits originaux, avec une introduction, des notes et des éclaircissements, par FRÉD. DUBOIS (d'Amiens), secrétaire perpétuel de l'Académie impériale de médecine. Paris, 1859, 1 vol. in-8 de 548 pages. 7 fr. 50

Cet ouvrage contient : Introduction historique par *M. Dubois*, 76 pages; Éloges de J.-L. Petit, Bassuel, Malaval, Verdier, Roederer, Molinelli, Bertrandi, Faubert, Lecat, Ledran, Pibrac, Beaumont, Moraud, Van Swieten, Quesnay, Haller, Florent, Willius, Lamartinière, Houstet, de la Faye, Bordenave, David, Faure, Caqué, Faguer, Camper, Bevin, Pipelet, et l'éloge de Louis, par Sue. Embrassant tout un demi-siècle et renfermant outre les détails historiques et biographiques, des appréciations et des jugements sur les faits, cette collection forme une véritable histoire de la chirurgie française au XVIIIe siècle.

LOUIS. Examen de l'examen de M. Broussais, relativement à la phthisie et aux affections typhoïdes; par P.-Ch. LOUIS. Paris, 1834, in-8. 1 fr.

LOUIS. Recherches anatomiques, pathologiques et thérapeutiques sur les maladies connues sous les noms de FIÈVRE TYPHOÏDE, Putride, Adynamique, Ataxique, Bilieuse, Muqueuse, Entérite folliculeuse, Gastro-Entérite, Dothiénentérite, etc., considérée dans ses rapports avec les autres affections aiguës; par P.-Ch. LOUIS, membre de l'Académie impériale de médecine. *Deuxième édition augmentée.* Paris, 1841. 2 vol. in-8. 13 fr

LOUIS. Recherches sur les effets de la saignée dans quelques maladies inflammatoires, et sur l'action de l'émétique et des vésicatoires dans la pneumonie; par P.-Ch. LOUIS. Paris, 1835, in-8. 1 fr.

LOUIS. Recherches anatomiques, physiologiques et thérapeutiques sur la phthisie, par P.-Ch. LOUIS. 2e édit. considérablement augmentée. Paris, 1843, in-8. 8 fr.

LUCAS. Traité physiologique et philosophique de l'hérédité naturelle dans les états de santé et de maladie du système nerveux, avec l'application méthodique des lois de la procréation au traitement général des affections dont elle est le principe. — Ouvrage où la question est considérée dans ses rapports avec les lois primordiales, les théories de la génération, les causes déterminantes de la sexualité, les modifications acquises de la nature originelle des êtres et les diverses formes de névropathie et d'aliénation mentale; par le docteur Pr. LUCAS, médecin de l'asile des aliénés de Sainte-Anne. Paris, 1847-1850. 2 forts volumes in-8. 16 fr.
Le tome II et dernier, Paris, 1850, in-8 de 936 pages. 8 fr. 50

LUYS. Recherches sur le système nerveux cérébro-spinal, sa structure, ses fonctions et ses maladies, par le docteur J. B. LUYS, médecin des hôpitaux de Paris. Paris, 1865, 1 vol. gr. in-8, d'environ 700 pages, avec atlas gr. in-8 de 40 planches lithographiées et texte explicatif. Figures noires. 35 fr.
— Figures coloriées. 70 fr.

Comprenant qu'une bonne anatomie est et sera toujours le point de départ indispensable de tout diagnostic précis, et de toute description exacte du système nerveux, l'auteur a entrepris, à l'aide d'une anatomie plus minutieuse qu'elle ne l'était jusqu'alors et aussi rigoureuse que possible, de pénétrer plus avant dans le domaine encore si peu connu de la pathologie nerveuse. Honoré des encouragements de l'Académie des sciences, l'auteur a consacré six années d'études à compléter et à perfectionner ses observations et ses recherches.

MAGENDIE. Phénomènes physiques de la vie, Leçons professées au Collège de France, par M. MAGENDIE, membre de l'Institut. Paris, 1842, 4 vol. in-8. 5 fr.

MAGITOT (E.). Traité de la carie dentaire, Recherches expérimentales et thérapeutiques. Paris, 1867, 1 vol. in-8, 228 pages avec 2 pl., 10 figures et 1 carte. 5 fr.

MAGNE. Hygiène de la vue, par le docteur A. MAGNE. *Quatrième édition* revue et augmentée. Paris, 1866, in-18 jésus de 350 pages avec 30 figures. 3 fr.

MAILLOT. Traité des fièvres ou irritations cérébro-spinales intermittentes, d'après des observations recueillies en France, en Corse et en Afrique; par F. C. MAILLOT, membre du Conseil de santé des armées, ancien médecin en chef de l'hôpital de Bône. Paris, 1836, in-8. 6 fr. 50

MALGAIGNE. Traité d'anatomie chirurgicale et de chirurgie expérimentale, par J. F. MALGAIGNE, professeur de médecine opératoire à la Faculté de médecine de Paris, membre de l'Académie de médecine. *Deuxième édition revue et considérablement augmentée.* Paris, 1859, 2 forts vol. in-8. 18 fr.

MALGAIGNE (J. F.). Essai sur l'histoire et la philosophie de la chirurgie. Paris, 1847, 1 vol. in-4 de 35 pages. 1 fr. 50

MALLE. Clinique chirurgicale de l'hôpital militaire d'instruction de Strasbourg, par le docteur P. MALLE, professeur de cet hôpital. Paris, 1838, 1 vol. in-8 de 700 pages. 3 fr.

MANDL. Anatomie microscopique, par le docteur L. MANDL, professeur de microscopie. Paris, 1838-1857, *ouvrage complet.* 2 vol. in-folio, avec 92 planches. 276 fr. Le tome Ier, comprenant l'HISTOLOGIE, et divisé en deux séries: *Tissus et organes,* — *Liquides organiques,* est complet en XXVI livraisons, accompagnées de 52 planches lithographiées. Prix de chaque livraison, composée de 5 feuilles de texte et 2 planches lithographiées. 6 fr.

Le tome IIe, comprenant l'HISTOGENÈSE, ou Recherches sur le développement, l'accroissement et la reproduction des éléments microscopiques, des tissus et des liquides organiques dans l'œuf, l'embryon et les animaux adultes, est complet en XX livraisons, accompagnées de 40 planches lithographiées. Prix de chaque livraison. 6 fr.

MANEC. Anatomie analytique, Tableau représentant l'axe cérébro-spinal chez l'homme, avec l'origine et les premières divisions des nerfs qui en partent, par M. MANEC, chirurgien des hôpitaux de Paris. Une feuille très-grand in-folio. 1 fr. 50

MARC. De la folie considérée dans ses rapports avec les questions médico-judiciaires, par C. C. H. MARC, médecin près les tribunaux. Paris, 1840. 2 vol. in-8. 5 fr.

MARCÉ. Traité pratique des maladies mentales, par le docteur L. V. MARCÉ, professeur agrégé à la Faculté de médecine de Paris, médecin des aliénés de Bicêtre. Paris, 1862, in-8 de 670 pages. 8 fr.

MARCÉ. Des altérations de la sensibilité. Paris, 1860, in-8. 2 fr. 50

MARCÉ. Traité de la folie des femmes enceintes, des nouvelles accouchées et des nourrices, et considérations médico-légales qui se rattachent à ce sujet. Paris, 1858, 1 vol. in-8 de 400 pages. 6 fr.

MARCÉ. Recherches cliniques et anatomo-pathologiques sur la démence sénile et sur les différences qui la séparent de la paralysie générale. Paris, 1861, gr. in-8°, 72 p. 1 fr. 50

MARCÉ. De l'état mental dans la chorée. Paris, 1860, in-4, 38 p. 1 fr. 50

MARCHANT (LÉON). Etude sur les maladies épidémiques, avec une réponse aux quelques réflexions sur le mémoire de l'angine épidémique. *Seconde édition,* corrigée et augmentée. Paris, 1861, in-12, 92 pages. 1 fr.

MASSE. Traité pratique d'anatomie descriptive, mis en rapport avec l'Atlas d'anatomie, et lui servant de complément, par le docteur J. N. MASSE, professeur d'anatomie. Paris, 1858, 1 vol. in-12 de 700 pages, cartonné à l'anglaise. 7 fr.

MAYER. Des rapports conjugaux, considérés sous le triple point de vue de la population, de la santé et de la morale publique, par le docteur ALEX. MAYER, médecin de l'inspection générale de salubrité et de l'hospice impérial des Quinze-Vingts. *Cinquième édition,* revue et augmentée. Paris, 1868, in-18 jésus de XIV-423 pag. 3 fr.

MÉLIER (F.). Relation de la fièvre jaune, survenue à Saint-Nazaire en 1861, lue à l'Académie en avril 1862, suivie d'une réponse aux discours prononcés dans le cours de la discussion et de la loi anglaise sur les quarantaines, par F. MÉLIER, inspecteur général des services sanitaires. Paris, 1863, in-4, 276 pages, avec 3 cartes. 10 fr.

MÉLIER (F.). Rapport sur les marais salants. Paris, 1847, 1 vol. in-4 de 96 pages, avec 4 planches. 5 fr.

MÉLIER (F). De la santé des ouvriers employés dans les manufactures de tabac. Paris, 1846, 1 vol. in-4 de 45 pages. 2 fr.

MENVILLE. Histoire philosophique et médicale de la femme considérée dans toutes les époques principales de la vie, avec ses diverses fonctions, avec les changements qui surviennent dans son physique et son moral, avec l'hygiène applicable à son sexe et toutes les maladies qui peuvent l'atteindre aux différents âges. *Seconde édition,* revue, corrigée et augmentée. Paris, 1858, 3 vol. in-8 de 600 pages. 10 fr.

MÉRAT. Du Taenia, ou Ver solitaire, et de sa cure radicale par l'écorce de racine de grenadier, précédé de la description du Taenia et du Bothriocéphale ; avec l'indication des anciens traitements employés contre ces vers, par F. V. MÉRAT, membre de l'Académie de médecine. Paris, 1832, in-8. 1 fr.

MÉRAT et DELENS. *Voyez* **Dictionnaire de matière médicale,** p. 15.

MICHÉA. Des hallucinations, de leurs causes, et des maladies qu'elles caractérisent. Paris, 1846, 1 vol. in-4 de 32 pages. 1 fr.

MICHEL. Du microscope, de ses applications à l'anatomie pathologique, au diagnostic et au traitement des maladies, par M. MICHEL, professeur de médecine opératoire à la Faculté de médecine de Strasbourg. Paris, 1857, 1 vol. in-4 avec 5 pl. 3 fr. 50

MILCENT. De la scrofule, de ses formes, des affections diverses qui la caractérisent, de ses causes, de sa nature et de son traitement, par le docteur A. MILCENT, ancien interne des hôpitaux civils. Paris, 1846, in-8. 6 fr.

MILLET. Du seigle ergoté considéré sous les rapports physiologique, obstétrical et de l'hygiène publique, par M. le docteur Aug. MILLET, professeur à l'École de médecine de Tours. Paris, 1854, 1 vol. in-4 de 158 pages. 4 fr. 50

MILLON et REISET. *Voyez* **Annuaire de chimie,** p. 3.

MOITESSIER. La photographie appliquée aux recherches micrographiques, par A. MOITESSIER, professeur agrégé à la Faculté de médecine de Montpellier. 1 vol. in-18 jésus, 340 pages avec 30 figures et 3 pl. photographiées. 7 fr.

MONIN (F.). Le bréviaire du médecin, précis de médecine rurale, d'économie et de philosophie médicales, par le docteur F. MONIN. *Deuxième édition.* Paris, 1869, 1 vol. in-12 de 363 pages. 3 fr. 50

MOQUIN-TANDON. Eléments de botanique médicale, contenant la description des végétaux utiles à la médecine et des espèces nuisibles à l'homme, vénéneuses ou parasites, précédés de considérations générales sur l'organisation et la classification des végétaux, par MOQUIN-TANDON, professeur d'histoire naturelle médicale à la Faculté de médecine de Paris, membre de l'Institut. *Deuxième édition.* Paris, 1866, 1 vol. in-18 jésus, avec 128 figures. 6 fr.

MOQUIN-TANDON. Eléments de zoologie médicale, comprenant la description des végétaux utiles à la médecine et des espèces nuisibles à l'homme, particulièrement des venimeuses et des parasites, précédés de considérations sur l'organisation et la classification des animaux et d'un résumé sur l'histoire naturelle de l'homme, etc. *Deuxième édition,* augmentée. Paris, 1862, 1 vol. in-18, avec 150 fig. 6 fr.

MOQUIN-TANDON. Monographie de la famille des Hirudinées, *Deuxième édition,* considérablement augmentée. Paris, 1846, in-8 de 450 pages, avec atlas de 14 planches gravées et coloriées. 15 fr.

MORDRET (A. E.). De la mort subite dans l'état puerpéral. Paris, 1858, 1 vol. in-4 de 180 pages. 4 fr 50

MOREAU. De l'étiologie de l'épilepsie et des indications que l'étude des causes peut fournir, par le docteur J. MOREAU (de Tours), médecin de l'hospice de la Salpêtrière. Paris, 1854, 1 vol. in-4 de 175 pages. (6 fr.) 4 fr.

MOREL. Traité des dégénérescences physiques, intellectuelles et morales de l'espèce humaine et des causes qui produisent ces variétés maladives, par le docteur B. A. MOREL, médecin en chef de l'Asile des aliénés de Saint-Yon (Seine-Inférieure). Paris, 1857, 1 vol. in-8 de 700 pages avec un atlas de XII planches lithographiées in-4. 12 fr.

MOREL. Traité élémentaire d'histologie humaine, précédé d'un exposé des moyens d'observer au microscope, par C. MOREL, professeur à la Faculté de médecine de Strasbourg. Paris, 1864, 1 vol. in-8 de 200 pages, avec un atlas de 34 pl. dessinées d'après nature par le docteur A. VILLEMIN, professeur à l'Ecole d'application de médecine militaire du Val-de-Grâce. 12 fr.

L'auteur a laissé de côté les discussions et les théories : il s'est attaché aux faits, et s'est appliqué à décrire ce qui est visible et indiscutable : il a écrit un *Traité élémentaire d'histologie pratique*. Quant aux planches dessinées d'après nature, elles sont l'expression exacte de la vérité, et pourront par cela même être d'un grand secours pour les personnes qui commencent l'étude difficile de la pratique du microscope.

Table des matières. — Introduction. De l'emploi du microscope, des préparations micrographiques et de leur conservation. — Chapitre Ier. Cellules et épithéliums. — Chap. II. Eléments du tissu conjonctif et tissu conjonctif. — Chap. III. Cartilages. — Chap. IV. Eléments contractiles et tissu musculaire. — Chap. V. Eléments nerveux et tissu nerveux. — Chap. VI. Vaisseaux. — Chap. VII. Glandes. —Chap. VIII. Peau et annexes.—Chap. IX. Muqueuse du canal digestif.—Chap. X. Organes des sens.

MORELL-MACKENZIE. Du laryngoscope et de son emploi dans les maladies de la gorge, avec un appendice sur la rhinoscopie, par MORELL-MACKENZIE, médecin de l'hôpital pour les maladies de la gorge, trad. de l'anglais sur la seconde édition par le docteur E. Nicolas. Paris, 1867, 1 vol. in-8, XII-156 p. avec 41 fig. 4 fr. 50

MOTARD (A.). Traité d'hygiène générale, par le docteur Adolphe MOTARD. Paris, 1868, 2 vol. in-8, ensemble 1900 pages, avec figures. 16 fr.

MOTTET. Nouvel essai d'une thérapeutique indigène, ou Etudes analytiques et comparatives de phytologie médicale indigène et de phytologie médicale exotique, etc. Paris, 1851, 1 vol. in-8, 800 pages. 1 fr. 50

MULDER. De la bière, sa composition chimique, sa fabrication, son emploi comme boisson, etc., par G. J. MULDER, professeur à l'université d'Utrecht, traduit du hollandais avec le concours de l'auteur, par M. A. DELONDRE. Paris, 1861, in-18 jésus de VIII-444 pages. 5 fr.

MULLER. Manuel de physiologie, par J. MULLER, professeur d'anatomie et de physiologie de l'Université de Berlin, etc. ; traduit de l'allemand sur la dernière édition, avec des additions, par A. J. L. JOURDAN, membre de l'Académie impériale de médecine. *Deuxième édition revue et annotée* par E. LITTRÉ, membre de l'Institut. Paris, 1851, 2 beaux vol. grand in-8, de chacun 800 p. avec 320 figures. 20 fr.

MULLER. Physiologie du système nerveux, ou Recherches et expériences sur les diverses classes d'appareils nerveux, les mouvements, la voix, la parole, les sens et les facultés intellectuelles, par J. MULLER, traduit de l'allemand par A. J. L. JOURDAN. Paris, 1840, 2 vol. in-8 avec fig. et 4 pl. 12 fr.

MUNDE. Hydrothérapeutique, ou l'Art de prévenir et de guérir les maladies du corps humain sans le secours des médicaments, par le régime. l'eau, la sueur, le bon air, l'exercice et un genre de vie rationnel ; par Ch. MUNDE. Paris, 1842. 1 vol. in-18. 2 fr.

MURE. Doctrine de l'école de Rio-Janeiro et Pathogénésie brésilienne, contenant une exposition méthodique de l'homœopathie, la loi fondamentale du dynamisme vital; la théorie des doses et des maladies chroniques, les machines pharmaceutiques, l'algèbre symptomatologique, etc. Paris, 1849, in-12 de 400 pages avec fig. 7 fr. 50

NAEGELE. Des principaux vices de conformation du bassin, et spécialement du rétrécissement oblique, par F. Ch. NAEGELE, professeur d'accouchements à l'Université de Heidelberg; traduit de l'allemand, avec des additions nombreuses par A.-C. DANYAU, chirurgien de l'hospice de la Maternité. Paris, 1840. 1 vol. grand in-8, avec 16 planches. 8 fr.

NISSERON. De l'urine, nouvelles données séméiologiques, principaux réactifs employés au lit du malade, par F.-L. NISSERON, docteur en médecine, ancien externe des hôpitaux de Paris. Paris, 1869, 1 vol. in-8 de 290 p. avec fig. 3 fr. 50

NOTTA. De l'emploi de la liqueur de Villate dans le traitement des affections chirurgicales, par le docteur A. NOTTA, chirurgien de l'hôpital de Lisieux, lauréat de l'Académie impériale de médecine, membre correspondant de la Société de chirurgie de Paris. Ouvrage récompensé par l'Académie impériale de médecine (prix Barbier, 1866). Paris, 1869, 1 vol. in-8 de 170 pages. 3 fr.

NYSTEN. Dictionnaire de médecine, *Voyez* DICTIONNAIRE DE MÉDECINE, *douzième édition*, par E. LITTRÉ et Ch. ROBIN, page 16.

ORIARD (T.). L'homœopathie mise à la portée de tout le monde. *Troisième édition*, Paris, 1863, in-18 jésus, 370 pages. 4 fr.

† **ORIBASE.** OEuvres, texte grec, en grande partie inédit, collationné sur les manuscrits, traduit pour la première fois en français, avec une introduction, des notes, des tables et des planches, par les docteurs BUSSEMAKER et DAREMBERG. Paris, 1851 à 1862, tomes I à IV, in-8 de 700 pages chacun. Prix de chaque vol. 12 fr.

Les tomes V et VI sont sous presse, et comprendront la *synopsis*, en neuf livres ; le *traité des médicaments*, en quatre livres ; l'introduction générale et les tables.

OUDET. Recherches anatomiques, physiologiques et microscopiques sur les dents et sur leurs maladies, comprenant : 1° Mémoire sur l'altération des dents désignée sous le nom de carie; 2° sur l'odontogénie; 3° sur les dents à couronnes; 4° de l'accroissement continu des dents incisives chez les rongeurs, par le docteur J.-E. OUDET, membre de l'Académie de médecine, etc. Paris, 1862, in 8 avec une planche. 4 fr.

OULMONT. Des oblitérations de la veine cave supérieure, par le docteur OULMONT, médecin des hôpitaux. Paris, 1855, in-8 avec une planche lithogr. 2 fr.

PALLAS. Réflexions sur l'intermittence considérée chez l'homme dans l'état de santé et dans l'état de maladie. Paris, 1830, in-8. 1 fr.

PARCHAPPE. Recherches sur l'encéphale, sa structure, ses fonctions et ses maladies. Paris, 1836-1842, 2 parties in-8. 3 fr. 50

La 1re partie comprend: *Du volume de la tête et de l'encéphale chez l'homme*; la 2e partie : *Des altérations de l'encéphale dans l'aliénation mentale*.

PARÉ. OEuvres complètes d'Ambroise Paré, revues et collationnées sur toutes les éditions, avec les variantes; ornées de 217 pl. et du portrait de l'auteur; accompagnées de notes historiques et critiques, et précédées d'une introduction sur l'origine et les progrès de la chirurgie en Occident du VIe au XVIe siècle et sur la vie et les ouvrages d'Ambroise Paré, par J. F. MALGAIGNE, chirurgien de l'hôpital de la Charité, professeur à la Faculté de médecine de Paris. Paris, 1840, 3 vol. grand in-8 à deux colonnes, avec figures intercalées dans le texte. *Ouvrage complet*. 36 fr.

PARENT-DUCHATELET. De la prostitution dans la ville de Paris, considérée sous le rapport de l'hygiène publique, de la morale et de l'administration ; ouvrage appuyé de documents statistiques puisés dans les archives de la préfecture de police, par A. J. B. PARENT-DUCHATELET, membre du Conseil de salubrité de la ville de Paris. *Troisième édition, complétée par des documents nouveaux et des notes*, par MM. A. TREBUCHET et POIRAT-DUVAL, chefs de bureau à la préfecture de police, suivie d'un *Précis hygiénique, statistique et administratif sur la prostitution dans les principales villes de l'Europe*. Paris, 1857, 2 forts volumes in-8 de chacun 750 pages avec cartes et tableaux. 18 fr.

Le *Précis hygiénique, statistique et administratif sur la Prostitution dans les principales villes de l'Europe* comprend pour la FRANCE : Bordeaux, Brest, Lyon, Marseille, Nantes, Strasbourg. l'Algérie; pour l'ÉTRANGER : l'Angleterre et l'Écosse, Berlin, Berne, Bruxelles, Christiania, Copenhague, l'Espagne, Hombourg, la Hollande, Rome, Turin.

PARISEL. Voyez *Annuaire pharmaceutique*, page 5.

PARISET. Histoire des membres de l'Académie royale de médecine, ou Recueil des Éloges lus dans les séances publiques, par E. PARISET, secrétaire perpétuel de l'Académie nationale de médecine, etc.; *édition complète*, précédée de l'éloge de Pariset, publiée sous les auspices de l'Académie. Paris, 1850. 2 vol. in-12. 7 fr.

Cet ouvrage comprend : — Discours d'ouverture de l'Académie impériale de médecine. — Éloges de Corvisart, — Cadet de Gassicourt, — Berthollet, — Pinel, — Beauchêne, — Bourru, — Percy, — Vanquelin, — G. Cuvier, — Portal, — Chaussier, — Dupuytren, — Scarpa, — Desgenettes, — Laënnec, — Tessier, — Huzard, — Marc, — Lodibert, — Bourdois de la Motte, — Esquirol, — Larrey, — Chevreul, — Lerminier, — A. Dubois, — Alibert, — Robiquet, — Double, — Geoffroy Saint-Hilaire, — Ollivier (d'Angers), — Breschet, — Lisfranc, — A. Paré, — Broussais, — Bichat.

PARISET. Mémoire sur les causes de la peste et sur les moyens de la détruire, par E. PARISET. Paris, 1837, in-18. 3 fr.

PARISET. Éloge du baron G. Dupuytren. Paris, 1836, in-8, avec portrait. 50 c

PARSEVAL (Lud.). Observations pratiques de SAMUEL HAHNEMANN, et Classification de ses recherches sur **les propriétés caractéristiques des médicaments.** Paris, 1857-1860, in-8 de 400 pages. 6 fr.

PATIN (GUI). Lettres. Nouvelle édition, augmentée de lettres inédites, précédée d'une notice biographique, accompagnée de remarques scientifiques, historiques, philosophiques et littéraires, par REVEILLÉ-PARISE, membre de l'Académie de médecine. Paris, 1846, 3 vol. in-8, avec le *portrait* et le fac-simile de GUI PATIN (21 fr.). 12 fr.

PATISSIER (Ph.). **Traité des maladies des artisans** et de celles qui résultent des diverses professions, d'après Ramazzini; ouvrage dans lequel on indique les précautions que doivent prendre, sous le rapport de la salubrité publique et particulière, les fabricants, les manufacturiers, les chefs d'ateliers, les artistes, et toutes les personnes qui exercent des professions insalubres. Paris, 1822, in-8, LX-433 pages. 3 fr.

PATISSIER (Ph.). **Rapport sur le service médical des établissements thermaux en France.** Paris, 1852, in-4 de 205 pages. 4 fr. 50

PEISSE. La médecine et les médecins, philosophie, doctrines, institutions, critiques, mœurs et biographies médicales, par Louis PEISSE. Paris, 1857. 2 vol. in-18 jésus. 7 fr.

Cet ouvrage comprend : Esprit, marche et développement des sciences médicales. — Découvertes et découvreurs. — Sciences exactes et sciences non exactes. — Vulgarisation de la médecine. — La méthode numérique. — Le microscope et les microscopistes. — Méthodologie et doctrines. — Comme on pense et ce qu'on fait en médecine à Montpellier. — L'encyclopédisme et le spécialisme en médecine. — Mission sociale de la médecine et du médecin. — Philosophie des sciences naturelles. — La philosophie et les philosophes par-devant les médecins. — L'aliénation mentale et les aliénistes. — Phrénologie, bonnes et mauvaises têtes, grands hommes et grands scélérats. — De l'esprit des bêtes. — Le feuilleton. — L'Académie de médecine. — L'éloquence et l'art à l'Académie de médecine. — Charlatanisme et charlatans. — Influence du théâtre sur la santé. — Médecins poètes. — Biographie.

PELLETAN. Mémoire statistique sur la Pleuropneumonie aiguë, par J. PELLETAN, médecin des hôpitaux civils de Paris. Paris, 1840, in-4. 1 fr.

PENARD. Guide pratique de l'accoucheur et de la sage-femme, par LUCIEN PENARD, professeur d'accouchements à l'École de médecine de Rochefort. *Deuxième édition, revue et augmentée.* Paris, 1865, XXIV-528 pag. avec 112 fig. 4 fr.

PERRÈVE. Traité des rétrécissements organiques de l'urèthre. Emploi méthodique des dilatateurs mécaniques dans le traitement de ces maladies, par le docteur Victor PERRÈVE. Paris, 1847, 1 vol. in-8 de 340 pag., avec 3 pl. et 32 figures. 2 fr.

PÉTREQUIN. Nouvelles recherches historiques et critiques sur Pétrone, suivies d'études littéraires et bibliographiques sur le Satyricon, par J.-L. PÉTREQUIN, ex-président de l'Académie des sciences et lettres de Lyon. Paris, 1869, gr. in-8, 192 pages. 4 fr. 50

PHARMACOPÉE FRANÇAISE. — Voyez *Codex medicamentarius,* page 13.

PHARMACOPÉE DE LONDRES, publiée par ordre du gouvernement, *latin-français.* Paris, 1837, in-18. 1 fr.

PHARMACOPÉE UNIVERSELLE. — Voyez JOURDAN.

PHILIPEAUX (R.). **Traité pratique de la cautérisation,** d'après l'enseignement clinique de M. le professeur A. Bonnet. Paris, 1856, in-8 de 630 pages, avec 67 fig. 8 fr

PHILLIPS. De la ténotomie sous-cutanée, ou des opérations qui se pratiquent pour la guérison des pieds bots, du torticolis, de la contracture de la main et des doigts, des fausses ankyloses angulaires du genou, du strabisme, de la myopie, du bégaiement, etc., par le docteur Ch. PHILLIPS. Paris, 1841, in-8 avec 12 planches. 3 fr.

PIESSE. Des odeurs, des parfums et des cosmétiques, histoire naturelle, composition chimique, préparation, recettes, industrie, effets physiologiques et hygiène des poudres, vinaigres, dentifrices, pommades, fards, savons, eaux aromatiques, essences, infusions, teintures, alcoolats, sachets, etc., par S. PIESSE, chimiste parfumeur à Londres, édition française publiée avec le consentement et le concours de l'auteur, par O. REVEIL, professeur agrégé à l'Ecole de pharmacie. Paris, 1865, in-18 jésus de 527 pages, avec 86 figures. 7 fr.

PIETRA-SANTA. Essai de climatologie théorique et pratique, par P. de PIETRA-SANTA, médecin par quartier de l'Empereur. Paris, 1865, in-8, 370 p. avec 47 p. 7 fr.

PINEL. Du traitement de l'aliénation mentale aiguë en général et principalement par les bains tièdes prolongés et des arrosements continus d'eau fraîche sur la tête, par M. le docteur Casimir PINEL neveu. Paris, 1856, 1 vol. in-4 de 160 p. 4 fr. 50

POGGIALE. Traité d'analyse chimique par la méthode des volumes, comprenant l'analyse des Gaz, la Chlorométrie, la Sulfhydrométrie, l'Acidimétrie, l'Alcalimétrie, l'Analyse des métaux, la Saccharimétrie, etc., par le docteur POGGIALE, professeur de chimie à l'Ecole impériale de médecine et de pharmacie militaires (Val-de-Grâce), membre de l'Académie impériale de médecine. Paris, 1858, 1 vol. in-8 de 610 pages, avec 171 figures intercalées dans le texte. 9 fr.

POILROUX. Manuel de médecine légale criminelle à l'usage des médecins et des magistrats chargés de poursuivre ou d'instruire les procédures criminelles. *Seconde édition*. Paris, 1837, in-8. 4 fr.

PORGES. Carlsbad, ses eaux thermales. Analyse physiologique de leurs propriétés curatives et de leur action spécifique sur le corps humain, par le docteur G. PORGES, médecin praticien à Carlsbad. Paris, 1858, in-8, XXXII-244 pages. 4 fr.

POTERIN DU MOTEL (L. P.). Études sur la mélancolie et sur le traitement moral de cette maladie. Paris, 1857, 1 vol. in-4. 3 fr.

POUCHET (F.-A.). Théorie positive de l'ovulation spontanée et de la fécondation dans l'espèce humaine et les mammifères, basée sur l'observation de toute la série animale, par le docteur F. A. POUCHET, professeur de zoologie au Musée d'histoire naturelle de Rouen. Paris, 1847. 1 vol. in-8 de 600 pages, avec atlas in-4 de 20 planches renfermant 250 figures dessinées d'après nature, gravées et coloriées. 36 fr.
Ouvrage qui a obtenu le grand prix de physiologie à l'Institut de France.

POUCHET (F.-A.). Hétérogénie ou **Traité de la génération spontanée**, basé sur de nouvelles expériences. Paris, 1859, 1 vol. in-8 de 672 pages, avec 3 planches gravées. — **Recherches et expériences sur les animaux ressuscitants**. Paris, 1859. 1 vol. in-8 de 94 pages, avec 3 figures. 11 fr.
Séparément, **Recherches et expériences sur les animaux ressuscitants**. 2 fr.

PROST-LACUZON. Formulaire pathogénétique usuel, ou Guide homœopathique pour traiter soi-même les maladies. *Troisième édition*, corrigée et augmentée. Paris, 1866, in-18 de 583 pages. 6 fr.

PROST-LACUZON et BERGER. Dictionnaire vétérinaire homœopathique, ou Guide homœopathique pour traiter soi-même les maladies des animaux domestiques, par J. PROST-LACUZON, membre correspondant de la Société homœopathique de France, et H. BERGER, élève des Écoles vétérinaires, ancien vétérinaire de l'armée. Paris, 1865, in-18 jésus de 486 pages. 4 fr. 50

PRUS. Recherches nouvelles sur la nature et le traitement du cancer de l'estomac, par le docteur RENÉ PRUS. Paris, 1828, in-8. 2 fr.

PUEL (T.). De la catalepsie. Paris, 1856, 1 vol. in-4 de 118 pages. 3 fr. 50.

QUETELET. Météorologie de la Belgique, comparée à celle du globe, par Ad. QUETELET, directeur de l'Observatoire royal de Bruxelles, etc. Paris, 1867, 1 vol. in-8 de 505 p. avec fig. 10 fr.

QUETELET (Ad.). Physique sociale, ou Essai sur le développement des facultés de l'homme, par Ad. Quetelet, directeur de l'Observatoire royal de Bruxelles. Tome Ier, Bruxelles, 1869, 1 vol. gr. in-8 de 503 pages. 10 fr.

RACIBORSKI (A). Traité de la menstruation, ses rapports avec l'ovulation, la fécondation, l'hygiène de la puberté et de l'âge critique, son rôle dans les différentes maladies, ses troubles et leur traitement, par A. RACIBORSKI, ancien chef de clinique et lauréat de la Faculté de médecine de Paris. Paris, 1868, 1 vol. in-8 de 632 pages, avec deux planches chromo-lithographiées. 12 fr.

RACIBORSKI (A.). Histoire des découvertes relatives au système veineux, envisagé sous le rapport anatomique, physiologique, pathologique et thérapeutique, depuis Morgagni jusqu'à nos jours. Paris, 1841, 1 vol. in-4 de 210 pages (4 fr.). 3 fr.
Ouvrage couronné par l'Institut (Académie des sciences).

RACLE. Traité de diagnostic médical, Guide clinique pour l'étude des signes caractéristiques des maladies, contenant un Précis des procédés physiques et chimiques d'exploration clinique, par V. A. RACLE, médecin des hôpitaux, professeur agrégé à la Faculté de médecine de Paris. *Quatrième édition*, présentant l'Exposé des travaux les plus récents, par le docteur Blachez, médecin des hôpitaux, professeur agrégé à la Faculté. Paris, 1868, 1 vol. in-18 de XII-766 pages, avec 64 fig. 6 fr.

La quatrième édition a reçu de nombreuses et importantes additions. Nous signalerons en première ligne des considérations d'ensemble sur le diagnostic des maladies générales et des fièvres, travail que nous croyons éminemment utile au point de vue clinique, et qu'on chercherait vainement ailleurs.

Nous mentionnerons encore d'une manière spéciale un livre tout nouveau sur quelques procédés et recherches physiques et cliniques, faciles à appliquer en clinique.

Plusieurs articles ont été entièrement remaniés; ailleurs des chapitres nouveaux ont été intercalés. Nous signalerons en particulier les articles concernant les *maladies cérébrales* : encéphalite, ramollissement, hémorrhagies cérébrales et méningées. A propos des *maladies du cœur*, nous avons donné un aperçu des recherches *sphygmographiques*; les études faites dans ces derniers temps sur la *température dans les maladies* ont été réunies et condensées dans un chapitre à part; les applications de l'ophthalmoscopie aux maladies cérébrales ont été analysées, des additions nombreuses ont complètement transformé les chapitres *laryngoscopie*, *microscopie*.

Nous ne parlerons pas des modifications de détail qui nous permettent de présenter ce livre comme le résumé des travaux les plus récents sur le diagnostic. (Extrait de la préface de l'auteur).

RACLE. De l'alcoolisme, par le docteur RACLE. Paris, 1860, in-8. 2 fr. 50

RAPOU. De la fièvre typhoïde et de son traitement homœopathique, par le docteur A. RAPOU, médecin à Lyon. Paris, 1851, in-8. 3 fr.

Rapport à l'Académie impériale de médecine SUR LA PESTE ET LES QUARANTAINES, fait au nom d'une commission, par le docteur R. PRUS, accompagné de pièces et documents, et suivi de la discussion dans le sein de l'Académie. Paris, 1846, 1 vol. in-8 de 1050 pages. 2 fr. 50

RATIER. Nouvelle médecine domestique, contenant : 1° Traité d'hygiène générale; 2° Traité des erreurs populaires; 3° Manuel des premiers secours dans le cas d'accidents pressants; 4° Traité de médecine pratique générale et spéciale; 5° Formulaire pour la préparation et l'administration des médicaments; 6° Vocabulaire des termes techniques de médecine. Paris, 1825, 2 vol. in-8. 7 fr. 50

RAU. Nouvel organe de la médication spécifique, ou Exposition de l'état actuel de la méthode homœopathique, par le docteur J. L. RAU; suivi de nouvelles expériences sur les doses dans la pratique de l'homœopathie, par le docteur G. GROSS. Traduit de l'allemand par D. R. Paris, 1845, in-8. 5 fr.

RAYER. Cours de médecine comparée, introduction, par P. RAYER, membre de l'Institut (Académie des sciences) et de l'Académie impériale de médecine, médecin ordinaire de l'Empereur, etc. Paris, 1863, in-8. 1 fr. 50

RAYER. De la morve et du farcin chez l'homme. Paris, 1837, in-4, fig. color. 6 fr.

RAYER. Traité théorique et pratique des maladies de la peau, *deuxième édition entièrement refondue*. Paris, 1835, 3 forts vol. in-8, avec atlas de 26 planches grand in-4, gravées et coloriées avec le plus grand soin, contenant 400 figures. Prix du texte seul, 3 vol. in-8. 23 fr.
L'atlas seul, avec explication raisonnée, grand in-4 cartonné. 70 fr.
L'ouvrage complet, 3 vol. in-8 et atlas in-4, cartonné. 88 fr.

L'auteur a réuni, dans un *atlas pratique* entièrement neuf, la généralité des maladies de la peau; il les a groupées dans un ordre systématique pour en faciliter le diagnostic; et leurs diverses formes y ont été représentées avec une fidélité, une exactitude et une perfection qu'on n'avait pas encore atteintes.

RAYER. Traité des maladies des reins, et des altérations de la sécrétion urinaire, étudiées en elles-mêmes et dans leurs rapports avec les maladies des uretères, de la vessie, de la prostate, de l'urèthre, etc. Paris, 1839-1841, 3 forts vol. in-8. 24 fr.

RAYER. Atlas du traité des maladies des reins, comprenant l'*Anatomie pathologique* des reins, de la vessie, de la prostate, des uretères, de l'urèthre, etc., ouvrage complet, 60 planches grand in-folio, contenant 300 figures dessinées d'après nature, gravées, imprimées en couleur, avec un texte descriptif. 192 fr.

CET OUVRAGE EST AINSI DIVISÉ :

1. — Néphrite simple, Néphrite rhumatismale, Néphrite par poison morbide. — Pl. 1, 2, 3, 4, 5.
2. — Néphrite albumineuse (maladie de Bright). — Pl. 6, 7, 8, 9, 10.
3. — Pyélite (inflammation du bassinet et des calices). — Pl. 11, 12, 13, 14, 15.
4. — Pyélo-néphrite, Périnéphrite, Fistules rénales. — Pl. 16, 17, 18, 19, 20.
5. — Hydronéphrose, Kystes urinaires. — Pl. 21, 22, 23, 24, 25.
6. — Kystes séreux, Kystes acéphalocystiques, Vers. — Pl. 26, 27, 28, 29, 30.
7. — Anémie, Hypérémie, Atrophie, Hypertrophie des reins et de la vessie. — Pl. 31, 32, 33, 34, 35.
8. — Hypertrophie, Vices de conformation des reins et des uretères. — Pl., 36, 37, 38, 39, 40.
9. — Tubercules, Mélanose des reins. — Pl. 41, 42, 43, 44, 45.
10. — Cancer des reins, Maladies des veines rénales. — Pl. 46, 47, 48, 49, 50.
11. — Maladies des tissus élémentaires des reins et de leurs conduits excréteurs. — Pl. 51, 52, 53, 54, 55.
12. — Maladies des capsules surrénales. — Pl. 56, 57, 58, 59, 60.

RAYNAUD. De la révulsion, par Maurice RAYNAUD, agrégé à la Faculté de médecine de Paris, médecin des hôpitaux. Paris, 1866, in-8, 168 pages. 3 fr.

REGNAULT (ELIAS). Du degré de compétence des médecins dans les questions judiciaires relatives à l'aliénation mentale et des théories physiologiques sur la monomanie homicide, suivie de nouvelles réflexions sur le suicide, la liberté morale, etc. Paris, 1830, in-8. 2 fr.

REMAK. Galvanothérapie, ou De l'application du courant galvanique constant au traitement des maladies nerveuses et musculaires, par ROB. REMAK, professeur extraordinaire à la Faculté de médecine de l'université de Berlin. Traduit de l'allemand par le docteur Alphonse MORPAIN, avec les additions de l'auteur. Paris, 1860. 1 vol. in-8 de 467 pages. 7 fr.

RENOUARD (P.-V.). Lettres philosophiques et historiques sur la médecine au XIXe siècle. *Troisième édition*, corrigée et considérablement augmentée. Paris, 1861, in-8 de 240 pages. 3 fr. 50

RENOUARD. De l'empirisme. Lettre à M. le docteur Sales-Girons à l'occasion des conférences de M. le prof. Trousseau, par M. le docteur V. RENOUARD. In-8 de 26 p. 1 fr.

REVEIL. Formulaire raisonné des médicaments nouveaux et des médications nouvelles, suivi de notions sur l'aérothérapie, l'hydrothérapie, l'électrothérapie, la kinésithérapie et l'hydrologie médicale, par le docteur O. REVEIL, pharmacien en chef de l'hôpital des Enfants, professeur agrégé à la Faculté de médecine et à l'École de pharmacie. *Deuxième édition*, revue et corrigée. Paris, 1865, 1 vol. in-18 jésus, XII-696 p. avec 48 fig. 6 fr.

REVEIL. Annuaire pharmaceutique. Voyez *Annuaire*, page 5.

REVEILLÉ-PARISE. Traité de la vieillesse, hygiénique, médical et philosophique, ou Recherches sur l'état physiologique, les facultés morales, les maladies de l'âge avancé, et sur les moyens les plus sûrs, les mieux expérimentés, de soutenir et de prolonger l'activité vitale à cette époque de l'existence. Paris, 1853, 1 vol. in-8 de 500 p. 7 fr.

« Peu de gens savent être vieux. » (LA ROCHEFOUCAULD.)

REVEILLÉ-PARISE. Étude de l'homme dans l'état de santé et de maladie, par le docteur J.-H. REVEILLÉ-PARISE. *Deuxième édition*. Paris, 1845, 2 vol. in-8. 15 fr.

REYBARD. Mémoires sur le traitement des anus contre nature, des plaies des intestins et des plaies pénétrantes de poitrine. Paris, 1827, in-8 avec 3 pl. 1 fr.

REYBARD. Procédé nouveau pour guérir par l'incision les rétrécissements du canal de l'urèthre. Paris, 1833, in-8, fig. 50 cent.

REYNAUD. Mémoire sur l'oblitération des bronches, par A. C. REYNAUD (du Puy). Paris, 1835, 1 vol. in-4 de 50 pages, avec 5 planches lithogr. 2 fr. 50

RIBES. Traité d'hygiène thérapeutique, ou Application des moyens de l'hygiène au traitement des maladies, par Fr. RIBES, professeur d'hygiène à la Faculté de médecine de Montpellier. Paris, 1860, 1 vol. in-8 de 828 pages. 10 fr.

RICHET. Mémoire sur les tumeurs blanches, par M. le docteur A. RICHET, chirurgien de l'Hôtel-Dieu, professeur à la Faculté de médecine de Paris. Paris, 1853, 1 vol. in-4 de 297 pages avec 4 planches lithographiées (7 fr.) 6 fr.

RICORD. Lettres sur la syphilis adressées à M. le rédacteur en chef de l'*Union médicale*, suivies des discours à l'Académie impériale de médecine sur la syphilisation et la transmission des accidents secondaires, par Ph. RICORD, chirurgien consultant du Dispensaire de salubrité publique, ex-chirurgien de l'hôpital du Midi, avec une Introduction par Amédée Latour. *Troisième édition, revue et corrigée*. Paris, 1863, 1 joli vol. in-18 jésus de VI-558 pages. 4 fr.

Ces *Lettres*, par le retentissement qu'elles ont obtenu, par les discussions qu'elles ont soulevées marquent une époque dans l'histoire des doctrines syphilographiques.

RISUENO D'AMADOR. Influence de l'anatomie pathologique sur la médecine depuis Morgagni jusqu'à nos jours, par RISUENO D'AMADOR, professeur à la Faculté de médecine de Montpellier. Paris, 1837, 1 vol. in-4 de 291 pages. 3 fr.

ROBERT. Mémoire sur les fractures du col du fémur, accompagnées de pénétration dans le tissu spongieux du trochanter, par Alph. ROBERT, agrégé à la Faculté de médecine, chirurgien de l'hôpital Beaujon. Paris, 1847, 1 vol. in-4 de 27 pages, avec 2 planches lithographiées. 1 fr. 50

ROBERT. Nouveau Traité sur les maladies vénériennes, d'après les documents puisés dans la clinique de M. Ricord et dans les services hospitaliers de Marseille, suivi d'un Appendice sur la syphilisation et la prophylaxie syphilitique, et d'un formulaire spécial, par le docteur Melchior ROBERT, chirurgien des hôpitaux de Marseille, professeur à l'Ecole de médecine de Marseille. Paris, 1861, in-8 de 788 pages. 9 fr.

ROBIN. Programme du cours d'Histologie, professé à l'Ecole de médecine pendant les années 1862-63, et 1863-64, par Ch. ROBIN, professeur d'histologie à la Faculté de médecine de Paris, membre de l'Institut (Académie des sciences) et de l'Académie de médecine. Paris, 1864, 1 vol. in-8 de VII-280 pages. 5 fr.

En publiant les notes mêmes qui servent de cadre à chacune des leçons qu'il a professées à la Faculté de médecine et dans ses cours particuliers, M. Robin donne aux élèves, en même temps que le plan d'un traité complet, un résumé de son enseignement et des questions qui leur sont posées aux examens.

Pour un certain nombre de ces leçons, il ne s'est pas contenté d'une simple reproduction de ses notes : pour celles qui traitent des rapports de l'histologie avec les autres branches de l'anatomie, de la physiologie et de la médecine, qui tracent ses divisions principales, qui marquent son but et ses applications, ou qui touchent à quelque sujet difficile, il a ajouté quelques développements.

ROBIN (Ch.). Leçons sur les humeurs normales et morbides du corps de l'homme, professées à la Faculté de médecine de Paris. Paris, 1867, 1 vol. in-8 de LXVIII-848 pages, avec 24 fig. 14 fr.

ROBIN (Ch.). Histoire naturelle des végétaux parasites qui croissent sur l'homme et sur les animaux vivants, par le docteur Ch. ROBIN. Paris, 1853. 1 vol. in-8 de 700 p. accompagné d'un bel atlas de 15 planches, dessinées d'après nature, gravées, en partie coloriées. 16 fr.

ROBIN (Ch.). Mémoire sur l'évolution de la notocorde des cavités des disques intervertébraux et de leur contenu gélatineux. Paris, 1868, 1 vol. in-4 de 212 p, avec 12 planches gravées. 12 fr.

ROBIN (Ch.). Mémoire contenant la description anatomo-pathologique des diverses espèces de cataractes capsulaires et lenticulaires. Paris, 1859, 1 vol. in-4 de 62 pages. 2 fr.

ROBIN (Ch.). Mémoire sur les modifications de la muqueuse utérine pendant et après la grossesse. Paris, 1861, 1 vol. in-4, avec 5 planches lithogr. 4 fr. 50

ROBIN (Ch.). Mémoire sur la rétraction, la cicatrisation et l'inflammation des vaisseaux ombilicaux et sur le système ligamenteux qui leur succède. Paris, 1860, 1 vol. in-4, avec 5 planches lithographiées. 3 fr. 50

ROBIN (Ch.). Mémoire sur les objets qui peuvent être conservés en préparations microscopiques transparentes et opaques, classées d'après les divisions naturelles des trois règnes de la nature. Paris, 1856, in-8, 64 pages avec fig. 2 fr.

ROBIN (Ch.). Leçons sur les substances amorphes et les blastèmes. Paris, 1866, in-18 de 36 pag. 1 fr. 25

ROBIN (Ch.). Leçons sur les vaisseaux capillaires et l'inflammation. Paris, 1867, 1 vol. in-18 de 108 pages. 1 fr. 50

ROBIN et LITTRÉ. Voyez DICTIONNAIRE DE MÉDECINE, *douzième édition*, page 16.

ROBIN et VERDEIL. Traité de chimie anatomique et physiologique normale et pathologique, ou Des principes immédiats normaux et morbides qui constituent le corps de l'homme et des mammifères, par CH. ROBIN, docteur en médecine et docteur ès sciences, professeur à la Faculté de médecine de Paris, et F. VERDEIL. Paris, 1853. 3 forts volumes in-8, accompagnés d'un atlas de 45 planches dessinées d'après nature, gravées, en partie coloriées. 36 fr.

Le but de cet ouvrage est de mettre les anatomistes et les médecins à portée de connaître exactement la constitution intime ou moléculaire de la substance organisée en ses trois états fondamentaux, liquide demi-solide et solide. Son sujet est l'examen, fait au point de vue organique, de chacune des espèces de corps ou principes immédiats qui, par leur union moléculaire à molécule, constituent cette substance.

Le bel atlas qui accompagne le *Traité de chimie anatomique et physiologique* renferme les figures de 1200 formes cristallines environ, choisies parmi les plus ordinaires et les plus caractéristiques de toutes celles que les auteurs ont observées. Toutes ont été faites d'après nature, au fur et à mesure de leur préparation. M. Robin a choisi les exemples représentés parmi 1700 à 1800 figures que renferme son album; car il a dû négliger celles de même espèce qui ne différaient que par un volume plus petit ou des différences de formes trop peu considérables.

ROCHARD. De l'influence de la navigation et des pays chauds sur la marche de la phthisie pulmonaire, par Jules ROCHARD, chirurgien en chef de la marine. Paris, 1856, 1 vol. in-4 de 94 pages. 4 fr.

ROCHARD. Voyez SAUREL.

ROCHE, SANSON et LENOIR. Nouveaux éléments de pathologie médico-chirurgicale, ou Traité théorique et pratique de médecine et de chirurgie, par L.-CH. ROCHE, membre de l'Académie de médecine; J.-L. SANSON, chirurgien de l'Hôtel-Dieu de Paris, professeur de clinique chirurgicale à la Faculté de médecine de Paris; A. LENOIR, chirurgien de l'hôpital Necker, professeur agrégé de la Faculté de médecine. *Quatrième édition*, considérablement augmentée. Paris, 1844, 5 vol. in-8 de 700 pages chacun. 36 fr.

ROUBAUD. Traité de l'impuissance et de la stérilité chez l'homme et chez la femme, comprenant l'exposition des moyens recommandés pour y remédier, par le docteur FÉLIX ROUBAUD. Paris, 1855, 2 vol. in-8 de 450 pages. 10 fr.

ROUSSEL. Traité de la pellagre et des pseudo-pellagres, par le docteur Théophile ROUSSEL, ancien interne et lauréat des hôpitaux de Paris. *Ouvrage couronné par l'Institut de France (Académie des sciences)*. Paris, 1866, in-8, XVI-663 pag. 10 fr.

ROUX. De l'ostéomyélite et des amputations secondaires, d'après des observations recueillies à l'hôpital de la marine de Saint-Mandrier (Toulon, 1859) sur les blessés de l'armée d'Italie, par M. le docteur Jules ROUX, premier chirurgien en chef de la marine à Toulon. Paris, 1860, 1 vol. in-4, avec 6 planches lithographiées. 5 fr.

ROYER-COLLARD (H.). Des tempéraments, considérés dans leurs rapports avec la santé, par Hippolyte ROYER-COLLARD, professeur de la Faculté de médecine de Paris. Paris, 1843, 1 vol. in-4 de 35 pages. 2 fr.

ROYER-COLLARD (H.). Organoplastie hygiénique, ou Essai d'hygiène comparée, sur les moyens de modifier artificiellement les formes vivantes par le régime. Paris, 1843, 1 vol. in-4 de 24 pages. 1 fr.

SABATIER (R. C.). **De la médecine opératoire.** Nouvelle édition, publiée sous les yeux de Dupuytren, par L. Bégin et Sanson. *Deuxième édition.* Paris, 1832, 4 vol. in-8. 5 fr.

SAINT-VINCENT. Nouvelle médecine des familles à la ville et à la campagne, à l'usage des familles, des maisons d'éducation, des écoles communales, des curés, des sœurs hospitalières, des dames de charité et de toutes les personnes bienfaisantes qui se dévouent au soulagement des malades : remèdes sous la main, premiers soins avant l'arrivée du médecin et du chirurgien, art de soigner les malades et les convalescents, par le docteur A. C. de Saint-Vincent. *Deuxième édition.* Paris, 1869, 1 vol. in-18 jésus de 420 pages avec 134 figures, cart. 3 fr. 50

SAINTE-MARIE. Dissertation sur les médecins poètes. Paris, 1835, in-8. 2 fr.

SALVERTE. Des sciences occultes, ou Essai sur la magie, les prodiges et les miracles, par Eusèbe Salverte. *Troisième édition*, précédée d'une Introduction par Émile Littré, de l'Institut. Paris, 1856, 1 vol. gr. in-8 de 550 p., avec un portrait. 7 fr. 50

SANSON. Des hémorrhagies traumatiques, par L.-J. Sanson, professeur de clinique chirurgicale à la Faculté de médecine de Paris, chirurgien de l'hôpital de la Pitié. Paris, 1836, in-8, figures coloriées. 1 fr. 50

SANSON. De la réunion immédiate des plaies, de ses avantages et de ses inconvénients, par L. J. Sanson. Paris, 1834, in-8. 75 cent.

SAUREL. Traité de chirurgie navale, par le docteur L. Saurel, ex-chirurgien de deuxième classe de la marine, professeur agrégé à la Faculté de médecine de Montpellier, suivi d'un Résumé de leçons sur le **service chirurgical de la flotte,** par le docteur J. Rochard, premier chirurgien en chef de la marine, président du conseil de santé de la marine au port de Lorient. Paris, 1861, in-8 de 600 pages, avec 106 figures. 8 fr.

SAUREL (L.). **Du microscope** au point de vue de ses applications à la connaissance et au traitement des maladies chirurgicales. Paris, 1857, in-8, 148 pages. 2 fr. 50

SÉDILLOT (Ch.). **Traité de médecine opératoire,** bandages et appareils, par le docteur Ch. Sédillot, médecin inspecteur des armées, directeur de l'École impériale du service de santé militaire, professeur de clinique chirurgicale à la Faculté de médecine de Strasbourg, membre correspondant de l'Institut de France, etc. *Troisième édition.* Paris, 1865, 2 vol. gr. in-8 de 600 pages chacun, avec figures intercalées dans le texte et en partie coloriées. 18 fr.

SÉDILLOT (Ch.). **Contributions à la chirurgie.** Paris, 1869, 2 vol. in-8 avec fig. 24 fr.

SÉDILLOT (Ch.). **De l'évidement sous-périosté des os.** *Deuxième édition.* Paris, 1867, 1 vol. in-8, avec planches polychromiques. 14 fr.

SÉDILLOT (Ch.). **De l'infection purulente,** ou Pyoémie. Paris, 1849, 1 vol. in-8, avec 3 planches coloriées. 7 fr. 50

SÉDILLOT (J.). **Mémoire sur les revaccinations.** Paris, 1840, 1 vol. in-4 de 108 pages, avec 4 planches lithographiées. 2 fr. 50

SEGOND. Histoire et systématisation générale de la biologie, principalement destinées à servir d'introduction aux études médicales, par le docteur L. A. Segond, professeur agrégé de la Faculté de médecine de Paris, etc. Paris, 1851, in-12 de 200 pages. 2 fr. 50

SEGUIN. Traitement moral, hygiène et éducation des idiots et autres enfants arriérés ou retardés dans leur développement, agités de mouvements involontaires, débiles, muets non-sourds, bègues, etc., par Ed. Séguin, ex-instituteur des enfants idiots de l'hospice de Bicêtre, etc. Paris, 1846, 1 vol. in-12 de 750 pages. 6 fr.

SERRES (E.). **Recherches d'anatomie** transcendante et pathologique; théorie des formations et des déformations organiques, appliquée à l'anatomie de la duplicité monstrueuse, par E. Serres, membre de l'Institut de France. Paris, 1832, in-4, accompagné d'un atlas de 20 planches in-folio. 20 fr.

SERRES (E.). **Anatomie comparée transcendante, Principes d'embryogénie**, de zoogénie et de tératogénie. Paris, 1859, 1 vol. in-4 de 942 pages, avec 26 planches. 16 fr.

SESTIER. **De la foudre**, de ses formes et de ses effets sur l'homme, les animaux, les végétaux et les corps bruts, des moyens de s'en préserver et des paratonnerres, par le docteur F. SESTIER, professeur agrégé de la Faculté de médecine ; rédigé sur les documents laissés par M. Sestier et complété par le docteur C. MÉHU, pharmacien en chef de l'hôpital Necker. Paris, 1866, 2 vol. in-8. 15 fr.

SICHEL. **Iconographie ophthalmologique**, ou Description avec figures coloriées des maladies de l'organe de la vue, comprenant l'anatomie pathologique, la pathologie et la thérapeutique médico-chirurgicales, par le docteur J. SICHEL, professeur d'ophthalmologie, médecin-oculiste des maisons d'éducation de la Légion d'honneur, etc. 1852-1859. OUVRAGE COMPLET, 2 vol. grand in-4 dont 1 volume de 840 pages de texte, et 1 volume de 80 planches dessinées d'après nature, gravées et coloriées avec le plus grand soin, accompagnées d'un texte descriptif. 172 fr. 50
Demi-reliure des deux volumes, dos de maroquin, tranche supérieure dorée. 15 fr.

Cet ouvrage est complet en 23 livraisons, dont 20 composées chacune de 28 pages de texte in-4 et de 4 planches dessinées d'après nature, gravées, imprimées en couleur, retouchées au pinceau, et 5 (17 bis, 18 bis et 20 bis) de texte complémentaire. Prix de chaque livraison. 7 fr. 50
On peut se procurer séparément les dernières livraisons.
Le texte se compose d'une exposition théorique et pratique de la science, dans laquelle viennent se grouper les observations cliniques, mises en concordance entre elles, et dont l'ensemble formera un *Traité clinique des maladies de l'organe de la vue*, commenté et complété par une nombreuse série de figures.
Les planches sont aussi parfaites qu'il est possible ; elles offrent une fidèle image de la nature ; partout les formes, les dimensions, les teintes ont été consciencieusement observées ; elles présentent la vérité pathologique dans ses nuances les plus fines, dans ses détails les plus minutieux ; gravées par des artistes habiles, imprimées en couleur et souvent avec repère, c'est-à-dire avec une double planche, afin de mieux rendre les diverses variétés des injections vasculaires des membranes externes ; toutes les planches sont retouchées au pinceau avec le plus grand soin.
L'auteur a voulu qu'avec cet ouvrage le médecin, comparant les figures et la description, puisse reconnaître et guérir la maladie représentée lorsqu'il la rencontrera dans la pratique.

SIEBOLD. **Lettres obstétricales**, par Ed. Caspar SIEBOLD, professeur à l'université de Göttingue, traduites de l'allemand, avec une introduction et des notes, par M. Stoltz, professeur à la Faculté de médecine de Strasbourg. Paris, 1867, 1 vol. in-18 jésus de 268 pages. 2 fr. 50

SILBERT (P.). **De la saignée dans la grossesse**. Paris, 1857, 1 vol. in-4. 2 fr.

SIMON (Jules). **Des maladies puerpérales** Thèse présentée au concours pour l'agrégation par M. Jules SIMON, médecin des hôpitaux. Paris, 1866, in-8, 184 p. 3 fr.

SIMON (LÉON). **Leçons de médecine homœopathique**, par le docteur Léon SIMON père. Paris, 1835, 1 fort vol. in-8. 6 fr.

SIMON (LÉON). **Des maladies vénériennes et de leur traitement homœopathique**, par le docteur LÉON SIMON fils. Paris, 1860, 1 vol. in-18 jésus, XII-744 p., 6 fr.

SIMON (LÉON). **Cours de médecine homœopathique** (1867-1868). De l'unité de la doctrine de Hahnemann. Paris, 1869, in-8 de 156 pages. 3 fr.

SIMON (LÉON). **Conférences sur l'homœopathie**, cours libres de la Sorbonne. Paris, 1869. Livraisons 1 à 5, in-8. Prix de chaque livraison. 50 c.

Doit former 10 livraisons.

SIMON (MAX). **Hygiène du corps et de l'âme**, ou Conseils sur la direction physique et morale de la vie, adressés aux ouvriers des villes et des campagnes, par le docteur Max SIMON. Paris, 1853, 1 vol. in-18 de 130 pages. 1 fr.

SIMON (Max). **Du vertige nerveux** et de son traitement. Paris, 1858, 1 vol. in-4 de 150 pages. 3 fr.

SOEMMERRING (S. T.). **Traité d'ostéologie et de syndesmologie**, suivi d'un Traité de mécanique des organes de la locomotion, par G. et E. WEBER. Paris, 1843, in-8, avec atlas in-4 de 17 planches. 6 fr.

SPERINO. **La syphilisation** étudiée comme méthode curative et comme moyen prophylactique des maladies vénériennes, traduit de l'italien par A. THESAL. Turin, 1853, in-8. 2 fr.

SWAN. La Névrologie, ou Description anatomique des nerfs du corps humain, traduit de l'anglais, avec des additions par E. CHASSAIGNAC, D. M. Paris, 1838, in-4, avec 25 belles planches gravées à Londres. Cart. 24 fr.

SYPHILIS VACCINALE (de la). Communications à l'Académie impériale de médecine, par MM. DEPAUL, RICORD, BLOT, JULES GUÉRIN, TROUSSEAU, DEVERGIE, BRIQUET, GIBERT, BOUVIER, BOUSQUET, suivies de mémoires sur la transmission de la syphilis par la vaccination et la vaccination animale, par MM. A. VIENNOIS (de Lyon), PELLIZARI (de Florence), PALASCIANO (de Naples), PHILLIPÉAUX (de Lyon) et AUZIAS-TURENNE. Paris, 1865, in-8 de 392 pages. 6 fr.

TARDIEU (A.). Étude hygiénique sur la profession de mouleur en cuivre, pour servir à l'histoire des professions exposées aux poussières inorganiques. Paris, 1855, in-12. 1 fr. 25

TARDIEU (A.). De la morve et du farcin chronique chez l'homme. Paris, 1843, in-4. 5 fr.

TARDIEU (A.). Dictionnaire d'hygiène publique et de salubrité, ou Répertoire de toutes les Questions relatives à la santé publique, considérées dans leurs rapports avec les Subsistances, les Épidémies, les Professions, les Établissements institutions d'Hygiène et de Salubrité, complété par le texte des Lois, Décrets, Arrêtés, Ordonnances et Instructions qui s'y rattachent, par le docteur Ambroise TARDIEU, professeur de médecine légale à la Faculté de médecine de Paris, médecin des hôpitaux, membre du Comité consultatif d'hygiène publique. *Deuxième édition considérablement augmentée.* Paris, 1862, 4 forts vol. gr. in-8. 32 fr.

Ouvrage couronné par l'Institut de France.

TARDIEU (A.). Étude médico-légale sur l'Infanticide. Paris, 1868, 1 vol. in-8, avec 3 planches coloriées. 6 fr.

TARDIEU (A.). Étude médico-légale sur les attentats aux mœurs. *Cinquième édition.* Paris, 1866. In-8 de 224 pages, avec 4 pl. gravées. 4 fr.

TARDIEU (A.). Étude médico-légale sur l'avortement, suivie d'une note sur l'obligation de déclarer à l'état-civil les fœtus mort-nés, et d'observations et recherches pour servir à l'histoire médico-légale des grossesses fausses et simulées. *Troisième édition*, revue et augmentée. Paris, 1868, in-8, VIII-280 pages. 4 fr.

TARDIEU (A.). Étude médico-légale et clinique sur l'empoisonnement avec la collaboration de Z. Roussin, pharmacien major de 1re classe, professeur agrégé à l'Ecole impériale du Val-de-Grâce, pour la *partie de l'expertise médico-légale relative à la recherche chimique des poisons.* Paris, 1866, in-8 de XXII-1072 p. avec 53 figures et 2 planches gravées. 12 fr.

TARDIEU (A.). Relation médico-légale de l'affaire Armand (de Montpellier). Simulation de tentative homicide (commotion cérébrale et strangulation), par Ambroise TARDIEU, avec les adhésions de MM. les professeurs G. TOURDES (de Strasbourg), Ch. ROUGET (de Montpellier), Émile GROMIER (de Lyon), SIRUS PIRONDI (de Marseille) et JACQUEMET (de Montpellier). Paris, 1864, in-8 de 80 pages. 2 fr.

TARNIER. De la fièvre puerpérale observée à l'hospice de la Maternité, par le docteur STÉPHANE TARNIER. Paris, 1858, in-8 de 216 pages. 3 fr. 50

TAYLOR et TARDIEU. Étude médico-légale sur les assurances sur la vie, par M. TAYLOR, professeur de médecine légale à Guy's hospital, et Amb. TARDIEU, professeur de médecine légale à la Faculté de médecine de Paris. Paris, 1866, in-8 de 125 p. 2 fr. 50

TERME et MONFALCON. Histoire statistique et morale des enfants trouvés, par TERME, président de l'administration des hôpitaux de Lyon, etc., et J. B. MONFALCON, membre du conseil de salubrité, etc. Paris, 1838, 1 vol. in-8. 3 fr.

TESTE. Le magnétisme animal expliqué, ou Leçons analytiques sur la nature essentielle du magnétisme, sur ses effets, son histoire, ses applications, les diverses manières de le pratiquer, etc., par le docteur A. TESTE. Paris, 1845, in-8. 7 fr.

TESTE. Manuel pratique de magnétisme animal. Exposition méthodique des procédés employés pour produire les phénomènes magnétiques et leur application à l'étude et au traitement des maladies. 4ᵉ édit. *augm*. Paris, 1853, in-12. 4 fr.

TESTE. Traité homœopathique des maladies aiguës et chroniques des enfants, par le docteur A. TESTE. 2ᵉ *édit*., revue et augm. Paris, 1856, in-18 de 420 p. 4 fr. 50

TESTE. Systématisation pratique de la matière médicale homœopathique, par le docteur A. TESTE, membre de la Société de médecine homœopathique. Paris, 1853, 1 vol. in-8 de 600 pages. 8 fr.

THÉRAPEUTIQUE (Traité de) et de matière médicale, d'après les travaux français, italiens, anglais et allemands. Paris, 1867, 1 vol. in-8, 694 pages à 2 col. 5 fr.

THOMSON. Traité médico-chirurgical de l'inflammation ; traduit de l'anglais avec des notes, par F. G. BOISSEAU et JOURDAN. Paris, 1827, 1 fort vol. in-8. 3 fr.

TIEDEMANN. Traité complet de physiologie de l'homme, traduit de l'allemand par A. J. L. JOURDAN. Paris, 1831, 2 vol. in-8. 3 fr. 50

TIEDEMANN et GMELIN. Recherches expérimentales, physiologiques et chimiques sur **la digestion** considérée dans les quatre classes d'animaux vertébrés ; traduites de l'allemand. Paris, 1827, 2 vol. in-8, avec grand nombre de tableaux. 3 fr.

TOMMASSINI. Précis de la nouvelle doctrine médicale italienne, ou Introduction aux leçons de clinique de l'Université de Bologne. Paris, 1822, in-8. 2 fr. 50

TOPINARD. De l'ataxie locomotrice et en particulier de la maladie appelée ataxie locomotrice progressive, par le docteur PAUL TOPINARD, ancien interne des hôpitaux. *Ouvrage couronné par l'Académie impériale de médecine* (prix Civrieux, 1864). Paris, 1864, in-8 de 576 pages. 8 fr.

TORTI (F.). Therapeutice specialis ad febres periodicas perniciosas ; nova editio, curantibus TOMBEUR et O. BRIXHE. D. M. Leodii, 1821, 2 vol. in-8, fig. 8 fr.

TRÉLAT. Recherches historiques sur la folie, par U. TRÉLAT, médecin de l'hospice de la Salpêtrière. Paris, 1839, in-8. 3 fr.

TRIPIER. Manuel d'électrothérapie. Exposé pratique et critique des applications médicales et chirurgicales de l'électricité, par le docteur AUG. TRIPIER. Paris, 1861, 1 joli vol. in-18 jésus avec 100 figures intercalées dans le texte. 6 fr.

TROUSSEAU. Clinique médicale de l'Hôtel-Dieu de Paris, par A. TROUSSEAU, professeur de clinique interne à la Faculté de médecine de Paris, médecin de l'Hôtel-Dieu, membre de l'Académie de médecine. *Troisième édition, revue et augmentée.* Paris, 1868, 3 vol. in-8 de chacun 800 pages, avec un portrait de l'auteur. 30 fr.

Parmi les additions les plus considérables apportées à la troisième édition, on peut citer les recherches sur la température dans les maladies et en particulier dans les fièvres éruptives et la dothinentérie, la dégénérescence granuleuse et cireuse des muscles, et la leucocythose, dans la fièvre typhoïde, la forme spinale et cérébro-spinale de cette affection, l'application du sphygmographe aux maladies du cœur et à l'épilepsie du laryngoscope aux lésions du larynx, de l'ophthalmoscope aux affections du cerveau. Indépendamment de ces additions, un grand nombre de leçons ont été retouchées, quelques-unes même refondues ; ainsi, celles sur l'*aphonie* et la *cautérisation du larynx*, la rage, l'alcoolisme, l'aphasie, la *maladie d'Addison*, l'adénie, l'*hématocèle pelvienne,* l'*infection puerpérale* et la *phlegmatia alba dolens*. Des observations de malades ont été ajoutées toutes les fois qu'elles apportaient à la leçon une clarté plus grande ou de nouvelles notions. (Extrait de l'avertissement de la 3ᵉ édition.)

Le portrait de M. le professeur **Trousseau**, photographie Nadar, héliographie Baudran et de La Blanchère, format de la *Clinique médicale de l'Hôtel-Dieu*. 1 fr.

Grand portrait format colombier sur papier de Chine, franco d'emballage. 5 fr.

TROUSSEAU et BELLOC (H.). Traité pratique de la phthisie laryngée, de la laryngite chronique et des maladies de la voix. *Ouvrage couronné par l'Académie de médecine.* Paris, 1837, 1 vol in-8, accompagné de 9 planches gravées, figures noires. 7 fr.

— Le même, figures coloriées. 10 fr.

TURCK. Méthode pratique de laryngoscopie, par le docteur Ludwig Turck, médecin en chef de l'hôpital général de Vienne. Édition française publiée avec le concours de l'auteur. Paris, 1861, in-8 de 80 pages, avec une planche lithographiée et 29 figures intercalées dans le texte. 3 fr. 50

TURCK. Recherches cliniques sur diverses maladies du larynx, de la trachée et du pharynx, étudiées à l'aide du laryngoscope, par le docteur Ludwig Turck, médecin en chef de l'hôpital général de Vienne (Autriche). Paris, 1862, in-8 de VIII—100 pages. 2 fr. 50

VALENTIN (G.). Traité de névrologie. Paris, 1843, in-8, avec figures. 4 fr.

VALLEIX. Guide du médecin praticien, ou Résumé général de pathologie interne et de thérapeutique appliquées, par le docteur F. L. I. Valleix, médecin de l'hôpital de la Pitié. *Cinquième édition*, entièrement refondue et contenant le résumé des travaux les plus récents, par P. Lorain, médecin des hôpitaux de Paris, professeur agrégé de la Faculté de médecine de Paris, avec le concours de médecins civils, et de médecins appartenant à l'armée et à la marine. Paris, 1866. 5 beaux volumes grand in-8, de chacun 800 pages avec figures. 50 fr.

Table des matières. — Tome I : fièvres, maladies générales, constitutionnelles, névroses ; tome II : maladies des centres nerveux et des nerfs, maladies des voies respiratoires; tome III : maladies des voies circulatoires; tome IV : maladies des voies digestives et de leurs annexes, maladies des voies génito-urinaires; tome V : maladies des femmes, maladies du tissu cellulaire et de l'appareil locomoteur, affections et maladies de la peau, maladies des yeux, maladies des oreilles, intoxications.

VALLEIX. Clinique des maladies des enfants nouveau-nés, par F. L. I. Valleix. Paris, 1838. 1 vol. in-8 avec 2 planches gravées et coloriées représentant le céphalématome sous-péricrânien et son mode de formation. 8 fr. 50

VALLEIX. Traité des névralgies, ou affections douloureuses des nerfs, par F. L. I. Valleix. *Ouvrage auquel l'Académie de médecine accorda le prix Itard de 3000 fr. comme l'un des plus utiles à la pratique.* Paris, 1841, in-8. 8 fr.

VELPEAU. Nouveaux éléments de médecine opératoire, accompagnés d'un atlas de 22 planches in-4, gravées, représentant les principaux procédés opératoires et un grand nombre d'instruments de chirurgie, par A.-A. Velpeau, membre de l'Institut, chirurgien de l'hôpital de la Charité, professeur de clinique chirurgicale à la Faculté de médecine de Paris. *Deuxième édition, entièrement refondue*, et augmentée d'un traité de petite chirurgie, avec 191 planches intercalées dans le texte. Paris, 1839. 4 forts vol. in-8 de chacun 800 pages et atlas in-4. 40 fr.

— Avec les planches de l'atlas coloriées. 60 fr.

VELPEAU. Recherches anatomiques, physiologiques et pathologiques **sur les cavités closes** naturelles ou accidentelles de l'économie animale. Paris, 1843, in-8 de 208 pages. 3 fr. 50

VELPEAU. Traité complet d'anatomie chirurgicale, générale et topographique du corps humain, ou Anatomie considérée dans ses rapports avec la pathologie chirurgicale et la médecine opératoire. *Troisième édition*, augmentée en particulier de tout ce qui concerne les travaux modernes sur les aponévroses, par A. A. Velpeau. Paris, 1837. 2 forts vol. in-8, avec atlas de 17 planches in-4 gravées. 20 fr.

VELPEAU. Manuel pratique des maladies des yeux, d'après les leçons cliniques de M. Velpeau, professeur de clinique chirurgicale à l'hôpital de la Charité, recueillies et publiées sous ses yeux, par M. le docteur G. Jeanselme. Paris, 1840. 1 fort vol. gr. in-18 de 700 pages. 2 fr. 50

VELPEAU. Expériences sur le traitement du cancer, instituées par le sieur Vries à l'hôpital de la Charité, sous la surveillance de MM. Manec et Velpeau. Compte rendu à l'Académie impériale de médecine. Paris, 1859, in-8. 1 fr.

VELPEAU. Exposition d'un cas remarquable de maladie cancéreuse avec oblitération de l'aorte. Paris, 1825, in-8. 2 fr. 50

VELPEAU. De l'opération du trépan dans les plaies de la tête. Paris, 1834, in-8. 2 fr.

VELPEAU. Embryologie ou Ovologie humaine, contenant l'histoire descriptive et iconographique de l'œuf humain, par A. A. Velpeau. Paris, 1833. 1 vol. in-fol. accompagné de 15 planches dessinées d'après nature et lithographiées avec soin. 6 fr.

VERNOIS. Traité pratique d'hygiène industrielle et administrative, comprenant l'étude des établissements insalubres, dangereux et incommodes, par le docteur Maxime VERNOIS, membre de l'Académie impériale de médecine, du Conseil d'hygiène publique et de salubrité de la Seine, médecin de l'Hôtel-Dieu. Paris, 1860. 2 forts vol. in-8 de chacun 700 pages. 16 fr.

VERNOIS. De la main des ouvriers et des artisans au point de vue de l'hygiène et de la médecine légale, par M. Max. VERNOIS. Paris, 1862, in-8, avec 4 planches chromolithographiées. 3 fr. 50

VERNOIS. État hygiénique des lycées de l'empire en 1867, Rapport présenté à S. E. le ministre de l'instruction publique, par M. Max. VERNOIS, chargé de l'inspection des lycées de l'empire. Paris, 1868, in-8. 2 fr. 50

VERNOIS et BECQUEREL. Analyse du lait des principaux types de vaches, chèvres, brebis, bufflesses, présentés au concours agricole de 1855, par Max. VERNOIS et A. BECQUEREL, médecins des hôpitaux. Paris, 1857, in-8 de 35 p. 1 fr.

VERNOIS et GRASSI. Mémoires sur les appareils de ventilation et de chauffage établis à l'hôpital Necker, d'après le système Van Hecke. Paris, 1859, in-8. 1 fr. 50

VIDAL. Traité de pathologie externe et de médecine opératoire, avec des Résumés d'anatomie des tissus et des régions, par A. VIDAL (de Cassis), chirurgien de l'hôpital du Midi, professeur agrégé à la Faculté de médecine de Paris, etc. *Cinquième édition*, revue, corrigée, avec des additions et des notes, par S. FANO, professeur agrégé de la Faculté de médecine de Paris. Paris, 1861. 5 vol. in-8 de chacun 850 pages avec 761 figures. 40 fr.

Le Traité de pathologie externe de M. Vidal (de Cassis), dès son apparition, a pris rang parmi les livres classiques; il est devenu entre les mains des élèves un guide pour l'étude, et les maîtres le considèrent comme le *Compendium du chirurgien praticien*, parce qu'à un grand talent d'exposition dans la description des maladies, l'auteur joint une puissante force de logique dans la discussion et dans l'appréciation des méthodes et procédés opératoires. La *cinquième édition* a reçu des augmentations tellement importantes, qu'elle doit être considérée comme un ouvrage neuf; et ce qui ajoute à l'*utilité pratique* du *Traité de pathologie externe*, c'est le grand nombre de figures intercalées dans le texte. Ce livre est le seul ouvrage complet où soit représenté l'état actuel de la chirurgie.

VIDAL. Du cancer du rectum et des opérations qu'il peut réclamer; parallèle des méthodes de Littré et de Callisen pour l'anus artificiel. Paris, 1842, in-8. 75 c.

VIDAL. Essai sur un traitement méthodique de quelques maladies de l'utérus, injections intra-vaginales et intra-utérines. Paris, 1840, in-8. 75 c.

VIDAL. De la cure radicale du varicocèle par l'enroulement des veines du cordon spermatique. *Deuxième édition*, revue et augmentée. Paris, 1850, in-8. 75 c.

VIDAL. Des inoculations syphilitiques. Lettres médicales par le docteur VIDAL (de Cassis). Paris, 1849, in-8. 1 fr. 25.

VILLEMIN. Études sur la tuberculose, preuves rationnelles et expérimentales de sa spécificité et de son inoculation, par J.-A. VILLEMIN, professeur à l'École impériale du Val-de-Grâce. Paris, 1868, 1 vol. in-8 de 640 pages. 8 fr.

Table des matières: INTRODUCTION. — 1re partie. Considérations d'anatomie et de physiologie pathologiques : 1° des éléments anatomiques dans leurs rapports avec les causes morbides; 2° des processus anatomiques en général; 3° du tubercule ; 4° des produits anatomiques, analogues au tubercule; 5° du scrofulisme ; — 2e partie. Considérations étiologiques; 6° de la diathèse tuberculeuse; 7° de l'hérédité dans la production de la phthisie ; 8° de la constitution de l'habitude extérieure et des tempéraments dans leurs rapports avec la tuberculose; 9° influence des professions dans la production de la tuberculose; 10° rôle du froid, de la toux, etc., dans la tuberculose; — 3e partie. Considérations pathologiques; 12° des rapports de la tuberculose avec les fièvres éruptives et avec la fièvre typhoïde ; 13° la morve est la maladie la plus voisine de la tuberculose; 14° unicité de la tuberculose; 15° la tuberculose ne s'observe que dans un nombre limité d'espèces zoologiques. — 4e partie. Preuves expérimentales de la spécificité et de l'inoculabilité de la tuberculose; 16° la tuberculose est inoculable ; 17° corollaires.

VILLERMÉ. Mémoire sur la mortalité en France dans la classe aisée et dans la classe indigente, par L. R. VILLERMÉ, membre de l'Institut. Paris, 1828, 1 vol. in-4 de 47 pages. 1 fr. 50

VIMONT. Traité de phrénologie humaine et comparée, par le docteur J. VIMONT, membre des Sociétés phrénologiques de Paris et de Londres. Paris, 1835, 2 vol. in-4, accompagnés d'un magnifique atlas in-folio de 134 planches contenant plus de 700 figures d'une parfaite exécution. Prix réduit, au lieu de 450 fr. 150 fr.

VIRCHOW. La Pathologie cellulaire basée sur l'étude physiologique et pathologique des tissus, par R. VIRCHOW, professeur d'anatomie pathologique, de pathologie générale et de thérapeutique à la Faculté de Berlin, médecin de la Charité, membre correspondant de l'Institut. Traduction française, par le docteur P. PICARD, revue et corrigée par l'auteur. *Troisième édition* conforme à la troisième édition allemande. Paris, 1868, 1 vol. in-8 de xxviii-417 pages, avec 144 figures. 8 fr.

VIREY. De la physiologie dans ses rapports avec la philosophie. Paris, 1844, in-8. 3 fr.

VOGEL (J.). Traité d'anatomie pathologique générale. Paris, 1847, in-8. 4 fr.

VOILLEMIER. Clinique chirurgicale, par L. VOILLEMIER, chirurgien de l'Hôtel-Dieu, professeur agrégé à la Faculté de médecine. Paris, 1861, in-8° de xii-472 pages, avec 2 planches lithographiées. 6 fr.

VOISIN. De l'hématocèle rétro-utérine et des épanchements sanguins non enkystés de la cavité péritonéale du petit bassin, considérés comme accidents de la menstruation, par le docteur Auguste VOISIN, médecin de l'hospice de la Salpêtrière, ancien chef de clinique de la Faculté de médecine de Paris. Paris, 1860, in-8 de 368 p., avec une planche. 4 fr. 50

VOISIN. Études sur la nature de l'homme, quelles sont ses facultés? quel en est le nom? quel en est le nombre? quel en doit être l'emploi? par le docteur Félix VOISIN, médecin en chef des aliénés de l'hospice de Bicêtre (première section, membre associé de l'Académie impériale de médecine. Paris, 1867, 3 vol. gr. in-8. Prix de chaque. 7 fr. 50

Séparément :

1ʳᵉ partie. — *De l'homme considéré sous le rapport des facultés qu'il partage avec les animaux* et qui assurent sa conservation particulière et la perpétuité de son espèce.

2ᵉ partie. — *De l'homme considéré dans ses facultés morales*, leur analyse, nouvelle loi religieuse de leur application.

3ᵉ partie. — *De l'homme considéré dans ses facultés intellectuelles*, industrielles, artistiques et perceptives.

VOISIN. Des causes morales et physiques des maladies mentales, et de quelques autres affections nerveuses, telles que l'hystérie, la nymphomanie et le satyriasis; par F. VOISIN. Paris, 1826, in-8. 7 fr.

WEBER. Codex des médicaments homœopathiques, ou Pharmacopée pratique et raisonnée à l'usage des médecins et des pharmaciens, par George-P.-F. WEBER, pharmacien homœopathe. Paris, 1854, un beau vol. in-12 de 440 pages. 6 fr.

WEDDELL (H. A.). Histoire naturelle des quinquinas. Paris, 1849, 1 vol. in-folio accompagné d'une carte et de 32 planches gravées, dont 3 sont coloriées. 60 fr.

WOILLEZ. Dictionnaire de diagnostic médical, comprenant le diagnostic raisonné de chaque maladie, leurs signes, les méthodes d'exploration et l'étude du diagnostic par organe et par région, par E. J. WOILLEZ, médecin des hôpitaux de Paris. *Deuxième édition*. Paris, 1869, in-8 de 950 pages.

<small>M. Woillez s'est attaché à fournir au jeune praticien un guide écrit, à l'aide duquel, en présence d'un système prédominant, ou de la constatation du siège principal des phénomènes locaux accusés par le malade, il puisse se servir de ces notions comme d'un fil conducteur pour arriver au diagnostic cherché. C'est un livre rempli de faits, destiné à rendre de grands services non-seulement à ceux qui, débutant dans la carrière, ayant su, mais oublié, et aussi aux médecins qui savent, et qui, au moment donné, pour la pratique ou l'enseignement, ont besoin de trouver résumés dans une discussion succincte, les principaux caractères diagnostiques d'une maladie. (Hérard, *Union médicale*, 24 octobre 1865).</small>

WURTZ. Sur l'insalubrité des résidus provenant des distilleries, et sur les moyens proposés pour y remédier. Rapport présenté aux comités d'hygiène publique et des arts et manufactures, par Ad. WURTZ, membre de l'Institut (Académie des sciences), doyen de la Faculté de médecine. Paris, 1859, in-8. 1 fr. 25

Paris. — Imprimerie de E. MARTINET, rue Mignon, 2.

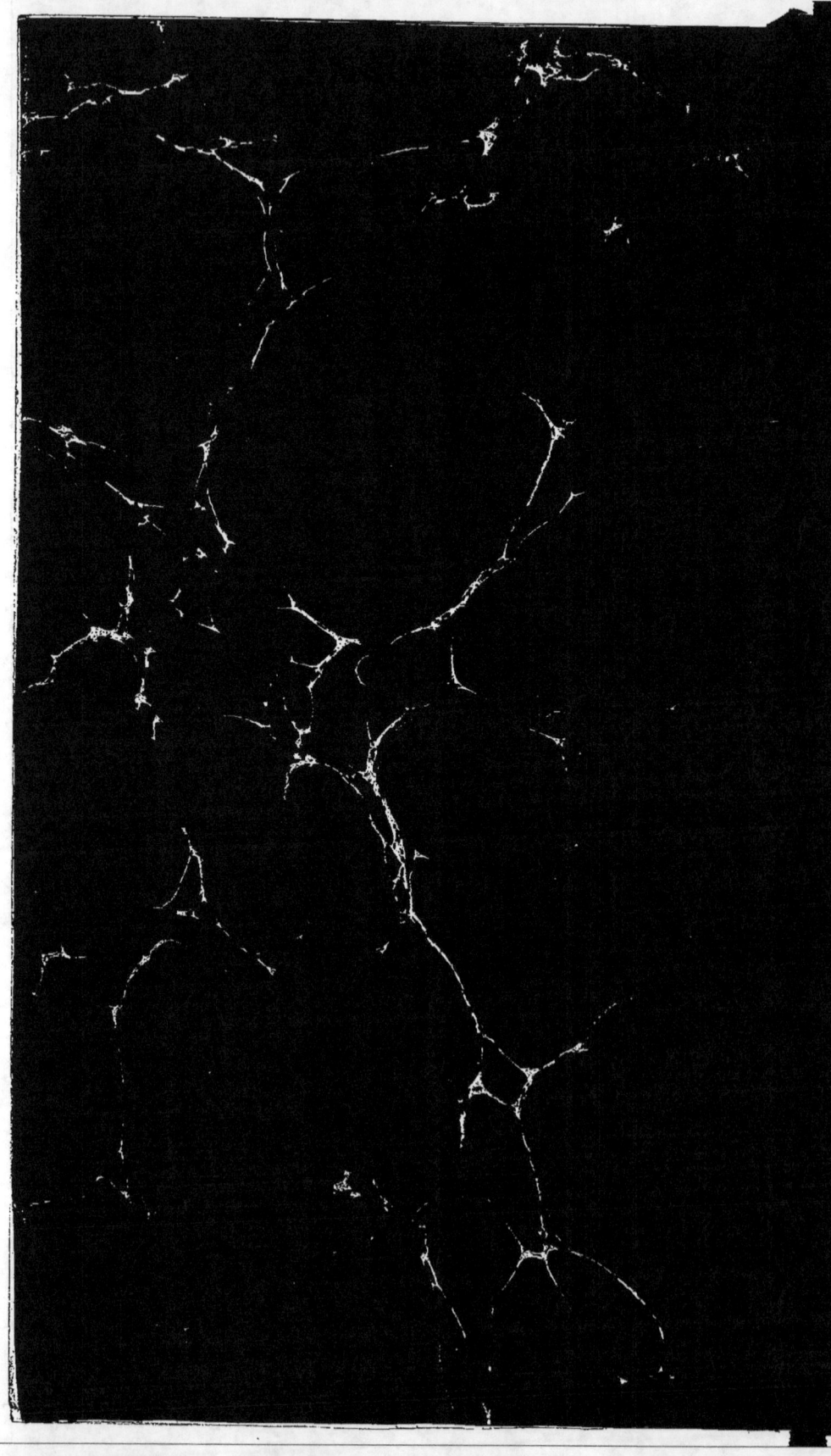

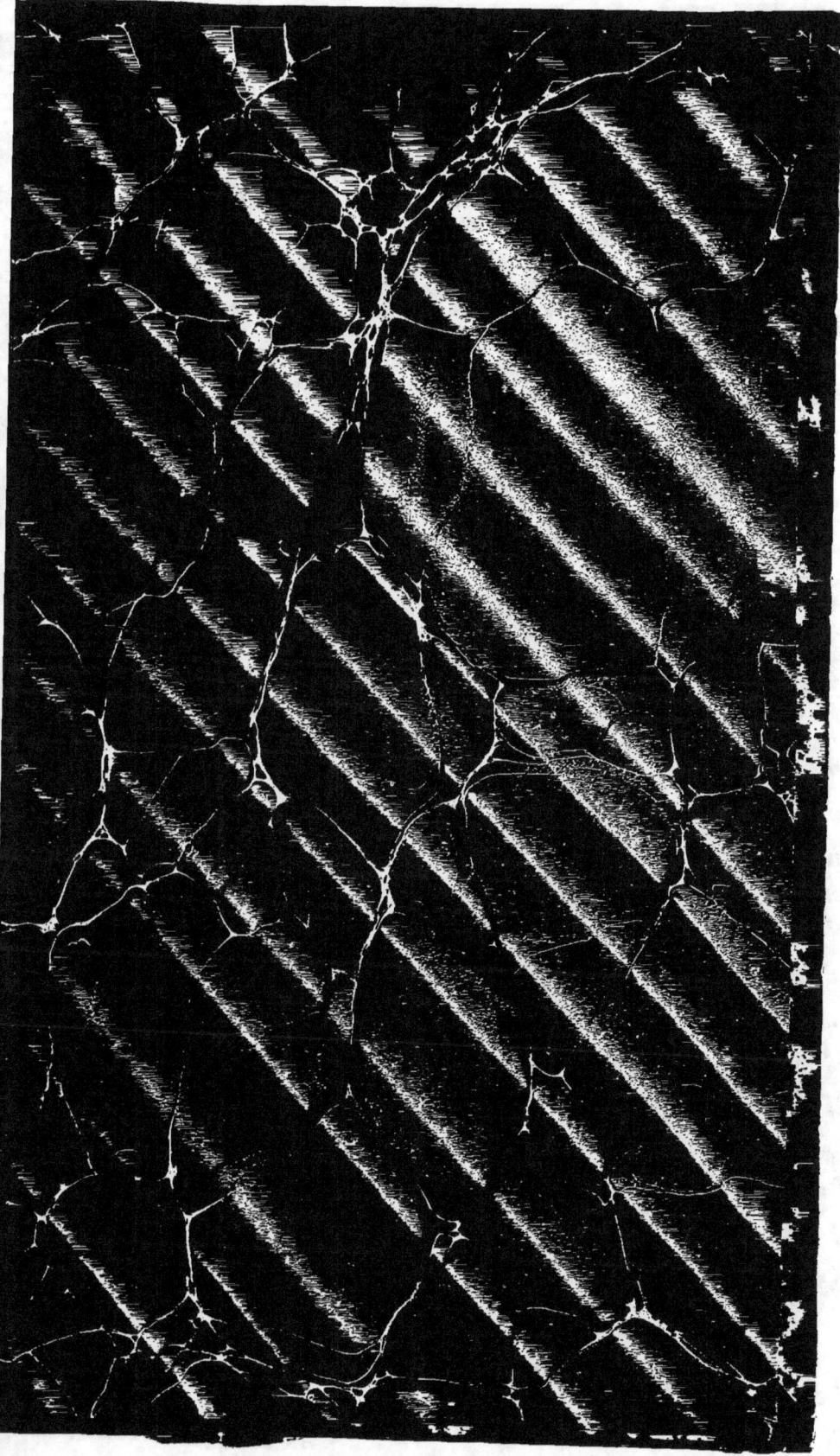

www.ingramcontent.com/pod-product-compliance
Lightning Source LLC
Chambersburg PA
CBHW052335230426
43664CB00041B/1393